U0245847

飞秒激光辅助
屈光性白内障手术学

Femtosecond Laser-Assisted Cataract Surgery

主　编　姚　克

副主编　徐　雯　申屠形超　陈佩卿　俞一波

编　委（按姓氏笔画排序）

王　玮　申屠形超　吕丹旎　朱亚楠　许　哲

陈心怡　陈佩卿　鱼音慧　钟乐扬　俞一波

姚　克　倪　爽　徐　佳　徐　雯　唐俏梅

人民卫生出版社

·北　京·

图书在版编目（CIP）数据

飞秒激光辅助屈光性白内障手术学/姚克主编 . —
北京：人民卫生出版社，2024.5
ISBN 978-7-117-36281-8

Ⅰ. ①飞… Ⅱ. ①姚… Ⅲ. ①白内障摘除术 Ⅳ.
①R779.66

中国国家版本馆 CIP 数据核字（2024）第 089367 号

人卫智网 www.ipmph.com 医学教育、学术、考试、健康，购书智慧智能综合服务平台
人卫官网 www.pmph.com 人卫官方资讯发布平台

飞秒激光辅助屈光性白内障手术学
Feimiao Jiguang Fuzhu Quguangxing
Baineizhang Shoushuxue

主　　编：姚　克
出版发行：人民卫生出版社（中继线 010-59780011）
地　　址：北京市朝阳区潘家园南里 19 号
邮　　编：100021
E - mail：pmph @ pmph.com
购书热线：010-59787592　010-59787584　010-65264830
印　　刷：北京盛通印刷股份有限公司
经　　销：新华书店
开　　本：889 × 1194　1/16　　印张：17
字　　数：434 千字
版　　次：2024 年 5 月第 1 版
印　　次：2024 年 5 月第 1 次印刷
标准书号：ISBN 978-7-117-36281-8
定　　价：258.00 元
打击盗版举报电话：010-59787491　E-mail：WQ @ pmph.com
质量问题联系电话：010-59787234　E-mail：zhiliang @ pmph.com
数字融合服务电话：4001118166　E-mail：zengzhi @ pmph.com

主　编

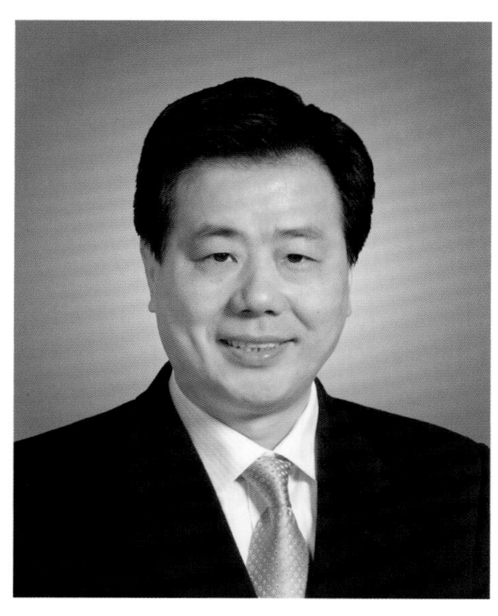

姚　克　教授

主任医师、博士生导师

浙江大学眼科医院院长、浙江大学眼科研究所所长

浙江大学医学院附属第二医院眼科中心主任

国际眼科科学院院士、浙江省特级专家

- 中华医学会眼科学分会主任委员，亚太白内障及屈光手术医师学会主席，国际眼科理事会常务理事，亚太眼科学会中国区负责人，国际人工晶状体植入俱乐部会士，中华医学会常务理事，中华医学会国际交流与合作及港澳台事务专家委员会副主任委员，《中华眼科杂志》主编，中华医学会眼科学分会白内障及屈光手术学组组长，浙江省科学技术协会名誉主席，浙江省医学会会长。

- 全国先进工作者、全国五一劳动奖章获得者、国家有突出贡献中青年专家、全国“大医精诚”先进个人、全国医德标兵、中国医师奖、浙江省“医师终身成就奖”获得者。

- 以第一获奖人获 3 项国家科技进步奖二等奖、3 项浙江省科技进步奖一等奖、10 余项省科技重大贡献奖等省部级奖、瑞士眼科 Alfred-Vogt 奖、国际眼科理事会 Mark Tso 金苹果奖、亚太白内障及屈光手术医师学会金奖、意大利眼科学会 Antonio Scarpa 奖、国际讲座奖等。发表学术论文 512 篇，其中 SCI 收录 289 篇，获 9 项国家发明专利，并先后获得国家自然科学基金重点项目和面上项目、国家“十一五”及“十二五”科技支撑项目等国家及省部级重大项目 30 余项。

前 言

白内障是全球首位致盲性眼病。随着人口老龄化加剧，白内障发病率逐年增高，截至2020年，我国成人白内障发病率达到22.78%，患者量已高达1.3亿，预计到2050年，我国成人白内障人群将超过2.4亿。

目前，手术是治疗白内障的唯一有效方式。白内障超声乳化吸除术是目前最为主流的白内障手术方式，即通过超声能量将混浊的晶状体碎解并吸出，然后植入人工晶状体（IOL）。该技术目前已日臻成熟，具有创伤较小、恢复较快、安全性较高等优势。但随着白内障手术由以往复明性手术向屈光性手术转变的趋势，患者对白内障手术效果的预期已由“看得见”向“看得好”转变，安全、微创、精准的白内障手术成为大势所趋。为了进一步提高患者白内障术后屈光状态，多种新型功能型人工晶状体（IOL）（如双焦点IOL、三焦点IOL、连续视程IOL、散光矫正型IOL等）应运而生。而传统白内障超声乳化吸除术完全依赖于术者的手工操作：一方面，精准度有限，难以保证术后有效晶状体位置的可重复性及可预测性；另一方面，由于术中超声能量释放易造成眼内组织损伤，尤其是引起角膜内皮细胞丢失，导致术后角膜水肿及视力恢复延迟，因而已无法充分满足当今屈光性白内障手术的要求。

近年来，飞秒激光辅助白内障手术（femtosecond laser-assisted cataract surgery，FLACS）作为一种新兴技术，在国际上引起了广泛关注和应用。飞秒激光是脉冲宽度为飞秒量级的近红外激光，具有持续时间短、瞬时功率高、聚焦性强等特点。FLACS利用飞秒激光以上特点，能够实现角膜切口、角膜松解切口、前囊膜切开、预劈核等操作，以精准的计算机控制替代了以往白内障术中手动操作的关键步骤。相比于传统白内障超声乳化吸除术，FLACS具有更高的安全性、有效性、精准性，其具体体现在以下方面：

- 减少超声时间及能量，减少眼内组织损伤，尤其是减少角膜内皮细胞丢失及术后角膜水肿，加速术后早期视力恢复；
- 提高撕囊大小及位置精准性，提高IOL尤其是功能型IOL的居中性和稳定性，提升术后视觉质量；
- 提高复杂性白内障手术成功率，在硬核白内障、全白白内障、合并浅前房、合并角膜内皮细胞计数低或角膜内皮营养不良、异位不明显的晶状体半脱位、合并轴性高度近视、外伤性白内障等复杂病例中具有更高的手术安全性和精准性。

本书由浙江大学医学院附属第二医院眼科中心（浙江大学眼科医院）的专家集体编写，将围绕FLACS及精准屈光性白内障手术展开，着重介绍FLACS的基本原理、手术操作步骤、围手术期管理、特殊病例处理等，希望能够为广大眼科医生和研究人员提供参考与指导，推动FLACS的进一步发展和应用。同时，欢迎广大读者提出宝贵的意见和建议，以便我们不断完善和改进。

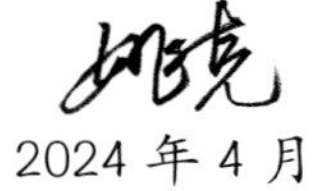

2024年4月

目　录

第一章
白内障手术的进展

第二章
精准屈光性白内障手术

第四章
飞秒激光辅助的超声乳化手术

第六章
不同品牌飞秒激光白内障手术设备简介

第一章 白内障手术的进展

第一节 白内障手术发展简史

白内障是指晶状体透明度下降或颜色改变所导致的视觉功能障碍，其发生主要与遗传、代谢异常、外伤、辐射、中毒等因素有关。白内障的症状可包括视力下降、对比敏感度下降、屈光改变、单眼复视或多视、眩光、色觉改变、视野缺损等。目前，手术是治疗白内障唯一确切有效的方式。白内障手术经历了数千年的发展与沿革，近数十年来，随着显微手术设备及人工晶状体的发明，白内障手术实现了飞速发展。

一、白内障针拨术

针拨术（couching）起源于公元前 500 年的印度，是史书记载最早的白内障手术。其手术原理是利用器械经角膜缘穿刺进入眼内并离断晶状体悬韧带，使混浊的晶状体脱入玻璃体腔，以恢复视轴区屈光介质透明度（图 1-1-1）。针拨术于公元前 206 年左右经丝绸之路传入我国，于唐朝（618—907 年）年间盛行。然而，由于该手术技术较为粗糙，且当时缺乏无菌手术条件，针拨术存在继发性青光眼、前房积血、眼内炎等并发症，常常导致患者失明。

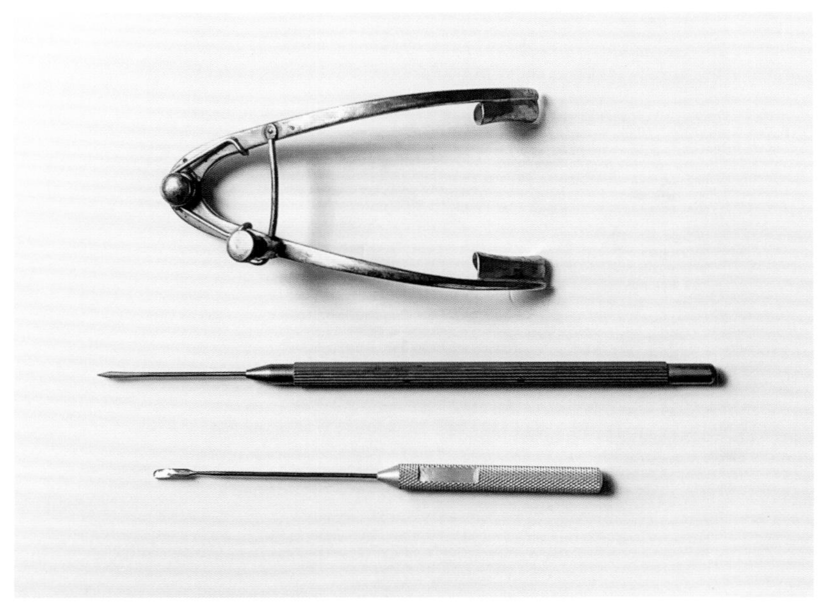

图 1-1-1
白内障针拨术手术器械（来自中国眼科博物馆）

视频 1-1-1
白内障针拨术动画

二、白内障囊外摘除术

公元前600年,印度医生Sushruta开展了最早的白内障囊外摘除术(extra-capsular cataract extraction,ECCE),即摘除混浊晶状体而保留晶状体囊袋。然而当时的ECCE技术尚较原始,因而此后2个世纪,针拨术仍为白内障手术的主流术式,直至1747年,法国医生Jacques Daviel对ECCE技术进行了改进,使用角膜刀制作大于10mm的角膜切口,以针头截开晶状体前囊膜,并利用晶状体匙压迫娩出晶状体核,刮除残留皮质。据史料记载,1868年,我国开展了首例ECCE,此后,这一术式开始在我国发展。ECCE是继针拨术之后白内障手术技术的一重大飞跃,但其并发症发生率仍较高,包括切口愈合不良、白内障残留、后囊膜混浊、感染等。

三、白内障囊内摘除术

1753年,英国医生Samuel Sharp首次实施了白内障囊内摘除术(intra-capsular cataract extraction,ICCE),这一术式通过将混浊晶状体连同囊袋完整摘除,避免了晶状体残留眼内引起的并发症,手术操作简便。此后,诸多眼科医生发明了蛋白酶消化悬韧带、硅胶棒冷冻等方法,以及晶状体吸引器、囊内摘除镊等器械以摘除晶状体,提高了ICCE的手术效率(图1-1-2)。我国最早的ICCE可以追溯到1947年,至20世纪60—70年代达到高峰。但由于ICCE未能保留晶状体囊膜,玻璃体脱出发生率高,易造成玻璃体疝引起青光眼、角膜内皮损伤、黄斑囊样水肿、视网膜脱离等并

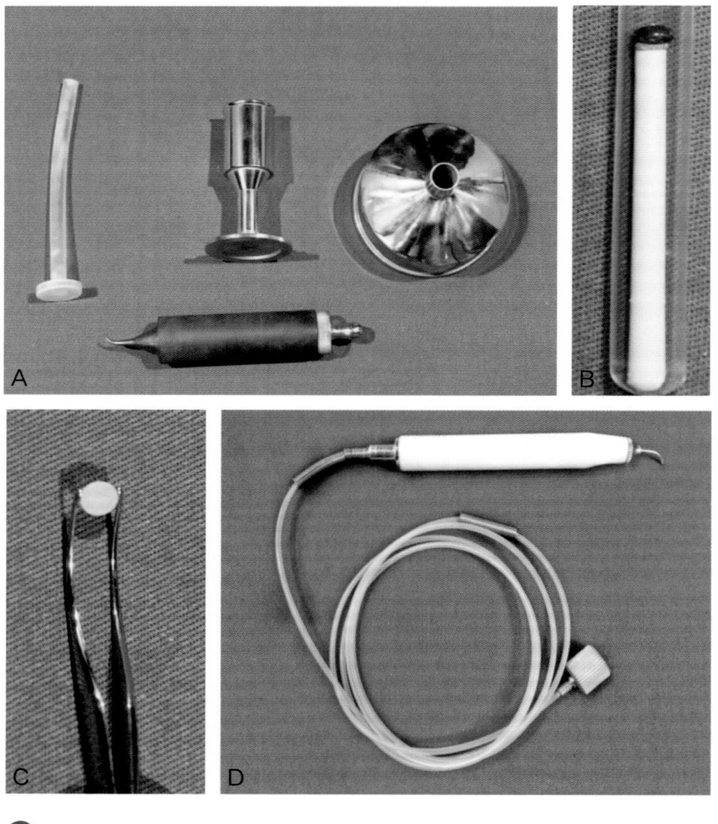

图1-1-2

ICCE冷冻器械(来自中国眼科博物馆)

A. 干冰冷冻摘除器;B. 硅胶棒;C. 硅胶粒;D. CO_2液氮冷冻摘除器。

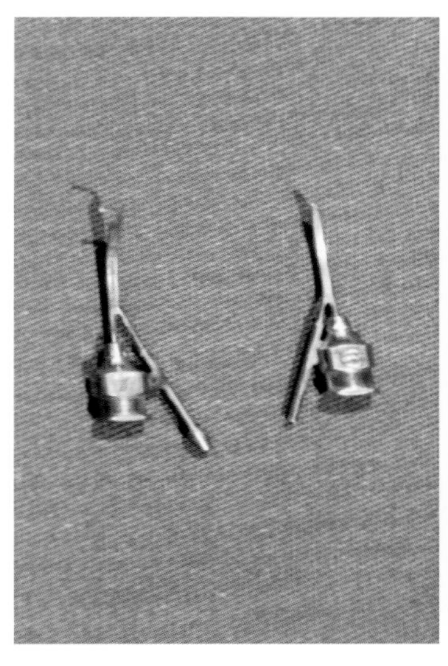
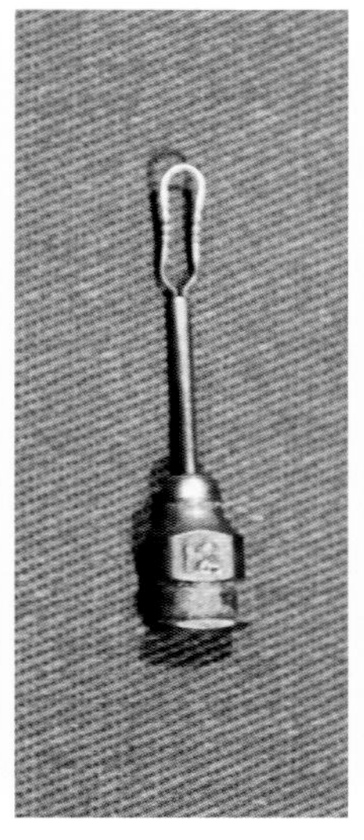
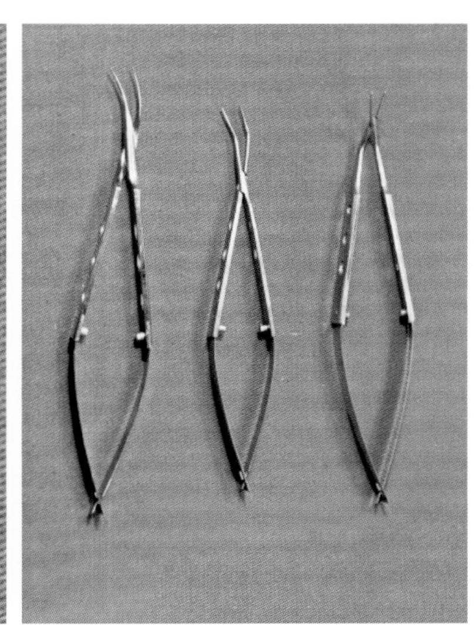

图 1-1-3
ECCE 器械（来自中国眼科博物馆）

发症，且存在切口大、愈合慢、术源性散光大等缺陷，如今，ICCE 已基本退出历史舞台，仅有少数发展中国家仍在开展。

四、现代白内障囊外摘除术和手法小切口白内障手术

随着 1949 年人工晶状体（intraocular lens，IOL）的问世，保留囊袋成为 IOL 植入的必要条件。进而各类显微手术器械和设备涌现（图 1-1-3），白内障手术进入现代白内障囊外摘除术（ECCE）时代。相比于 ICCE，现代 ECCE 手术切口较小，显微手术可保证充分清除晶状体皮质，保留囊袋以便于囊袋内植入 IOL，手术安全性较高（图 1-1-4）。1982 年，现代 ECCE 首次在我国开展，并逐步成为我国白内障手术的主流术式。此后，现代 ECCE 进而发展演变形成了手法小切口白内障手术（MSICS），角膜切口进一步缩小并优化，与 ECCE 相比具有切口小、可自闭、无须缝合、术源性散光小等优势（图 1-1-5、图 1-1-6）。

五、白内障超声乳化吸除术

1967 年，美国医生 Charles Kelman 发明了白内障超声乳化吸除术（phacoemulsification），白内障手术迎来了重大变革。该手术是利用超声能量将混浊晶状体核和皮质乳化后吸除，并保留晶状体后囊膜。该术式具有切口小、无须缝合、散光小、视力恢复快、安全、手术时间短、手术反应轻等优势。1972 年，我国浙江医科大学研制出第一台国产超声乳化仪（图 1-1-7），由于材料和工艺原因，仅能超声乳化软核及儿童白内障，故未得到广泛推广。1992 年，我国引进了第一台白内障超声乳化仪（图 1-1-8），由姚克教授首次临床应用，历经数十年发展与推广，如今，白内障超声乳化吸除术已成为我国主流的白内障手术方式。

六、激光白内障手术

自 1960 年第一台红宝石激光器诞生以来，激光器技术不断进步，促进了激光器在眼科领域的应用及发展。至 20 世纪 80—90 年代，各国眼科学家尝试研发 Nd：YAG、Er：YAG 等激光白内

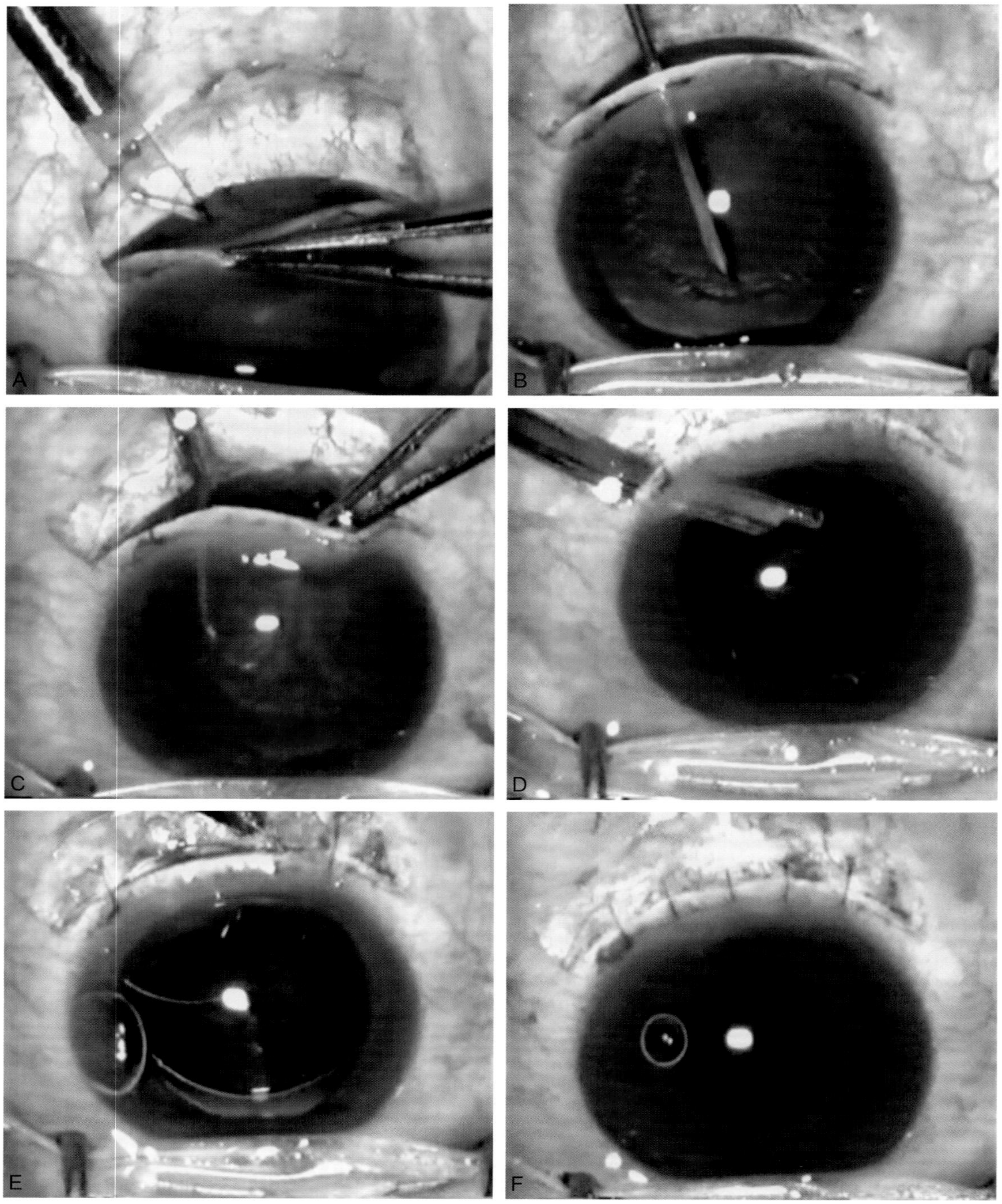

图 1-1-4
现代白内障囊外摘除术
A. 切口制作;B. 截囊;C. 娩核;D. 吸除皮质;E. 植入 IOL;F. 缝合切口。

障乳化技术,具有产热少、切口小、安全性高等优点,但对于硬核手术具有时间较长、损伤较大等缺点,限制了其进一步推广应用。

2009 年,飞秒激光辅助白内障手术(femtosecond laser-assisted cataract surgery,FLACS)被

视频 1-1-2
现代白内障囊外摘除术

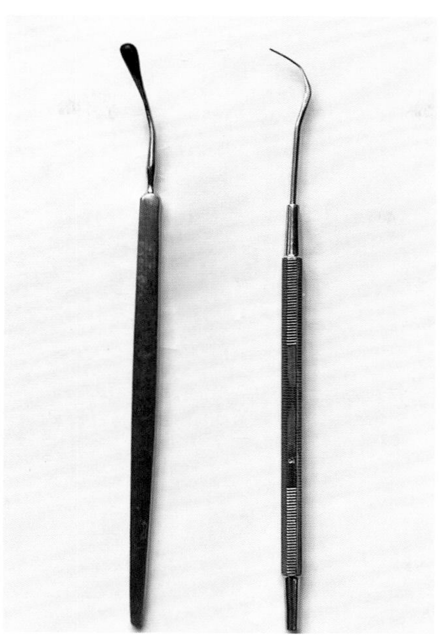

图 1-1-5
手法切核器械照片
1990 年姚克发明和制作的手法切核白内障手术器械，由当时的口腔科器械改制，后获得国家授权专利。

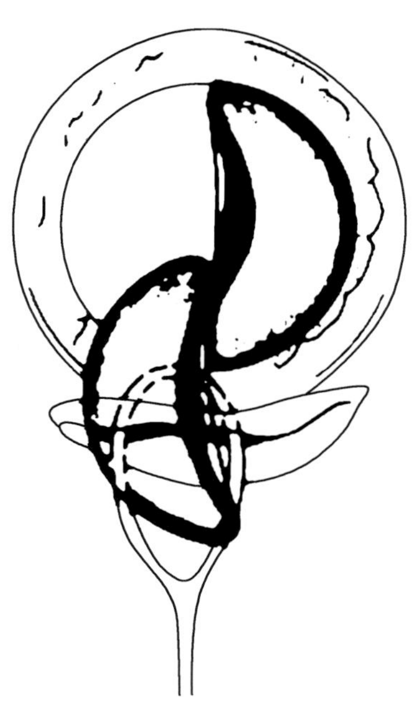

图 1-1-6
手法切核手术示意图

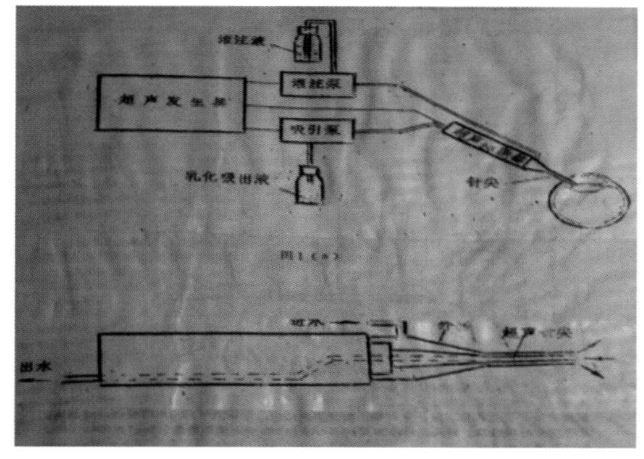

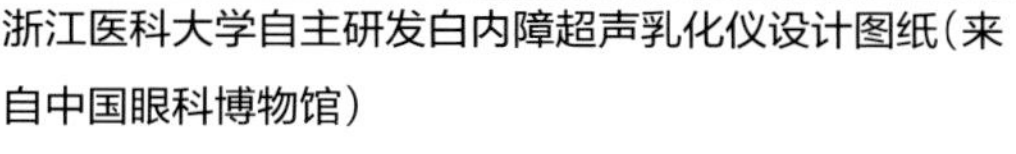

图 1-1-7
浙江医科大学自主研发白内障超声乳化仪设计图纸（来自中国眼科博物馆）

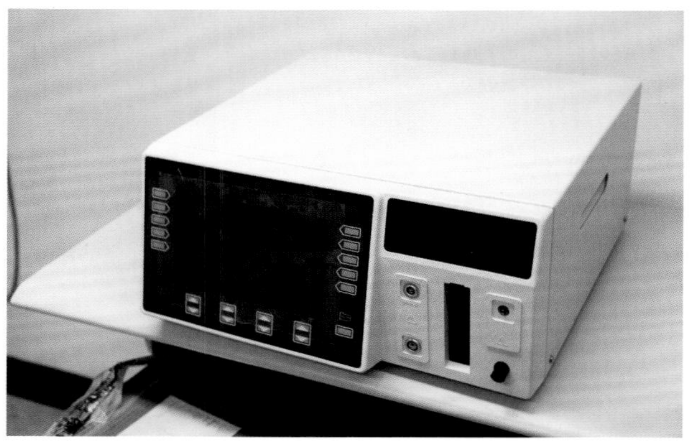

图 1-1-8
白内障超声乳化仪

美国食品药品管理局（FDA）批准临床应用，标志着白内障手术开启又一新纪元。FLACS 能够精准实现角膜切口、前囊膜切开、预劈核等操作，相比于传统白内障超声乳化吸除术，具有更高的安全性、有效性、精准性，对于推动屈光性白内障手术的发展具有划时代的意义。2013 年，FLACS 获我国国家食品药品监督管理总局（CFDA）批准于临床应用，第一台 LenSx 白内障飞秒激光设备进入我国（图 1-1-9、图 1-1-10）。

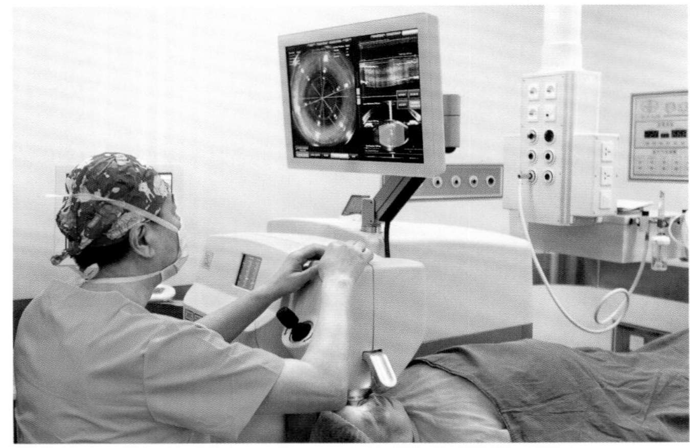

图 1-1-9
姚克教授首次操作 FLACS 设备

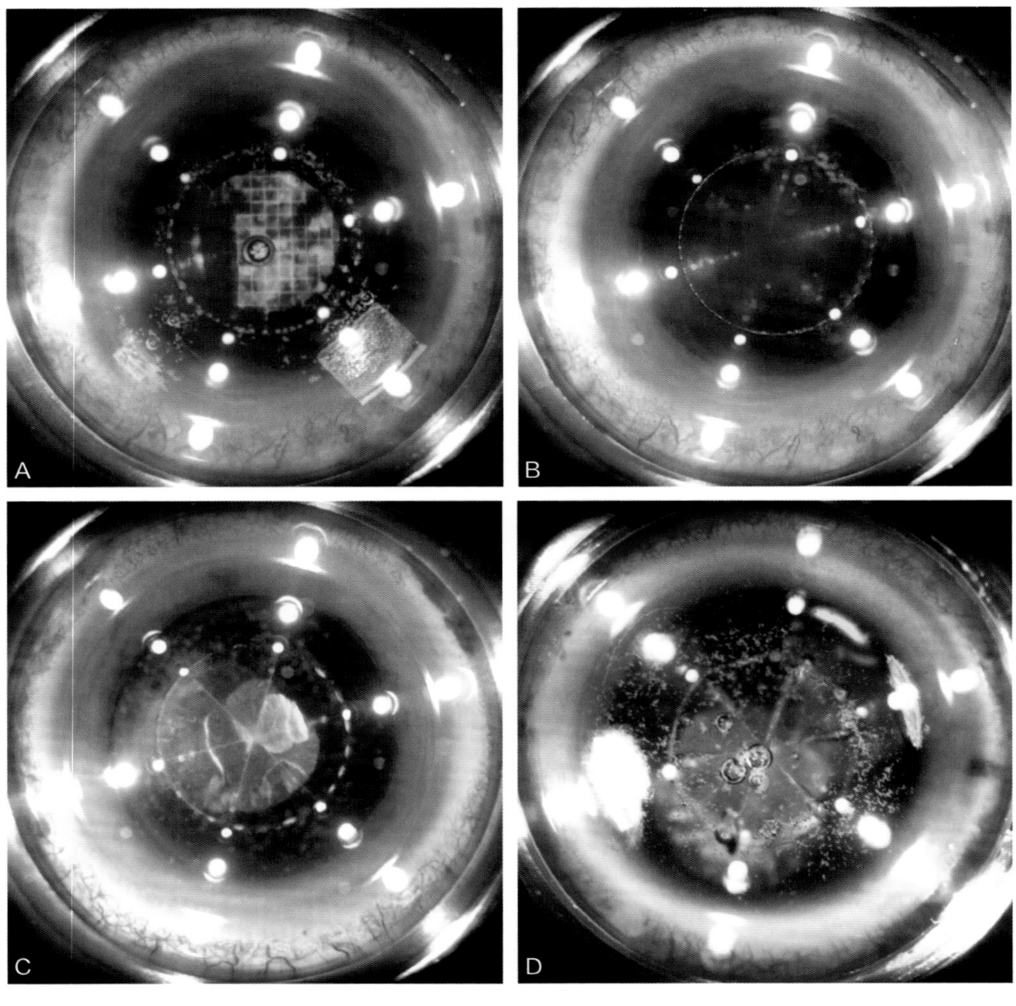

图 1-1-10
FLACS 设备的四大功能
A. 角膜切口；B. 前囊膜切开；C. 预劈核；D. 散光角膜松解。

（吕丹旎 姚克）

第二节 ‖ 飞秒激光辅助白内障手术进展

飞秒激光是脉冲宽度为飞秒量级的近红外激光，具有持续时间短、瞬时功率高、聚焦性强等特点。1992 年，Bille 等人首次提出将超短脉冲激光应用于白内障手术，即通过激光在晶状体组织内形成多层切口，并通过激光在晶状体组织内的切割所产生的气泡使组织崩解液化。这一技术在美国 FDA 监管下于圣路易斯大学眼科诊所开展了初步临床研究。此后，多家眼科激光公司开始推动飞秒激光辅助白内障手术的商业化。

自 2000 年以来，为了满足眼科手术的应用需求，科学家们将飞秒激光系统与精确快速的聚焦单元以及高清显微镜相结合，从而实现了计算机控制下的三维精确聚焦及激光脉冲功率控制。飞秒激光精确的近红外线扫描脉冲能量，在组织内产生等离子体，等离子体中的自由电子和离子化分子在冷却时扩张，形成空穴气泡将组织分离；同时，激光产生的红外线几乎不被毗邻的角膜或晶状体组织吸收，因此对周围组织的创伤很小。2009 年，Nagy 等人首次报道了飞秒激光在白内障手术中的临床应用。同年 9 月，美国 FDA 批准了 LenSx 飞秒激光系统用于白内障手术的前囊膜切开，之后该技术也被批准用于角膜切口和白内障的碎解。自 2010 年起，FDA 陆续批准了多种飞秒激光手术系统用于白内障手术。目前，可用于白内障手术的飞秒激光手术设备包括 LenSx、LENSAR、CATALYS、OptiMedica、VICTUS、FEMTO LDV Z8 等。

目前，飞秒激光技术已被用于在白内障手术中进行角膜切口制作、前囊膜切开、晶状体预劈核、角膜松解切口制作等步骤。与传统白内障超声乳化吸除手术相比，FLACS 具有更高的有效性、安全性、精准性、可预测性及可重复性，尤其是在屈光白内障手术时代更能与功能性人工晶状体相得益彰，为白内障手术带来了革命性的跃变。

经过十余年的快速发展，飞秒激光手术设备经历了多次升级优化，主要体现在以下几个方面。

1. 激光性能 为了更高地适应白内障手术的需求，飞秒激光性能不断优化。角膜切口及前囊膜切口对切割边缘的平滑程度具有很高的要求，因此需要通过高聚焦、高频的低脉冲能量以实现精准切割。一方面，提高激光数值孔径可获得更小的焦点，切削更精确。另一方面，高频低脉冲能量的模式能够大大减少激光产生的空穴气泡与热效应，降低激光对周围组织的机械损伤与热损伤。最早的飞秒激光脉冲持续时间约为 800 飞秒，而目前最新的飞秒激光的脉冲持续时间已缩短至 200~300 飞秒，从而能够充分保证切割边缘的质量。

2. 患者接口界面 患者眼球与飞秒激光系统之间通过负压锚定界面相接触。目前这一界面分为直接式和间接式两类设计：直接式是与角膜直接接触的压平界面；间接式则是与巩膜或角膜缘相接触的真空环，其内充满液体，液体填充的界面允许激光能量传输，同时也可保持角膜的自然形状。直接式操作便捷，总负压吸引时间短，机械接触能够更好地稳定眼球位置，避免细微的位移，尽管其界面与角膜的直接接触会引起一过性的角膜形变，有时可能引起角膜褶皱。间接式界面的对接过程便捷，不直接接触角膜，不易产生角膜褶皱，结膜下出血也较少。临床上可根据患者的情况选择合适的飞秒激光手术系统。

在激光发射期间，负压对接的接触稳定性至关重要，失去接触有可能导致在错误的组织层面上进行切割。因此，目前所有飞秒激光系统都具备负压监控功能，部分系统还辅以眼动追踪功能，且能够在眼球失去接触时立即停止激光发射。

3. 相干光断层扫描（OCT）技术 在飞秒激光手术系统中，理想的OCT成像应能够实现无死角的实时观察，以实现可视化手术。传统整合式OCT往往是通过相互垂直的两个平面进行扫描后，模拟出眼部三维结构用于引导飞秒激光手术，但是由于信息不完全，且并非实时数据，可能无法及时观察到眼球移动以及可能影响激光穿透的异常结构或物质，影响激光切割效果。新型的360°实时三维环形OCT能够获得完整的眼部影像及数据，包括角膜前后表面、晶状体前后表面以及虹膜等，以提高手术的安全性、有效性及可预测性。

（吕丹旎 姚克）

第三节 飞秒激光辅助白内障手术适应证和禁忌证

一、适应证

以传统白内障摘除手术患者的入选标准为主，要求患者能够主动配合手术，角膜透明，睑裂大小正常，眼部无影响飞秒激光正常操作的情况。

FLACS在以下特殊病例中具有更为显著的优势：

1. 硬核白内障 FLACS可减少超声能量使用，减少角膜内皮细胞丢失，加速术后视力恢复；

2. 浅前房、全白白内障 FLACS可提高手术成功率，减少并发症发生率；

3. 合并轴性高度近视 FLACS可提高撕囊精准性；

4. 使用功能性IOL FLACS可以保证IOL位置居中性、稳定性和有效晶状体位置（ELP）；

5. Fuchs角膜内皮营养不良、角膜内皮细胞计数低 FLACS能够减少角膜内皮细胞丢失，提高手术安全性；

6. 异位不明显的晶状体半脱位 FLACS可提高手术安全性；

7. 角膜穿通伤或眼部钝挫伤导致的晶状体问题 采用飞秒激光提升手术安全性。

二、禁忌证

存在下列情况中任何一项者，不能接受手术：

1. 眼眶、眼睑或眼球解剖结构异常 如睑裂狭小、眼睑变形；

2. 患者无法主动配合手术 如眼球震颤、无法固视、头位异常或因全身性疾病无法仰卧者；

3. 合并妨碍角膜压平的角膜疾病（非接触式设备除外）；

4. 合并干扰激光光束的角膜混浊；

5. 角膜后弹力层膨出 存在角膜破裂风险；

6. 近期反复发作的感染性角膜疾病；

7. 前房内存在血液或其他物质（如硅油等）；

8. 低眼压或存在角膜植入物；

9. 小睑裂；

10. 散大瞳孔直径 <5mm，或瞳孔异位；

11. 未控制的青光眼或存在薄壁滤过泡；

12. 大且肥厚的翼状胬肉，或球结膜松弛症较严重；

13. 明显的晶状体异位　对于脱位范围大或晶状体偏位严重、晶状体前囊膜被虹膜遮挡的患者，不建议使用飞秒激光切开晶状体前囊膜。

对于禁忌证中的9~13，患者必须经过全面、严密的评估再确定是否进行FLACS。

（吕丹旎　姚克）

第四节　飞秒激光辅助白内障手术对术后视觉质量的改善

一、概述

视觉质量是对人眼视觉系统在光学成像与神经处理方面的特征和特性的描述，是视觉系统在各种条件下提供清晰、准确和舒适的视觉感知的能力。人眼的视觉质量与眼球光学功能、视网膜像质和神经功能密切相关，角膜、晶状体和玻璃体等屈光系统对光线的折射和聚焦起着重要作用，任何引起这些结构异常的情况，如角膜病变、晶状体混浊、人工晶状体偏心和倾斜等，都会影响光线的聚焦和形成清晰的图像在视网膜上。良好的眼球光学状态和功能有助于产生清晰、准确的视觉感知。视网膜像质是指图像在视网膜上的质量和清晰程度。视网膜像质受到多种因素的影响，包括眼球光学形态、视网膜的健康状况、眼底血管的情况等。良好的视网膜像质有助于产生清晰、细节丰富的视觉感知。人眼的视觉质量还与视觉神经功能相关。视觉信号从视网膜传递到大脑的过程中，视觉神经起着关键的作用。视觉神经的健康状况和传递信号的准确性会影响视觉质量。

目前，临床上视觉质量的评价主要集中在视网膜像质和眼球光学功能评价方面，对于白内障手术患者，进行手术前后的视觉质量评估有助于进行临床治疗措施的决策、临床试验结果的比较、流行病学调查，以及白内障危险因素分析等等。目前临床应用的白内障患者视觉质量评价可分为主观评价指标和客观评价指标。

（一）主观评价指标

视觉质量的主观评价指标是通过患者自身主观感受和反馈来评估其视觉体验和质量的指标，主要基于患者的主观感受，可以提供关于患者对视觉的满意度和体验的信息。以下是常见的主观评价指标。

1. 视力　视力（visual acuity，VA）是分辨高对比度小目标的能力，是视功能最基础的组成部分，也是评估形觉的主要手段，其主要反映黄斑中心凹的功能，取决于眼球光学系统对视觉图像的分辨程度和大脑视皮层对视觉图像的解析能力（图1-4-1）。

2. 对比敏感度　人眼对两个不同可见区域对比度差别的识别能力即为对比敏感度（contrast sensitivity，CS），是视觉系统恰能识别出的某一空间频率对比度阈值的倒数（对比敏感度 = 1/对比度阈值）。CS可用于测定人眼对不同空间频率的图形分辨能力，相比视力检查更真实和敏感地反映视功能情况（图1-4-2）。

3. 对比度视力　对比度视力是指在不同亮度条件下，患者能够分辨出物体明暗差异和辨识度的能力。使用不同对比度视标所测得的视力能更全面地反映人眼在日常生活中的真实视力。

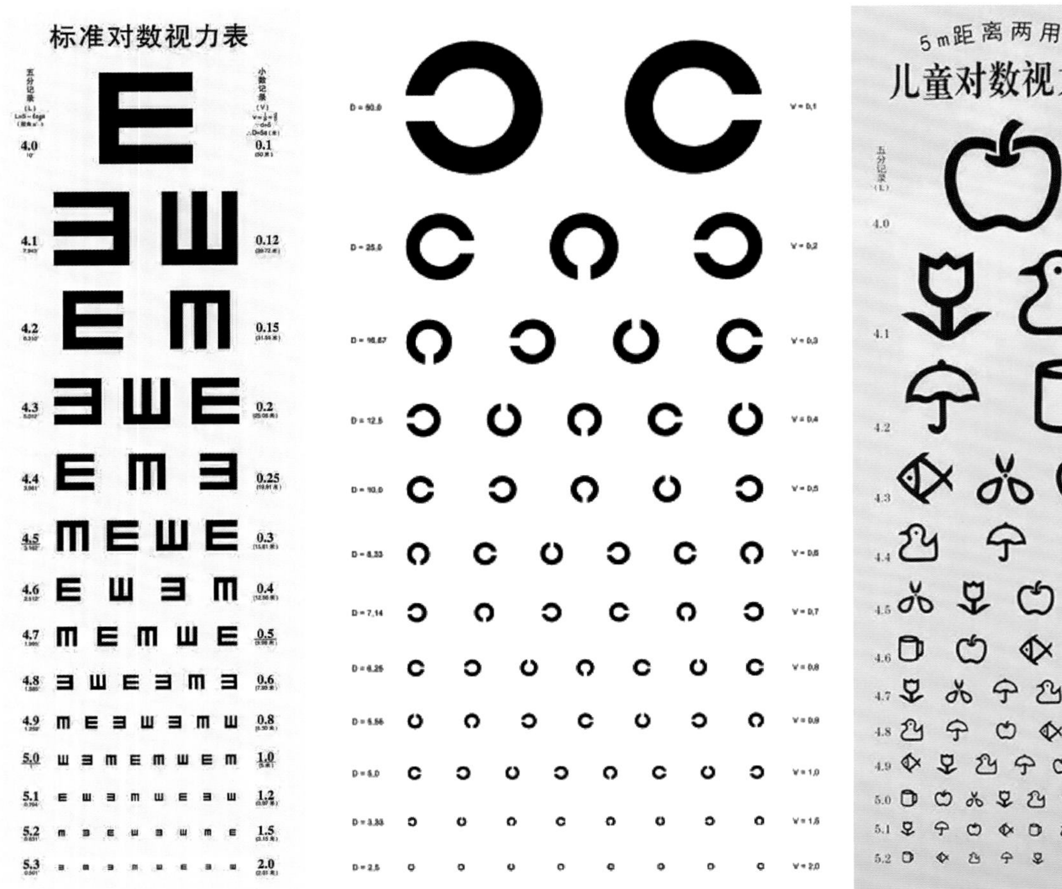

图 1-4-1

常用远视力表

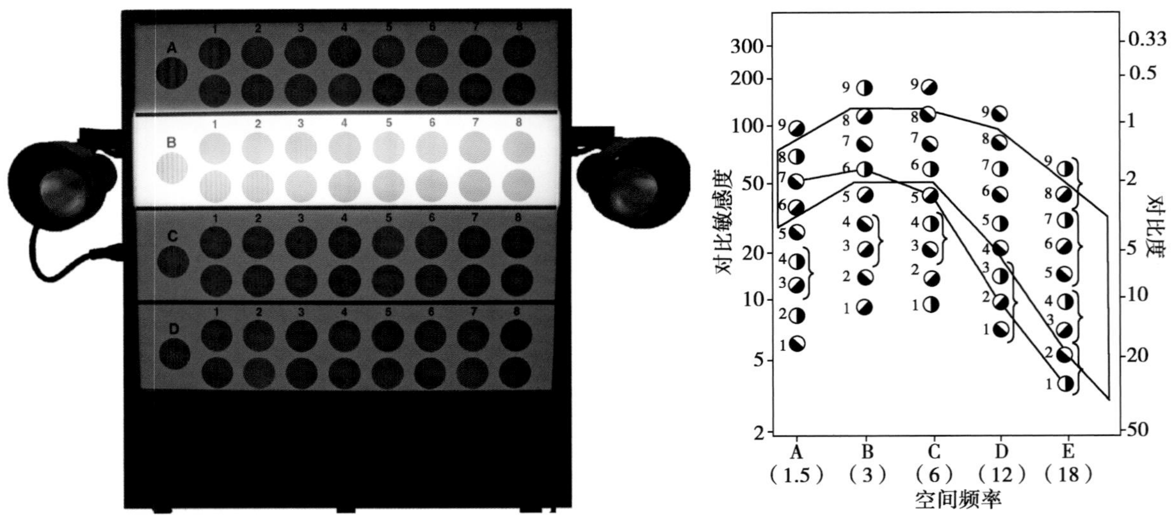

图 1-4-2

对比敏感度检测仪 CSV-1000

4. 量表　视觉质量的量表是用于评估患者对自身视觉体验和质量的主观感受的工具。常用的量表有 NEI-VFQ、VF-14、OSDI、VFQ-39、ADVS 等。调查量表可提供患者的主观视觉体验、生活质量和功能受损程度，选择合适的量表需要考虑研究或临床目的、受众群体，以及量表的可靠性和有效性等因素（图 1-4-3）。

干眼相关生活质量评分（DEQS）

请按照频率和程度依次打分

眼部症状评分（频率）：

（0分=完全没有；1分=偶尔；2分=一半时间；3分=大部分时间；4分=全部时间）

		0	1	2	3	4
A1	异物感					
A2	眼部干燥感					
A3	酸胀酸痛感					
A4	眼部疲劳					
A5	上眼皮沉重					
A6	眼睛出现红血丝					

眼部症状评分（程度）：

（0分=完全没有；1分=轻度；2分=中度；3分=重度；4分=非常严重）

		0	1	2	3	4
B1	异物感					
B2	眼部干燥感					
B3	酸胀酸痛感					
B4	眼部疲劳					
B5	上眼皮沉重					
B6	眼睛出现红血丝					

非眼部症状评分（频率）：

（0分=完全没有；1分=偶尔；2分=一半时间；3分=大部分时间；4分=全部时间）

		0	1	2	3	4
C1	难以睁开眼睛					
C2	视物模糊					
C3	畏光怕光					
C4	阅读不适感					
C5	手机、电脑使用不适感					
C6	无法集中注意力					
C7	因眼部症状影响后面的工作					
C8	因眼部症状感到心情低落					
C9	因眼部症状不想去户外					

OSDI

（0分=完全没有；1分=偶尔；2分=一半时间；3分=大部分时间；4分=全部时间）

a. 你是否有下列眼部症状（在选项上打√）

	题目	0	1	2	3	4
A1	眼睛畏光					
A2	眼睛异物感					
A3	眼痛不适					
A4	视物模糊					
A5	视力下降					

b. 是否因眼睛问题而使你下列行为受限（在选项上打√）

	题目	0	1	2	3	4
B1	阅读					
B2	晚上驾驶					
B3	使用电脑或ATM机					
B4	看电视					

c. 在下列情况下你的眼睛是否感觉不舒服（在选项上打√）：

	题目	0	1	2	3	4
C1	风吹时					
C2	干燥、湿度较低					
C3	空调					

总分：　　　　OSDI评分：

图1-4-3
常用的视觉质量评估量表

（二）客观评价指标

上述主观评价方法可能存在固有的费时、低效和偏倚较大等问题，临床上也存在患者的视力、晶状体混浊程度与其主观症状不相符的情况。因此，对白内障患者视觉质量的客观评价日益得到重视。图 1-4-4 示临床上常用的视觉质量评估设备。以下介绍常见的视觉质量客观评价指标：

1. 波前像差　波前像差是物体经光学系统成像的实际波阵面与理想波阵面之间的光程差，目前对于波前像差的定量描述通常以 7 阶 35 项的 Zernike 多项式定量和分解表达，该公式可将人眼的不规则像差图形分解为多个基本形状的组合，包括 1 阶的倾斜，2 阶的离焦和散光，3 阶的彗差和三叶草像差，4 阶的球差等（图 1-4-5）。临床中常见的视觉质量不佳的问题常常是由于高阶像差引起，例如彗差主要导致视物模糊和重影，球差主要导致眩光和光晕，三叶草像差主要导致星芒。

2. 点扩散函数（point spread function，PSF）　点扩散函数是指点光源经光学系统后所形成的光强度分布函数，反映光点投射到视网膜上后发生的光强度和位置的偏差。

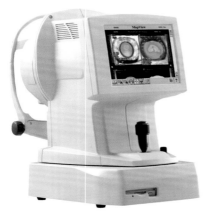

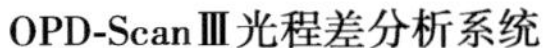
OPD-Scan Ⅲ光程差分析系统

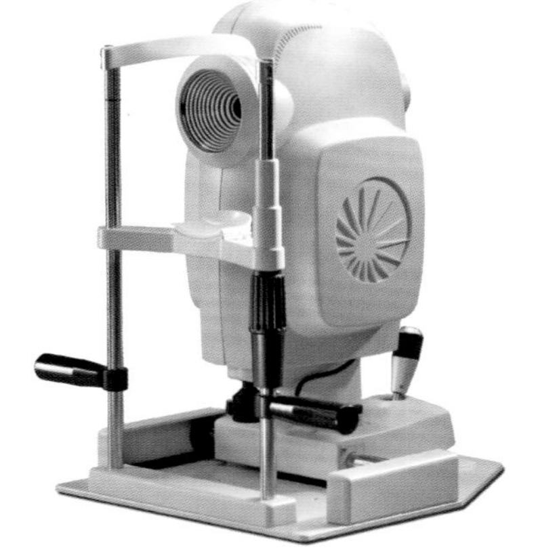
iTrace视觉质量分析仪

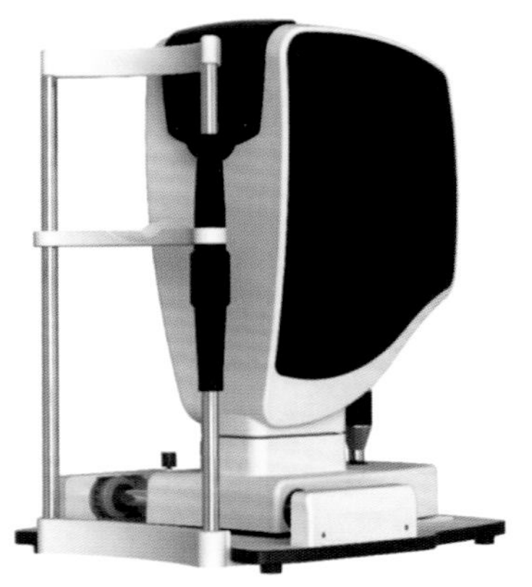
OQAS Ⅱ双通道视觉质量分析仪

图1-4-4
临床上常用的视觉质量评估设备

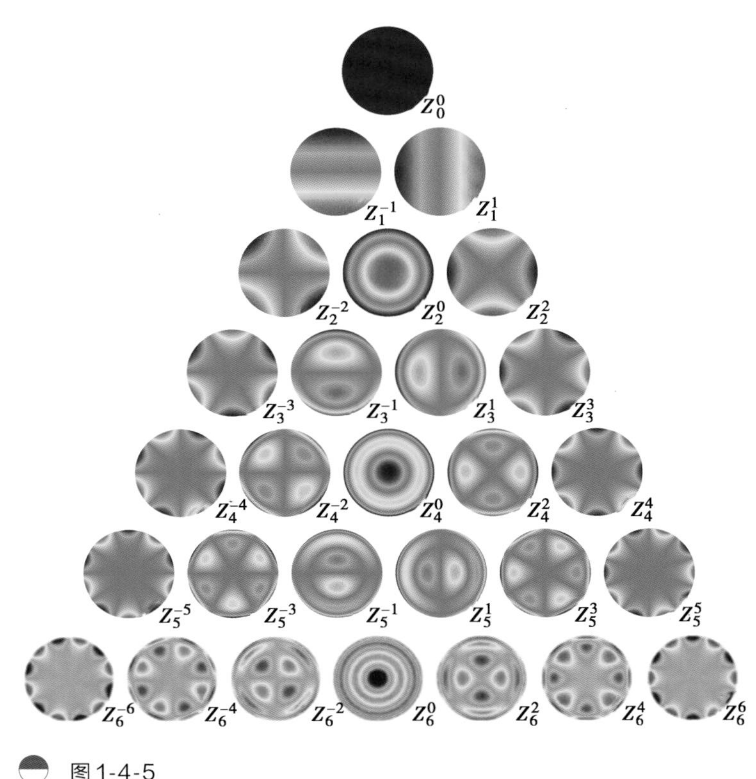

图1-4-5
波前像差根据 7 阶 Zernike 多项式展开

3. 调制传递函数（modulation transfer function，MTF） 调制传递函数是由 PSF 经傅里叶变换获得的函数，指在不同空间频率下，像与物的对比度比值，用于描述不同空间频率下物像对比度与光学系统成像质量的关系，反映光学系统对不同空间频率的响应能力（图 1-4-6）。

4. 斯特列尔比（Strehl 比率，SR） 斯特列尔比用于描述光学系统中成像面的聚光比例，指有像差与无像差光学系统的 PSF 中心峰值强度的比值，与视觉质量成反比。SR 与主观视觉感受有良好的一致性，是屈光手术后客观评价视觉质量的理想指标之一。

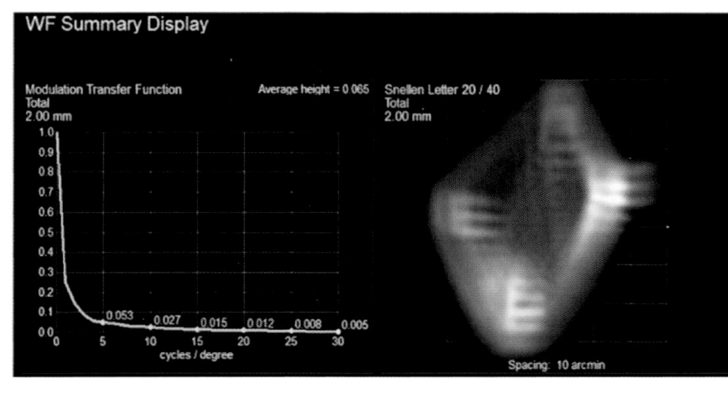

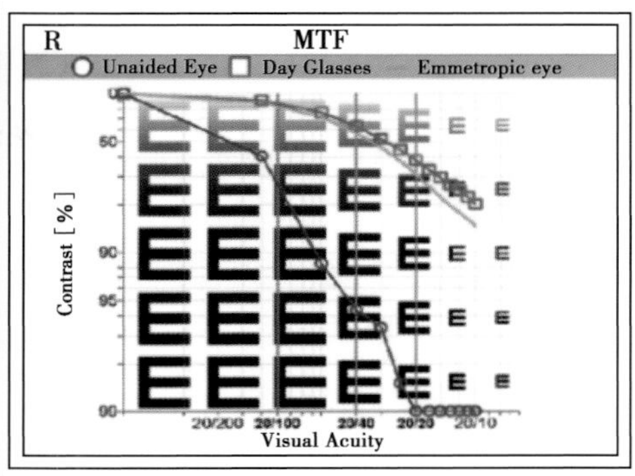

图 1-4-6
调制传递函数（MTF）曲线

5. 客观散射指数（object scatter index，OSI） 客观散射指数是指视网膜像的周边光强度与中央峰值光强度的比值。一方面，OSI 可以量化因屈光介质混浊造成的眼内散射程度；另一方面，可以通过连续测量 OSI 来评估泪膜改变等眼表情况，对干眼有诊疗价值（图 1-4-7）。

二、飞秒激光辅助白内障手术术后视觉质量的评估

近年来，飞秒激光辅助白内障手术（femtosecond laser-assisted cataract surgery，FLACS）的临床应用逐渐广泛，为更稳定预测、更安全无创、更精准智能的屈光性白内障手术提供了新的发展方向。相对于传统白内障超声乳化吸除手术（conventional phacoemulsification cataract surgery，CPCS），FLACS 在准确性、有效性和安全性方面的优势均已得到大量临床数据证实，其前囊膜切开更对称、居中、规整、精确，有助于减少白内障术后人工晶状体（intraocular lens，IOL）的倾斜和偏位，维持其在眼内的有效位置，从而减少近视、远视、散光、像差等，提高患者术后的视觉质量。现将不同类型的人工晶状体的术后视觉质量的评估总结如下。

（一）单焦点人工晶状体

IOL 对视觉质量的影响因素包括材料、光学设计、形状和植入位置。正常人眼角膜存在正球差，当晶状体老化，其球差负值减少，甚至趋向正值，角膜和晶状体之间像差失去平衡，导致视觉质量下降。对于单焦点 IOL，非球面设计的 IOL 能全部或部分抵消角膜的正球差，相较于球面设计的 IOL 能显著减少高阶像差，提高视觉质量。

在客观视觉质量指标方面，研究表明，FLACS 较 CPCS 能提供更好的视觉质量，减少术后的眼内像差。Miháltz 等人于 2011 年首次使用 OPD-Scan Ⅱ波前像差仪测量并比较了 FLACS 和 CPCS 术后的波前像差，两组均植入单焦点球面 IOL，在 4.5mm 的瞳孔直径下，飞秒激光组的 IOL 倾斜和彗差显著小于传统组。本团队的一项对比队列研究比较了 FLACS 和 CPCS 术后 1 年以上的视觉质量，两组均植入单焦点非球面 IOL，飞秒激光组术后的总高阶像差、倾斜、彗差和球差均显著低于传统组。MTF 和斯特列尔比代表了角膜和眼内光学系统中像差的整合，是眼球整体光学质量的客观评价指标，Miháltz 等人对两组手术患者进行术后 6 个月随访，飞秒激光组的斯特列尔比为 0.020 ± 0.024，显著高于传统组的 0.010 ± 0.007，各个空间频率的 MTF 值均高于传统组，提示 FLACS 可提供更好的视觉质量。

在视力和屈光结果方面，已有多项大样本随机对照试验（RCT）和 meta 分析指出 FLACS 和

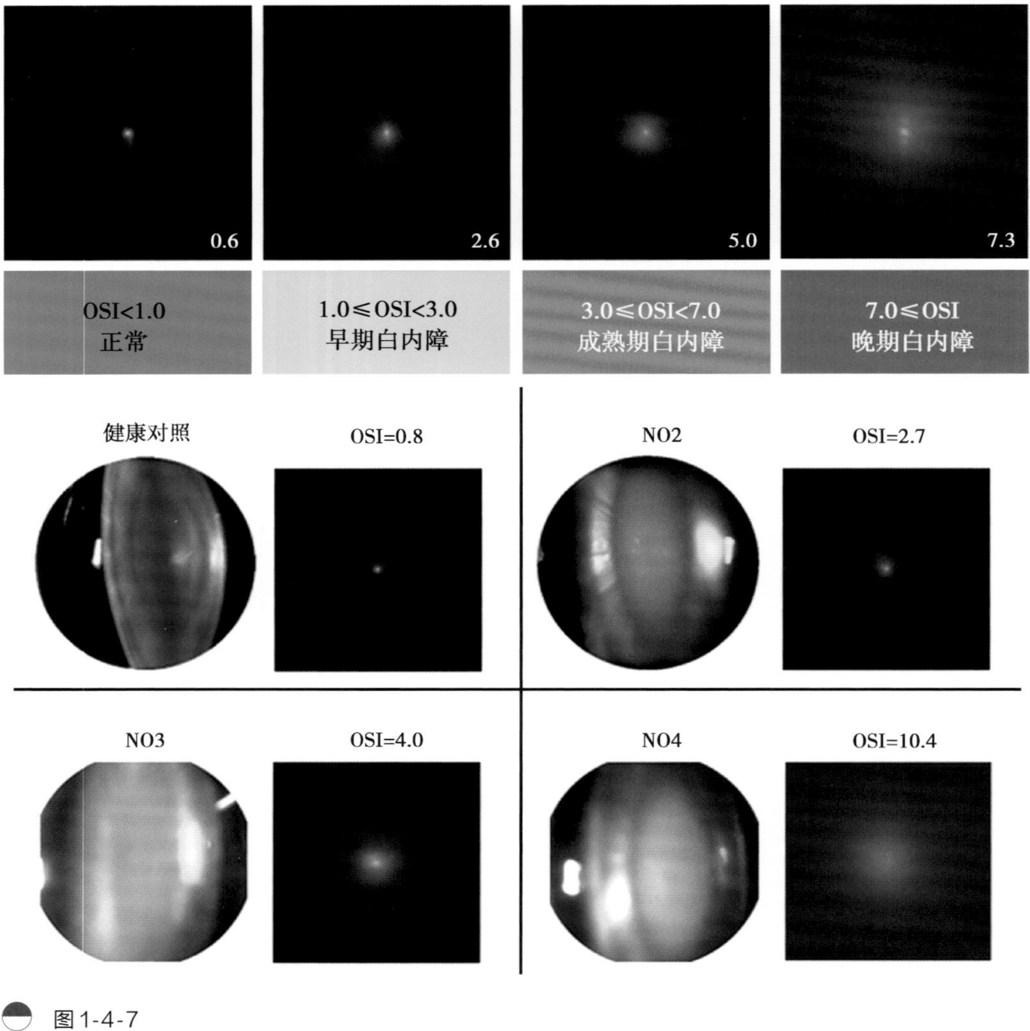

图1-4-7
不同程度白内障的客观散射指数（OSI）

CPCS 术后的视力、屈光结果等无显著差异。Schweitzer 等人最近的飞秒激光辅助与传统超声乳化白内障手术（FEMCAT）多中心 RCT 研究中纳入了 870 名患者（1 389 只眼），术后 3 个月的飞秒激光组和传统组的裸眼视力、矫正视力和等效球镜均无差异。其他几项纳入 RCT 研究的 meta 分析也提示，FLACS 和 CPCS 术后的整体并发症、裸眼和矫正视力，以及屈光结果方面无显著差异。

（二）多焦点人工晶状体

为满足患者的中、近距离的用眼需求，多焦点 IOL 逐步应用于临床，可为白内障术后患者提供相对良好的全程视力，提高脱镜率和患者满意度。基于不同的光学设计，多焦点 IOL 可分为折射型、衍射性，以及折射/衍射型 IOL，对波前像差的影响也不一致。其中折射型 IOL 利用同心圆环带状折射区形成不同焦点，中央部分用于视近，周边部分用于视远，成像质量依赖瞳孔大小，因此对 IOL 植入位置要求较高。衍射型 IOL 借助紧密排列的细小同心环状凹槽产生的衍射效应形成多焦点，具有光能丢失和锐度降低的问题，中距离的视力相对有限。折射/衍射型 IOL 应用阶梯渐进技术的中央区和周边的折射区，在明暗光线下均能获得较好的远近视力。

国内外已有大量研究评估多焦点 IOL 植入后的视觉效果，研究发现，植入多焦点 IOL 术后脱镜率高，中视力和近视力均比植入单焦点 IOL 好，但也会造成光能量分散，降低图像的对比敏感度，导致出现视觉干扰现象，如光晕、眩光、夜间视物模糊等。植入多焦点 IOL 对撕囊口的形状大小、居中性和手术质量的要求更高，而 FLACS 的应用能精确制作居中连续环形撕囊，保证多焦点 IOL 植入中心位置，提供更好的视觉质量。

先前研究对 FLACS 和 CPCS 植入多焦点 IOL 的术后效果进行了比较，在总体视力和屈光结果方面未见显著差异，但 FLACS 在客观视觉质量指标方面展现出了优势。Lee 等人比较了 FLACS 和 CPCS 植入衍射型多焦点人工晶状体 Tecnis ZLB00 后的视觉质量，在 6.0mm 的瞳孔直径下，FLACS 组的总眼内像差、总高阶像差、三叶草像差的均方根值均显著低于 CPCS 组，球差未见显著性差异。另一项研究对比了两组植入多焦点衍射型 Acrysof ReSTOR IOL 和连续视程型 TECNIS Symfony IOL 的术后视觉质量，研究发现 FLACS 组的彗差和三叶草像差均显著小于 CPCS 组，其中飞秒激光组的彗差为 0.12μm ± 0.12μm，传统组的彗差为 0.28μm ± 0.41μm（P<0.01）。近期，本团队的一项前瞻性对比队列研究比较了 FLACS 和 CPCS 植入连续视程型 TECNIS Symfony IOL 的术后视觉质量，观察到在 5.0mm 瞳孔下，飞秒激光组的总像差、总高阶像差、彗差和球差显著低于传统组，而三叶草像差未见显著差异。飞秒激光组在不同空间频率的 MTF 值和斯特列尔比均高于传统组，提供更好的视觉质量。

随着多焦点 IOL 的设计和手术技术的不断进步，FLACS 联合多焦点 IOL 植入可同时解决白内障和老视的问题，提高远、中、近视力，减少术后的像差，使患者获得更加优质的视觉质量。

（三）散光矫正型人工晶状体

飞秒激光辅助白内障超声乳化手术的精确性、有效性和安全性对于散光矫正型（Toric）人工晶状体的术后效果起着至关重要的作用。Toric IOL 矫正散光功能的实现与术后晶状体在囊袋内的位置密切相关，其倾斜、偏心、视轴方向的位移及囊袋内旋转对术后高阶像差、散光矫正效果以及视觉质量影响显著。Felipe 等人研究了 Toric IOL 的偏心和倾斜对 MTF 的影响，发现随着 IOL 在 0°~5°的倾斜增大，MTF 数值逐渐减低，证明成像质量随着 IOL 的倾斜而降低。

既往研究已对 FLACS 和 CPCS 联合 Toric IOL 植入后的临床效果进行了比较分析。Cao 等研究发现 FLACS 联合 Toric IOL 植入较传统手术能长期有效地降低术后 IOL 旋转的发生率，飞秒激光组轴位旋转为 1.5° ± 1.4°，而传统组为 4.4° ± 2.1°（P<0.01），但并未造成术后视力的差异。本团队于 2020 年比较了 Toric IOL 在 FLACS 和 CPCS 的视力效果，结果显示飞秒激光组残余散光小于 1.0D 的患者显著多于传统组，而两组在裸眼远视力、矫正远视力、旋转稳定性方面未见显著差异。Espaillat 等人比较了 FLACS 和 CPCS 联合植入 Toric IOL 后的视觉质量，测量术后 1 年的眼内高阶像差，飞秒激光组的彗差显著小于传统组，两组间的视力和术后残余散光未见显著差异。随后一项前瞻性队列研究比较了两组联合多焦点 Toric IOL（LU313 MF30T）植入的术后视觉效果，术后 1 年随访发现两组在视力和屈光结果以及客观视觉质量等方面均未见差异。

目前 FLACS 联合 Toric IOL 植入在术后的视力方面表现出与 CPCS 相似的效果，但仍需进一步的研究，来更全面地评估两者对于植入 Toric IOL 的长期效果和视觉质量。

三、小结

在如今的屈光性白内障手术时代，不断提高术后视觉质量一直是白内障手术追求的目标。临床上，应在术前和术后对白内障患者的视觉质量进行综合评估，结合主观和客观测量指标，才能得到更标准、更全面的结果。FLACS 利用飞秒激光技术能实现前囊膜的精准切开，撕囊对称、居中、尺寸精确、环形规整、可重复性和可预测性更高，相对于传统白内障超声乳化吸除手术，能最大程度地保证术后有效晶状体位置，降低术后 IOL 的倾斜和偏心的程度，从而降低术后高阶像差，改善视觉质量。对于功能性 IOL（如多焦点 IOL、Toric IOL），对称、居中、大小合适的前囊口更有利于 IOL 光学设计的充分发挥，FLACS 联合功能性 IOL 的组合能实现精确度与复杂光学设计的结合，但仍需进一步研究和实践来评估其长期效果。

（钟乐扬 姚克）

参考文献

[1] 袁媛，彭华琮，陈雅琼．飞秒激光辅助白内障手术与传统白内障手术联合 toric 人工晶状体植入术治疗长眼轴白内障患者的临床疗效比较．眼科新进展，2020，40(02)：144-147.

[2] ANG R E T，QUINTO M M S，CRUZ E M，et al. Comparison of clinical outcomes between femtosecond laser-assisted versus conventional phacoemulsification. Eye Vis (Lond)，2018，5：8.

[3] ARTAL P，BENITO A，PÉREZ G M，et al. An objective scatter index based on double-pass retinal images of a point source to classify cataracts. PLoS ONE，2011，6(2)：e16823.

[4] CAO D，XU Y，WANG Y. Comparison of toric intraocular lens alignment between femtosecond laser-assisted capsular marking and manual corneal marking. J Refract Surg，2020，36(8)：536-542.

[5] CHANG P，ZHANG F，LI H，et al. Femtosecond laser-assisted cataract surgery versus conventional phacoemulsification surgery：Clinical outcomes with EDOF IOLs. Journal of Personalized Medicine，2023，13(3)：400.

[6] DAY A C，GORE D M，BUNCE C，et al. Laser-assisted cataract surgery versus standard ultrasound phacoemulsification cataract surgery. Cochrane Db Syst Rev，2016，(7)7：CD010735.

[7] DAY A C，BURR J M，BENNETT K，et al. Femtosecond laser-assisted cataract surgery versus phacoemulsification cataract surgery (FACT)：A randomized noninferiority trial. Ophthalmology，2020，127(8)：1012-1019.

[8] DAY A C，BURR J M，BENNETT K，et al. Femtosecond laser-assisted cataract surgery compared with phacoemulsification cataract surgery：Randomized noninferiority trial with 1-year outcomes. J Cataract Refract Surg，2020，46(10)：1360-1367.

[9] DONMEZ O，ASENA B S，AYDIN AKOVA Y. Subjective and objective clinical outcomes of a new trifocal toric intraocular lens and effect of femtosecond laser cataract surgery. Eur J Ophthalmol，2022，32(4)：2225-2233.

[10] ERNEST P H，POPOVIC M，SCHLENKER M B，et al. Higher order aberrations in femtosecond laser-assisted versus manual cataract surgery：A retrospective cohort study. J Refract Surg，2019，35(2)：102-108.

[11] ESPAILLAT A，PÉREZ O，POTVIN R. Clinical outcomes using standard phacoemulsification and femtosecond laser-assisted surgery with toric intraocular lenses. Clin Ophthalmol，2016，10：555-563.

[12] EWE S Y P，ABELL R G，OAKLEY C L，et al. A comparative cohort study of visual outcomes in femtosecond laser-assisted versus phacoemulsification cataract surgery. Ophthalmology，2016，123(1)：178-182.

[13] FELIPE A，ARTIGAS J M，DÍEZ-AJENJO A，et al. Modulation transfer function of a toric intraocular lens：Evaluation of the changes produced by rotation and tilt. J Refract Surg，2012，28(5)：335-340.

[14] GALLENGA C E，D'ALOISIO R，D'UGO E，et al. Visual performance and quality of life after femtosecond laser-assisted cataract surgery with trifocal IOLs implantation. J Clin Med，2021，10(14)：3038.

[15] JU R-H，QU H-K，WU Z-M，et al. Comparison of visual performance with iTrace analyzer following femtosecond laser-assisted cataract surgery with bilateral implantation of two different trifocal intraocular lenses. Int J Ophthalmol，2023，16(11)：1773-1781.

[16] KAWAMORITA T，UOZATO H. Modulation transfer function and pupil size in multifocal and monofocal intraocular lenses in vitro. J Cataract Refract Surg，2005，31(12)：2379-2385.

[17] LAI K-R，ZHANG X-B，YU Y-H，et al. Comparative clinical outcomes of tecnis toric IOL implantation in

femtosecond laser-assisted cataract surgery and conventional phacoemulsification surgery. Int J Ophthalmol, 2020,13(1):49-53.

[18] LEE J A,SONG W K,KIM J Y,et al. Femtosecond laser-assisted cataract surgery versus conventional phacoemulsification:Refractive and aberrometric outcomes with a diffractive multifocal intraocular lens. J Cataract Refract Surg,2019,45(1):21-27.

[19] LIAO X,LIN J,TIAN J,et al. Evaluation of optical quality:Ocular scattering and aberrations in eyes implanted with diffractive multifocal or monofocal intraocular lenses. Curr Eye Res,2018,43(6):696-701.

[20] MA J,SUN X,LIU Y,et al. Observation of visual quality after femtosecond laser-assisted cataract surgery combined with trifocal intraocular lens implantation. Comput Math Methods Med,2022,2022:1519416.

[21] MARGOLIS M K,COYNE K,KENNEDY-MARTIN T,et al. Vision-specific instruments for the assessment of health-related quality of life and visual functioning:A literature review. Pharmacoeconomics, 2002,20(12):791-812.

[22] MASTROPASQUA L,TOTO L,MATTEI P A,et al. Optical coherence tomography and 3-dimensional confocal structured imaging system-guided femtosecond laser capsulotomy versus manual continuous curvilinear capsulorhexis. J Cataract Refract Surg,2014,40(12):2035-2043.

[23] MIHÁLTZ K,KNORZ M C,ALIÓ J L,et al. Internal aberrations and optical quality after femtosecond laser anterior capsulotomy in cataract surgery. J Refract Surg,2011,27(10):711-716.

[24] NAGY Z Z,DUNAI A,KRÁNITZ K,et al. Evaluation of femtosecond laser-assisted and manual clear corneal incisions and their effect on surgically induced astigmatism and higher-order aberrations. J Refract Surg,2014,30(8):522-525.

[25] NARAYAN A,EVANS J R,O'BRART D,et al. Laser-assisted cataract surgery versus standard ultrasound phacoemulsification cataract surgery. Cochrane Db Syst Rev,2023,6(6):CD010735.

[26] OAKLEY C L,EWE S Y,ALLEN P L,et al. Visual outcomes with femtosecond laser-assisted cataract surgery versus conventional cataract surgery in toric IOL insertion. Clin Experiment Ophthalmol,2016,44(7): 570-573.

[27] POPOVIC M,CAMPOS-MÖLLER X,SCHLENKER M B,et al. Efficacy and safety of femtosecond laser-assisted cataract surgery compared with manual cataract surgery. Ophthalmology,2016,123(10): 2113-2126.

[28] ROBERTS H W,WAGH V K,SULLIVAN D L,et al. A randomized controlled trial comparing femtosecond laser-assisted cataract surgery versus conventional phacoemulsification surgery. J Cataract Refract Surg,2019,45(1):11-20.

[29] ROCHA K M,CHALITA M R,SOUZA C E B,et al. Postoperative wavefront analysis and contrast sensitivity of a multifocal apodized diffractive IOL (ReSTOR) and three monofocal IOLs. J Refract Surg, 2005,21(6):S808-812.

[30] SHAHEEN M S,ABOUSAMRA A,HELALY H A,et al. Comparison between refractive outcomes of femtosecond laser-assisted cataract surgery and standard phacoemulsification. BMC Ophthalmol,2020,20(1):1.

[31] STANOJCIC N,O'BRART D,HULL C,et al. Corneal astigmatic outcomes after femtosecond laser-assisted cataract surgery combined with surface penetrating arcuate keratotomies. Int J Ophthalmol,2023,16(7): 1084-1092.

[32] XU J,LI W,XU Z,et al. Comparative visual outcomes of EDOF intraocular lens with FLACS vs conventional phacoemulsification. J Cataract Refract Surg,2023,49(1):55-61.

[33] ZHONG Y,ZHU Y,WANG W,et al. Femtosecond laser-assisted cataract surgery versus conventional phacoemulsification:Comparison of internal aberrations and visual quality. Graefes Arch Clin Exp Ophthalmol,260(3),901-911.

[34] ŽIAK P,HALIČKA J,MOJŽIŠ P,et al. Presbyopic lens exchange (PRELEX) cataract surgery outcomes with implantation of a rotationally asymmetric refractive multifocal intraocular lens:femtosecond laser-assisted versus manual phacoemulsification. Int Ophthalmol,2019,39(12):2875-2882.

第二章 精准屈光性白内障手术

第一节 硬件设施与要求

一、飞秒激光辅助屈光性白内障手术需要的眼科检查硬件设备

（一）眼科裂隙灯显微镜

裂隙灯显微镜是眼科的标准检查仪器，将显微镜与调焦光源结合在一起，生成亮丽的裂隙状光束，照射至眼睛的各部分（图 2-1-1）。医生通过弥散照射法和裂隙照射法来详细检查角膜、虹膜、晶状体及前房等眼前节结构。在飞秒激光辅助屈光性白内障手术前的检查中，裂隙灯对角膜的评估至关重要，它能帮助医生观察角膜的清晰度、厚度，以及潜在的缺损或变性。此外，它还能评估前房的深度，这对白内障和屈光手术至关重要。裂隙灯显微镜可以检查晶状体的透明度，确认白内障的类型和程度，评判晶状体核硬度。通过 Tyndall 现象观察前房中的炎症细胞或蛋白质沉积，以及评估眼前节的其他异常，如虹膜缺损、角膜溃疡和结膜炎等。总的来说，裂隙灯显微镜是眼科检查的核心工具，为医生在评估手术适应证、风险和预后方面提供了宝贵的信息。

（二）眼科 A 超与 B 超

A 超和 B 超是基于超声波在眼内反射原理的测量和成像技术。A 超采用时间-振幅方式展示，主要用于测量眼轴长度，用于白内障手术中人工晶状体度数的确定。B 超则提供眼内二维横截面图像，特别适用于屈光介质混浊严重时的眼球后节评估，如视网膜、玻璃体和眼外肌的情况。在精准屈光性白内障手术前期，A 超确保了准确的人工晶状体选择，而 B 超则是评估后节疾病如视网膜脱离、肿瘤、出血等的重要工具，特别是无法直接观察到视网膜或眼底时，B 超评估对手术计划至关重要（图 2-1-2、图 2-1-3）。

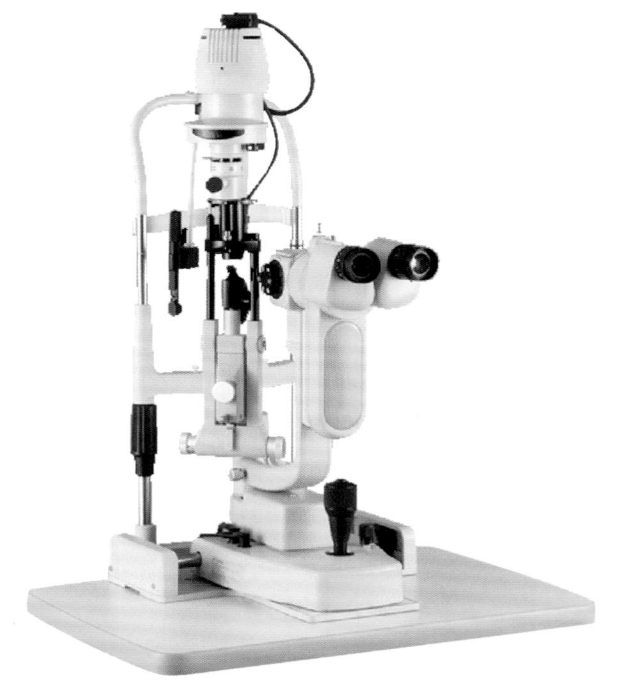

图 2-1-1
眼科裂隙灯综合检查仪

（三）眼表综合分析仪

眼表综合分析仪主要用于评估眼表健康、泪膜稳定性、泪腺及睑板腺功能。关于干眼的

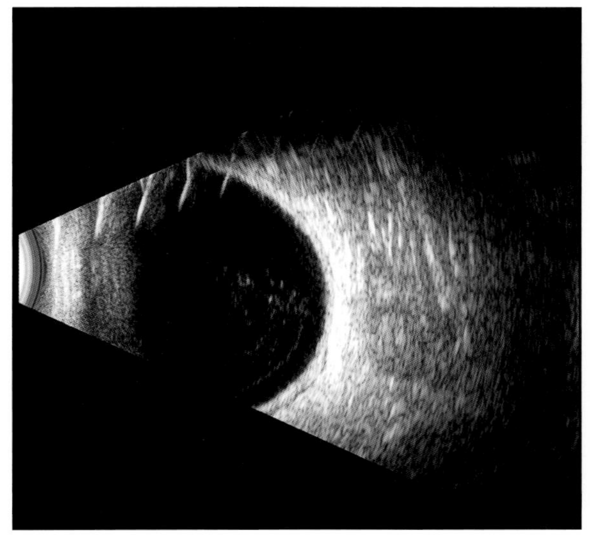

图 2-1-2
正常眼球 B 超

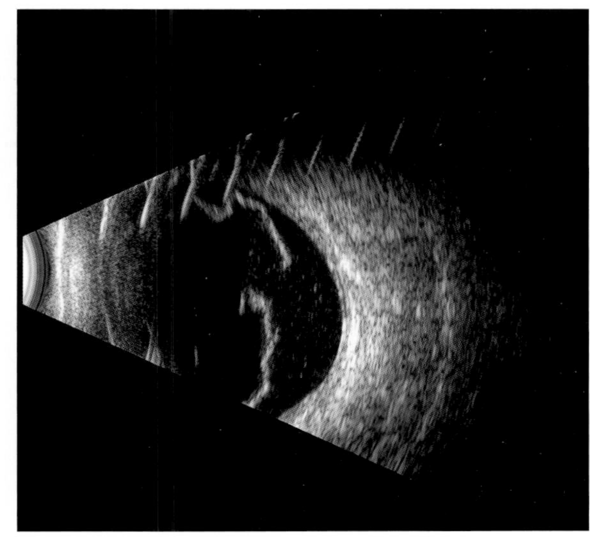

图 2-1-3
视网膜脱离眼球 B 超

检测，该仪器能够评估泪膜的稳定性，通过非创伤性泪液断裂时间（NIBUT）及 Schirmer 试验测量泪液产生量以评估泪腺功能。此外，它能测量泪液的蒸发速度，观察睑板腺的结构和功能，以及检测泪液中的黏蛋白和油脂成分来评估泪液质量。眼表综合分析仪为医生提供综合评估（图 2-1-4）。眼表健康的评估在精准屈光性白内障手术中显得至关重要，不仅可以影响手术预后和术后视力恢复，还有助于提高手术成功率，降低术后并发症风险。

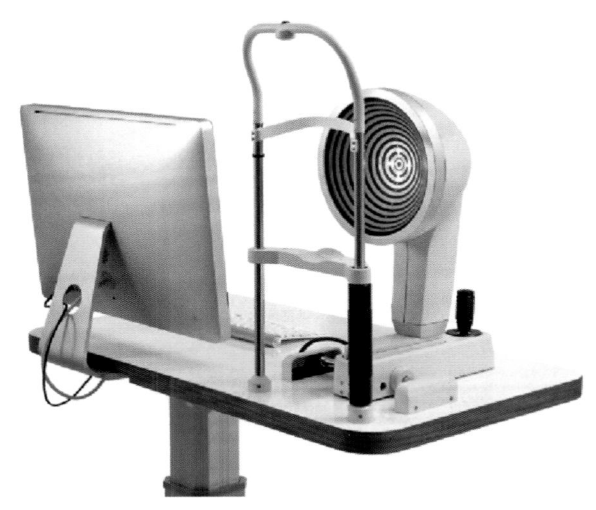

图 2-1-4
Keratograph 5M 眼表综合分析仪

（四）相干光断层扫描

相干光断层扫描（optical coherence tomography，OCT）是一种基于光干涉原理的成像技术，能够非接触且非侵入性地获取组织微结构图像。在精准屈光性白内障手术前期，OCT 能详细评估视网膜、黄斑以及角膜的健康状况，从而检测潜在异常或疾病。市场上主要的 OCT 设备包括 Cirrus HD-OCT、Spectralis OCT 等，为医生提供了眼内结构的详细信息，协助其制订手术策略和评估手术风险。随着技术进步和临床需求的变化，OCT 设备和型号不断更新，医生在选择时应根据临床需求、预算和技术支持来作出决策（图 2-1-5、图 2-1-6）。

（五）角膜内皮计

角膜内皮计专为测量和评估角膜内皮细胞密度与形态设计。这些位于角膜后表面的单层细胞对维持角膜透明度至关重要。由于细胞无法再生，持续监测及术前评估显得尤为重要。仪器主要采用非接触光学原理，通过 Specular 反射显微术捕捉和分析细胞图像。分析反射图像可准确确定

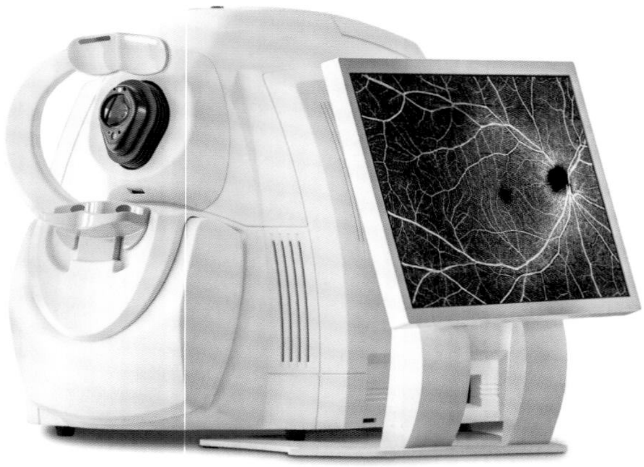

图 2-1-5
Cirrus HD-OCT

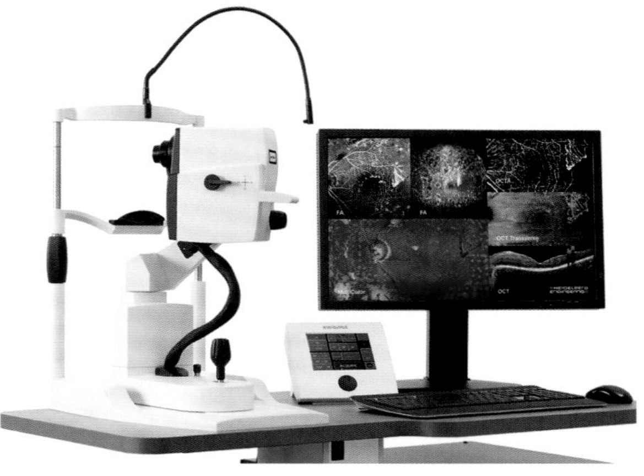

图 2-1-6
Spectralis OCT

细胞数量、大小和形态。角膜内皮计可测量特定区域细胞数量，评估细胞大小和形态差异，计算每个细胞平均面积及评估六边形细胞百分比。仪器包括显微镜、照明系统和相机，高端型号具备自动分析软件。在白内障手术前期，角膜内皮计的应用至关重要，以评估手术风险和调整手术策略，从而最大限度降低手术对角膜的影响（图 2-1-7）。

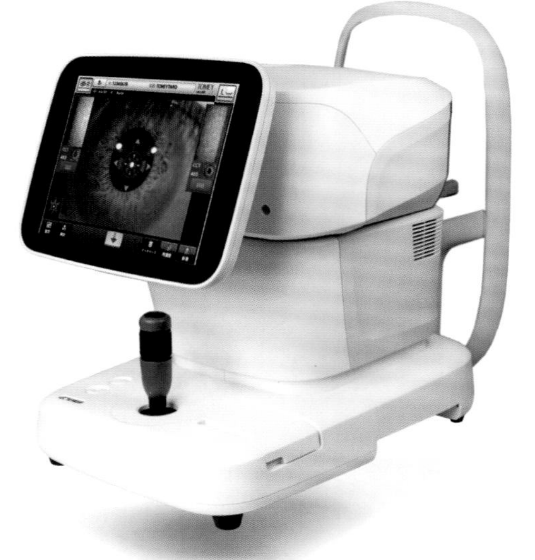

图 2-1-7
EM-4000 角膜内皮镜

（六）角膜曲率与角膜地形图测量

角膜曲率测量对于判定个体的屈光状态和视觉清晰度至关重要，目前主流的角膜曲率计包括 KR-800、KR-800S、ARK-1、Atlas 9000 等。现代眼科学核心内容之一为角膜地形图测量，它通过详细测量角膜表面曲率，为眼科医生提供关于角膜健康和形态的重要信息。市面上不同类型的地形图仪器如 Medmont E300、Orbscan、Cassini Corneal Shape Analyzer、Zeiss ATLAS 和 Topcon CA-200F 采用不同的光学反射技术来分析角膜上的反射和形态变化。特别是在白内障手术的前期评估中，角膜地形图能准确展示角膜形态，为选择合适的人工晶状体类型提供关键信息，特别是在考虑使用 Toric 或多焦点 IOL 时，同时对已知的角膜疾病如角膜锥状或角膜瘢痕的评估也非常有用（图 2-1-8、图 2-1-9）。

（七）眼科超声生物显微镜

眼科超声生物显微镜（ultrasound biomicroscopy，UBM）是一种专为眼前节高分辨率成像而设计的先进超声影像技术。通过利用 35~50MHz 或更高频率的超声波，UBM 能精准描绘眼前节结构，如前房、角膜、虹膜、睫状体及睫状带。虽高频超声波提供优异分辨率，但其穿透能力有限，使 UBM 成为评估眼前节结构的理想工具。两种主要测量方式包括直接接触法和间接接触法。市场上多款 UBM 设备可选，如 Paradigm P40 及 VuMax 系列，均配备高频探头和定制软件以确保最佳成像效果。UBM 在白内障和屈光手术前期评估中至关重要，能评估眼前节健康，降低并发症风险，支持医生为手术选择适宜的人工晶状体并确定激光屈光手术参

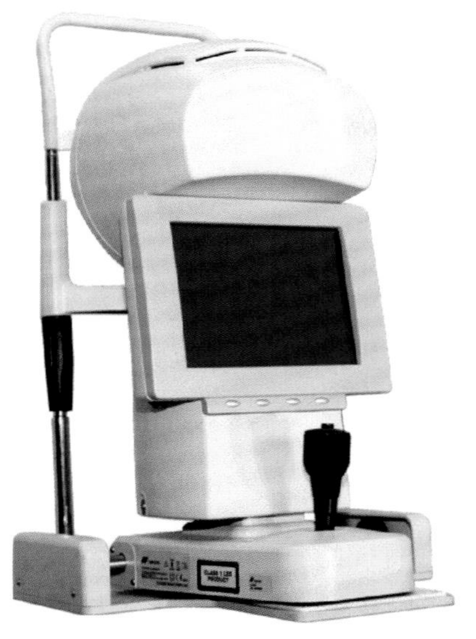

图 2-1-8
Topcon CA-200 角膜地形图

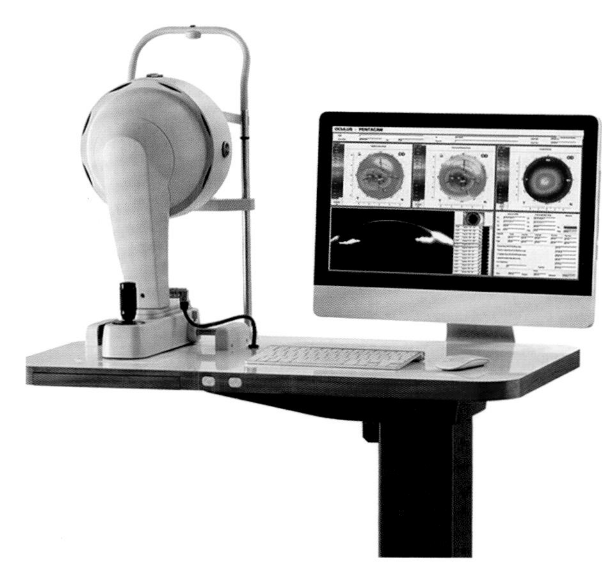

图 2-1-9
Pentacam HR 角膜地形图

数。同时,UBM 在闭角型青光眼评估及眼部肿瘤或其他异常结构检查中也显示出其重要价值(图 2-1-10~ 图 2-1-12)。

（八）眼科眼压计

眼压计是专为测量眼压而设计的设备,其在维护眼球形态和功能方面具有至关重要的作用。眼压的异常,无论是升高或降低,均可能对视觉造成负面影响。在多种眼压测量方法中,Goldmann 眼压计被认为是临床上的“金标准”,通过探头轻触角膜以测量压力,但需预先使用麻醉眼药水和荧光素染料。无接触眼压计则通过以短暂的空气冲击角膜,并根据角膜的反弹来估计眼压。市面上主流的眼压计型号包括 Goldmann 眼压计、NT-530/NT-510 无接触眼压计、Tonopen XL 和 iCare 便携式眼压计。在精准屈光性白内障手术前的评估中,眼压测量具有关键作用,例如,眼压过高可能患有青光眼的患者在手术中可能面临更高风险。手术后,眼压的任何变化可能影响手术预后或视觉恢复,因此持续监测眼压能及时发现并处理可能的并发症,如眼内炎或葡萄膜炎。

（九）视网膜视力检查仪

视网膜视力检查仪(也称潜在视力计或视网膜功能显微镜)是专为评估视网膜功能设计的眼科设备,尤其在角膜或晶状体发生病变时。基于双缝干涉原理,此仪器可绕过眼前节如角膜、房水和晶状体的干涉,直接在视网

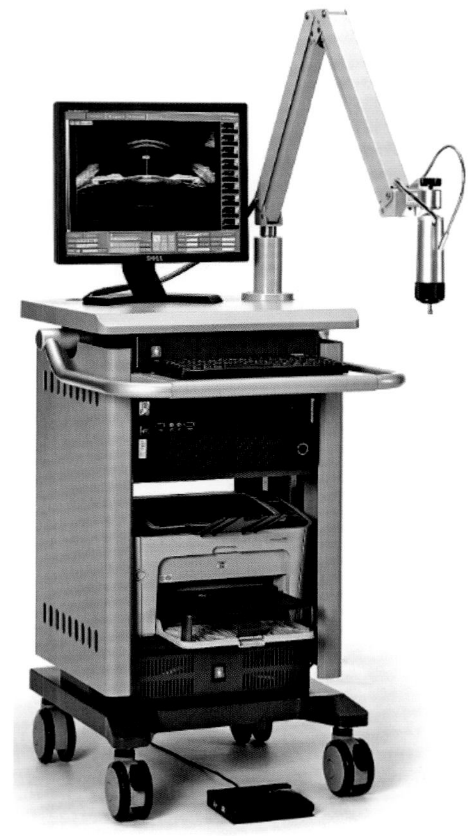

图 2-1-10
全景超声生物显微镜

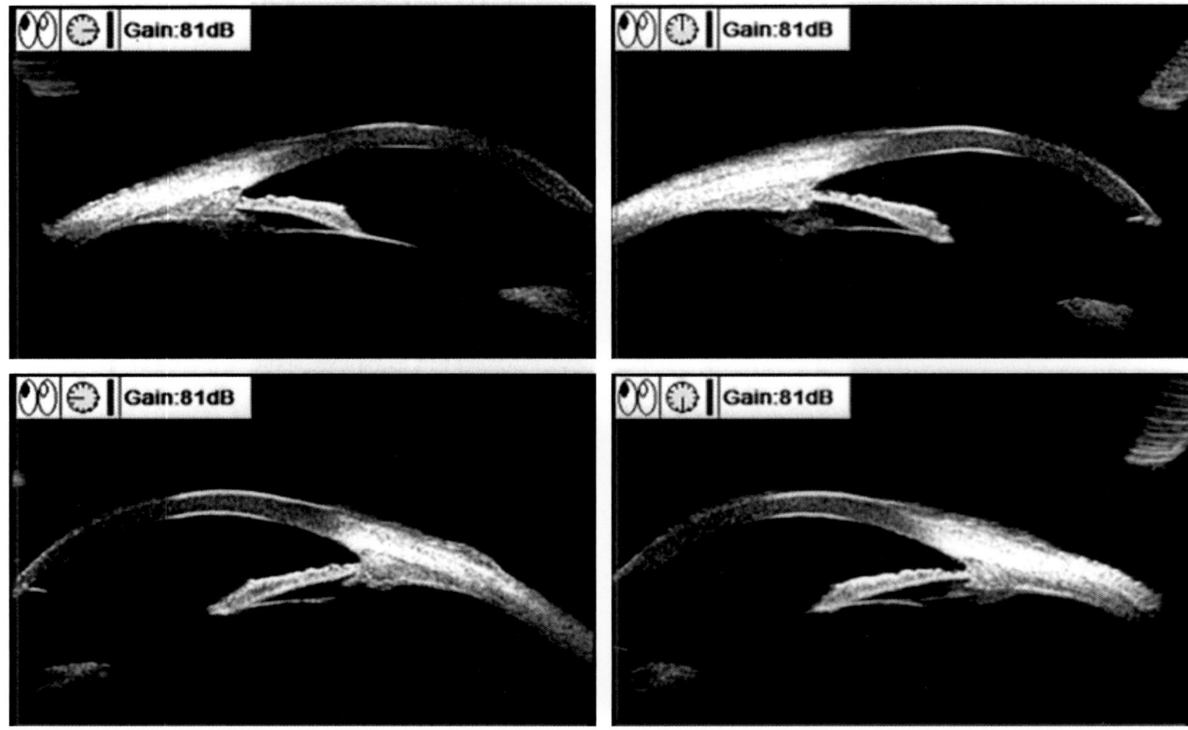

图 2-1-11
正常前房 UBM 检查结果

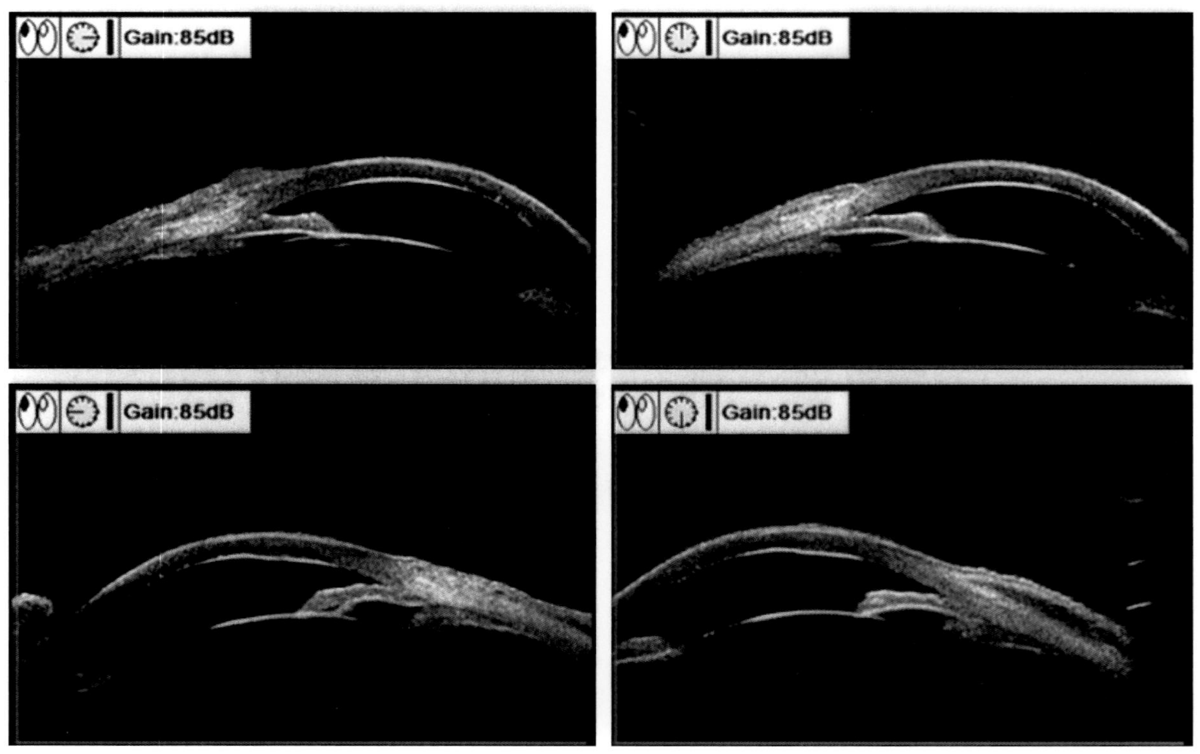

图 2-1-12
房角关闭 UBM 检查结果

膜上成像。其测量过程中,操作者可调节干涉条纹的间距和对比度,以确定患者可识别的最细条纹,进而计算视网膜潜在视力。此设备对准备接受精准屈光性白内障手术的患者尤为重要,能帮助医生预测手术后最佳可能视力,影响手术决策。在屈光介质出现变化或患有如白内障、角膜疾病等问题时,视网膜视力检查仪成为评估视网膜功能的重要工具(图 2-1-13)。

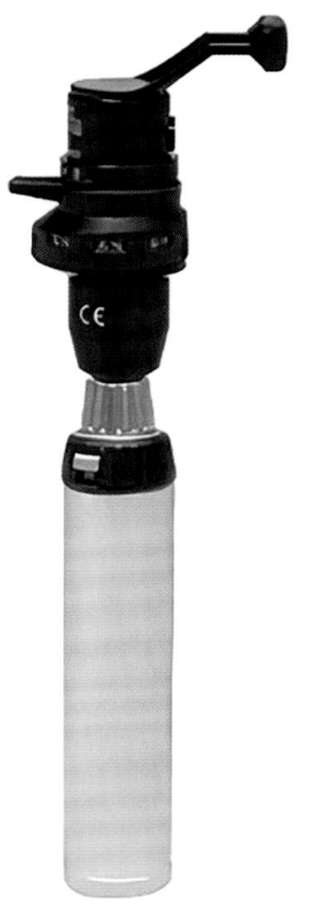

图 2-1-13
视网膜视力检查仪

(十) 视觉电生理

视觉电生理检查是针对视网膜和视觉传导路径功能的眼科诊断技术,旨在识别常规检查可能忽略的视觉问题。该技术依赖光刺激诱发的电活动,通过头皮或眼表面的电极捕获,并通过电信号分析深入理解视觉系统功能。其中,视网膜电图(ERG)评估视网膜功能,视觉诱发电位(VEP)评估视觉传导功能,眼电图(EOG)关联视网膜色素上皮功能,多焦点视网膜电图(mfERG)提供视网膜不同区域的功能信息。在白内障手术前的评估中,视觉电生理检查有助于预测视力恢复和识别潜在视网膜或视觉传导问题,从而指导手术决策和预期手术效果。

(十一) 人工晶状体生物测量仪

人工晶状体生物测量仪如 IOLMaster 500(图 2-1-14)和 IOLMaster 700(图 2-1-15)为眼科提供了高质量的光学生物测量解决方案。在白内障手术中,其能精准测量眼部参数以计算人工晶状体度数。IOLMaster 500 采用部分相干干涉测量术(PCI)测定视轴长度,并提供了多种计算公式。IOLMaster 700 则引入了 SWEPT Source OCT 技术,能直接测量角膜后表面,新增了总角膜曲率功能,且集成了多种 IOL 计算公式。这两款设备在精准屈光性白内障手术前的检查中至关重要,不仅帮助医生选择适宜的人工晶状体度数,还提供了关键的眼球参数参考,特别是 IOLMaster 700 通过 OCT 技术为医生展

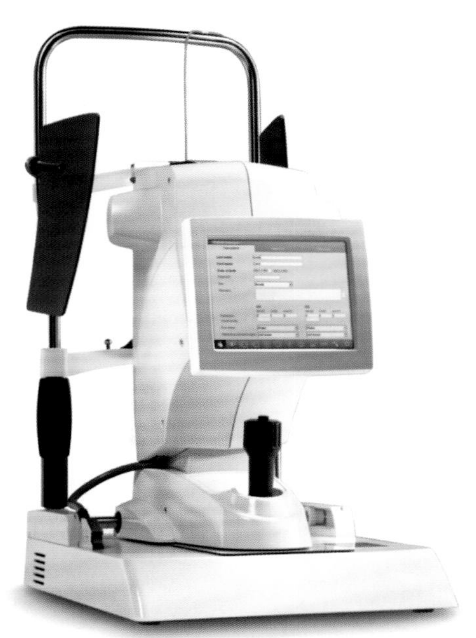

图 2-1-14
IOLMaster 500

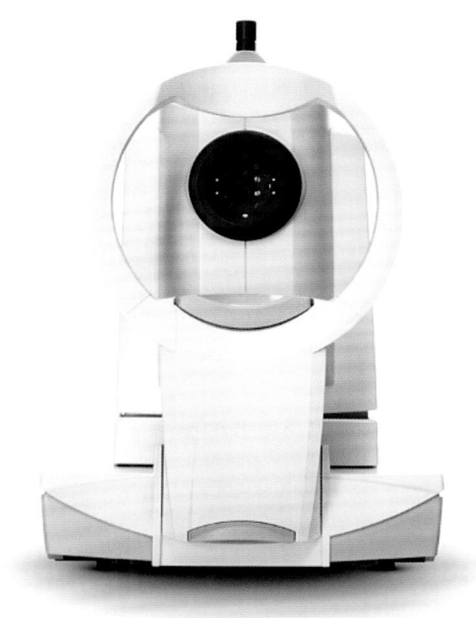

图 2-1-15
IOLMaster 700

示了清晰的眼前节结构图像，为手术规划和实施提供了准确信息。

（十二）光学生物测量仪器（LENSTAR）

光学生物测量仪器（LENSTAR）LS 900（图 2-1-16）为白内障手术前的眼部测量和 IOL 度数计算提供了高精度的光学生物测量解决方案。该设备利用光学低干扰反射测量（OLCR）技术一次性捕获眼的所有光学结构的轴向尺寸，并通过自动定位系统（APS）简化测量过程。LENSTAR 的双区域角膜测量和集成的 Barrett Toric Calculator 为散光和轴提供精准数据。其 EyeSuite IOL 和基于人工智能的 Hill-RBF 方法 3.0 为 IOL 计算提供先进方案。LENSTAR LS 900 的设计包括触摸屏用户界面和精准的测量定位头，确保数据准确性和可重复性。这款设备在白内障手术前的诊断检查中展现出不可或缺的价值，助力医生提高手术精确度，确保患者术后能享有最佳视力恢复。

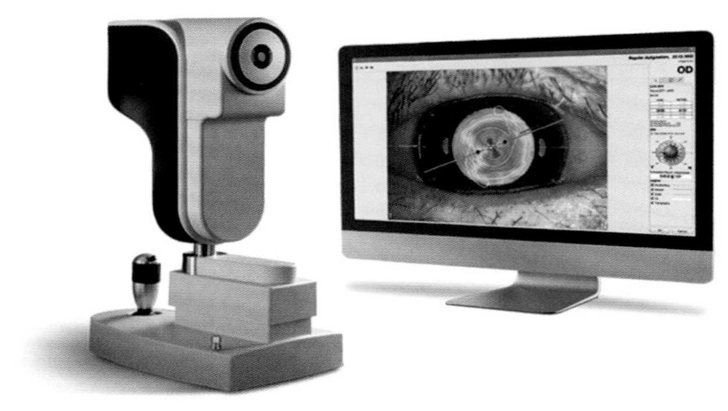

图 2-1-16
LENSTAR LS 900 光学生物测量仪

（十三）Pentacam 光学生物测量仪

Pentacam 及其升级版 Pentacam AXL（图 2-1-17），借助三维 Scheimpflug 成像技术，为眼科诊断提供前端角膜及眼部高分辨率图像。在短于 2 秒的时间内，能捕获多达 25 000/138 000 个眼前节数据点。该技术被广泛应用于角膜、白内障和屈光手术评估。Pentacam AXL 在保留 Pentacam 所有功能的基础上，增加了角膜层析扫描和眼轴向长度的生物测量功能。这两款设备通过提供高质量的角膜全厚度图像，为精准屈光性白内障手术前的角膜地形分析、IOL 选择、白内障评估等提供了关键数据。

（十四）OPD-Scan Ⅲ眼科波前成像仪

OPD-Scan Ⅲ是一款先进的眼科波前成像仪器（图 2-1-18）。该仪器采用前沿的光学技术，测量和评估眼睛的光学特性，为眼科医生提供了丰富的数据，极大地辅助了各种眼科手术的评估和规划。OPD-Scan Ⅲ的测量方式多样，不仅可以捕捉到眼睛的低阶和高阶像差并提供全面的波前地形图，还能够详细绘制角膜的形状、曲率和其他相关特性的图像。此外，该仪器还自动测量患者的屈光状态，包括近视、远视和散光，并能测量瞳孔在不同照明条件下的大小。在进行精准屈光性白内障手术前的检查中，OPD-Scan

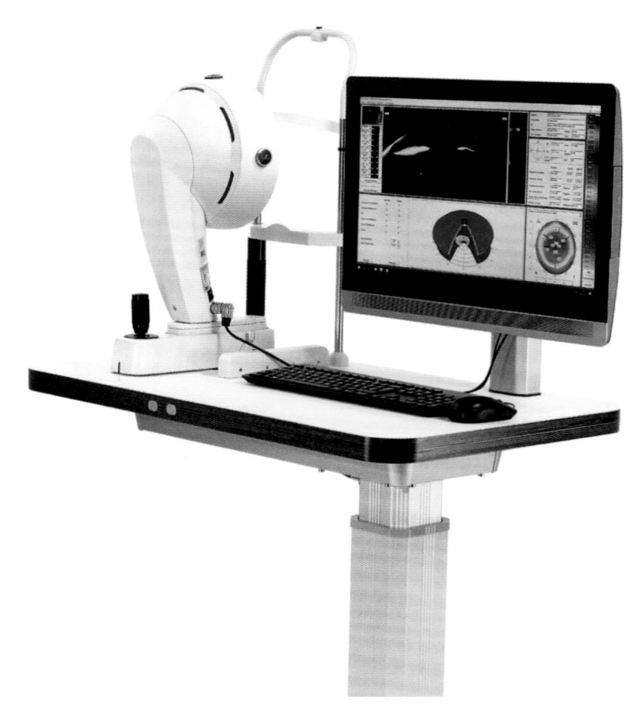

图 2-1-17
Pentacam AXL 光学生物测量仪

Ⅲ提供的数据可以帮助医生制订个性化的手术计划，确保达到最佳的视觉效果。针对白内障患者，这些数据还有助于选择最适合的人工晶状体（IOL）种类和度数。此外，OPD-Scan Ⅲ能够识别并突显出存在的角膜问题，如角膜锥形状，这些问题可能会对手术结果产生影响。最重要的是，通过对患者眼睛的全面评估，医生能够与患者深入沟通可能的手术结果和风险，进而帮助患者建立合理和实际的预期。

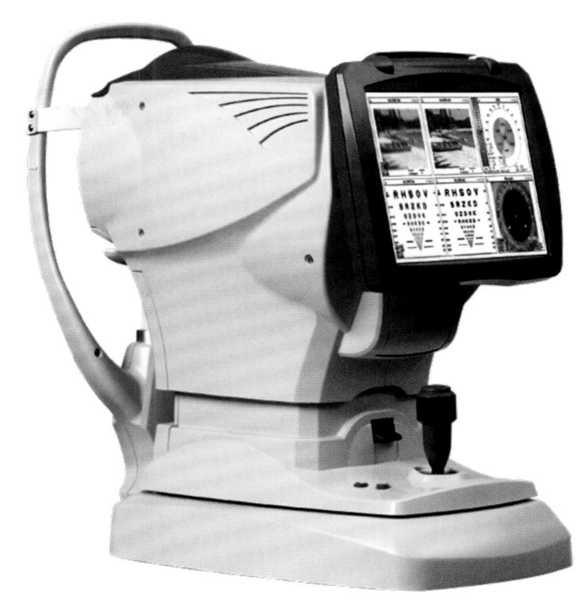

图 2-1-18
OPD-Scan Ⅲ眼科波前成像仪

（十五）iTrace 波前成像仪

iTrace 是一款专为评估眼科光学特性设计的波前成像仪（图 2-1-19）。该仪器独特地融合了波前像差成像与角膜地形图，对于屈光手术评估、白内障手术规划以及眼科疾病诊断具有极高价值。iTrace 能提供全面的波前地形图，绘制角膜形状和曲率，分析由角膜和晶状体产生的像差。它的点扩散函数展现光线在视网膜上的聚焦方式，为医生评估视觉质量提供重要信息。在精准屈光性白内障手术前的评估中，iTrace 的数据为制订个性化手术计划和选择合适的人工晶状体提供了重要参考，同时辅助医生识别可能影响手术结果的眼科问题，进而与患者深入沟通手术可能结果和风险，帮助患者建立合理预期。

（十六）超广角眼底成像设备

Optos 超广角眼底成像设备能捕获至 200°的视网膜图像（图 2-1-20），显著超越传统眼底摄影的 30°~50°范围。其核心技术为双波长激光，可穿透视网膜并获取深层眼底结构信息，且无须使

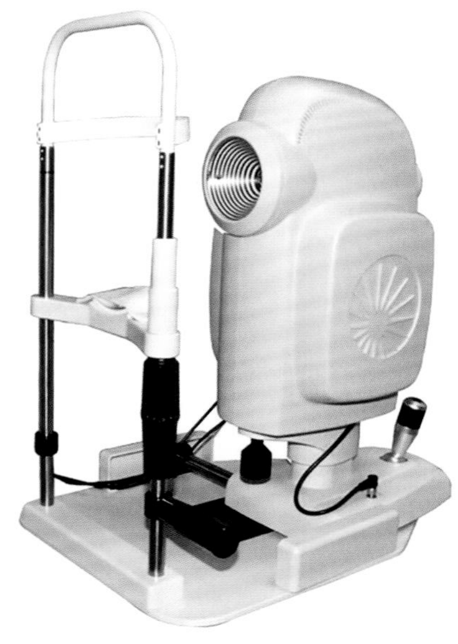

图 2-1-19
iTrace 波前成像仪

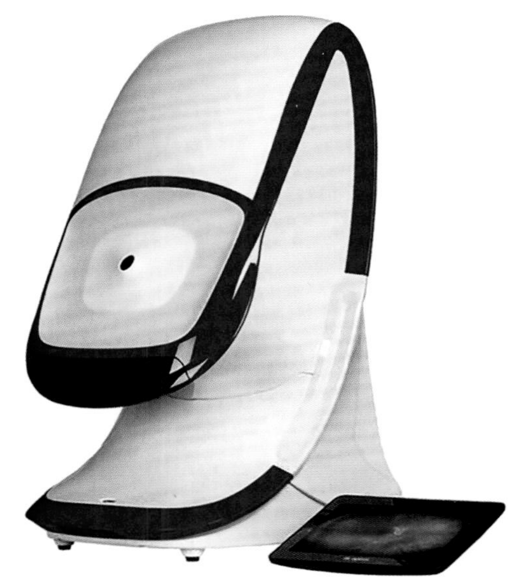

图 2-1-20
Optos 超广角眼底成像仪

用散瞳药物即可获得清晰图像。高分辨率数字化图像存储与分析功能便于医生图像比较和跟进。在精准屈光性白内障手术前的检查中,Optos 设备能准确评估视网膜健康状况,尤其可以发现视网膜周边病变情况,为手术提供重要参考,确保患者术后视力恢复和优良术后结果。

二、飞秒激光辅助屈光性白内障手术需要的手术相关硬件及设备

(一)手术室要求

手术室的大小需要与激光设备的规定参数保持一致。关于空气质量,根据《医院消毒卫生标准》(GB 15982—2012),手术室内应确保达到Ⅱ类环境空气消毒标准。但如果在同一手术室内同时进行飞秒激光和白内障超声乳化吸除术,那么必须提升空气质量至Ⅰ类环境空气消毒标准。室内温度应保持在 18~24℃,并保证其稳定性。同时,手术室的相对湿度应控制在 50% 以下。然而,具体的湿度要求可能会因为不同设备而有所区别,所以必须根据设备的具体指导要求来调整(图 2-1-21、图 2-1-22)。

(二)患者的转移

在飞秒激光手术后将患者转移到白内障超声乳化手术床的过程中,应确保患者的安全与舒适。通常,手术团队会协助患者缓慢且小心地从飞秒激光手术床上移动到乳化手术床上。在转移过程中,需要保持患者的头部和颈部稳定,避免任何突然的移动或转动。确保患者在新的手术床上舒适安稳是至关重要的,以便为接下来的白内障超声乳化吸除手术做好准备。在整个转移过程中,与患者保持沟通也很重要,以确保他们了解正在发生的情况并感到安心。也可以使用移动手术床将患者直接转运(图 2-1-23~图 2-1-25)。

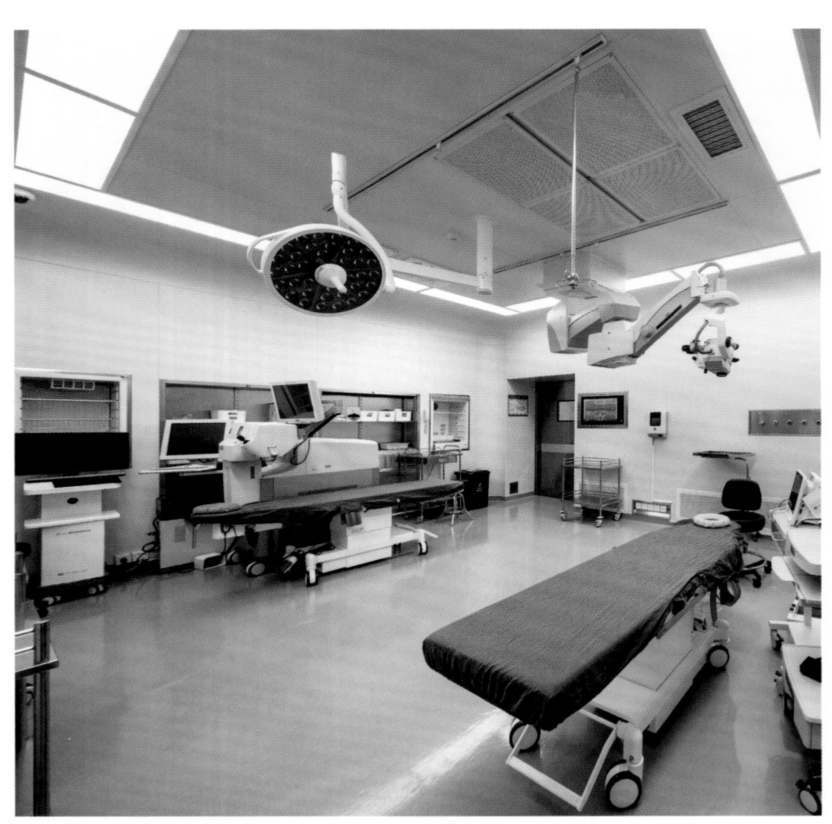

图 2-1-21
精准飞秒激光辅助白内障手术室

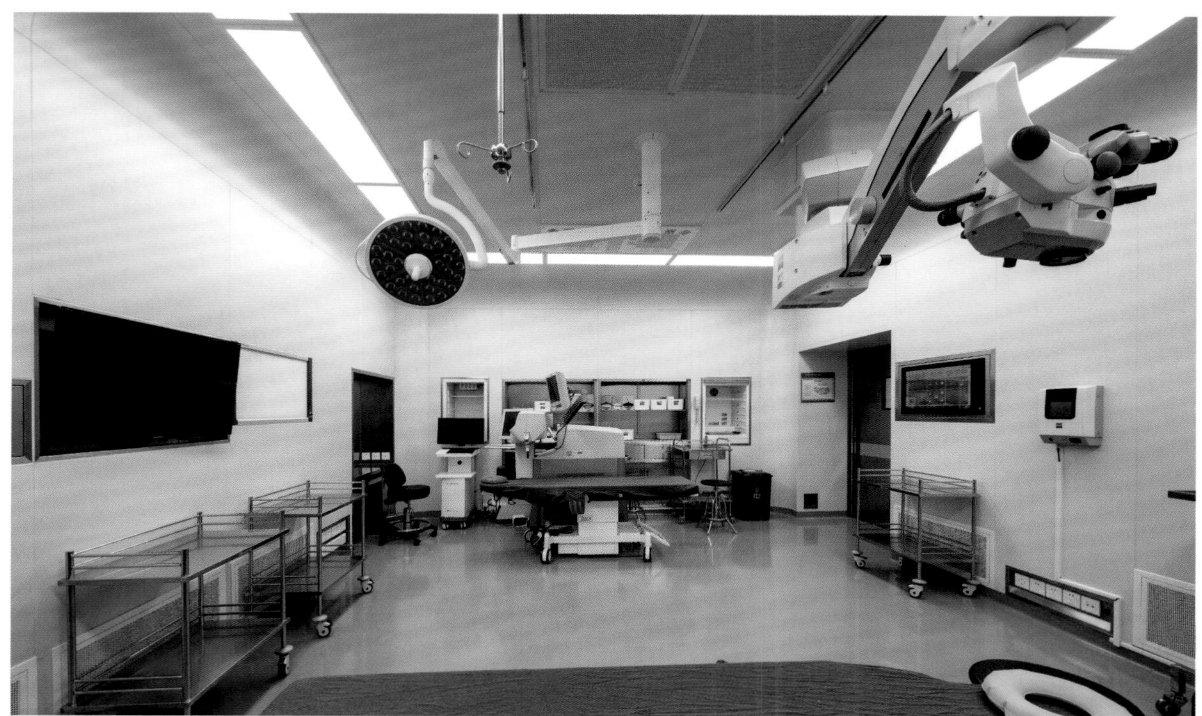

图 2-1-22
精准飞秒激光辅助白内障手术室

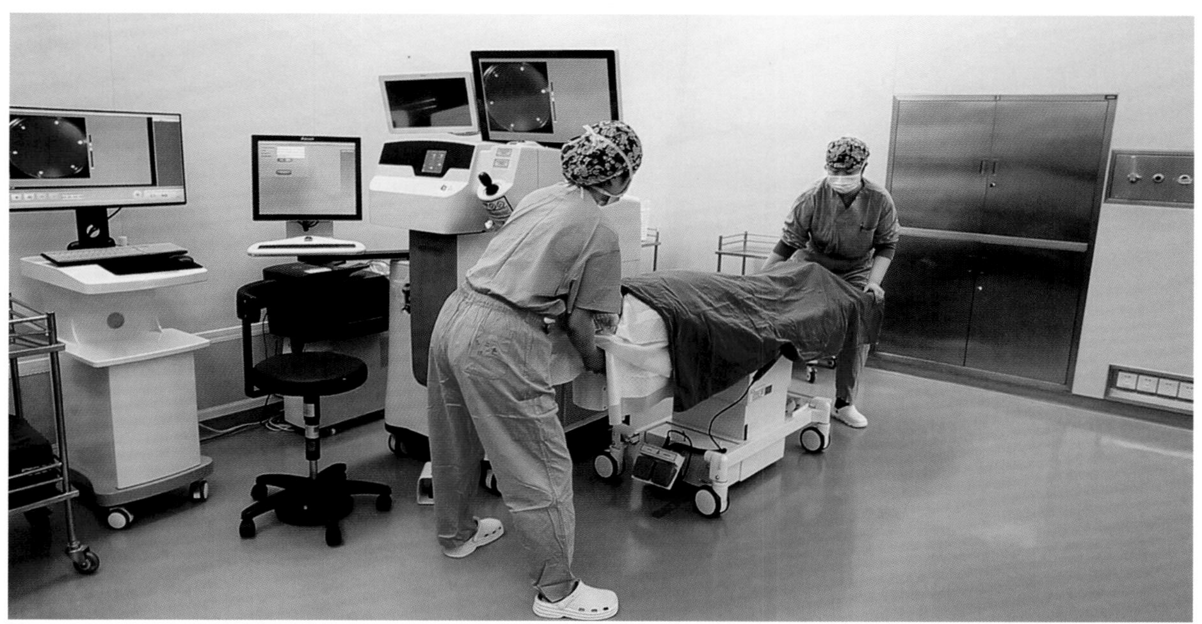

图 2-1-23
飞秒激光术毕使用移动手术床将患者转移出飞秒机位

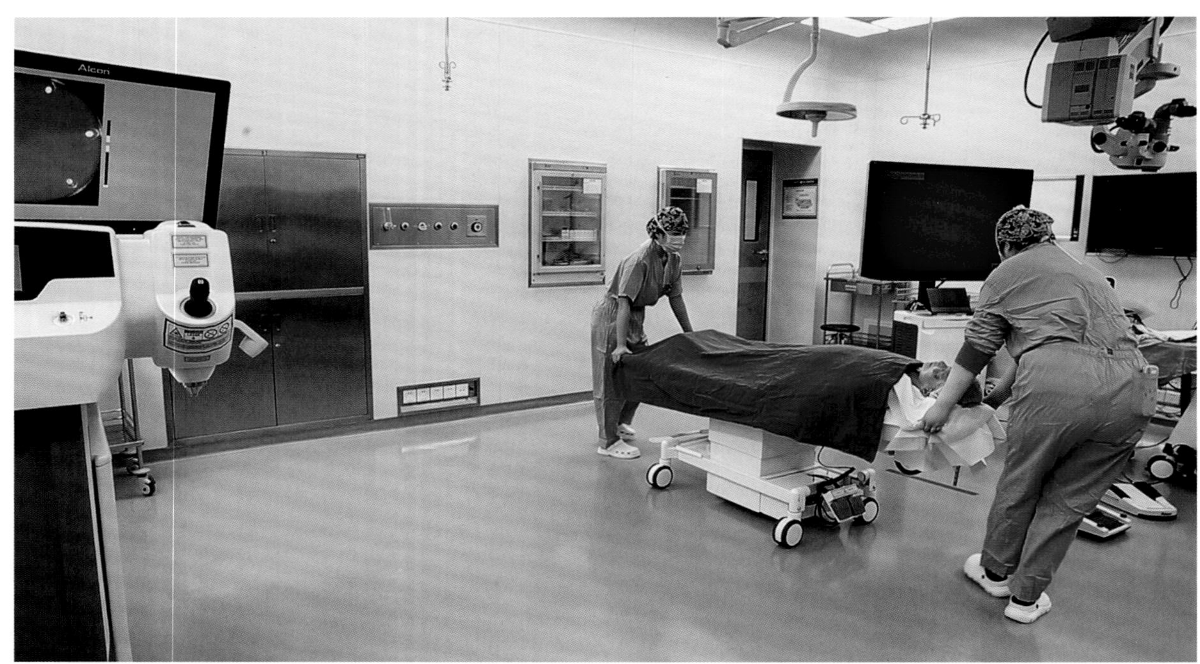

图 2-1-24
使用移动手术床将患者从飞秒机位转移至超声乳化机位

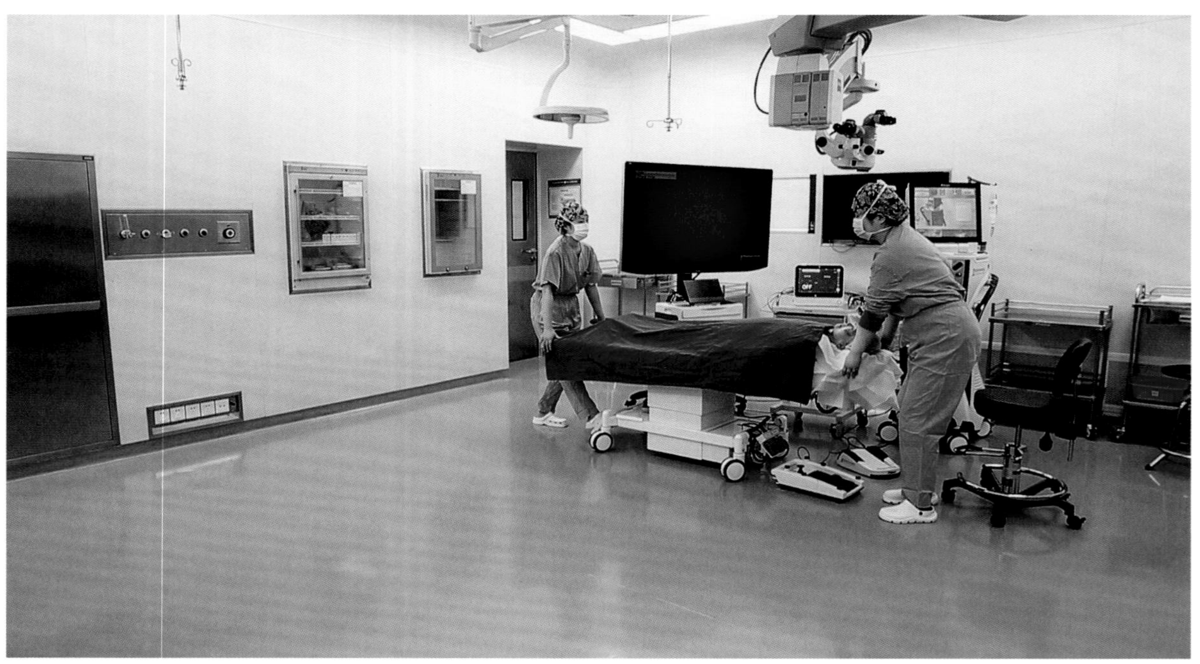

图 2-1-25
使用移动手术床将患者转移到手术显微镜下接受超声乳化手术

（三）目前常用的飞秒激光设备

1. LenSx 飞秒激光系统(图 2-1-26) LenSx 飞秒激光系统主要服务于白内障手术的核心环节如角膜切口、囊膜切开和核块碎化，且支持准分子激光原位角膜磨镶术（LASIK）制瓣和板层角膜移植等眼科手术。成像技术方面，系统采纳相干光断层扫描（OCT）技术，具体包括 360° Scanner HD OCT，一种深度扫描 OCT 技术。在患者接口方面，LenSx 利用曲面压平接口技术配合亲水凝胶透镜。为实现晶状体定位，系统采用瞳孔中心对齐方式。其他特性包括配备 ASCEND Technology 的变焦飞秒技术。系统软件支持网络更新，触摸屏界面也使操作更为直观。

2. Catalys 飞秒激光系统(图 2-1-27) Catalys 飞秒激光系统主要服务于白内障手术的关键步骤，包括晶状体前囊切开、晶状体粉碎及角膜内单平面和多平面弧形切割/切口，能在单次手术中执行独立或连续的处理。定位与对齐方面，提供多种晶状体囊切开对齐方式，如瞳孔、角膜缘和扫描的晶状体囊，以便准确定位晶状体。在成像技术方面，采用流式传输相干光断层扫描（OCT）实现三维高分辨率成像，供医生实时观察手术区域。患者接口采用 LIQUID OPTICS 接口，提供两种型号以满足多种手术需求并保障患者舒适度。其他特点包括短撕囊时间和自动倾斜管理补偿以优化手术准确性，其 OCT 成像技术支持全自动和手动两种操作模式，同时，Catalys 飞秒激光系统提供升级以整合未来技术更新。

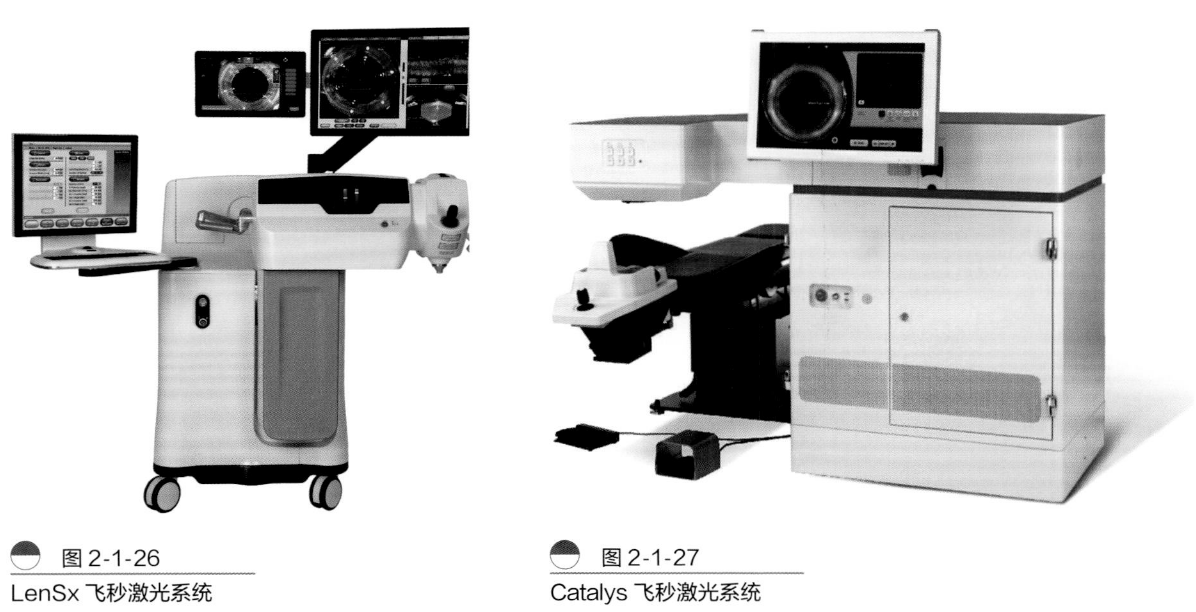

图 2-1-26
LenSx 飞秒激光系统

图 2-1-27
Catalys 飞秒激光系统

3. Victus 飞秒激光系统(图 2-1-28) Victus 飞秒激光系统支持多种眼科手术包括角膜切口、囊膜切开、碎核、LASIK 制瓣和板层角膜移植。碎核模式中，可选同心环和放射状的四分法、六分法及八分法以适应不同手术需求。成像系统配备 Swept Source OCT 技术，为医生呈现清晰的眼部内部结构图像。特别设计的患者接口包括曲面患者接口与两片式弧形压平患者接口（PI），旨在稳定患者的透镜并保持其在生理盐水中的位置。操作通过摇杆完成。其他显著特点包括 OCT 成像技术和对 LASIK 的支持，突显了 Victus 飞秒激光系统的独特性。

4. FEMTO LDV Z8 飞秒激光系统(图 2-1-29) FEMTO LDV Z8 飞秒激光系统提供多种手术选择，包括全角膜切口、囊膜切开、碎核、LASIK 制瓣、板层角膜移植，以及板层角巩膜移植术

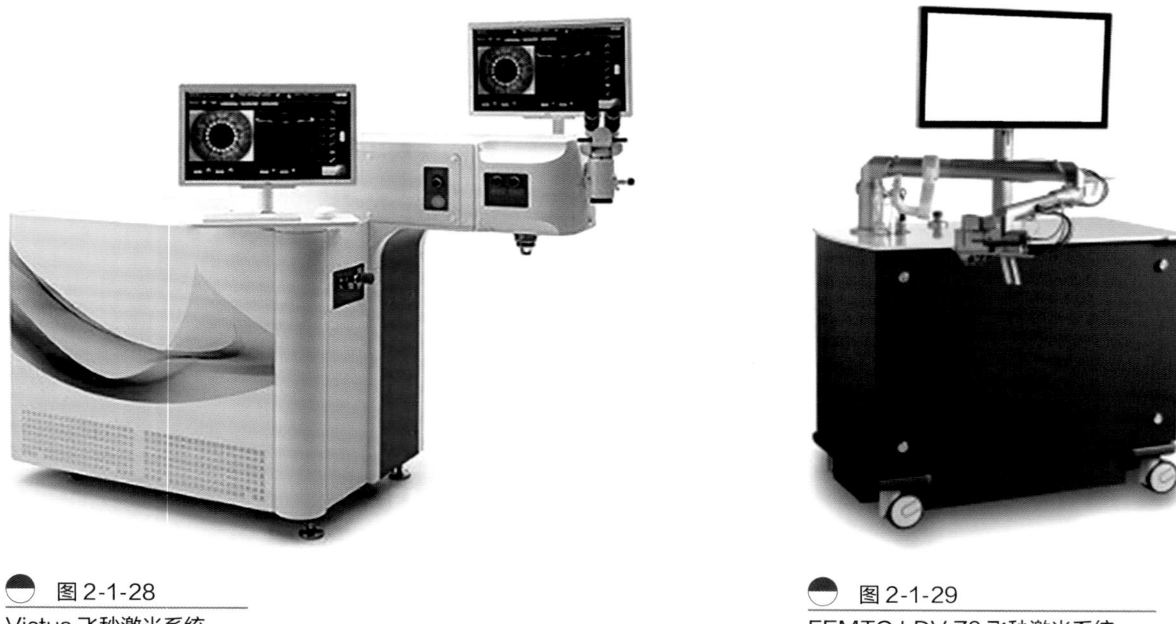

图 2-1-28
Victus 飞秒激光系统

图 2-1-29
FEMTO LDV Z8 飞秒激光系统

(LKP)和穿透性角膜移植术(PKP)。技术集成方面,系统采用 OCT 图像导航以实现手术规划的可视化,结合纳焦飞秒技术和组织适应脉冲管理(TAP)技术,目标降低手术过程中的气泡生成,并能自动调整功率和脉冲。Z8 展现出一定的设备移动性,以便在手术室中进行位置调整。其设计还允许技术升级以适应未来的手术技术变革。操作界面包括液面患者接口和瞳孔中心定位,以简化手术过程,同时提供手柄式操作方式。

5. LensAR 飞秒激光眼科治疗系统(图 2-1-30) LensAR 飞秒激光眼科治疗系统主要针对白内障手术核心步骤如角膜切口、囊膜切开和劈核,同时支持 LASIK 制瓣和板层角膜移植等眼科手术。成像技术融合了 Scheimpflug 成像与全自动的 3D-CSI(三维共聚焦结构照明)图像指导,为手术中提供实时清晰视野。患者接口采用液面技术增强手术舒适度与准确性。通过瞳孔中心定位确保精准手术方案。其他特性包括眼前节三维重建、短撕囊时间和在晶状体囊袋上做陡峭轴向标记以提高手术效率和精准度。系统半移动设计与直观的摇杆操作方式为医生提供一定的灵活性和简便操作。

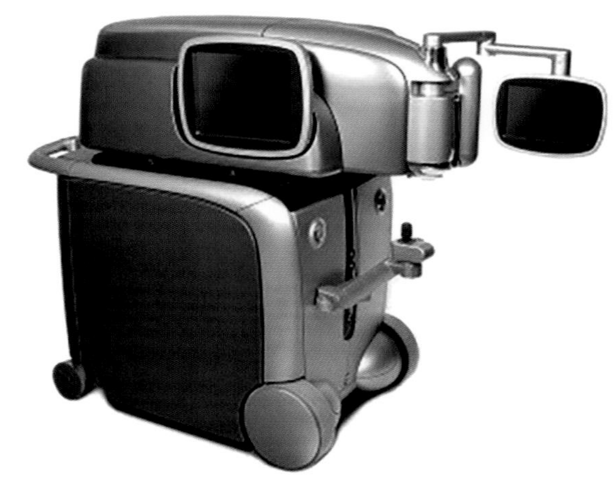

图 2-1-30
LensAR 飞秒激光系统

我们对以上五种飞秒激光辅助白内障手术设备进行了总结(表 2-1-1)。

(四) 目前主流的白内障超声乳化手术系统

1. CENTURION 白内障超声乳化手术系统(图 2-1-31) CENTURION 是一先进的白内障智能超声乳化系统,旨在动态优化手术各阶段以确保准确、高效的手术体验。其核心技术包括 Active Fluidics 主动液流控制以维持稳定眼压,Balanced Energy 平衡能量,优化结合创新软件和设备提

表 2-1-1 目前我国市场主流的五种飞秒激光辅助白内障手术设备

	LenSx	Catalys	Victus	LensAR	FEMTO LDV Z8
外观					
功能	角膜切口 囊膜切开 碎核 LASIK 制瓣 板层角膜移植	角膜切口 囊膜切开 碎核	角膜切口 囊膜切开 碎核 LASIK 制瓣 板层角膜移植	角膜切口 囊膜切开 碎核	全角膜切口 囊膜切开 碎核 LASIK 制瓣 LKP PKP
碎核模式	同心圆、十字碎核、混合四分法、矩阵法	网格模式(软化)、放射状(四分法/六分法/八分法)	同心环、放射状(四分法/六分法/八分法)	十字碎核、同心环、网格状	放射状(四分法、六分法、八分法、十六分法)
白内障患者接口方式	曲面压平患者接口 亲水凝胶透镜	液面患者接口	曲面患者接口 两片式弧形压平 PI 透镜浸泡在生理盐水中	液面患者接口	液面患者接口
中心定位	瞳孔中心	瞳孔中心 囊袋中心		瞳孔中心	瞳孔中心
操作方式	摇杆	摇杆	摇杆	摇杆	手柄
术中影像	OCT 环扫	OCT 线扫	SS-OCT	Scheimpflug	OCT
手术床要求	否	是	是	否	否
独特功能	主打概念:“无刀飞白” 独特功能:VERION 辅助人工晶状体定位及切口定位 可做 LASIK	主打概念:撕囊时间短,不到 2 秒 独特功能:自动倾斜管理补偿	主打概念:OCT 影像 独特功能:可做 LASIK 手术	主打概念:眼前节三维重建 撕囊时间短 囊袋标记	主打概念:独特飞秒、多功能、移动性

升 OZil IP 扭动智能超声性能，以及特殊设计的手柄以增加操作便利性。Applied Integration 智能系统集成使 CENTURION 能与 VERION 数字导航系统的其他眼科手术设备完美集成，为手术提供全面支持。

2. LEGION 白内障超声乳化手术系统（图 2-1-32） LEGION 系统继承自 CENTURION 技术，采用重力驱动的液流管理以稳定操作环境。在手术中，其维持眼前房稳定，具备浪涌保护，减少流体突变带来的风险。系统优化了核处理的效率、握持、跟随及热安全性以流畅乳化和提取流程。其紧凑、便携设计适应多种手术环境。用户界面配备触摸屏，便于医生选择、调整设置，并快速访问关键信息。

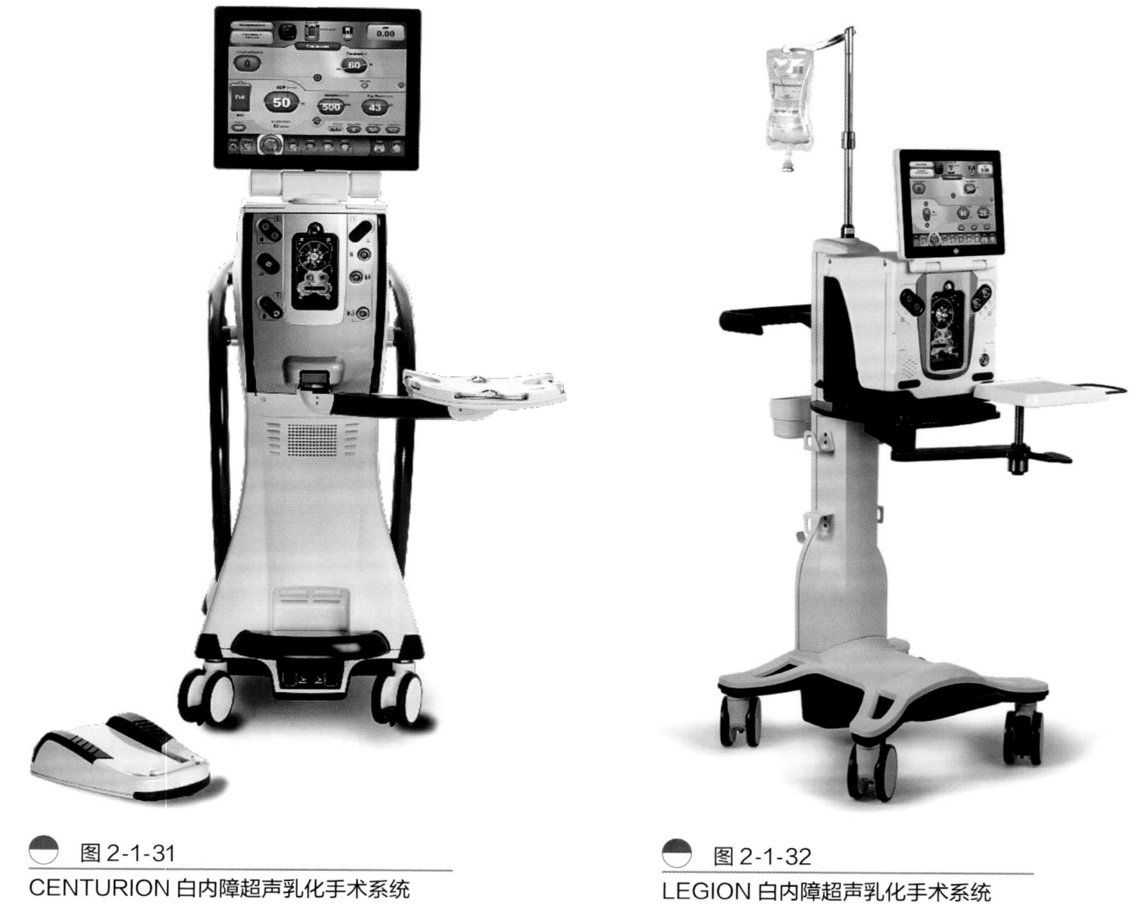

图 2-1-31
CENTURION 白内障超声乳化手术系统

图 2-1-32
LEGION 白内障超声乳化手术系统

3. Stellaris 白内障超声乳化手术系统（图 2-1-33） Stellaris 眼科微切口显微手术系统旨在为眼科医生提供更高效、精准的手术方案。文丘里泵技术优化了超声乳化过程。该系统支持 1.8mm 微切口白内障超声乳化术，降低手术创伤，加速恢复，同时减少术后散光，提高视力质量。系统也具备玻璃体视网膜手术功能，并提供多种玻璃体手术选项，包括 25G、标准的 23G 和 20G 玻璃体手术，为眼科医生展现了更好的多手术选择。

4. WHITESTAR SIGNATURE PRO 白内障超声乳化手术系统（图 2-1-34） WHITESTAR SIGNATURE PRO 系统配备 FUSION 流体管理技术以强化前房稳定性，提供安全的手术环境。WHITESTAR 技术通过精准控制能量微脉冲和微间歇，优化“冷超乳”手术方式，使医生能快速、精准地乳化和吸除晶状体,同时显著降低对邻近组织的热损伤。集成的 Ellips FX 横向超声手柄进一步提高超乳效率,助力医生实现高效手术。系统支持在同一积液盒中轻松切换蠕动泵和文氏泵,保持流体压力平衡,大幅降低手术后并发症风险。

5. SOVEREIGN COMPACT INTUITIV 超声乳化手术系统(图 2-1-35) SOVEREIGN COMPACT INTUITIV 超声乳化系统专为白内障手术定制,紧凑设计为操作提供便利。结合 Sovereign 流体技术,展现卓越的流体管理效果。其数字流体技术保障囊状孔隙稳定,简化设置流程。选配的 WhiteStar 冷超声乳化技术助力眼角膜在手术后快速恢复清晰,无须改变手术技术。

(五)眼科手术显微镜系统

1. LuxOR Revalia 眼科手术显微镜(图 2-1-36) LuxOR Revalia 眼科手术显微镜采用增强照明以提升手术区域的可视性,从而辅助医生在手术中清晰地观察手术区域。Revalia 技术为医生呈现优化的视觉体验,与标准模拟显微镜相比,展现更稳定、更明显且放大 6 倍的红光反射。借助专有的 ILLUMIN-i 技术,该系统能在患者移动及瞳孔未完全散大时,保持工作空间的稳定视图。ILLUMIN-i 技术通过增长镜头与患者眼睛之间的焦

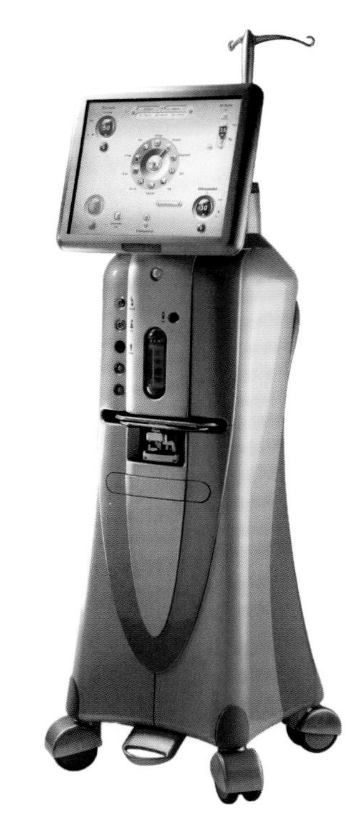

图 2-1-33
Stellaris 白内障超声乳化手术系统

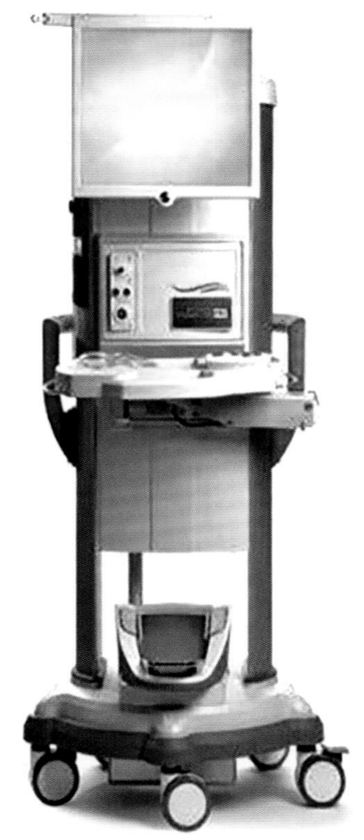

图 2-1-34
WHITESTAR SIGNATURE PRO 白内障超声乳化手术系统

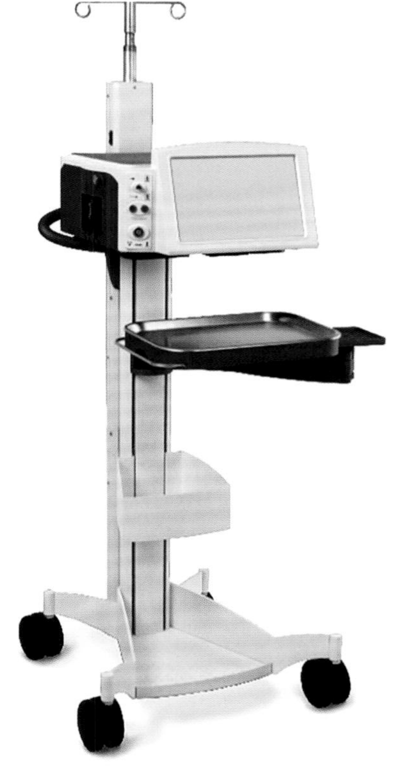

图 2-1-35
SOVEREIGN COMPACT INTUITIV 超声乳化手术系统

距约 65mm，解决了传统显微镜可能需多次重新对焦的问题，从而实现清晰的视觉效果。LuxOR Revalia 还采用独特且个性化的发光二极管（LED）照明技术，为眼科手术的各个阶段提供增强的视觉效果。该系统通过定制照明以增强光学质量和增加焦点深度，即便在手术过程中眼睛移动时，也能维持较大的红光反射区。

2. OPMI LUMERA 700 眼科手术显微镜（图 2-1-37） OPMI LUMERA 700 眼科手术显微镜适配多种眼科手术，如视网膜、青光眼、白内障及角膜手术，能处理眼的前后节。该仪器集成 Rescan 700 OCT 成像系统，利用相干光断层扫描（OCT）技术，实现眼内深层结构可视化。配备 1：6 电动缩放系统，放大系数 0.4~2.4，并有立体同轴照明（SCI）技术。无标记人工晶状体（IOL）对准功能优化球面 IOL 对准效率及准确性。其无线脚控、监视器触摸控制及人体工学设计增强易用性。

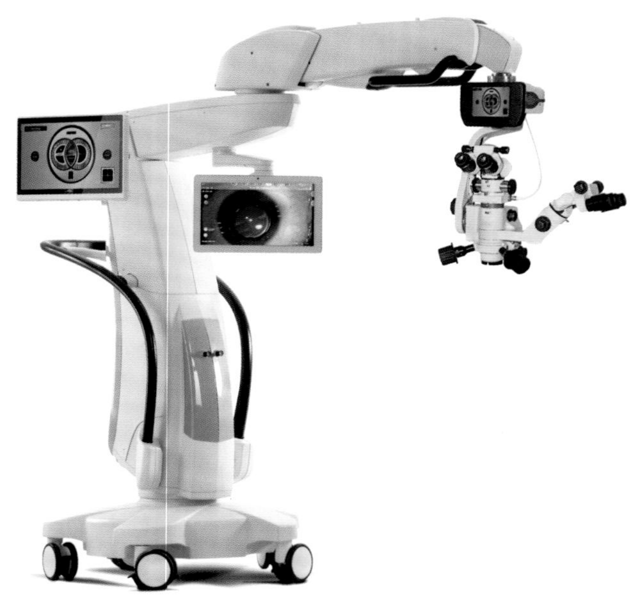

图 2-1-36
LuxOR Revalia 眼科手术显微镜

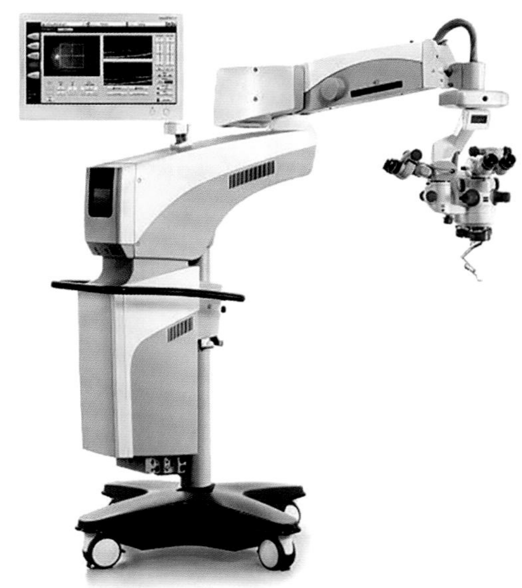

图 2-1-37
OPMI LUMERA 700 眼科手术显微镜

3. Proveo 8 眼科手术显微镜（图 2-1-38） Proveo 8 眼科手术显微镜通过 FusionOptics 技术，实现高分辨率与视场深度结合，减少手术中重新对焦需求，提供清晰从锯齿缘至视网膜的图像。配备 CoAx 4 照明系统，确保白内障手术中红光反射稳定及最佳图像对比度。内置 EnFocus 术中相干光断层扫描（OCT）系统，无线脚踏板和 LED 照明，AdVision 技术显示关键信息，优化工作流程。其人体工学双筒、电子倒像器及多工作距离选项

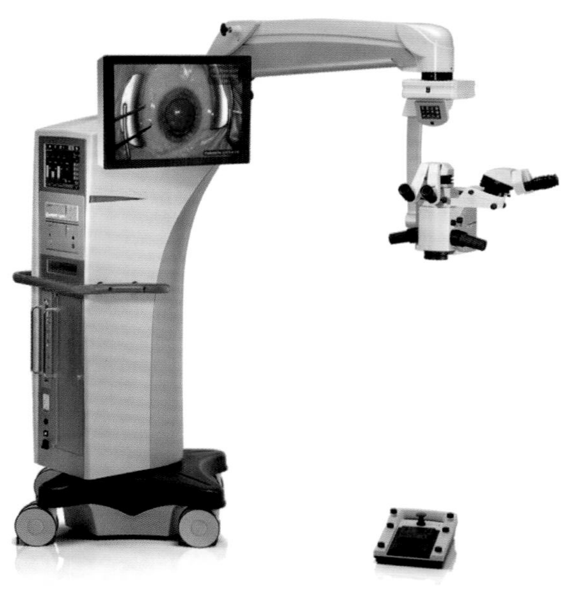

图 2-1-38
Proveo 8 眼科手术显微镜

(如 175mm、200mm、225mm)可满足不同手术需求。

(六) 眼科 3D 手术系统

在眼科 3D 手术系统中,3D 视频系统为手术提供了清晰、超宽广角和立体的视野,从而使医生能够以更高的精准度和精确性执行手术操作。该技术能够实时共享高清立体影像,不仅提升了手术效率和安全性,而且对临床教学具有积极意义。在具体的操作过程中,医生通过观看 3D 大屏幕并配戴 3D 眼镜来操作手术,也称抬头手术(heads-up surgery)(图 2-1-39~图 2-1-41)。

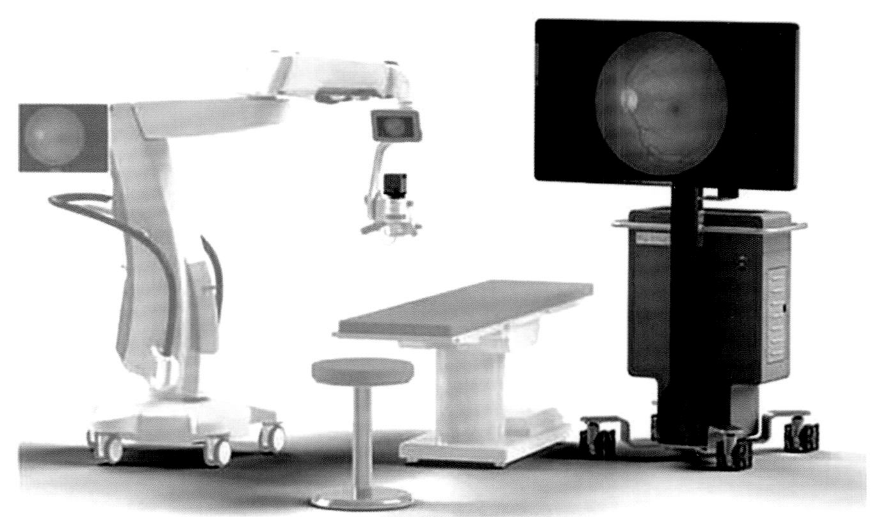

图 2-1-39
眼科 3D 手术系统

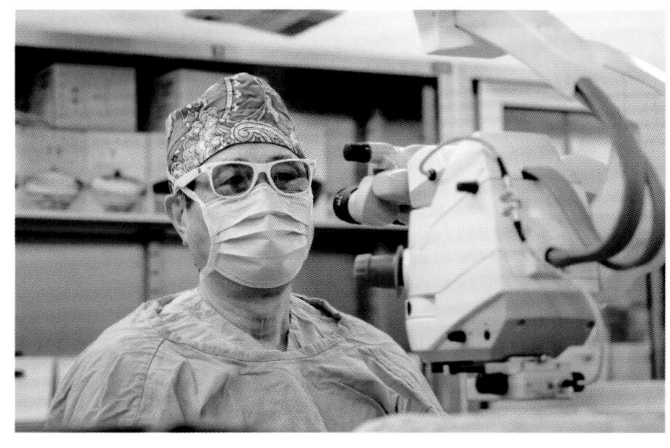

图 2-1-40
3D 抬头手术(heads-up surgery)

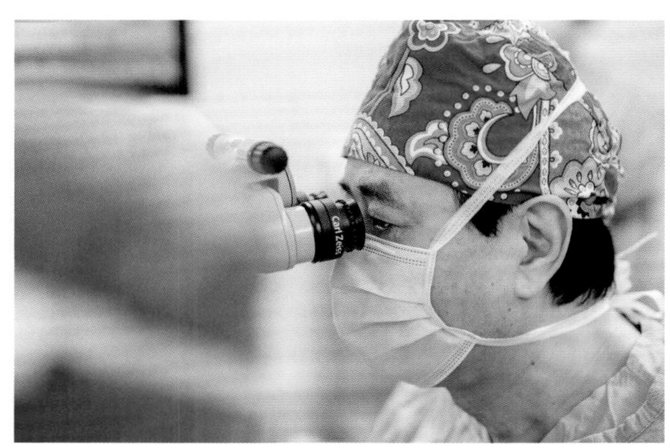

图 2-1-41
可以在目镜下进行手术

(七) 白内障超声乳化术中导航系统

1. VERION 眼科术中导航系统(图 2-1-42) VERION 数字导航系统为白内障屈光手术设计,旨在增强手术准确性。系统集成 VERION 参考单元及数字标记,提供关键眼部诊断检查。其高分辨率数字化参考图像捕获眼部特征,实现手术中眼部配准与追踪。系统自动导入检查数据,增强效率。与 LenSx 激光和多数手术显微镜兼容,提供散光管理工具以减少残留散光,计算最佳切口位置等。先进图像处理功能为手术提供实时计算机生成叠加,实时配准和追踪适用于多数显微镜。导航辅助功能包括切口引导、中心定位引导和撕囊术引导,提升手术精准性。

2. CALLISTO EYE 术中导航系统(图 2-1-43) CALLISTO EYE 手术导航系统实现生物测量数据无缝集成、实时动眼追踪、精准镜下导航及手术图像数据采集备份。其直投手术区辅助功能增强人体工程学效能,减少干扰。特定无标记对准技术优化 Toric IOL 对准,降低残余散光可能。集成数据注入系统(IDIS)在显微镜目镜中覆盖视觉辅助,辅助切口定位/大小、撕囊口定位/大小及 IOL 轴向调整。辅助功能包括切口/角膜缘松解切口(LRI)辅助、撕囊及居中辅助、Z-ALIGN 散光轴定位及曲率 K 追踪,提供准确手术信息。通过 FORUM 系统,实现 IOLMaster 精准测量数据向 CALLISTO EYE 无缝传输,确保术中精准定位。

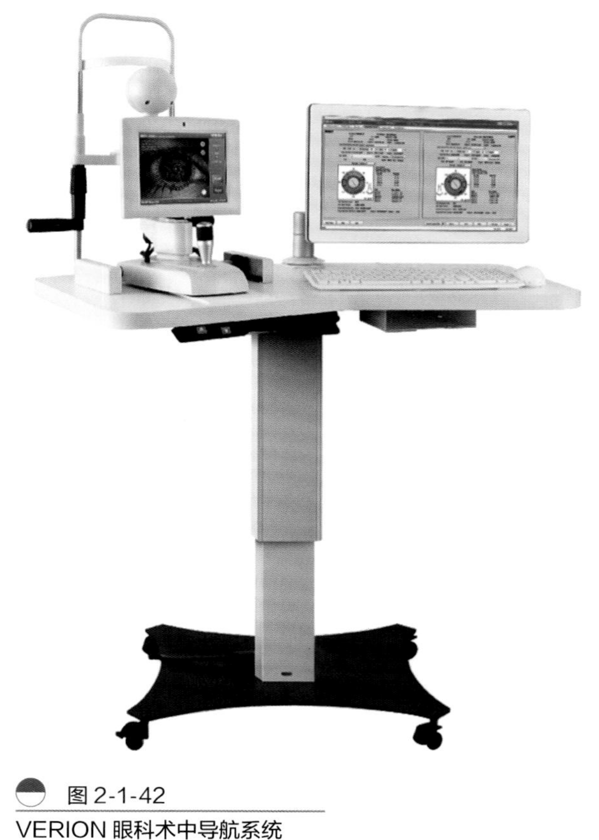

图 2-1-42
VERION 眼科术中导航系统

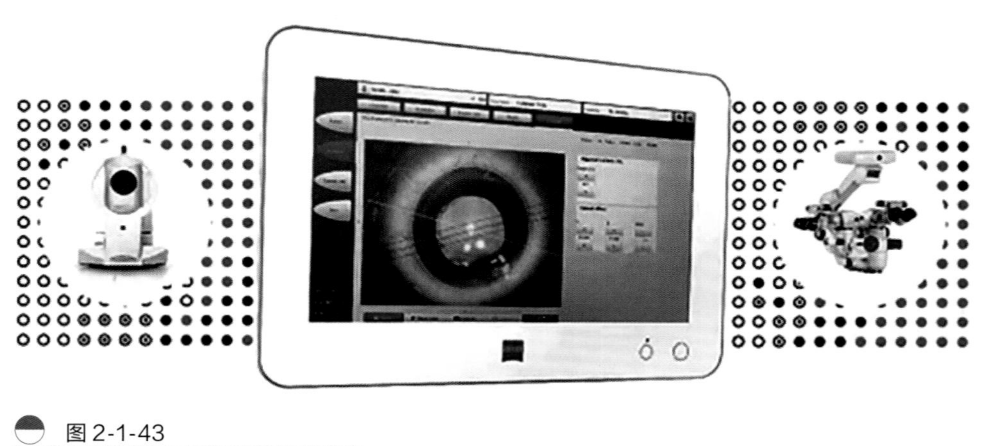

图 2-1-43
CALLISTO EYE 术中导航系统

(倪爽 陈佩卿)

第二节 流 程 管 理

在近年来的医疗实践中,白内障手术已经演化为一种高度标准化的治疗手段。精准屈光性白内障的基本流程囊括了多个关键环节:从病史的详细采集,到初步的常规眼部检查,再到特殊项目检查,包括针对患者散光的应对策略、多焦点人工晶状体的选择过程、飞秒激光的决策,直至实际手术步骤，并继续到术后的随访检查。这一系列流程的每一个环节都扮演着至关重要的角色，关乎手术的成功率和患者的视力恢复。

一、病史采集

对患者进行全面询问，记录其全身和眼部的疾病、外伤及手术历史。了解药物使用史、药物不良反应和过敏情况。进一步探讨患者求医的主要动机、手术期望值、经济状况、职业背景、日常生活及用眼习惯等相关社会学资料。

二、眼部常规检查

1. 眼附属器检查 包括眼睑、泪器、结膜、眼球位置和运动情况，以及眼眶。

2. 裂隙灯显微镜检查 评估眼表健康(例如干眼、眼表疾病)、角膜状况、前房、瞳孔及晶状体。

3. 眼后节检查 利用直接或间接检眼镜检查玻璃体和视网膜。

4. 视力检测 评估单眼和双眼的裸眼视力及矫正视力，这包括主视眼、光定位、红绿色觉和视功能。

5. 眼压测试 采用 Goldmann 压平式眼压计或非接触式眼压计，筛查患者的高眼压和青光眼情况。

详细内容参见本章第六节。

三、特殊检查项目

1. 角膜及其内皮检查 主要包括角膜屈光力检测，利用角膜曲率计、相干光生物测量仪(IOLMaster)和角膜地形图仪。

2. 干眼相关测试 涉及泪河高度、泪膜破裂时间(BUT)、泪液分泌试验(Schirmer test)及泪膜光学等。

3. 眼后节的相干光断层扫描(OCT) 主要评估黄斑和视神经的结构或功能，以识别潜在的手术禁忌。

4. 眼部超声检查 包括 A 型和 B 型超声，以及 UBM。此检查可以了解眼内是否存在玻璃体混浊、视网膜脱离或眼内肿物，同时也可以测量眼轴长度和脱位晶状体的位置。

5. 视网膜视力检查 评估黄斑的视觉功能。

6. 像差测定 像差增加与对比敏感度下降和光晕等视觉干扰症状的发生率相关。术前建议进行角膜像差分析以明确高阶像差。

7. 眼部生物学测量及 IOL 屈光度计算 相干光生物测量仪(IOLMaster)和角膜地形图仪。测量眼部生物学指标，评估屈光度数与眼轴长度是否匹配，并计算所需 IOL 的度数。

8. 视觉电生理检查 评估视网膜的整体功能。

详细内容参见本章第六节。

四、角膜散光的应对流程

散光是由于眼球在不同子午线上存在不同的屈光度而产生的。当平行的光线经过眼睛的屈光介质后，它们无法在一个焦点上会聚，而是在两个不同的焦距上形成了两条分别的焦线，并伴随着一个最小的弥散区域。在白内障患者中，角膜散光的发生较为普遍。根据美国眼科学会的临床研究数据，15%~29% 的白内障患者存在 1.50D 或更高的角膜散光。类似地，中国的统计数据也证实，在白内障摘除术前，不同程度的角膜散光普遍存在。

散光校正流程如下。

1. 对于存在规则性角膜散光≥0.75D 的白内障患者，若其希望在远距离时不配戴眼镜，可以考虑使用 Toric IOL 进行治疗。

2. 手术医生应基于术前的检查结果，确定患者是否存在植入 Toric 人工晶状体的禁忌证（具体内容参考本章第三节）。

3. 术前医生与患者应进行充分沟通，确保双方对手术效果有合理的期望（具体内容请见本章第四节）。

4. Toric IOL 度数计算建议 推荐使用第三代的理论公式，如 SRK-T、Holladay 2、Hoffer Q 和 Barrett 等。在决定 Toric IOL 的球镜度数时，还应考虑医生的过往经验以及患者的具体需求。Toric IOL 的柱镜度数和方向可以通过在线工具如 Barrett Toric 计算器（网址：http://www.ascrs.org/barrett-toric-calculator）或各制造商提供的在线平台进行计算。进行计算时，主要需要输入的数据包括：眼别、角膜陡峭轴（最大屈光力）和平坦轴（最小屈光力）曲率和轴位、术源性散光和切口轴位、眼轴长度、球镜度数等（具体内容请参考本章第七节）。

5. Toric IOL 植入术前标记 可以行表面麻醉，在裂隙灯下，使用注射器针头以及染色笔手工标记 0°~180° 水平轴位。

6. 如果使用 VERION 数字导航系统、CALLISTO EYE 导航系统引导下的 Toric IOL 植入手术，术前无须手动标记，需要进行生物测量以及图像采集，以及手术规划（具体内容请参考第四章第六节）。

7. 对于小于 1.5D 的规则散光，除了使用 Toric IOL，医生还可以考虑采用飞秒激光辅助的角膜松解和切开（具体内容请参考第三章第六节）。

8. 对既有术后预计散光又有全程视力需求的患者，可选择 Toric MIOL。

五、多焦点人工晶状体选择流程

1. 手术医生应基于术前的检查结果，确定是否存在植入多焦点人工晶状体（MIOL）的禁忌证（具体内容请参考本章第三节）。

2. 术前医生与患者应进行充分沟通，确保双方对手术效果有合理的期望（具体内容请参考本章第四节）。

3. IOL 度数计算建议 这涉及准确地测量 *K* 值，优化 A 常数并采用适合的个性化公式。我们推荐使用第三代及以上的理论公式。当选择 MIOL 种类时，还需要根据手术医生的实际经验，适时调整目标的屈光度数（具体内容请参考本章第七节）。

4. 关于个性化的植入方案的制订 如第二眼手术时间的制订、双眼微单视的确定等。

六、飞秒激光辅助白内障手术的准备流程

1. 手术医生应基于术前的检查结果，确定是否存在飞秒激光辅助白内障手术（FLACS）的禁忌证（具体内容请参考本章第三节）。

2. 术前医生与患者应进行充分沟通，确保双方对手术效果有合理的期望（具体内容请参考本章

第四节)。

七、开展白内障手术

开展飞秒辅助屈光性白内障手术,具体内容请见本书第三、四、五章手术部分。

八、术后随访

术后随访对于确认手术效果和及时发现潜在并发症至关重要。随访的频次由手术的效果和预期结果决定,一般情况建议术后1天、1周、1个月和3个月。快速诊断并处理可能的手术并发症、给予恰当的屈光调整、为患者提供必要的教导和支持,以及复查术后注意事项都是跟进的关键目标。应告知患者手术后可能的反应,并鼓励其在遇到任何不寻常的情况时立即联系医生。确保与患者有稳定的通信连接,并使其明白延误治疗可能的风险。

术后第一天检查至关重要,能够及时识别并处理如感染、切口渗漏、眼压不正常等潜在的并发症。对于存在高风险的患者,比如患有青光眼或手术中遇到问题的人,应在手术后4~7天内进行再次检查。5~7天是一个关键的观察窗口,此时可能会出现皮质过敏反应。如果患者术后视力迅速恢复,可在1或2周后返回复查。复查的具体安排应根据患者的实际状况进行调整。最后一次复查主要是为了评价屈光状况,确保为患者开具精确的眼镜处方,使他们获得最好的视力效果。白内障患者手术前后的非矫正视力和最佳矫正视力(BCVA)历来都是关键的检测指标。根据患者的需要和视力恢复情况,来确定随访的频率和时机。

随访的流程应涵盖详尽的病历整理、患者对视觉功能的自我评估、视力与眼压检测、裂隙灯显微观察、眼底观察、病患教育、治疗方案,以及评估术后药物使用等。当患者呈现新的视觉障碍时,需要在散瞳状态下进行眼底及裂隙灯显微检查。必须确保人工晶状体(IOL)在眼内的正确定位,因为其位置与稳固性会影响到术后的视效和屈光稳定。对于泪液不足的患者,建议实施干眼的治疗,从而优化泪液层并增进视觉质量。

FLACS术后的随访,推荐的方案与常规白内障摘除手术相同。建议在手术后的第1天、第7天和第1个月,分别进行一次常规检查。术后的检查内容应涵盖视力、眼压及前房情况等关键指标。对于出现并发症的患者,应适时增加随访频次。如果患者在术后眼部出现任何异常情况,应立刻就医。

Toric IOL植入后的药物治疗和术后随访与常规白内障摘除手术一致。在术后检查中,除了常规检测裸眼视力、残余散光和角膜曲率,还应特别关注Toric IOL的旋转、倾斜和偏心情况,最好在散大瞳孔的情况下使用裂隙灯显微镜进行检查。

MIOL植入后的随访方案应与常规白内障摘除手术随访程序相同。术后的3~6个月被视为视力调节的适应期,因此应使患者明确此点。建议在术后的第1天、第7天以及第1个月各进行1次检查。如有其他并发症,应考虑增加随访频率,而如果患者感觉手术眼存在异常,应立即就医。在MIOL植入术后的随访中,以下几点应特别注意:检查患者在不同距离的视功能;了解患者在日常生活中的视觉体验,如驾驶和阅读时的视力,以及昼夜视力的主观反馈;检查对比敏感度;了解患者是否需要戴眼镜及其舒适度;评估术后的像差情况;除了对中、近、远三种距离的标准视力测试,通过检查离焦曲线来评估患者在非标准焦距下的视觉表现也是一种有效的评估手段。这些对于评估和提高患者的日常生活质量至关重要。

(倪爽 陈佩卿)

第三节 患者筛选与策略

一、屈光性白内障手术患者的一般筛选

白内障手术是目前治疗白内障的首选方法。当白内障影响到个人的日常生活和工作能力时，建议考虑手术以移除混浊的晶状体并植入人工晶状体。得益于医疗技术的不断进步，手术效果显著，风险也明显降低。如今，患者无须等待白内障完全成熟才考虑手术。对于双眼都受影响的白内障患者，如果视力下降以至于影响日常生活，或无法满足日常视觉需求，且预计白内障手术可提高现有视觉功能时，可考虑实施白内障手术。

二、飞秒激光辅助白内障手术的患者筛选策略

1. 下列情况可以考虑进行飞秒激光辅助白内障手术（FLACS）。

除了满足传统白内障摘除手术的准则，其中包括以下几种情况：

- 患者可以积极地参与手术过程；
- 角膜呈现清晰；
- 睑裂大小适中；
- 无任何因素影响飞秒激光正常操作。

2. 下列情况不适合进行 FLACS：

- 由于眼部结构异常如眼睑变形或睑裂狭小，导致飞秒激光无法进行；
- 患者难以配合手术，例如眼球震颤或无法维持正常体位；
- 出现可能影响角膜稳定的角膜疾病或有角膜混浊情况；
- 角膜后弹力层出现膨出，存在破裂的风险；
- 近期多次遭受感染性角膜疾病；
- 前房内有如硅油等异物或血液；
- 低眼压或角膜植入物存在。

3. 下列情况的患者需要进行详细评估后再确定是否进行 FLACS：

- 睑裂偏小；
- 瞳孔直径小于 5mm 或存在瞳孔异位；
- 青光眼控制不佳或存在薄壁滤过泡；
- 明显的翼状胬肉或严重的球结膜松弛症现象；
- 晶状体明显移位。

4. 下列情况推荐患者进行 FLACS：

- 对硬核白内障，FLACS 可有效缩短超声乳化时间，减缓术后角膜水肿，加速视力恢复；
- 在使用功能性 IOL 时，FLACS 确保 IOL 位置正中且稳固，获得最优效果；
- FLACS 在处理浅前房、全白白内障方面具有优势；
- 对于 Fuchs 角膜内皮营养不良或角膜内皮细胞数较低的患者，FLACS 是安全的选择；
- 马方综合征或 Alport 综合征等晶状体部分脱位患者，FLACS 提供最佳保护；但对于脱位范围大的，需要谨慎选择；
- 针对由伤害导致的晶状体或角膜问题，FLACS 提供高精度和安全手术选择；

◆ 对于轴性高度近视患者和对手术结果有较高期望且经济状况良好的患者，推荐 FLACS。

三、散光矫正型人工晶状体植入的患者筛选策略

1. 下列情况可以考虑散光矫正型人工晶状体（Toric IOL）植入：

白内障患者若具有规则性角膜散光≥0.75D，并有远视力脱镜意愿，可以考虑 Toric IOL。对曾进行翼状胬肉手术的患者应观察 1 个月或更长时间，直至角膜曲率稳定后再作选择。

2. 下列情况不适合 Toric IOL 植入：

具有不规则散光的患者，如角膜瘢痕、角膜变性或圆锥角膜等，不推荐使用 Toric IOL。

3. 下列情况需要谨慎考虑后 Toric IOL 植入：

可能影响晶状体囊袋稳定性的眼病，例如晶状体悬韧带松弛、轻度离断或假性囊膜剥脱综合征。瞳孔扩张不足或有虹膜松弛综合征的白内障患者，可能影响 IOL 的正确定位。轴性高度近视的患者，由于晶状体囊袋可能较大，增加了 IOL 旋转的风险。

四、多焦点人工晶状体植入的患者筛选策略

1. 下列情况可以考虑多焦点人工晶状体（MIOL）植入：

◆ 对于那些希望减少术后对阅读眼镜的依赖，并对远、中、近视力都有高要求的白内障患者，特别是相对年轻、眼底状况良好并无其他影响视力的眼病患者，MIOL 是首选。

◆ 预测术后散光度数应≤1.00D。对于预期有术后散光并且对全程视力有要求的患者，可以考虑 Toric MIOL。对于预测术后散光度数高但仍想使用 MIOL 的患者，在了解手术风险的基础上可以选择 MIOL，并可以通过角膜屈光手术修正残留的散光。

◆ 推荐的瞳孔自然直径为 3.0~5.5mm 在暗室下。

◆ Kappa 角应 <0.5mm 或 Kappa 角小于 MIOL 中央折射光学区的半径。

2. 下列情况不适合 MIOL 植入：

◆ 患有逐渐加重的视网膜疾病如糖尿病视网膜病变、黄斑变性等，或有严重的视神经疾病。

◆ 存在小眼球、极高度近视、显著的瞳孔异常、严重的角膜疾病、高度的不规则散光或其他眼部病变如弱视等。

◆ 患有严重的精神或心理疾病。

3. 下列情况需要谨慎选择是否 MIOL 植入：

◆ 由于生活或工作需求对视觉质量要求非常高，或已习惯于戴镜阅读、年龄大适应能力下降的患者。

◆ 术前存在畏光症状的患者。

◆ 需要其他眼科手术的患者，如青光眼和白内障联合手术。

◆ 曾有眼外伤或手术，可能影响术后视觉效果，应告知手术风险并谨慎选择 MIOL。已做过角膜屈光手术的患者也应告知视觉质量可能降低的风险。

◆ 焦虑型、完美主义性格的患者，或对术后视力有过高期望的患者，应在充分沟通后谨慎选择 MIOL。

◆ 术前应诊断和治疗眼表疾病如干眼、睑缘炎等。对于有这些疾病史的患者，在告知术后可能的症状后谨慎选择 MIOL。

◆ 对于儿童，不推荐过早使用 MIOL，应等到其屈光状态稳定后再评估。

◆ 像差增加与对比敏感度下降和光晕等视觉干扰症状的发生率相关。术前建议进行角膜像差分析以明确高阶像差，角膜中央直径 4mm 区域总高阶像差（total HOA）<0.3μm 的患者可推荐植入 MIOL，超出此范围的患者谨慎植入，>0.5μm 不建议植入。

精准屈光性白内障手术的患者筛选流程图见图 2-3-1。

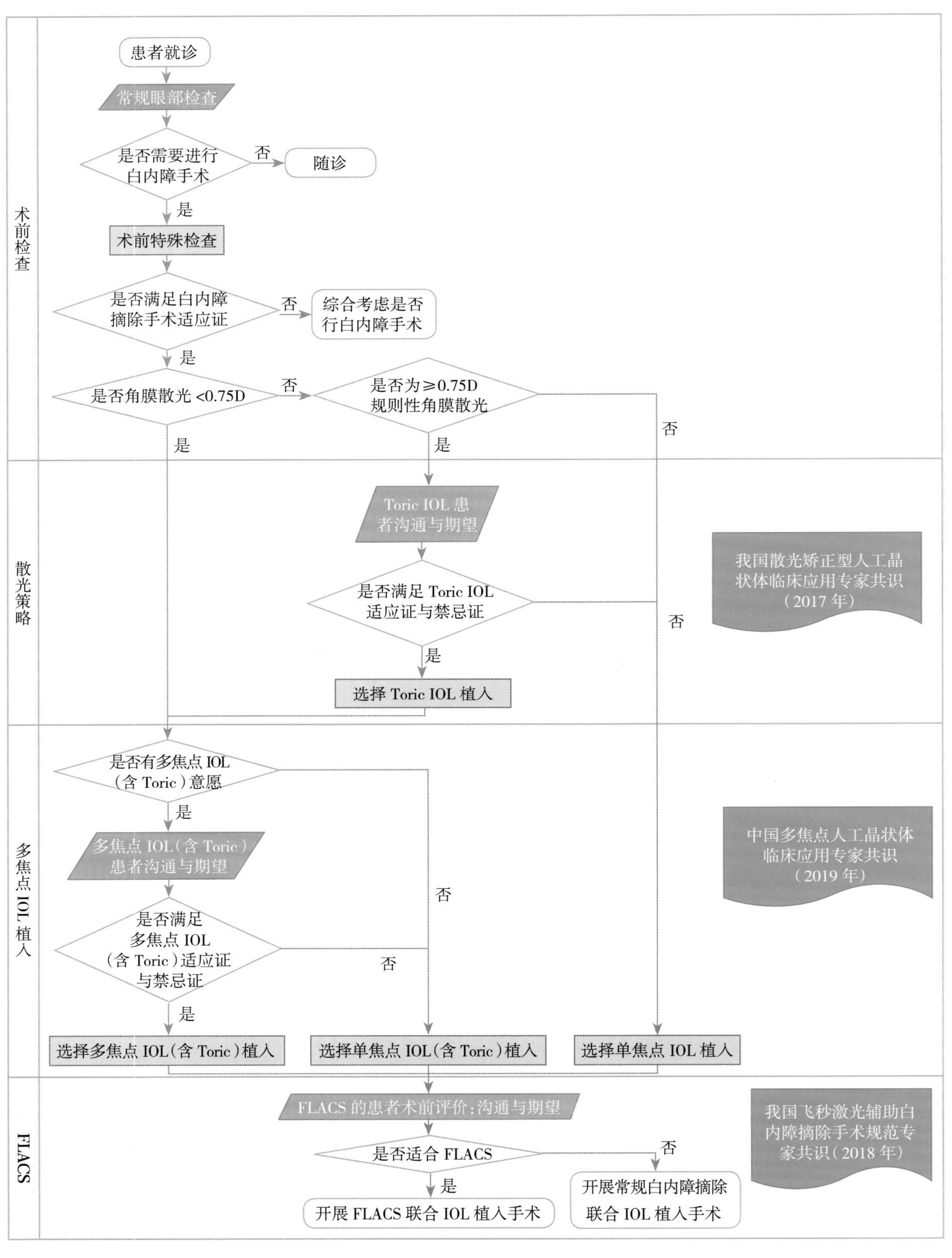

图 2-3-1
患者筛选流程图

（倪爽　陈佩卿）

参考文献

[1] HAYASHI K,MANABE S,YOSHIDA M,et al. Effect of astigmatism on visual acuity in eyes with a diffractive multifocal intraocular lens. J Cataract Refract Surg,2010,36(8):1323-1329.

[2] GARZÓN N,POYALES F,DE ZÁRATE B O,et al. Evaluation of rotation and visual outcomes after implantation of monofocal and multifocal toric intraocular lenses. J Refract Surg,2015,31(2):90-97.

[3] HAYASHI K,HAYASHI H,NAKAO F,et al. Correlation between pupillary size and intraocular lens decentration and visual acuity of a zonal-progressive multifocal lens and a monofocal lens. Ophthalmology,2001,108(11):2011-2017.

[4] DE VRIES N E,WEBERS C A,TOUWSLAGER W R,et al. Dissatisfaction after implantation of multifocal intraocular lenses. J Cataract Refract Surg,2011,37(5):859-865.

[5] DE VRIES N E,FRANSSEN L,WEBERS C A,et al. Intraocular straylight after implantation of the multifocal AcrySof ReSTOR SA60D3 diffractive intraocular lens. J Cataract Refract Surg,2008,34(6):957-962.

[6] BRAGA-MELE R,CHANG D,DEWEY S,et al. Multifocal intraocular lenses:Relative indications and contraindications for implantation. J Cataract Refract Surg,2014,40(2):313-322.

[7] HENDERSON B,SHARIF Z,GENEVA I. Presbyopia correcting IOLs:Patient selection and satisfaction//BRADLEY R,AHMED IIK. Intraocular lens surgery:Selection,complications,and complex cases. Stuttgart:Thieme Medical,2016:72-77.

[8] ALIO J L,PLAZA-PUCHE A B,FÉRNANDEZ-BUENAGA R,et al. Multifocal intraocular lenses:An overview. Surv Ophthalmol,2017,62(5):611-634.

[9] DE VRIES N E,NUIJTS R M. Multifocal intraocular lenses in cataract surgery:Literature review of benefits and side effects. J Cataract Refract Surg,2013,39(2):268-278.

[10] ABOUZEID H,MOETTELI L,MUNIER F L. New-generation multifocal intraocular lens for pediatric cataract. Ophthalmologica,2013,230(2):100-107.

[11] HUNTER D G. Multifocal intraocular lenses in children. Ophthalmology,2001,108(8):1373-1374.

[12] VISSER N,BAUER N J,NUIJTS R M. Toricintraocular lenses:Historical overview,patient selection,IOL calculation,surgical techniques,clinical outcomes,and complications. J Cataract Refract Surg,2013,39(4):624-637.

[13] CHAN C C,HOLLAND E J. Management of astigmatism:Toric intraocular lenses. Int Ophthalmol Clin,2012,52(2):21-30.

[14] ZHU X,HE W,ZHANG K,et al. Factorsinfluencing 1-year rotational stability of AcrySof Toric intraocular lenses. Br J Ophthalmol,2016,100(2):263-268.

[15] CHANG D F. Repositioning technique andrate for toric intraocular lenses. J Cataract Refract Surg,2009,35(7):1315-1316.

[16] CHEN X,YU Y,SONG X,et al. Clinical outcomes of femtosecond laser-assisted cataract surgery versus conventional phacoemulsification surgery for hard nuclear cataracts. J Cataract Refract Surg,2017,43(4):486-491.

[17] AGARWAL A,JACOB S. Current and effective advantages of femto phacoemulsification. Curr Opin Ophthalmol,2017,28(1):49-57.

[18] CONRAD-HENGERER I,HENGERER F H,JOACHIM S C,et al. Femtosecond laser-assisted cataract surgery in intumescent white cataracts. J Cataract Refract Surg,2014,40(1):44-50.

[19] CONRAD-HENGERER I,AL J M,SCHULTZ T,et al. Corneal endothelial cell loss and corneal thickness in conventional compared with femtosecond laser-assisted cataract surgery:Three-month follow-up. J Cataract Refract Surg,2013,39(9):1307-1313.

[20] CREMA A S,WALSH A,YAMANE I S,et al. Femtosecond laser-assisted cataract surgery in patients with Marfan syndrome and Subluxated lens. J Refract Surg,2015,31(5):338-341.

[21] CHEE S P,WONG M H,JAP A. Management of severely Subluxated cataracts using femtosecond laser-assisted cataract surgery. Am J Ophthalmol,2017,173:7-15.

[22] ECSEDY M,SÚNDOR G L,TAKÚCS Ú I,et al. Femtosecond laser-assisted cataract surgery in Alport syndrome with anterior lenticonus. Eur J Ophthalmol,2015,25(6):507-511.

第四节 患者沟通与期望值管理

在精准屈光性白内障手术实施中，医患沟通至关重要。良好的医患交流不仅有助于患者更准确地理解手术流程，也有助于设定合理的预期，明确手术目标、可能的限制、潜在风险及预期效果，进而提升术后满意度。与传统白内障手术不同，精准屈光性白内障手术着重于术后视觉清晰度、脱镜率及日常生活便利性的提高。因此，在医患交流中，必须强调这些优势并讨论可能的调整。同时，需要全面评估患者，以确定他们是否适宜接受屈光性白内障手术。

一、屈光性白内障手术一般沟通

（一）病史、手术史询问

在屈光性白内障手术的患者筛选过程中，全面且深入地理解患者的病史和手术史是至关重要的。特别是对于曾经接受过眼科手术的患者群体，对其需求和眼部健康状况的详尽掌握显得尤为重要。有些患者因眼部条件不能满足视觉需求，而另一些人希望通过手术实现更佳视觉效果，即便眼部状况不理想。高度近视伴随白内障的患者期望术后摆脱眼镜，实现清晰视界。尤其是经历过角膜屈光手术或已置入后房型人工晶状体（ICL）的患者，他们对无须配戴眼镜的生活有更高追求。因此，为符合这类特殊需求的患者提供符合其期望的治疗策略，是眼科医生在治疗过程中的一个重要考虑。

（二）患者心理状态评估

屈光性白内障手术对技术标准和患者选择有严格要求。不当的患者筛选可能导致意外问题和不良后果。由于屈光性人工晶状体技术尚待完善，术后患者可能会遇到视觉问题，需要具备良好的心态和适应性。在与患者交流中，医生应深入了解患者的需求和担忧。特定人群，如心理问题患者、细致思考职业人员和经济能力有限者，需要特别关注。患者个性、习惯和经济能力是选择手术的关键因素。全面评估和良好的医患沟通在决策过程中至关重要，以避免经济纠纷和高期望值导致的问题。

（三）与高度近视患者的沟通

针对高度近视的白内障患者，白内障手术可同时治疗高度近视，呈现双重效益。然而，由于这类患者长期适应了近距离观看，若手术中采用单焦点人工晶状体使其术后成为正视，可能导致近距离视物模糊，改变视觉体验，影响术后满意度。为防止此情况，现行手术策略旨在使患者术后保持一定度数的近视。决定术后近视度数需基于患者实际情况，需医患间深入交流，理解患者日常习惯，以制订治疗计划。然而，此做法可能牺牲部分远视能力，可能需患者在观看远处物体时配戴眼镜。

二、飞秒激光辅助白内障手术的患者沟通

（一）与患者解释飞秒激光的优势

医生应该使用通俗易懂的语言向患者解释飞秒激光可以带来的好处，可以告诉患者：

飞秒激光技术在现代白内障手术中的引入，已经使得这种手术更加先进、精确和安全。传统的白内障手术中，医生需要使用手术器械手动制作切口后移除眼内的混浊晶状体，与传统的白内障手

术相比，飞秒激光手术则通过激光进行切口并碎化晶状体，使手术过程更为流畅和连贯。此技术的优势不仅在于减少组织损伤、提高手术成功率，还有助于缩短患者的恢复期。

撕囊是白内障手术中的关键步骤，它涉及为混浊晶状体提供一个精准的移除入口。在传统手术中，这一步需要医生的高超技巧。但飞秒激光提供了强大的技术支持，能够创建均匀、规整的撕囊口，确保术后的人工晶状体安稳支撑，从而提升患者术后的视觉体验。

在晶状体核碎化方面，飞秒激光也展示了显著的优越性。相对于传统方法中医生需要依赖超声技术和精湛技巧来碎解晶状体，飞秒激光提供了均匀且连贯的能量输出，能迅速并均匀地切割和碎化晶状体，这不仅缩短了手术时间，还降低了手术风险和眼内炎症的可能性。患者因此可以体验更短的恢复期和更高的舒适度。

飞秒激光为白内障手术带来了全面的技术升级，每个手术步骤都变得更为精准和高效。医生可以提供更高水准的医疗服务，而患者则能够更快速地恢复正常生活和工作，术后的风险也得到了显著降低。

（二）患者期望值管理

飞秒激光辅助白内障手术已因其高度的精准性和连贯性而受到广泛关注。多数人在考虑此项技术时都对其抱有高度的期望，这部分归因于该技术的前沿性质及其广泛的宣传。然而，也有一部分可能源于对手术细节和目的的不完全了解。医生也应该向患者解释手术预期，避免患者存在误区和过高期望。

需要告知患者该技术的主要优势在于其精准度。通过使用激光来确保切口、撕囊和碎化等关键步骤的准确性，可能的组织损伤得到了极大的减少，从而为进行手术的患者提供了更为顺畅、连贯的体验。但这并不意味着它可以完全替代其他所有的手术方法。

需要重点告知患者的是，飞秒激光辅助白内障手术的主要目的是移除白内障，而不是对屈光状态进行调整或矫正。这意味着，虽然进行此项手术后，患者的眼睛可能会看起来更清晰、更亮，但近视、远视或散光的状态可能并不会得到明显的改善。手术后的屈光状态和视觉效果在很大程度上取决于眼底的健康状况。因此，须告知某些患者在手术后仍然可能需要配戴眼镜或角膜接触镜以达到最佳的视觉效果。

深入沟通是为了确保患者的预期与实际手术效果相匹配。在决策前，需要详细告知患者手术的每一个步骤、可能的风险、预期收益以及其他可能的治疗方法。需要告知患者飞秒激光辅助白内障手术是一项非常先进和精准的技术，但与所有手术一样，它也带有一定的风险。这里的目标是降低这些风险至最低，而不是完全消除风险。

（三）患者术中配合沟通

为确保飞秒激光辅助白内障手术（FLACS）顺利执行，医患间的紧密配合至关重要。术中，患者须保持头部及眼球稳定，并按医生指引注视特定灯光，以确保激光精准作用于眼球。医生会给出指示，引导患者何时闭眼或调整眼球方向。年轻患者应避免随意移动眼球或交谈。针对年长或配合困难患者，医生应预先沟通，确保他们理解并能正确配合手术中的眼球注视要求。

（四）应急方案的准备

应告知患者，在飞秒激光辅助白内障手术中，尽管技术先进高效，可能会出现问题和并发症。如负压环脱落时，应立即停止并重新固定；若多次固定失败，考虑转为传统超声乳化手术。术中，若角膜切口分离不完整，可尝试使用分离器或转为手工制作切口。晶状体前囊膜切开不完整时，应选择手工撕开，以确保手术顺利进行。医生应具备充足经验和技能，以应对可能出现的问题，并保证患者的安全和手术效果。

三、散光矫正的患者沟通

（一）向患者讲解什么是散光

需要和患者解释什么是散光，散光是一种眼球屈光异常条件，其中眼球在不同的子午线上具有不同的屈光力。在这种情况下，平行光经过眼睛的屈光系统折射后，无法在一个焦点上会聚，而是产生两条空间上不同位置的焦线及一个最小弥散圆。简单地说，可以将眼睛比作相机，正常情况下，它能够清晰地对焦，产生清晰的图像。然而，在散光情况下，由于眼睛的形状变化，光线无法完美地集中在一个点上，导致图像出现扭曲或模糊。这种屈光异常的存在意味着受影响个体的眼睛形状不完全规则，进而影响视力质量，但并不会导致看物体时出现闪光，而是产生图像的模糊和扭曲。

（二）患者期望值管理

需要告知患者 Toric IOL 的选择旨在纠正患者的散光状况。然而，医疗过程可能存在手术结果与预期不完全符合的情况，如过矫或欠矫。术后可能出现 Toric IOL 位置的变化，包括旋转、倾斜或偏心，主要在手术后早期发生。若变化导致散光增加或裸眼视力下降，且确认为 Toric IOL 轴向旋转导致，医生可在术后 1 个月内建议患者再次手术，以调整 Toric IOL 位置至最适宜位置。

（三）应急方案的准备

在手术过程中，如果出现了任何影响 Toric IOL 正常植入的情况，医生可能需要对原来的手术方案进行必要的调整。比如术中发现晶状体悬韧带断裂、囊袋受损、玻璃体流失、眼内出血、眼压无法正常控制等。在这些情况下，为了患者的安全，医生通常会建议不使用 Toric IOL。

四、多焦点人工晶状体植入的患者沟通

（一）关于患者用眼习惯、职业需求、爱好的沟通

选择进行 MIOL 植入手术的患者，往往希望在术后的生活中减少对眼镜的依赖，尤其是在阅读时。他们对远距、中距和近距的视力通常都有较高的期望。那些相对年轻、眼底状况良好、没有其他可能影响视力的眼部情况的白内障患者更加适合植入 MIOL。在进行 MIOL 植入手术前，充分了解患者的日常眼睛使用习惯、职业中的特定需求以及他们的爱好和兴趣，对于制订个性化的治疗方案来说至关重要。这样的详尽了解不仅可以让医生为患者提供最佳的治疗建议，还确保了患者在手术后能够获得最适合自己生活方式的视觉效果。

在 30~50cm 的视觉距离中，人们对细节的处理需求格外突出。对于手工艺者或经常查阅纸质资料的人来说，这一点至关重要。例如，人们在这一距离上读报，往往会深入研读内容，捕获每一个细小的信息和字体。当浏览电话簿寻找特定联系方式或者进行缝纫时，都会特别关注细节。使用地图时，同样突显出在此视觉距离上对细节的关注和深度解读的需求。但是，随着技术的发展，智能手机逐渐成为这一距离上的主角。人们在此距离下浏览社交媒体、读电子书、回复信息、看短视频或玩游戏时，都寻求最佳的视觉体验。智能手机的屏幕设计和展示方式使得细节处理更为关键，确保此视距下的清晰和舒适度，对患者的日常生活和工作效率有着不可忽视的影响。

在 50cm~1m 的视距范围内，许多日常和专业活动都在此进行。例如，办公室中的员工经常与桌面电脑进行互动，无论是浏览新闻还是深入研究年度报告，这一距离正好为用户带来最佳的视觉效果。进入餐馆时，人们会在此范围内仔细浏览菜单，挑选自己喜欢的食物。在家中的私密环境，如浴室，此视距也常用于化妆或仔细刮须。此外，这一视距不仅局限于常规活动。许多艺术家和手工艺人，在进行雕刻、绘画或制作模型时，也经常在这一距离上工作。所以，这个特定的视觉范围不仅受到上班族、化妆师或餐厅工作人员的青睐，很多其他行业和兴趣爱好者也在其日常中经常利用这一视距。

在 2~6m 的视觉范围内，人们常与其周围环境和物品互动。例如，在客厅，家人可能会聚焦于观看电视节目或电影。在餐厅中，家人和朋友会围坐一桌，分享美食和话语。而在厨房，烹饪过程中，如观察远处锅里的煮食或检查烤箱，通常也发生在这一视距。家庭中的日常清洁任务，如扫地或擦拭，也常在这个范围内进行。人们还可能会抬头看向房间的另一侧，查看墙上的时钟。总之，不论是家庭主人、烹饪爱好者，还是参与日常家务的人，这一特定的视距在他们的日常生活中起到了关键作用。

在 6~30m 的视野范围内，人们经常与远方的物体和环境交互。例如，驾驶时，司机不仅要关注近处的仪表盘信息，更重要的是观察前方的路面情况、行人以及其他车辆。在户外活动如打高尔夫球时，球员需要估算球洞距离，确定方向，再精确地挥杆击球。在电影院，为了得到最佳的观影效果，观众会选择合适的座位，确保屏幕视野清晰且音响效果佳。在道路上，人们为了导航或了解道路情况，会留意远方的交通标志或指路牌。综合来看，不论是驾车的司机、体育爱好者，或是日常行走的人，这一视觉范围对他们的生活起到了关键作用。

在超过 30m 的视觉范围内，人们更多地与远方的物体和环境进行观察与交互。夜间驾驶时，能够清楚地看到远处的交通标志、路况和其他车辆的灯光是保障行车安全的前提。另外，在大型运动场馆，观众虽然可以依赖大屏幕观看细节，但直接目睹场上的比赛仍然是他们的首选。尤其是对于那些酷爱体育的人，他们对于这个距离的视觉体验有着较高的期待。因此，当医生评估患者的视力时，必须深入了解他们在各种视觉距离下的需求和日常习惯。这种细致的沟通可以为医生提供重要的参考，使他们能够为患者提供更精确和适当的治疗方案。

（二）患者预期沟通

为了确保患者全面了解手术及其可能的结果，医生在手术前与患者展开详细的沟通。这不仅涉及探讨患者的性格和职业需求，还包括他们对术后视觉的预期。医生会详细解释，手术后，特别是在夜晚，可能会出现眩光、光晕等视觉问题。虽然手术能够减少对眼镜的依赖，但与此同时，也可能带来一些视觉上的干扰。医生的目的是帮助患者了解术后可能的视觉效果与他们的理想之间的差距。同时，医生还会提醒，即便手术后视力得到提高，也可能留有一些屈光不正，需要进一步的调整或手术。关键在于，患者应明确手术的主旨是提升日常生活中的功能性视觉体验，但这并不意味着完全不再需要眼镜。例如，在阅读、驾驶或欣赏远景时，为获得最优的视效，仍可能需要眼镜的辅助。

（三）视力波动

在接受多焦点人工晶状体植入手术后，患者可能会经历视力波动。这些视力变化有时可能迅速消失，而有时可能维持较长时间。特别是在光线偏暗的情况下阅读，这种不稳定性可能更为突出。因为在暗环境中，眼睛调焦可能须花费更多的时间，导致文字或图像出现模糊。为此，建议新手术患者在明亮的环境下阅读，以降低视觉负担并避免不适感。

（四）眩光与光晕

在多焦点人工晶状体植入手术后，眩光和光晕是部分患者可能遇到的视觉问题。特定的光照环境，例如夜间车灯、街灯、强背景光或高对比度环境，可能导致患者看到围绕光源的光晕或强眩光（图 2-4-1）。这种现象部分原因可能与多焦点人工晶状体的设计和眼内光线的折射方式有关。由于多焦点人工晶状体能同时调整多个焦距，这可能在某些情境下引起光线分散或聚焦不均。好的方面是眩光和光晕通常不是长久的问题。随着眼睛对新 IOL 的适应和眼部组织的恢复，这些现象会减轻。而随着时间过去，大脑也会更好地处理这些新的视觉信息，减少或消除由眩光和光晕引起的不适。

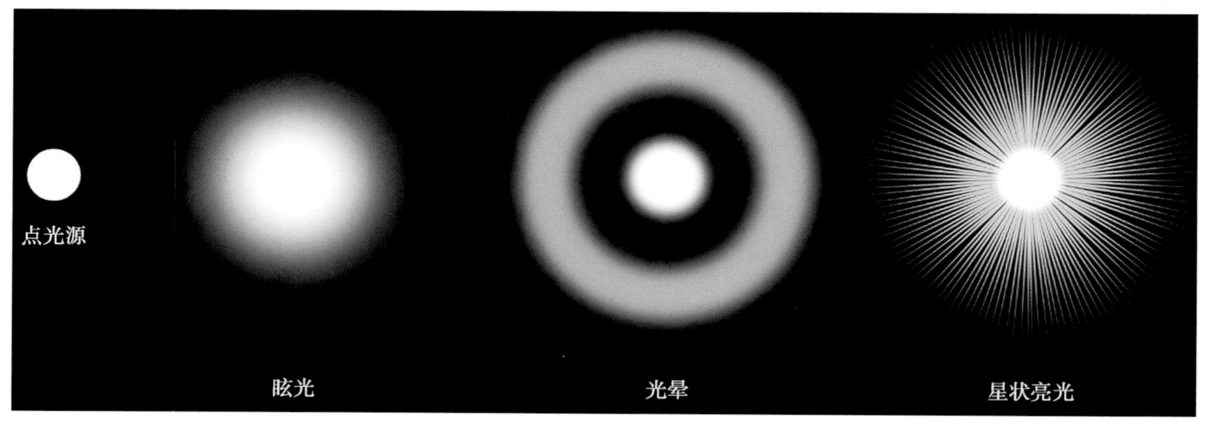

图 2-4-1
点光源、眩光、光晕、星状亮光示意图

（五）特定距离视力问题

多焦点人工晶状体植入手术后，大部分视距的视力可以得到较好的改善，但在某些特定距离上可能仍有视力调整的挑战。这一问题与多焦点人工晶状体的设计和运作方式密切相关。尽管这些人工晶状体设计用来为患者提供从近至远的广泛视力，但在某些特殊焦距上，患者仍可能遇到视力模糊。对于这种情况，患者可能仍须依靠传统眼镜以获得更加清晰的视力。因此，对于正在考虑接受多焦点人工晶状体植入的患者来说，了解手术可能的视力局限性是十分必要的。虽然多焦点人工晶状体技术已经取得了显著的进步，但目前还没有一款人工晶状体能够保证在所有环境和光线下都能提供完美的视力。因此，与医生进行充分的沟通，明确手术预期效果，是每位患者作出决策前的重要步骤。

（六）单眼手术与双眼视力的差异沟通

当患者选择仅对一只眼进行手术时，术后可能会觉察到该眼的视力与预期的双眼协调效果有偏差。这种情况是由于两眼视力不一致，导致大脑在处理双眼视觉信息时可能遭遇困难，从而产生不同步的视觉感受。特别是在第一只眼手术后与第二只眼手术之间的期间，患者在双眼使用时可能会感受到视觉上的不适。这种状况在进行需要精细视觉判断的活动时可能尤为明显，可能导致视觉混乱或不适。患者应被告知，这是暂时的现象。当第二只眼也完成手术后，大脑会逐渐适应并协调两眼的视觉信息，从而使患者在不同距离下都能获得更清晰、和谐的视觉效果。建议患者选择双眼植入 MIOL，并在 2 周内完成手术，以最大限度减少双眼不等像的发生。

（七）术后经历适应过程的提前沟通

术后康复阶段对实现手术预期效果至关重要。在多焦点人工晶状体植入手术后，患者可能会经历视觉调整期，在此期间，他们可能觉得视力未如预期般清晰，对一些人而言，这可能是一个困扰。然而，这只是眼睛正常适应与恢复的一部分。为促进适应，建议患者在术后早期避免配戴眼镜，并参与一些视觉训练，例如轮流观察远近物体，以加速恢复。这些练习能够促使眼睛与大脑更高效地协同工作，适应新人工晶状体和新的视觉信号。随着时间的推移，大脑将更好地处理和适应这些新的视觉输入，从而改善并稳定视力。这种调整与大脑的神经适应性密切相关，需要一些时间和持续努力。建议患者日常积极使用眼睛，参与如读书、看电视或其他视觉活动，以推动适应过程。

（八）应急方案的准备

告知患者，在手术过程中，如果出现了任何影响 MIOL 正常植入的情况，医生可能需要对原来的手术方案进行必要的调整。比如术中发现晶状体悬韧带断裂、囊袋受损、玻璃体流失、眼内出血、眼压无法正常控制等。在这些情况下，为了患者的安全，医生通常会建议不使用 MIOL。转而改为单焦点 IOL 植入。

（倪爽　陈佩卿）

第五节　围手术期管理

飞秒激光辅助白内障手术围手术期管理与白内障超声乳化吸除手术基本相仿，包括抗感染措施、抗炎措施及抗干眼措施。但由于飞秒激光辅助白内障手术相对于白内障超声乳化吸除手术来说，具有其特殊性，如术中瞳孔缩小、术后干眼发生比率高等，所以，在临床操作中，需要改进一些原有的操作，提高手术安全性及患者舒适度。

一、抗感染措施

1. 局部抗菌药　白内障手术后眼内炎最常见的致病菌是凝固酶阴性葡萄球菌，占比在 33%~77% 之间，金黄色葡萄球菌占 10%~21%，β-溶血性链球菌、肺炎链球菌以及 α-溶血性链球菌占 9%~19%。革兰氏阴性菌，如铜绿假单胞菌，占 6%~22%。真菌（如念珠菌、曲霉菌、镰刀菌）占 8%。这与正常眼表和眼附属器的菌群相符。与白内障超声乳化吸除手术一样，我们认为在飞秒激光辅助白内障手术围手术期使用广谱抗菌药滴眼液是减少术后眼内炎的重要措施。目前，临床上主要使用的药物包括氟喹喏酮类和氨基糖苷类滴眼液，它们具有较好的广谱抗菌活性、较小的毒性和良好的药物代谢动力学。我们建议在术前连续使用抗生素 1~3 天，每天 4 次。如果只使用 1 天，则建议频繁点眼 6~8 次。术后连续使用抗生素 1~2 周。

2. 睫毛处理　国外研究表明，剪除睫毛并不能改变白内障手术当天和术后前 4 天患者眼表及附属器菌群的存在。但考虑到目前国内中西部地区或贫困山区和农村患者的个人卫生状况较差，剪除睫毛仍然有助于消除感染的危险因素之一——睑缘的细菌群。无论是否剪除睫毛，都需要使用专用的眼部消毒剂来冲洗结膜囊以及消毒睫毛根部。最重要的是，使用手术薄膜将睫毛和睑缘完全包裹起来。

3. 冲洗泪道 术前泪囊炎和泪道阻塞是白内障术后眼内炎发生的危险因素，与白内障超声乳化吸除手术一样，飞秒激光辅助白内障手术前须冲洗泪道。为了避免更多的细菌从泪道冲出至结膜囊，冲洗时间尽量在术前 1 天或更早进行。若冲洗泪道后有脓性分泌物，则不建议进行白内障手术。

4. 结膜囊聚维酮碘（povidone-iodine，PVI）消毒 PVI 结膜囊消毒是有效的白内障手术前预防感染的方法，但在使用之前需要关注患者是否存在眼表问题，比如角膜上皮损伤或一定程度的干眼。2013 欧洲白内障和屈光手术学会（ESCRS）指南建议在手术前使用 5%~10% 的聚维酮碘来消毒结膜囊，持续 3 分钟或更长时间。如果患者有聚维酮碘禁忌证，可以选择使用 0.05% 氯己定来替代。但由于国内外药品制剂差异，《关于白内障围手术期预防感染措施规范化的专家建议（2013 年）》建议使用浓度为 1% 或低于 5% 的 PVI 来进行结膜囊消毒。

5. 前房注射抗生素 前房注射 10g/L 头孢呋辛 0.1mL，已被研究证明是一种有效预防白内障摘除手术后眼内炎的方法。研究结果显示，前房注射头孢呋辛可以显著降低白内障摘除手术后眼内炎的发生率。我国目前只有少数眼科机构提供前房注射抗生素的服务。在进行前房注射药物时，首选 10g/L 头孢呋辛 0.1mL。当存在头孢菌素过敏的怀疑时，可以考虑注射 1g/L 莫西沙星 0.1mL 或 5g/L 莫西沙星 0.05mL，或者使用 0.1g/L 万古霉素前房灌洗作为替代方法。但需要强调的是，在使用较高浓度的万古霉素（即 10g/L 万古霉素 0.1mL）进行前房注射时，需要注意可能会引发出血性梗阻性血管炎的风险。

6. 全身抗菌药的使用 对于一般患者，飞秒激光辅助白内障手术围手术期通常不需要使用全身抗菌药，但在高龄、糖尿病、外伤、独眼等特殊病例中，可以酌情考虑使用全身口服或静脉滴注抗菌药作为预防措施。

二、抗炎措施

飞秒激光辅助下的白内障摘除术后非感染性炎症反应通常是由围手术期的抗原刺激、手术应激，以及物理化学因素的变化引起的并发症。术中的过度操作、虹膜刺激、手术时间延长等因素都可能加重炎症反应。轻微的情况可能导致术后术眼的疼痛和充血，而严重情况可能导致视力下降，甚至失明。此外，临床观察表明，在飞秒激光辅助白内障手术中，负压吸引和激光产生的气泡可以引起前房的扰动和刺激虹膜，导致术眼普遍出现不同程度的瞳孔缩小，从而干扰后续的手术操作。因此，在飞秒激光辅助白内障手术的围手术期，采取抗炎措施非常重要。

由于炎症反应的机制涉及术中前列腺素和白三烯的释放，导致血-房水和血-视网膜屏障的破坏，从而增加了血管渗透性和房水中蛋白质的含量。因此，阻断前列腺素和白三烯的产生成为控制围手术期炎症反应的主要目标。目前在临床上用于控制和治疗炎症反应的主要药物包括糖皮质激素和非甾体抗炎药。这两种药物的作用机制和注意事项如下：

1. 糖皮质激素 通过抑制磷脂酶 A，减少花生四烯酸的产生，从而降低前列腺素和白三烯的生成，发挥较强的抗炎作用。此外，它们还可以抑制多种炎症反应因子的产生，因此是眼科临床上最常用的抗炎药物之一。经过近 70 年的发展，目前广泛使用的人工合成糖皮质激素添加了效应基团或改变了结构，以提高抗炎效能并减少副作用。然而，长期局部使用或口服糖皮质激素可能导致一些副作用，如肾上腺皮质功能亢进、溃疡病、心血管并发症、骨质疏松、肌肉萎缩、伤口愈合延缓等，并且可能引发眼部并发症，如激素性青光眼、感染的诱发或加重、角膜伤口愈合和溃疡修复的延迟，以及黄斑色素上皮屏障的破坏和泡性视网膜脱离等。因此，在使用这类药物时，需要遵循用药原则，尤其是对于全身用药。对于严重感染（包括病毒、细菌、真菌和活动性结核等）、骨质疏松、溃疡病、糖尿病、高血压、精神病、创伤或手术恢复期和产褥期等高危患者，应禁止或谨慎使用糖皮质激素，并在用药过程中密切随访观察，及时预防和治疗副作用。

2. 非甾体抗炎药物　通过抑制环氧合酶产生前列腺素，或者抑制脂氧合酶产生白三烯（例如双氯芬酸钠），从而抑制手术引起的瞳孔缩小和炎症反应，维持术中瞳孔扩大，减轻眼部肿胀或疼痛等不适症状，并且可以预防术后黄斑囊样水肿，辅助糖皮质激素发挥抗炎作用以减少糖皮质激素的用量。然而，由于非甾体抗炎药物可能引发烧灼感、刺痛、结膜充血、点状角膜炎、角膜基质浸润和溃疡等不良症状和并发症，因此需要谨慎使用，特别是对于存在严重眼表疾病、角膜上皮缺损、长期配戴角膜接触镜、眼表毒性反应倾向和角膜融解等高风险患者。

针对飞秒激光辅助白内障手术，以下是围手术期抗炎建议：

1. 术前　术前短期给予非甾体抗炎药物可减轻术中炎症应激反应，以维持术中瞳孔散大，避免飞秒激光后引起的瞳孔缩小，该方法对于术中虹膜松弛综合征等高危患者可能尤为获益。

2. 术中　尽量减少虹膜刺激和过度操作，缩短手术时间。在灌注液中添加肾上腺素（0.5mg/500mL）以维持术中瞳孔大小。若术中瞳孔持续性缩小影响手术操作，则可采用联合应用胆碱和肾上腺素药物等措施。如果由于各种原因导致手术难度增加、术中虹膜刺激较多，或者预计术后可能发生严重炎症反应，可以在手术结束后在结膜下注射糖皮质激素以增加抗炎效果。但需要注意，结膜下注射糖皮质激素可能导致术后眼部不适，如眼疼痛，或偶发的坏死性结膜溃疡等并发症。因此，是否注射糖皮质激素应根据实际情况决定。

3. 术后　建议联合使用局部糖皮质激素和非甾体抗炎药物，因为它们的抗炎效果优于任何一种单独的药物。根据欧洲眼科专家的共识意见，建议的用药方式是，在术后的前 2 周内，通常使用非甾体抗炎滴眼液联合糖皮质激素滴眼液，每天使用 4 次，两种药物之间间隔 15 分钟。在术后的 2 周后，只使用非甾体抗炎滴眼液，以避免长期使用糖皮质激素导致高眼压。飞秒激光辅助白内障术后，血一房水屏障通常需要 4 周才能完全恢复。尽管视力已经相对稳定，但在术后 4~6 周内仍然存在黄斑囊样水肿的风险，因此可以考虑在术后的 6 周内继续使用非甾体抗炎滴眼液。根据炎症反应的活动程度，从第 3 周开始每周减少 1 滴药，最终维持在每天 1 滴。如果在术后 6 周后术眼没有显示任何炎症反应，可以停止使用药物。

4. 随访　建议在术后的第 1 天、第 1 周和第 1 个月进行回访。随访项目包括检查眼前后节的炎症反应情况、眼压和眼表的完整性。如果在术后 1 个月术眼的视力和炎症反应情况表现正常，可以考虑停止使用药物。如果发现术后矫正视力与手术不符，排除感染因素后，可以进行眼底检查、角膜地形图和 OCT 等检查。在必要时，可以进行相关检查，如荧光素眼底血管造影（FFA）。根据实际情况，可以调整抗炎药物的用药方案，并延长随访时间和频率，以更好地监测患者的状况。

三、抗干眼措施

临床研究表明，飞秒激光辅助的白内障摘除手术中使用角膜负压吸引环，会导致患者在术后的第 1 个月内出现比常规白内障超声乳化吸除手术患者更为明显的干眼症状，并且角膜荧光素染色评分更高。因此，我们建议在手术前后积极监测飞秒激光辅助白内障手术患者的眼表状况，并采取主动措施来预防和治疗术后的干眼症状。

1. 术前眼表状况评估

（1）病史调查：包括患者的年龄、职业，以及是否存在增加干眼风险的病史，如眼部手术历史、长期使用全身或眼部药物的历史、角膜接触镜的使用历史等。

（2）症状询问：是否出现常见的干眼症状，如眼部干涩、视疲劳、异物感、刺痛感、流泪、眼痒、眼红、眼分泌物增多、视力波动等。特别要注意区分干眼引起的视力波动和白内障导致的视物模糊。如果需要，可以使用干眼症状问卷来辅助评估患者的干眼症状和危险因素。我们建议使用适用于中国患者的中国干眼症状问卷，以及眼表疾病评分表、干眼症状问卷-5、McMonnies 评分表、患者干涩感标准评估问卷等，可以参考 2020 年《中国干眼专家共识：检查和诊断》中建议的使用范围来选择合适的问卷。需要注意的是，有些患者可能有干眼体征但没有明显症状，如果在术前没有及时诊断和干预，可能会导致术后干眼症状加重，从而影响手术的满意度。因此，在白内障摘除手术之前，对眼表状况的评估程序不应该因缺乏症状而被忽略，应该进行常规的干眼相关体征检查。

（3）眼部常规检查：使用裂隙灯显微镜观察患者的眼表情况，特别关注睑缘是否充血、肥厚、毛细血管扩张、新生血管，睑板腺开口是否阻塞、狭窄或有脂栓，泪河高度是否正常，以及是否存在角膜上皮点状混浊等。对于可疑患有睑板腺功能障碍（meibomian gland dysfunction，MGD）的患者，可以通过挤压眼睑来观察睑板腺排出能力和分泌物的性状，以便进行确诊。

（4）干眼相关检查：泪膜破裂时间（breakup time，BUT）可以反映泪膜的稳定性，对于在白内障摘除手术前筛查和确诊干眼症状非常重要。通常情况下，BUT<10 秒被认为是泪膜稳定性下降的标志。目前，临床上最常用的 BUT 检查方法是在裂隙灯显微镜下观察荧光素染色的变化情况。然而，作为术前常规筛查，如果条件允许，更推荐使用非接触式的方法来测量 BUT，比如眼表综合分析仪或多功能角膜地形图仪。泪液分泌试验（Schirmer test）可用于检测水液缺乏型干眼，但由于对于轻度干眼和蒸发型干眼多表现为正常结果，所以在术前常规筛查中不建议使用。对于常规检查结果显示可能患有 MGD 的患者，可以进行睑板腺成像检查。此外，测量脂质层厚度、泪液渗透压、泪液基质金属蛋白酶 9 的含量也对干眼的评估有一定意义，可以根据具体的医疗条件选择合适的筛查方法。

2. 术前改善眼表条件

（1）对于合并轻度干眼的患者，建议在术前局部使用人工泪液，并持续使用至术后，以改善眼表微环境，增强对围手术期各种损伤的抵抗力。对于合并轻度睑板腺功能障碍（MGD）的患者，术前 3~5 天应持续维持眼睑清洁，并辅以睑板腺热敷和按摩等物理治疗。

（2）对于合并中、重度干眼或 MGD 的患者，建议首先参照 2013 年《干眼临床诊疗专家共识》以及 2017 年《我国睑板腺功能障碍诊断与治疗专家共识》进行系统性治疗。只有在患者的角膜上皮缺损得到基本修复后，才考虑进行白内障摘除手术。

另外，对于术前合并感染性睑缘炎的患者，应首先进行长期的清洁、热敷、按摩(在炎症反应活动期要谨慎使用)、局部或全身抗菌药物的综合治疗，然后再考虑进行飞秒激光辅助白内障手术。在手术准备阶段，需要特别注意消毒睑缘，以降低术后眼内炎症发生的风险。

对于术前具有球结膜松弛、翼状胬肉、睑缘畸形和倒睫等干眼危险因素的患者，可以在必要的情况下首先进行相关的手术治疗。

3. 围手术期对眼表的保护

（1）减少负压次数：反复进行负压吸引是导致术后干眼的一个重要因素。在进行负压吸引之前，建议局部点用 0.3% 玻璃酸钠，以滋润角膜表面。根据负压吸引的要点，确保角膜的位置处于中央，然后进行负压吸引，以提高负压环的吸引效率，并避免多次吸引。在激光完成后，应在去除负压之后再撤离负压吸引环，以避免对角膜上皮细胞造成二次损伤。

（2）合理选择手术切口：角膜切口是导致白内障摘除手术后干眼的一个重要原因。透明的角膜切口可能导致角膜神经丛受损，从而导致角膜感觉下降、瞬目减少和泪液蒸发增加。与此同时，由于切口引起的角膜不规则也可能导致泪膜分布不均匀和破裂时间缩短。考虑到角膜神经纤维主要分布在 9:00 位和 3:00 位方向延伸至角膜中央，为了保护合并干眼患者的角膜神经，应该选择较小的切口，并在充分考虑术源性散光的前提下，尽量避免使用颞侧和鼻侧的透明角膜切口。

（3）尽可能缩短手术时间：研究结果表明，白内障摘除手术的持续时间越长，眼表细胞微绒毛结构的损害和术后杯状细胞密度的减少越容易发生。这可能与手术期间眼表暴露于干燥空气和手术显微镜灯光照射有关。因此，在术前应充分准备手术，尽量减少不必要的等待时间，适度降低手术显微镜的灯光强度，并在确保手术安全性的前提下尽量缩短手术时间。此外，在手术过程中应注意轻柔操作，以减少对眼表组织的机械性损伤。如果条件允许，使用显微镜滤光片可以在一定程度上保护眼表。

（4）术中维持眼表湿润：一旦使用开睑器张开眼睛，眼表可能因长时间处于暴露状态而变得干燥。因此，在手术过程中，应经常点眼以保持眼表处于湿润状态。但是，这个过程应该小心温和，以避免损害角膜上皮细胞并减少杯状细胞的损失。涂抹 2% 羟丙基甲基纤维素或其他专用的角膜保护剂可以减少灌注液的冲洗频率，更有效地维持手术视野的光学清晰度。对于合并干眼且手术时间较长的患者，这可以减轻由于手术期间干燥导致的角膜上皮细胞损伤。此外，具有引流功能的开睑器可能会导致术后干眼症状加重，因此，应避免在合并干眼的患者手术中使用。

（5）避免过度使用药物：白内障手术患者需要在手术前后使用一系列药物，如聚维酮碘消毒溶液、表面麻醉滴眼液、扩瞳滴眼液、抗生素滴眼液等。这些药物及其中的防腐剂可能会破坏泪膜的脂质层，同时对眼表上皮细胞造成损害，增加术后干眼的风险。因此，在围手术期眼表状况不佳的患者中，应尽量减少各种滴眼液的使用频率和时长，或者选择滴用次数较少的长效剂型。表面麻醉滴眼液应在手术开始前的 10 分钟内使用，以避免过早使用可能导致的对泪膜和角膜的损伤。

4. 术后干眼的诊断

（1）症状：白内障摘除手术后，干眼症状通常会在术后第 1 天就出现，大约在术后 1 周内达到高峰，然后逐渐减轻。由于术后滴眼液的毒性可能会导致干眼症状出现得较晚，患者可能会感到眼部干涩、异物感、烧灼感、流泪、眼红、视力波动等多种不适，从而再次就医。如果根据炎症反应或结膜炎的治疗方案增加抗菌类和抗炎类滴眼液的使用量，可能会无效或导致症状加重。因此，对于术后出现上述症状的患者，务必考虑到可能发生干眼的可能性，并继续进行干眼相关检查以明确诊断。

（2）体征：常规裂隙灯显微镜下检查患者的角膜、前房和人工晶状体通常不会显示明显异常，但部分患者可能会出现结膜充血。合并睑板腺功能障碍（MGD）的患者可能会出现睑板腺开口阻塞、脂栓形成、睑缘充血,以及睑缘周围泡沫状分泌物堆积等体征。

(3)干眼相关辅助检查:确定诊断的重要依据之一是泪膜破裂时间(BUT)的缩短和角膜荧光染色的阳性反应。此外,术后干眼患者还可能表现出角膜知觉减退、泪膜脂质层变薄、泪液分泌量减少等异常的检查结果。

5. 术后干眼的治疗

(1)人工泪液:人工泪液可以帮助患者减轻症状,提高视觉效果,延长泪膜破裂时间(BUT),是目前治疗白内障摘除手术后干眼最常用的药物。建议选择不含防腐剂的人工泪液。对于泪膜脂质层异常的患者,可以考虑使用含有脂质成分的人工泪液。

(2)促泪液分泌药物:地夸磷索钠滴眼液可以通过激活结膜上皮细胞和杯状细胞上的P2Y2受体,促使干眼患者自身分泌泪液和黏蛋白,同时对泪膜起到稳定作用,对术后干眼具有较好的治疗效果。

(3)抗炎药物及免疫抑制剂:低浓度糖皮质激素滴眼液有助于减轻手术引起的炎症反应,可能对白内障摘除手术后干眼的治疗有帮助。对于炎症反应严重的患者,使用0.05%环孢素A也有助于改善术后干眼症状。需要注意的是,非甾体抗炎药(NSAID)作为术后常用的抗炎滴眼液,可能会延缓角膜上皮损伤的愈合速度,甚至引起角膜融解,因此对于合并干眼的患者应根据个体病情慎重使用,尤其是不宜单独使用。

(4)其他药物:在干眼治疗中,可以考虑添加促进上皮修复的药物,如小牛血去蛋白提取物凝胶、重组人表皮生长因子滴眼液、维生素A棕榈酸酯凝胶等。此外,对于严重干眼或人工泪液治疗无效的患者,可以考虑眼部使用自体血清,它对角膜上皮有良好的修复作用。

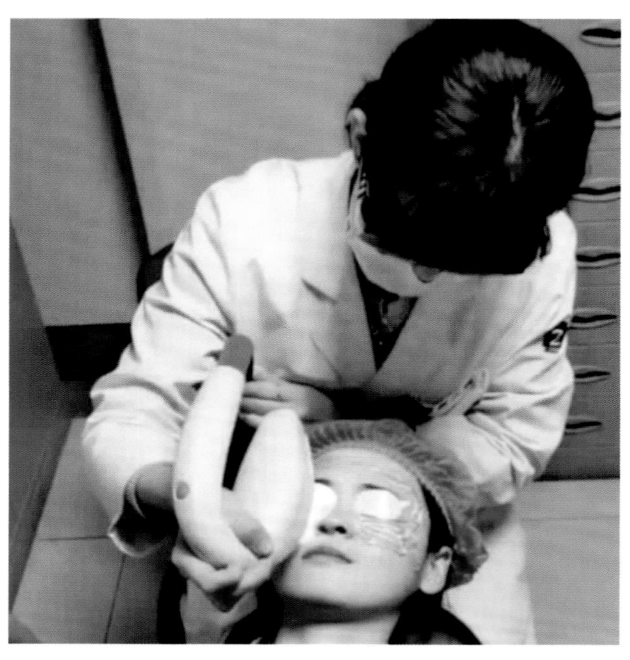

图2-5-1
睑板腺强脉冲光治疗

(5)非药物治疗:对于使用药物治疗后干眼症状难以缓解的患者,可以考虑进行泪点栓塞。对于合并角膜损伤的患者,可以根据病情选择使用湿房镜或保护性角膜接触镜。对于术后合并睑板腺功能障碍(MGD)的患者,可以进行睑缘清洁、热敷、按摩及光动力治疗等(图2-5-1、图2-5-2)。

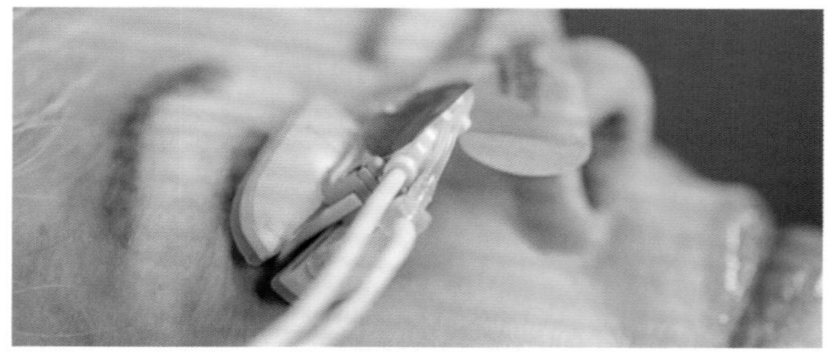

图2-5-2
睑板腺热脉动治疗

对于术前合并干眼的患者,待手术原因引起的干眼得到良好控制后,可按照常规方法长期维持干眼治疗。

参考文献

[1] 中华医学会眼科学分会白内障及人工晶状体学组. 姚克. 我国飞秒激光辅助白内障摘除手术规范专家共识(2018年). 中华眼科杂志,2018,54(5):328-333.

[2] 中华医学会眼科学分会白内障及人工晶状体学组. 我国白内障摘除手术后感染性眼内炎防治专家共识(2017年). 中华眼科杂志,2017,53(11):810-813.

[3] 中华医学会眼科学分会白内障与人工晶状体学组. 我国白内障围手术期非感染性炎症反应防治专家共识(2015年). 中华眼科杂志,2015,51(3):163-166.

[4] 中华医学会眼科学分会白内障和人工晶状体学组. 关于白内障围手术期预防感染措施规范化的专家建议(2013年). 中华眼科杂志,2013,49(001):76-78.

[5] 中华医学会眼科学分会白内障和人工晶状体学组. 我国白内障术后急性细菌性眼内炎治疗的专家共识(2010). 中华眼科杂志,2010,46(8):764-766.

[6] 中华医学会眼科学分会白内障和人工晶状体学组. 中国白内障围手术期干眼防治专家共识(2021年). 中华眼科杂志,2021,57(1):17-22.

（朱亚楠　陈佩卿）

第六节　术前检查

在飞秒激光辅助白内障手术前，临床医生需要对患者进行全面的问诊及眼部检查，术前的充分准备和综合评估可以确保白内障手术的顺利进行，提高手术的安全性及成功率。这些检查共同构成了手术前的必要步骤，为患者的视力恢复提供了坚实的基础。

一、病史

需要询问并记录患者的全身和眼部疾病、外伤、手术等病史。此外，还要了解患者的用药史、药物不良反应史、过敏史。医生了解患者为何需要进行手术，以及他们对手术的期望值。社会学资料也需要纳入考虑，包括患者的精神状态、经济状况、职业、生活方式和用眼习惯等。

二、常规眼部检查

（一）裂隙灯显微镜检查

使用裂隙灯显微镜检查散大瞳孔前和散大瞳孔后的眼前后节情况。

1. 睑裂及结膜检查　评估患者的睑裂大小及结膜情况，排除先天性小睑裂、眼睑肿物等疾病，结膜松弛、较大的翼状胬肉等情况可能会影响术中负压吸引环的使用。根据患者的睑裂大小，可以选择合适尺寸的负压吸引环。

2. 角膜检查　使用裂隙灯显微镜检查双眼角膜的状况，包括有无浸润、溃疡、角膜瘢痕、角膜后沉着物（KP）、角膜变性、角膜营养不良、圆锥角膜等先天异常，以及角膜肿瘤和角膜植入物等。如果需要，进行染色检查以确定角膜上皮是否损伤。针对角膜过于陡峭或过于扁平的患者需要选择相应曲率的负压吸引环。较大的胬肉或角膜肿瘤会影响负压吸引环的吸引，而导致无法进行飞秒激光操作。任何影响角膜透明的疾病都会阻碍飞秒激光的传导，可能导致撕囊不全等术中并发症。

3. 前房检查　白内障手术的操作空间主要位于前房，术前评估前房情况可预测操作空间大小、评估手术难度。重点关注前房深度及房水情况，同时应注意前房有无积血及积脓，必要时行前房角镜检查。行常规超声乳化时，过浅的前房意味着狭窄的手术操作空间，造成撕囊、碎核困难，且操作时器械易损伤角膜内皮及虹膜。过深的前房改变撕囊镊运用角度及常规超声乳化习惯，可能出现撕囊过大或过小、后囊破裂等可能。面对这两种情况，飞秒激光的使用将会降低手术难度，提高手术成功率及精准度。但应注意的是，需要排除晶状体位置异常及形态异常。

4. 瞳孔检查 重点观察瞳孔大小、形态和虹膜情况，包括虹膜是否有粘连、新生血管或离断、震颤，以及是否有色素脱失、萎缩等。这些因素会影响手术的进行，需要在术前评估。因为前囊撕囊口通常较小（5~5.5mm），所以术前评估瞳孔大小至关重要。通常要求散瞳状态下瞳孔大于5.5mm，并且无明显瞳孔偏位。瞳孔的大小和位置对飞秒激光手术的视野和操作空间具有重要影响。

这里详细介绍飞秒激光辅助白内障手术相关的主要瞳孔异常体征。

- ✧ 小瞳孔：这种情况多见于长期使用缩瞳药物或青光眼手术后的患者。需要注意的是，飞秒激光辅助白内障手术中，负压吸引和激光的气泡形成可能会引起前房的扰动和虹膜的刺激，导致术眼普遍出现不同程度的瞳孔缩小。通常情况下，在飞秒激光完成后，正常瞳孔会出现约5%的小瞳孔比例，而这种小瞳孔会影响手术的视野和操作空间。如果在飞秒激光操作之前发现了小瞳孔这种情况，文献报道可以采取以下措施：在前房内使用黏弹剂分离虹膜粘连，使用瞳孔扩张器或虹膜拉钩扩大瞳孔，此时可吸除或不吸除黏弹剂，在确保切口密封后再进行负压环吸引和后续的飞秒激光操作。如果飞秒激光后瞳孔缩小，建议前房内注射1：50 000~1：10 000稀释的肾上腺素和/或虹膜牵引器、虹膜扩张环等机械扩大瞳孔的装置散大瞳孔。为了保持术中瞳孔的扩大，建议在灌注液中添加肾上腺素。此外，术前1~3天使用非甾体抗炎药（NSAID）可以有效预防飞秒激光后小瞳孔的发生。
- ✧ 虹膜松弛：这是一种常见情况，虹膜松弛导致虹膜在手术中松弛、容易脱出手术切口，甚至可能会被器械反复摩擦而出血。有时虹膜还可能嵌顿在切口中，导致手术器械无法进入，同时术中瞳孔可能会逐渐缩小。这种情况多见于长期使用α受体阻滞剂的患者，特别是患前列腺肥大的老年男性患者。尽管术前检查可能没有异常征象，但仍应仔细询问病史并采取类似小瞳孔的处理措施。
- ✧ 虹膜新生血管：在有眼部缺血缺氧史的患者中，例如视网膜中央静脉阻塞或糖尿病视网膜病变患者，可能会出现虹膜新生血管。由于飞秒激光的负压吸引过程中会引起眼压暂时升高，因此不建议对这类患者进行飞秒激光手术。
- ✧ 虹膜震颤和前房深度不一致：这些症状可能表明晶状体脱位的可能性。对于脱位严重的患者，不建议进行飞秒激光手术。后续章节将详细说明这些情况。

通过对这些瞳孔异常的详细了解和适当的处理，可以更好地准备FLACS，提高手术的安全性和成功率。

5. 晶状体检查 使用裂隙灯显微镜检查晶状体的情况，包括晶状体囊膜的完整性、晶状体混浊程度、范围、类型、晶状体核的硬度以及晶状体位置是否异常。这些信息有助于评估白内障的类型和严重程度，从而指导手术。

术前应该使用标准化的计分系统对白内障类型和严重程度进行分级评估，建议采用临床常用的晶状体混浊分级系统（Lens Opacities Classification System，LOCS）Ⅲ。一旦患者的瞳孔得以充分扩大，可以通过裂隙灯照相，尤其是后照法，来区分晶状体混浊的类型，包括核性（N）、皮质性（C）、后囊下（P）以及核的颜色（NC）。通过将观察结果与相应的标准照片进行比较，可以记录相应的分级。此外，准确评估晶状体核的硬度对于了解白内障手术的难易程度至关重要。在临床实践中，通常采用 Emery 和 Little 的硬度分级标准，将晶状体核硬度分为五个不同级别。值得注意的是，飞秒激光在处理乳白核和硬核的情况下具有明显的优势，有关此方面的详细信息将在后续章节中提供。这些评估和分级方法可以帮助手术医生更好地计划和执行白内障手术，确保手术的顺利进行并有助于患者达到最佳的视力恢复效果。

（二）裸眼视力与矫正视力

视力分为中心视力和周边视力，其中中心视力包括远视力和近视力，主要反映视网膜黄斑中心凹处的视觉敏感度，而周边视力则反映了黄斑中心凹以外的视网膜感光细胞的视野范围。通常情况下，我们主要关注中心视力的检测。用于评估中心视力的主要工具是视力表，目前常用的包括国际标准视力表和 ETDRS（早期糖尿病视网膜病变治疗研究）视力表，其中国际标准视力表中的 Snellen "E" 视力表最为常见。对于存在屈光不正的患者，在进行远视力检查时，还需要同时检查矫正视力，以排除屈光状态对视力的影响。术前建议对单眼和双眼的裸眼视力和矫正视力进行检查。世界卫生组织（WHO）将矫正视力低于 0.5 的白内障患者定义为有临床意义的白内障，表明存在进行白内障手术的指征。

在白内障的早期阶段，患者可能会出现眩光和对比敏感度下降，从而影响视觉质量。即使矫正视力高于 0.5，但如果不能满足患者在工作和生活中对视觉质量的需求，也可以考虑进行白内障手术。对于一些特殊类型的白内障，例如后囊下型白内障，早期患者可能保持较好的最佳矫正视力，但晶状体混浊位于后囊下中央，受到强光照射时，瞳孔会生理性缩小，可能导致显著的视力下降。此外，高度近视也是核性和后囊下型白内障的独立危险因素。因此，对于有需要的患者，可以考虑通过白内障摘除术后植入适当的人工晶状体来改善屈光状态。

（三）眼压

眼压是眼球内容物对眼球壁和内容物之间相互作用的压力。正常人的眼压通常在 10~21mmHg 之间。目前，用于测量眼压的主要方法包括指压法和眼压计测量法。随着人口老龄化的增加，青光眼患者的数量也显著上升，同时年龄相关性白内障的患病率也与人口老龄化密切相关。因此，在进行飞秒激光辅助白内障手术前，建议使用 Goldmann 压平式眼压计或非接触式眼压计来筛查高眼压和青光眼患者。对于合并青光眼的白内障患者，应考虑是否需要同时进行抗青光眼手术。

（四）眼生物学指标测量

白内障术前眼部生物学测量的准确性直接影响着人工晶状体计算的精确性，并显著影响白内障手术后的屈光状态和手术效果。目前，白内障术前眼部生物测量主要包括角膜曲率测量和眼轴长度测量。这些生物学指标的测定可以用来判断屈光度数与眼轴长度是否一致，并计算人工晶状体度数。具体的测量方法将在下一节中详细介绍。

三、眼部特殊检查

（一）优势眼检查

又称为主视眼，指的是大脑皮质中拥有更多神经元传递信息的一只眼，对数字识别和空间定位有更高的敏感性。了解患者的优势眼在白内障术前和术后对于评估手术结果和患者的生活质量非常重要。有两种类型的优势眼：视觉性优势眼和感觉性优势眼。

1. 视觉性优势眼　这是最常见的优势眼类型。通过以下方法可以检测。

✧ 纸板小孔法：患者用一张有小孔的纸板，通过小孔注视远处目标。然后交替闭合一只眼，如果遮住的眼无法看到目标，那么未遮住的眼为优势眼。

✧ 远近直线一致试验：患者用一支铅笔垂直于眼前，双眼同时看向远处的目标，然后交替闭合一只眼。如果目标保持在直线上，那么打开的眼为主视眼。

✧ Malott 方法：逐渐增加棱镜度数直到出现眩光感，较低棱镜度的眼为主视眼。

2. 感觉性优势眼　这种优势眼在双眼视觉活动中占主导地位，主要通过竞争抑制机制来检测。一种方法是使用光栅图案，检测哪只眼能够更长时间地看到光栅图案。

（二）对比敏感度和眩光敏感度检查

对比敏感度和眩光敏感度检查可以更全面地评估白内障患者的视功能。这些检查不仅涉及高对比度情况下的中心视力，还模拟低对比度环境，如阴天或夜晚。对比敏感度检查在视角与对比度结合的基础上，测定人眼对不同空间频率图形的分辨能力；眩光敏感度检查是测定散射光线所引起的对比敏感度的下降效应。

✧ 图表检查：现临床较常用的是美国的 F.A.C.T（Functional Acuity Contrast test），这是一种用于测定远近对比敏感度的测试方法。它使用不同空间频率的梯度，以及多个对比度水平来评估患者的对比敏感度。

✧ 正弦波条纹检查法：这种方法使用明暗相间的条纹来测定对比度阈值。当对比度下降时，条纹变得模糊，边界不清晰。

✧ 对比度视力表：这是一套紧凑的视力表，包含不同对比度的视标。它可以帮助评估患者在不同对比度条件下的视觉能力。

随着科技的进步，目前还有一些对比敏感度测量软件，可以在个人电脑上进行对比敏感度测量。当然这种测量要严格按照说明矫正屏幕的亮度、对比度以及距离。另外，目前有一些商业仪器整合了对比敏感度测量，在计算机的辅助下可以大大简化临床测量步骤。

（三）干眼检查

在白内障手术前，检查干眼是非常重要的，因为干眼可能会影响手术结果和术后的视觉质量。

泪膜破裂时间（BUT）：这个检查用来评估泪膜的稳定性。通常，BUT 小于 10 秒被认为是泪膜不稳定的标志。可以使用非接触式方法来测量 BUT。泪液分泌试验（Schirmer test）：这个测试可以检查水液缺乏型干眼，但对于轻度干眼和蒸发型干眼的检测效果有限。

睑板腺成像检查：对于可疑存在睑板腺功能问题的患者，可以进行睑板腺成像（图 2-6-1~图 2-6-3）。

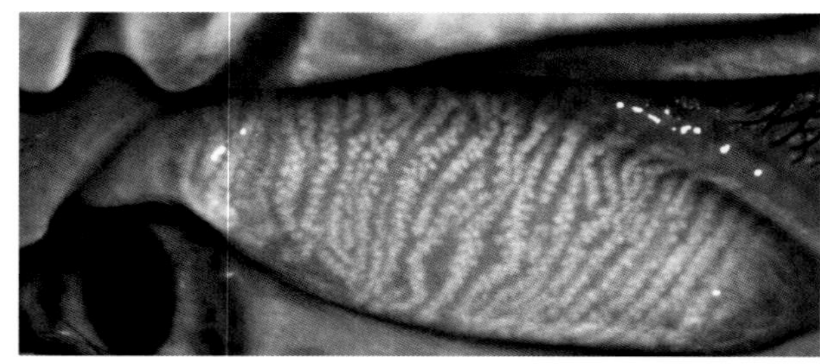

图 2-6-1
正常上睑睑板腺

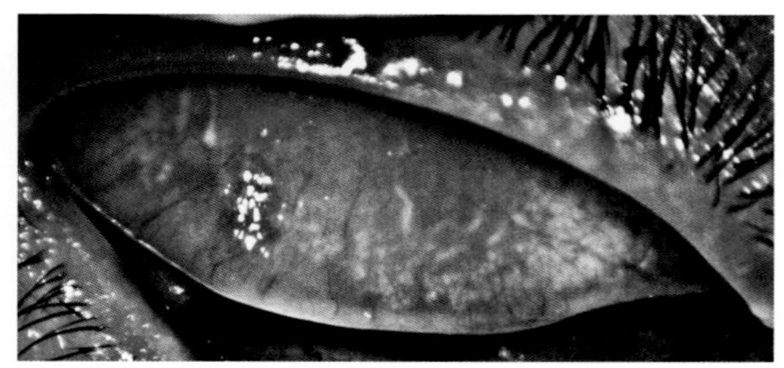

图 2-6-2
上睑睑板腺几乎完全萎缩

（四）角膜内皮细胞检查

在白内障手术前，角膜内皮细胞的检查非常重要，因为它们对角膜的透明性至关重要。

角膜内皮细胞密度：正常情况下，角膜内皮细胞密度在不同年龄段有所变化。低于 1 000 个/mm^2 的密度可能需要慎重考虑白内障手术。

角膜内皮细胞形态：正常的角膜内皮细胞呈六边形并呈镶嵌结构。异常形态可能需要特殊关注（图 2-6-4、图 2-6-5）。

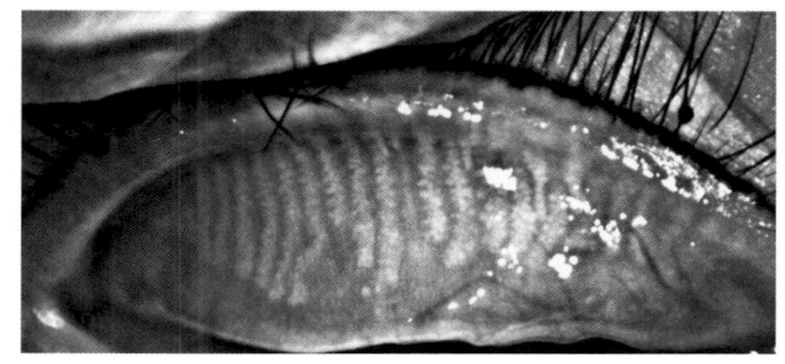

图 2-6-3
上睑睑板腺萎缩 1/3

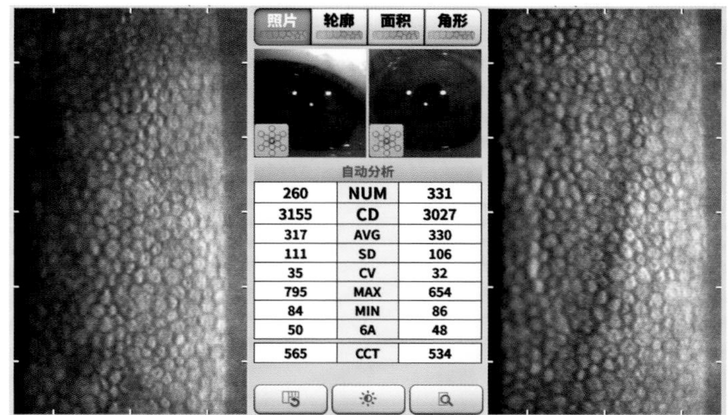

图 2-6-4
正常角膜内皮细胞

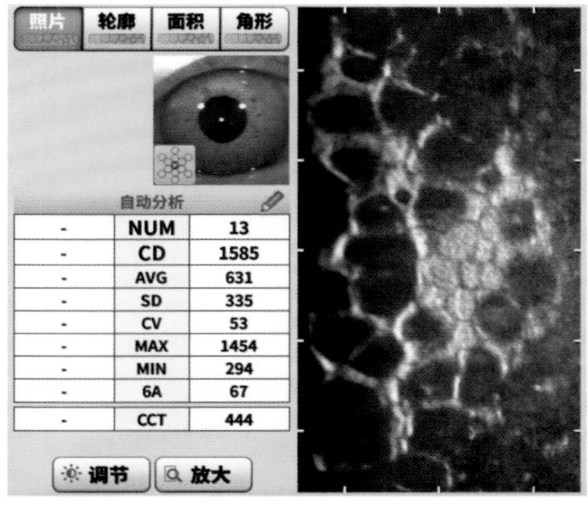

图 2-6-5
角膜内皮营养不良

（五）眼后节 OCT 检查

相干光断层扫描（OCT）是一种非侵入性的检查方法，可以清晰显示眼后节的结构。在白内障手术前，眼后节 OCT 检查有助于评估黄斑和视神经病变，预测术后视力，以及对合并眼底病变的患者进行手术设计（图 2-6-6~图 2-6-8）。

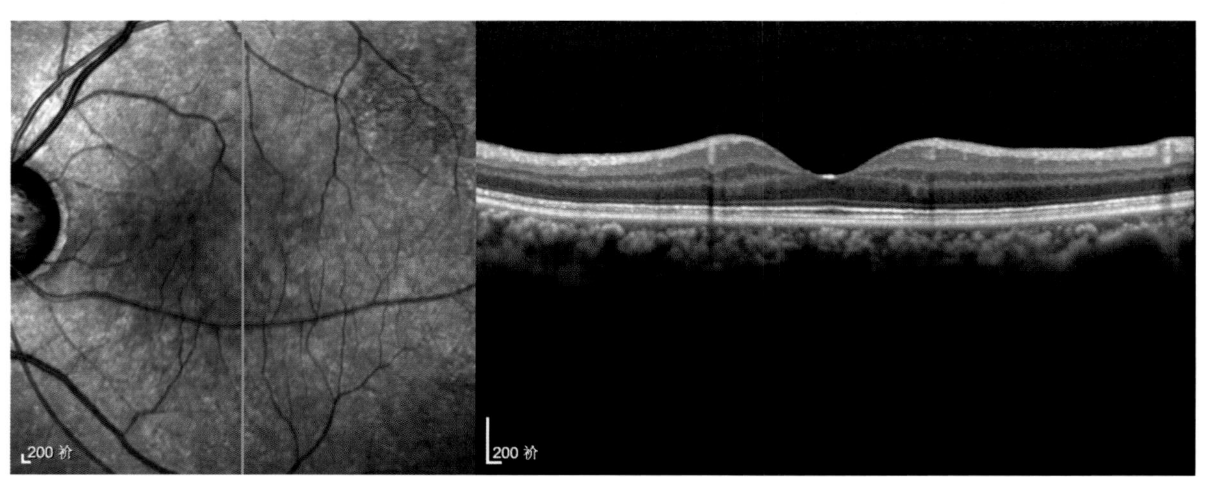

图 2-6-6
黄斑 OCT 显示正常黄斑

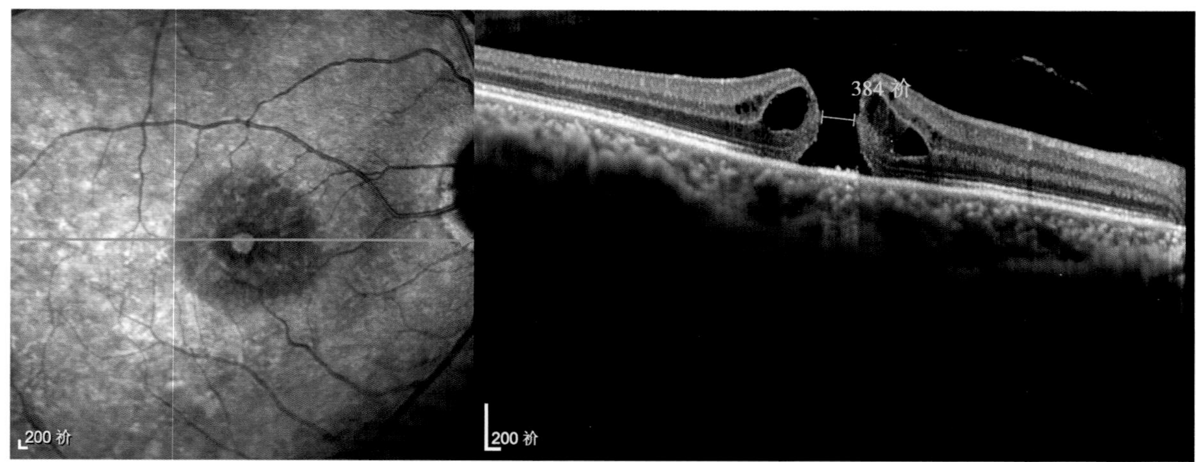

图 2-6-7
黄斑 OCT 显示黄斑裂孔

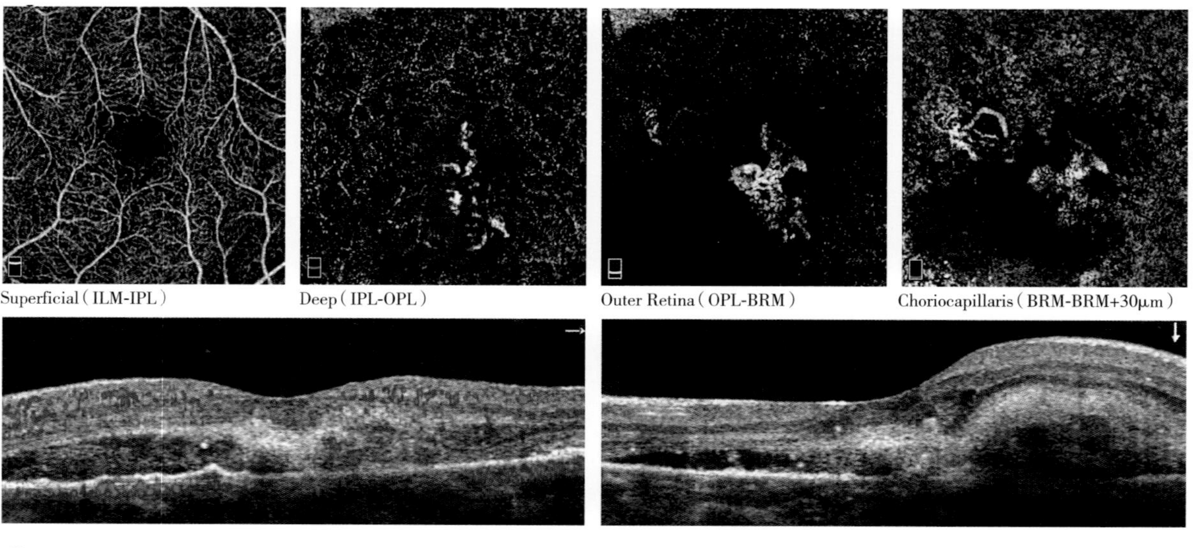

图 2-6-8
黄斑血流 OCT 显示湿性年龄相关性黄斑变性

（六）超广角眼底照相检查

超广角眼底成像系统通过激光检眼镜技术，可以获得更广泛的眼底图像。白内障术前进行超广角眼底成像可以更好地评估患者的眼底情况，尤其对于小瞳孔或无法散瞳的患者，提供有效的眼底信息，发现诸如糖尿病视网膜病变等常见眼底疾病，更为准确地进行术后视力的评估及手术方式的设计（图 2-6-9）。

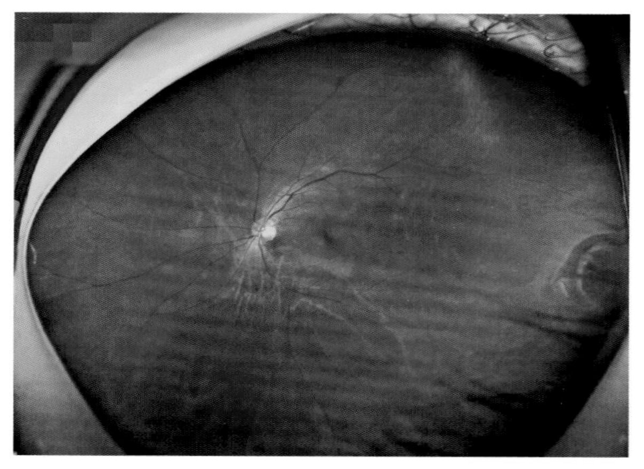

图 2-6-9
超广角眼底照相显示颞侧视网膜裂孔

（七）视网膜视力检查

视网膜视力计是预测术后视力的定量检查方法之一，其操作简便，预测较为准确，重复性好。在白内障术前预测视力具有一定的意义，可以作为白内障摘除和人工晶状体植入术前的常规检查设备。在术前准确预测术后视力不仅能够帮助医生完善术前谈话，给患者合理的术后期望值，更便于选择个性化的手术方式及不同类型价格的人工晶状体，有效防范医疗纠纷。

（八）视觉电生理检查

人眼的视网膜受光或图形刺激后，在视感受器内引起光化学和光电反应，产生电位改变，形成神经冲动，传给双极细胞、神经节细胞，经视路终止于大脑皮质视中枢。视觉电生理检查是将该过程用电生理学方法记录下来，能够直接客观地反映视网膜至视中枢的功能状态，具有无创、准确等优点。白内障患者术前存在明显的晶状体混浊，影响详细的眼底检查，无法明确是否患有视网膜病变或视神经传导功能障碍，无法准确预测患者术后的视功能恢复，也无法确定其手术风险。视觉电生理检查对屈光间质混浊的白内障患者术前判断视功能的状态、诊断及估计预后有重要的临床价值。

传统的电生理检查主要包括眼电图（electro-oculogram，EOG），视网膜电图（electroretinogram，ERG）和视觉诱发电位（visual evoked potential，VEP）；多焦电生理检查包括多焦视网膜电图（multifocal clectroretinogTam，mfERG）和多焦视觉诱发电位（multifocal visual evoked potential，mfVEP）。其中ERG、VEP、EOG和mfERG技术已较为成熟并在临床检查中广泛应用（图2-6-10~图2-6-13）。

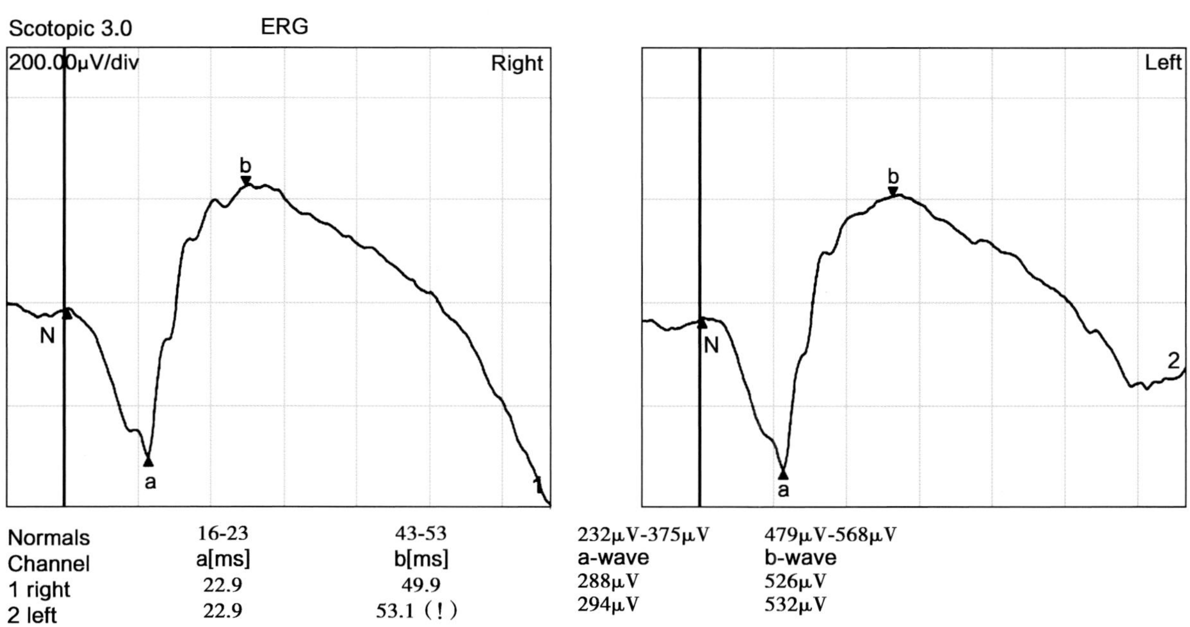

图2-6-10

正常ERG：双眼暗适应3.0反应a波振幅正常，b波振幅正常

Dark-adapted 3.0 ERG（GF）

250.00μV/div OD OS

N a b 1 0

N a b 2 0 20.0ms/div

Channel	a[ms]	b[ms]	a-wave	b-wave	b/a
Normals	14-22	33-46	155μV-356μV	290μV-654μV	1.5-2.6
1：OD-1 DA 3.0	18.8	35.7	31.5μV（!）	136.8μV（!）	4.3
2：OS-2 DA 3.0	18.5	35.4	30.7μV（!）	134μV（!）	4.4

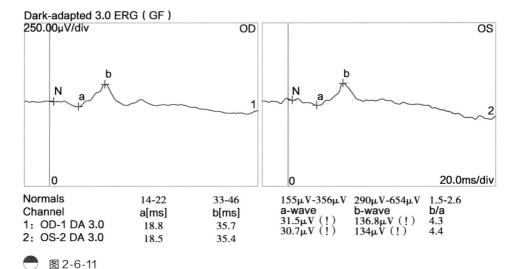

图 2-6-11

异常 ERG：双眼暗适应 3.0 反应 a 波振幅降低，b 波振幅降低

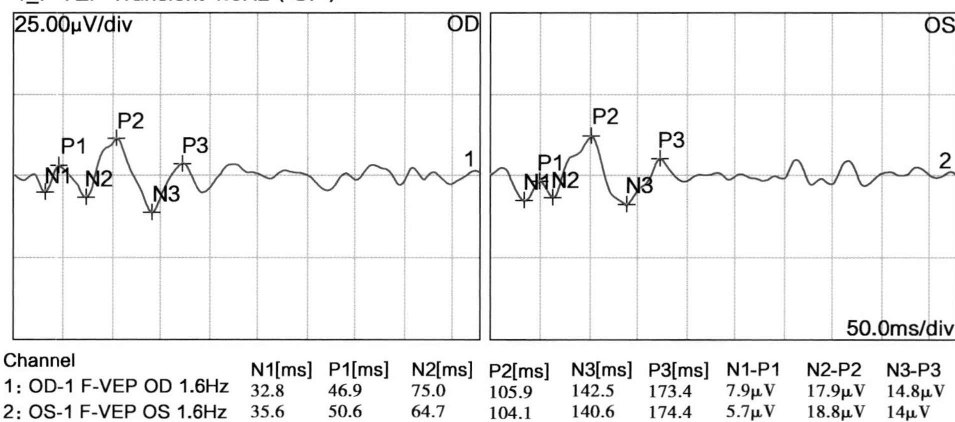

Channel	N1[ms]	P1[ms]	N2[ms]	P2[ms]	N3[ms]	P3[ms]	N1-P1	N2-P2	N3-P3
1：OD-1 F-VEP OD 1.6Hz	32.8	46.9	75.0	105.9	142.5	173.4	7.9μV	17.9μV	14.8μV
2：OS-1 F-VEP OS 1.6Hz	35.6	50.6	64.7	104.1	140.6	174.4	5.7μV	18.8μV	14μV

图 2-6-12

正常 FVEP：双眼 P2 振幅正常，峰时正常

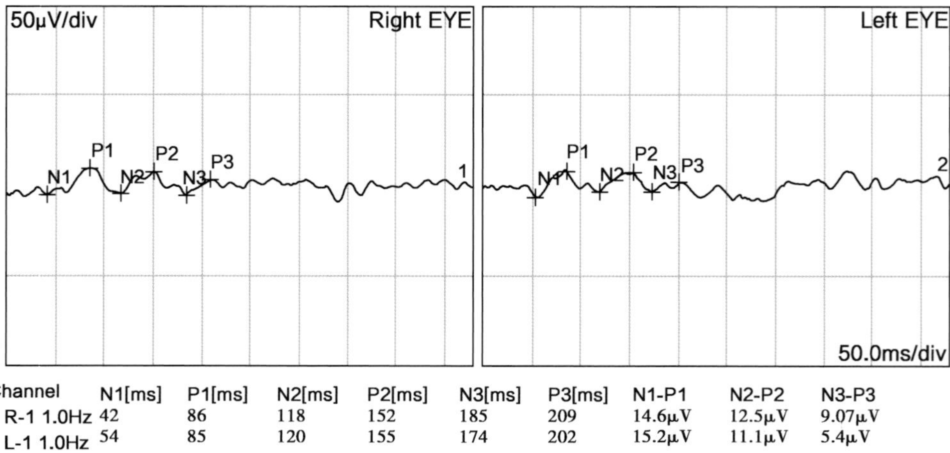

Channel	N1[ms]	P1[ms]	N2[ms]	P2[ms]	N3[ms]	P3[ms]	N1-P1	N2-P2	N3-P3
1 R-1 1.0Hz	42	86	118	152	185	209	14.6μV	12.5μV	9.07μV
2 L-1 1.0Hz	54	85	120	155	174	202	15.2μV	11.1μV	5.4μV

图 2-6-13

异常 FVEP：双眼 P2 振幅降低，峰时延迟

（朱亚楠　陈佩卿）

参考文献

[1] DICK H B, SCHULTZ T. Laser-assisted cataract surgery in small pupils using mechanical dilation devices. J Refract Surg, 2013, 29(12): 858-862.
[2] PAN C W, CHENG C Y, SAW S M, et al. Myopia and age-related cataract: A systematic review and meta-analysis. American Journal of Ophthalmology, 2013, 156(5): 1021-1033.
[3] 姚克．微小切口白内障手术学．北京：科学技术出版社，2012.
[4] 缪爱珠，周行涛．主视眼研究进展．中国眼耳鼻喉科杂志，2007，7(1)：61-62.
[5] 中华医学会眼科学分会白内障及人工晶状体学组．我国飞秒激光辅助白内障摘除手术规范专家共识(2018年)．中华眼科杂志，2018，54(5)：328-333.
[6] HO J W, AFSHARI N A. Advances in cataract surgery: Preserving the corneal endothelium. Curr Opin Ophthalmol, 2015, 26(1): 22-27.
[7] CHEN H, LIN H, CHEN W, et al. Topical 0.1% Bromfenac sodium for intraoperative miosis prevention and prostaglandin E 2 inhibition in femtosecond laser-assisted cataract surgery. J Ocul Pharmacol Ther, 2017, 33(3): 193-201.
[8] JUN J H, YOO Y S, LIM S A, et al. Effects of topical ketorolac tromethamine 0.45% on intraoperative miosis and prostaglandin E2release during femtosecond laser-assisted cataract surgery. J Cataract Refract Surg, 2017, 43(4): 492-497.
[9] CHEN X, YU Y, SONG X, et al. Clinical outcomes of femtosecond laser-assisted cataract surgery versus conventional phacoemulsification surgery for hard nuclear cataracts. J Cataract Refract Surg, 2017, 43(4): 486-491.

第七节　生物测量和术前规划与评估

屈光性白内障手术（refractive cataract surgery）概念的提出，对白内障手术治疗效果的精准性提出了更高要求。在治疗白内障的同时，使得患者获得最佳视觉质量，眼球生物测量的精准性是手术成功的重要因素之一。

一、精准生物测量需要提供的眼球参数

（一）眼轴

眼轴长度（axial length）是指角膜顶点到黄斑中心凹的距离。研究发现，白内障屈光术后误差54%来自眼轴测量的误差。通常1mm眼轴测量误差，可导致2.5~3.0D的术后屈光误差。由此可见，眼轴长度的精准测量是白内障术前生物学参数测量的重中之重。目前，随着不同原理和技术的发展，临床常用于眼轴测量的仪器总体分为超声生物学测量和光学生物学测量。

传统的超声生物学测量采用A型超声测量眼轴，其原理是利用超声波穿过不同密度的眼部组织达到视网膜并反射回波，根据不同节段的声速和回波时间差，公式“距离 = 声速 × 时间”，计算出各组织的轴向距离。A超测得的眼轴长度是从角膜前表面到视网膜内界膜的距离。

光学生物学测量以基于部分相干光原理的IOLMaster 500，低相干光反射原理的Lenstar，以及扫频光源相干光断层扫描原理的IOLMaster 700和OA-2000为代表。光学生物学测量的眼轴长度是从泪膜表面到视网膜色素上皮层的距离。根据文献报道，光学生物学测量所测得的眼轴长度，相较于A超长约0.27mm。另外，Lenstar系统和IOLMaster系统测量可获得晶状体厚度，且眼内各屈光介质采用不同折射率，其测量更为接近眼轴真实值。该类仪器由于其非接触性的测量方式，以及良好的精准性和重复性，在临床工作中不断应用推广。

(二) 角膜曲率

角膜曲率(keratometry)即角膜的弯曲度,通常用角膜曲率半径(r)表示。角膜屈光力是反映角膜折射光线的能力,通常用角膜屈光度(K,单位 D)表示。角膜屈光力可以通过测量角膜曲率半径经公式转换计算。

$$K = (n_2 - n_1)/r$$

注:K 为角膜屈光力;r 为角膜曲率半径;n_1 为空气折射率;n_2 为角膜折射率 1.376。

模拟角膜屈光力(Sim$K$)是临床大部分角膜地形图所采用的角膜曲率值。由于角膜有前后两个表面,一般仪器仅能测出角膜前表面曲率半径,不可直接采用角膜折射率 1.376 来直接计算角膜屈光力。根据 Gullstrand 模型眼,角膜前表面曲率半径(r_1=7.7mm)与后表面曲率半径(r_2=6.8mm)的比值(B/F)是固定的,可得到新的屈光指数 1.337 5。模拟角膜屈光力 Sim$K$ 便可通过公式计算。

$$\text{Sim}K = (1.337\,5 - 1)/R_f$$

注:Sim$K$ 为模拟角膜屈光力;R_f 为角膜前表面曲率半径。

随着屈光性白内障手术对精准性提出的更高要求,真实角膜曲率的计算日益受到重视。通过真实角膜前后表面曲率和折射率,计算净屈光力(true net power,TNP)。

$$\text{TNP} = (n_2 - n_1)/R_f + (n_3 - n_2)/R_b$$

注:TNP 为净屈光力;R_f 为角膜前表面曲率半径;R_b 为角膜后表面曲率半径;n_1 为空气折射率 1;n_2 为角膜折射率 1.376;n_3 为房水折射率 1.336。

全角膜屈光力(total corneal refractive power,TCRP)是根据光线追踪原理,考虑角膜前后表面、折射率、角膜厚度,以及角膜非球面性对角膜屈光力的影响,能够更加精准地反映角膜真实屈光力。

常见用于角膜曲率测量的仪器包括:手动角膜曲率计、角膜地形图、光学生物学测量仪以及电脑验光仪。不同仪器间测量角膜曲率原理不同,临床使用时须注意仪器的定期校准。此外,泪膜的稳定性和眼表情况(胬肉、瘢痕等)均会对角膜曲率测量产生影响。对于角膜曲率小于 40D 或大于 48D、双眼角膜曲率差大于 1.5D、角膜散光大于 4D 的患者,应结合多仪器测量,相互参照分析,避免测量误差。

(三) 前房深度

前房深度(anterior chamber depth,ACD)是角膜顶点到晶状体前表面的距离。临床常用于 ACD 的测量方式包括超声生物学测量(A 超、超声生物显微镜)、光学生物学测量(光学生物学测量仪、前节 OCT)和角膜地形图(三维眼前节分析系统)。随着人工晶状体计算公式的优化和更新,ACD 准确的测量值日益受到重视。ACD 测量值偏小,IOL 屈光力也相应偏小,术后将造成远视偏移;ACD 测量值偏大,IOL 屈光力也相应偏大,术后将造成近视偏移。对于不同眼轴患者,ACD 测量误差也将导致不同的术后屈光度误差。相关研究指出,20mm 眼轴的病例,ACD 测量 0.25mm 的误差,可产生 ±0.5D 的术后屈光度误差。然而,30mm 眼轴的病例,ACD 测量 0.25mm 的误差,仅产生 ±0.1D 的术后屈光度误差。

(四) 晶状体厚度

晶状体厚度(lens thickness,LT)是晶状体前后表面之间的距离。LT 的测量方式包括超声生物学测量(A 超、浸润式 B 超、超声生物显微镜)和光学生物学测量(光学生物学测量仪、前节

OCT)。由于晶状体混浊程度、晶状体半脱位等因素,LT 测量常会受到干扰。临床工作需要采用多种测量方式对比,以提高测量准确性。

(五)角膜直径

角膜直径又称白到白距离(white-to-white,WTW)即角膜上下、左右角膜缘之间的距离。通常,角膜水平直径为 11~12mm,垂直径为 10~11mm。白内障术前检查中,最直接的是采用光学生物学测量仪和角膜地形图客观自动测量。由于不同仪器测量原理不同,或患者前节图像采集质量不佳,可能导致仪器对角膜缘识别误差,需临床医生根据具体情况合理处理和调整。

(六)Kappa 角和 Alpha 角

Kappa 角是瞳孔轴和视轴之间的夹角。由于视轴不能被直接测量,临床上常采用注视点在角膜上的映光点与瞳孔中心在角膜平面的距离表示。临床可用于测量 Kappa 角的仪器有 Petacam、iTrace、OPD Scan Ⅲ、Orbscan Ⅱ等。过大的 Kappa 角会导致多焦点 IOL 术后的视觉干扰现象。《中国多焦点人工晶状体临床应用专家共识(2019)》建议,Kappa 角 <0.5mm 或小于多焦点 IOL 中央折射光学区直径的一半时,可有效减少术后光学视觉干扰。

Alpha 角是视轴和光轴在眼内节点处交叉的夹角。由于光轴不是真实存在,临床常用角膜中心与视轴的距离表示。临床可用于测量 Alpha 角的仪器有 iTrace 和 OPD Scan Ⅲ。相关文献报道,Alpha 角 >0.4mm 时,植入多焦点 IOL 会增加眩光和光晕等视觉干扰,此情况须谨慎使用多焦点 IOL。在屈光性白内障手术中,植入多焦点人工晶状体时不能忽略 Alpha 角。

二、人工晶状体计算公式

精准屈光性白内障手术中,人工晶状体计算公式的选择与白内障术后屈光度的准确性密切相关,并明显影响白内障术后视力恢复(图 2-7-1)。精确计算人工晶状体屈光度可为白内障术后良好的视觉质量提供有力保障。不同时期人工晶状体计算公式的差异主要在于计算人工晶状体有效位置(effective lens position,ELP)的方法不同。准确的 ELP 定义为角膜前表面至人工晶状体前表面的距离。早期的人工晶状体计算公式曾使用前房深度代替 ELP,随着生物测量技术的发展,ELP 的准确性也不断提高,进一步提升了人工晶状体屈光度的精准性。

1. 第一代公式 Fyodorow 于 1967 年发布第一代人工晶状体屈光度计算公式,随后 Colenbrander 公式于 1972 年发表,Hoffer 公式于 1974 年发表,Binkhorst 公式于 1975 年发表。1980 年 Retzlaff、Sanders 和 Kraff 等人总结分析以往的白内障病例发表各自的回归公式,并由这些公式合并得到 SRK 公式。

2. 第二代公式 回归公式,其主要代表有 1981 年发表的 Binkhorst-Ⅱ公式,以及 1988 年 Retzlaff 发表的 SRK-Ⅱ公式。SRK-Ⅱ考虑了不同长度眼轴对应不同深度的前房深度,准确性较第一代公式有所提高,但是在短眼轴(眼轴≤22.0mm)和长眼轴(眼轴≥26.0mm)中的应用效果仍不理想。

3. 第三代公式 理论公式与回归公式结合,主要包括 SRK/T、Hoffer Q 和 Holladay 1 公式。该三项公式是基于薄透镜光学原理,根据眼轴长度和角膜曲率值来计算人工晶状体屈光度,其准确性在正常眼轴范围较好。但在极端眼轴范围,第三代公式预测准确性尚有待提高。当眼轴≥26.0mm 时,SRK/T 公式预测准确性较好。当眼轴≤22.0mm 时,Hoffer Q 公式预测人工晶状体屈光度较为准确。

4. 第四代公式 Haigis、Holladay 2、Olsen 为代表的第四代公式纳入更多的生物测量指标，包括术前前房深度、晶状体厚度、水平白到白距离、年龄和术前屈光度来提高人工晶状体有效位置（ELP）预测准确性，进一步提高人工晶状体屈光度预测的准确性。Olsen 公式结合了光线追踪（ray tracing）原理，引入了 *C* 常数（术前前房深度与晶状体厚度比值），更有效地增加了人工晶状体屈光度预测准确性。

5. 第五代公式 其代表为 Barrett Universal Ⅱ公式。Barrett Universal Ⅱ公式综合考虑了更多的眼部生物测量参数，包括角膜曲率、眼轴长度、前房深度、晶状体厚度和角膜表面高阶像差等，以更准确地确定适合患者的人工晶状体度数。在 Barrett Universal Ⅱ基础上进一步推荐使用角膜总 *K* 值（total keratometry，TK）代替角膜前表面曲率值，可进一步提高人工晶状体预测准确性。

6. 基于人工智能算法公式 基于人工智能（artificial intelligence，AI）算法人工晶状体公式，采用大数据和 AI 算法来更好地预测目标屈光度，并用以简化人工晶状体的选择过程。Hill-RBF 公式采用模式识别的方法，基于人工智能和实际术后屈光结果数据库的回归分析，来预测人工晶状体屈光度。Kane 公式是人工智能与理论光学相结合的新型人工晶状体度数公式，该公式包括眼轴长度、角膜度数、前房深度、晶状体厚度、角膜中央厚度、A 常数和性别，用于人工晶状体度数预测。Ladas 超级公式由 SRK/T、Hoffer Q、Holladay 1、Holladay（WK 调整）和 Haigis 借助于复杂深度学习算法组成。该公式采取三维分析框架，纳入眼部生物测量参数包括：人工晶状体度数、眼轴长度和角膜曲率等。基于 AI 的人工晶状体屈光度计算方法，在改善白内障手术中 IOL 选择的准确性方面变得越来越重要。随着全球数据库和 AI 算法的进步，未来将继续发展更先进的人工晶状体屈光度 AI 计算模型，并在短眼轴、长眼轴和屈光术后等特殊眼部情况下更准确选择人工晶状体屈光度。

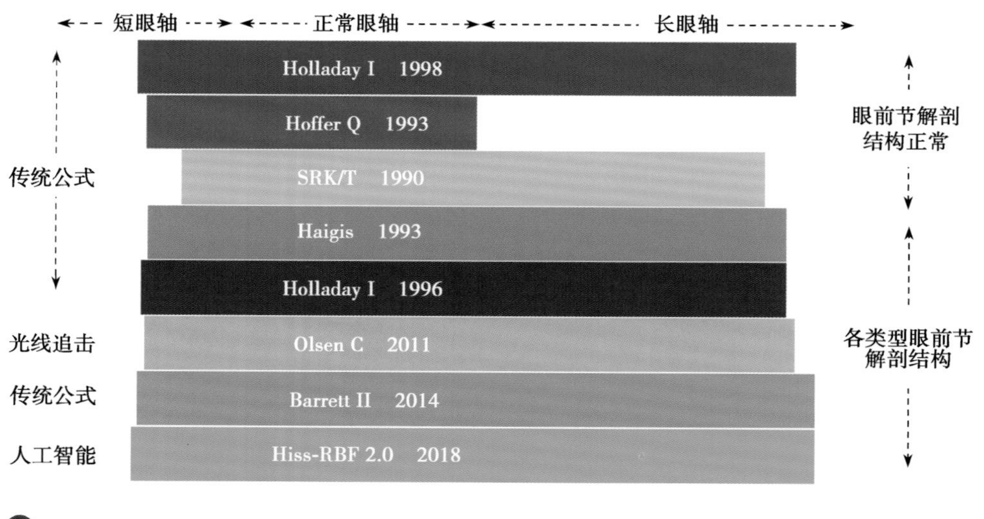

图 2-7-1
不同眼轴长度对应 IOL 计算公式选择
（译自 www.doctor-hill.com/iol-power-calculations/formulas/）

参考文献

[1] MELLES R B, HOLLADAY J T, CHANG W J. Accuracy of intraocular lens calculation formulas. Ophthalmology, 2018, 125(2): 169-178.
[2] COOKE D L, COOKE T L. Comparison of 9 intraocular lens power calculation formulas. Journal of Cataract & Refractive Surgery, 2016, 42(8): 1157-1164.
[3] ABULAFIA A, KOCH D D, WANG L, et al. New regression formula for toric intraocular lens calculations. Journal of Cataract & Refractive Surgery, 2016, 42(5): 663-671.
[4] TING D S J, FOO V H, YANG L W Y, et al. Artificial intelligence for anterior segment diseases: Emerging applications in ophthalmology. Br J Ophthalmol, 2021, 105(2): 158-168.
[5] TING D S W, PASQUALE L R, PENG L, et al. Artificial intelligence and deep learning in ophthalmology. Br J Ophthalmol, 2019, 103(2): 167-175.
[6] LADAS J G, SIDDIQUI A A, DEVGAN U, et al. A 3-D "Super Surface" combining modern intraocular lens formulas to generate a "super formula" and maximize accuracy. JAMA Ophthalmol, 2015, 133(12): 1431-1436.

（许哲　陈佩卿）

第八节　功能性人工晶状体分类

自 1949 年第一例人工晶状体应用于临床，人工晶状体的材质、光学设计等技术经历了 70 余年的发展。随着白内障超声乳化吸除联合人工晶状体植入术的日益完善，临床医生对术后视觉质量亦有了更趋于完美的要求。近年来，人工晶状体的材料设计和生产工艺持续改进，满足各种需求的人工晶状体不断涌现。

一、人工晶状体材料

1. 聚甲基丙烯酸甲酯（polymethyl methacrylate，PMMA）　是最早用于人工晶状体制造的材料。PMMA 屈光指数为 1.491~1.497，质地轻、韧性强、性能稳定，并具有较好的化学特性和生物相容性。PMMA 材料不耐热，无法进行高温消毒；硬度高，无法制作成可折叠人工晶状体，适用于大切口白内障手术。PMMA 易被 Nd：YAG 激光损伤，并释放出具有生物毒性作用的单体。英国眼科医生 Ridley 利用 PMMA 制造人工晶状体，并于 1949 年实施了第一例人工晶状体植入术。1955 年，我国张锡华教授完成了首例中国人工晶状体植入术。目前，PMMA 材质硬性人工晶状体已逐渐退出市场。

2. 硅凝胶（silicone）　其主要成分是二甲基乙烯基硅氧基聚甲基硅氧烷，简称甲基乙烯基硅酮，是最早应用于临床软性人工晶状体材料之一。硅凝胶屈光指数为 1.41~1.46。硅凝胶热稳定性好，可耐受高温高压消毒；柔韧性好，易折叠，可用于制作可折叠人工晶状体，且折叠植入过程不易损伤。由于硅凝胶弹性较大，植入过程易弹脱，且迅速展开，术中可控性相对较差。硅凝胶能吸收 Nd：YAG 激光能量，造成人工晶状体损伤。硅凝胶人工晶状体易产生静电，吸附眼内代谢产物和硅油，发生钙沉积，进而影响人工晶状体的透明度和透光率，出现迟发性人工晶状体混浊。目前，该材料人工晶状体已逐渐被淘汰。

3. 亲水性丙烯酸酯（acrylic hydrophilic）　其主要成分是聚羟基乙基甲基丙烯酸甲酯。目前新型亲水性丙烯酸酯材料具有较好的生物相容性和光学成像质量，质地柔韧而透明。亲水性丙烯酸酯材料复水 40% 状态下屈光指数为 1.43。该材料具有三维网状交联结构，能被水溶胀但不溶于水。三维网状交联结构具有渗水性,可使得水分子、离子及小分子物质自由通过,但同时也易使眼内代谢产物或污染物留存,导致人工晶状体一定程度的生物相容性和光学成像质量改变。

4. 疏水性丙烯酸酯(acrylic hydrophobic) 是由聚甲基丙烯酸甲酯衍生而来。亲水性丙烯酸羟乙酯分子的羟乙基改换成苯乙基后,可有效减少材料的极性和亲水性,从而获得疏水性能。该材料生物相容性好,炎症细胞不易黏附,后发性白内障发生概率较小。其弹性较硅凝胶小,折叠植入后可操控性更好,安全性更高。疏水性丙烯酸酯的屈光指数为 1.44~1.55,有利于制作更轻薄的可折叠人工晶状体。近年来,新出现的表面疏水处理的亲水性丙烯酸酯材料,结合了两类丙烯酸酯材料的优点,具有良好的临床应用前景。

随着人工晶状体材料和表面处理方式的发展,更多应用先进材料的人工晶状体将进一步应用于临床,包括蓝光滤过型人工晶状体、表面肝素处理人工晶状体、光可调人工晶状体等。各类新型人工晶状体的诞生,其目标均有效地提高了白内障术后屈光度精准性,减少相应手术并发症,保障白内障术后视觉质量。

二、单焦点人工晶状体

自然晶状体的屈光力从中心向周边递减,呈现负球差状态,且可有效补偿角膜正球差。目前应用于临床的单焦点人工晶状体,多为非球面人工晶状体,包括零球差和负球差设计。零球差设计人工晶状体,对偏心和倾斜的包容性较好。负球差设计人工晶状体多为−0.27μm 和−0.20μm,更有效提高术后对比敏感度和视觉质量(图 2-8-1)。

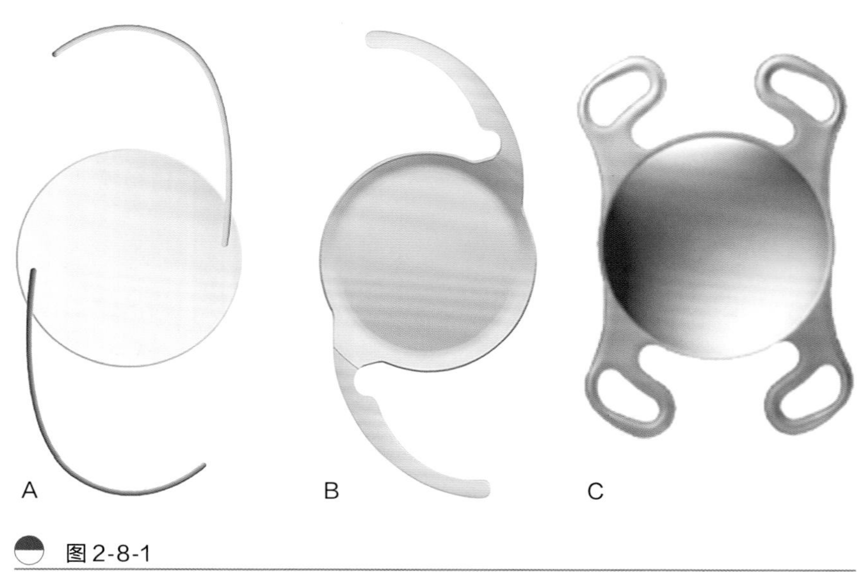

图 2-8-1
MA60 单焦点人工晶状体(A);ZCB00 单焦点人工晶状体(B);Akreos Adapt AO 单焦点人工晶状体(C)

三、散光矫正型人工晶状体

环曲面人工晶状体即 Toric 人工晶状体(Toric intraocular lens,TIOL)通过在人工晶状体不同子午线设计不同屈光力，来抵消角膜规则散光，从而达到减少全眼散光的目的（图 2-8-2）。TIOL 的散光矫正可预测性好，且散光矫正范围较大。但是散光矫正型人工晶状体发生旋转，就会与原有角膜散光产生交叉柱镜效应。散光轴向偏移 1°会造成 TIOL 矫正效果减少 3.3%。散光轴向偏移 30°会使 TIOL 的散光矫正效应完全消失。TIOL 散光轴向偏移超过 30°会加重原有散光。如果 TIOL 散光轴向偏移 90°，原有散光度数则会增加一倍。TIOL 矫正散光的效果关键在于术前的精准生物学测量、准确的术前轴向标记、术中植入轴向准确，以及术后的 TIOL 于囊袋中的旋转稳定性。

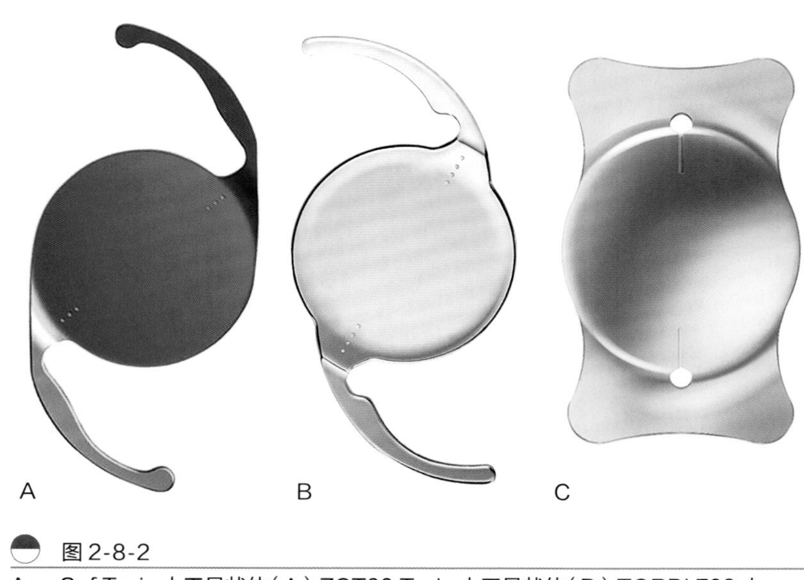

图 2-8-2

AcrySof Toric 人工晶状体（A）；ZCT00 Toric 人工晶状体（B）；TORBI 709 人工晶状体（C）

四、功能性人工晶状体

随着白内障术后患者脱镜要求的增加，以提高白内障患者术后远中近全程视觉质量为目标，多焦点人工晶状体和连续视程人工晶状体的原理和设计技术一直不断更新进步。

（一）景深延长型人工晶状体

景深延长型（extend depth-of-focus，EDOF）IOL 利用衍射、像差或小孔原理，形成小于人眼视网膜容许弥散圆的焦段，从而达到景深延长的效果，在一定范围内实现连续视程。临床使用的 EDOF IOL 以光学衍射原理为主，光能损失率较低，术后夜间亦有可能发生光晕、眩光等不良视觉体验。

EDOF IOL 以 TECNIS Symfony 为代表。衍射型 EDOF IOL 基于 TECNIS 技术平台，采用 Echelette 专利衍射光栅技术，可达到第一阶衍射远距离视力要求，第二阶衍射在远距离视物基础上约 +1.75D 近距离视力要求（图 2-8-3A）。二阶衍射的整合，可起到延伸远距离至中距离的视程需求。EDOF IOL 还整合了消除色散光栅设计，可有效矫正由于焦深延长和提高对比敏感度引起的角膜色散。TECNIS Symfony 为该技术主要代表，其设计还包括可矫正术眼散光的环曲面设计人工晶状体 TECNIS Symfony Toric（图 2-8-3B）。

低附加区域折射光学设计的 EDOF IOL，以超宽焦深 EDOF Comfort 人工晶状体为代表。Comfort 人工晶状体使用折射原理将视远区域与 +1.5D 近附加的视近区域整合在同一人工晶状体光学部（图 2-8-4）。其区域折射设计有利于最小化光能损失，可低至 5%，可获得与单焦点人工晶状体类似的对比敏感度视力，且较少产生光晕、眩光等光学干扰。Comfort 人工晶状体基本可实现远中距离的脱镜需求。

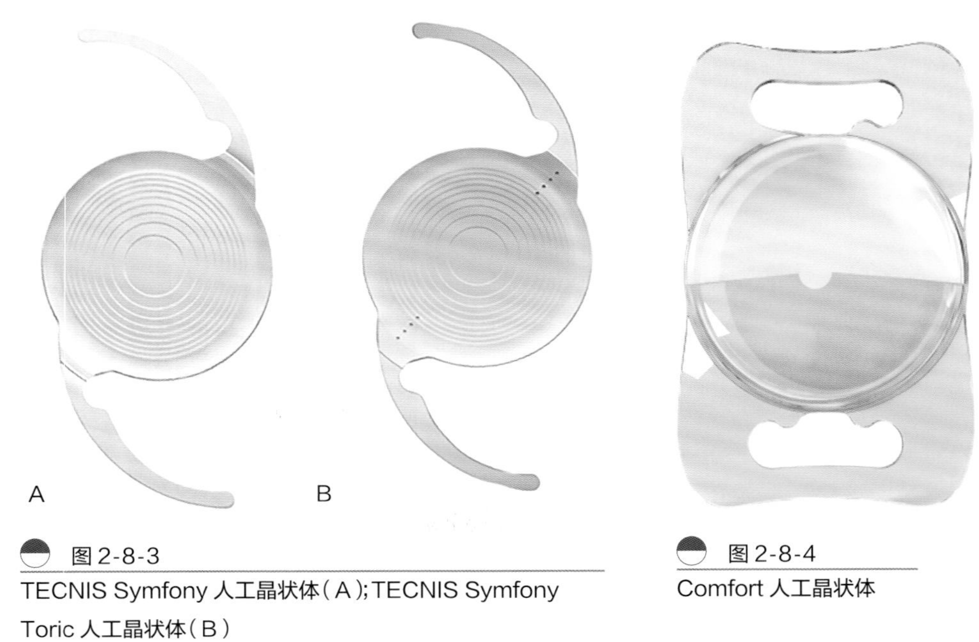

图 2-8-3
TECNIS Symfony 人工晶状体（A）；TECNIS Symfony Toric 人工晶状体（B）

图 2-8-4
Comfort 人工晶状体

新型焦深延长的单焦点 IOL，以 AcrySof IQ Vivity 和 Tecnis Eyhance 为代表。AcrySof IQ Vivity IOL 采用 X-Wave 技术结合 6mm 光学区双凸面非球面像差塑造设计，从而达到延长焦深的效果（图 2-8-5A）。Tecnis Eyhance IOL 采用 6mm 光学区、前表面无衍射环、高阶非球面像差设计延长焦深，采用后表面 360°连续方边设计有效提高低光照下的对比敏感度（图 2-8-5B）。相较于传统单焦点 IOL，该类 IOL 可一定程度延长焦深，提高中距离视力。延长焦深单焦点 IOL 虽无法达到多焦点 IOL 和 EDOF IOL 的远中近视力效果，但可有效减少术后视觉质量干扰，以及由分光引起的对比敏感度下降等问题。

（二）多焦点人工晶状体

多焦点人工晶状体（multifocal intraocular lens，MIOL）利用同心圆环区带或旋转不对称区域等光学设计，采用衍射和/或折射原理，将光纤聚焦于不同焦点，满足患者不同用眼距离的需求。由于 MIOL 的光能损耗和散射，会在一定程度上降低对比敏感度，容易在夜间产生光晕、眩光等不良视觉体验。

基于 ENLIGHTEN 技术平台的三焦点 IOL AcrySof IQ PanOptix，将非渐进式衍射的四焦点 IOL 技术应用于三焦点 IOL，以提高其术后 40cm 近距离和 60cm 中距离视力（图 2-8-6）。双焦点 AcrySof IQ ReSTOR IOL 采用衍射折射结合的阶梯渐进式衍射技术，分别可提供 +2.50D 和 +3.00D 近附加度数，其对应的 Toric 设计 IOL 也在临床展开使用（图 2-8-7）。

基于 AT LISA（tri）技术平台的双焦点和三焦点 IOL，采用非瞳孔依赖、光线不对称分布设计，

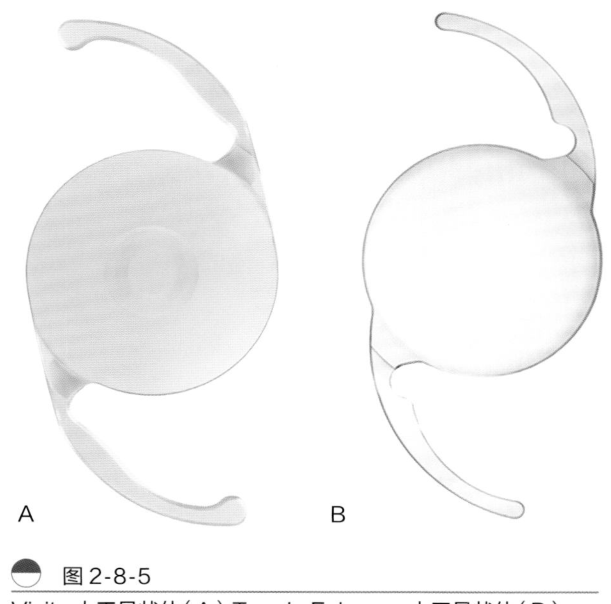

图 2-8-5
Vivity 人工晶状体(A);Tecnis Eyhance 人工晶状体(B)

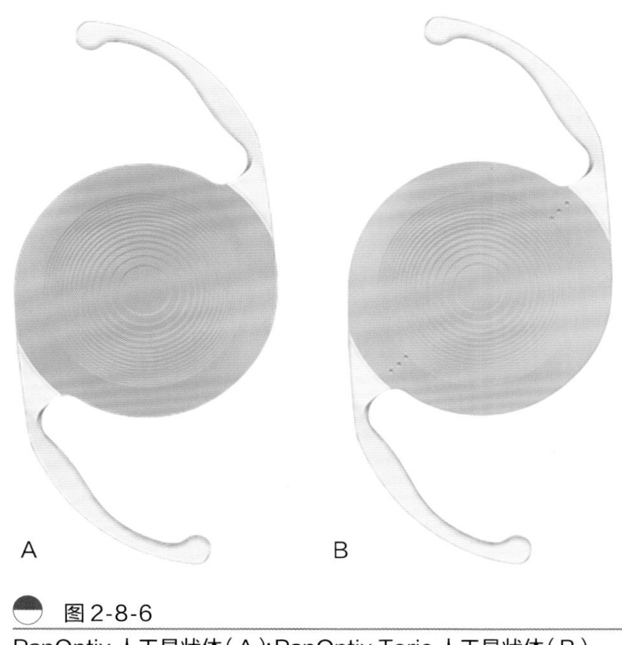

图 2-8-6
PanOptix 人工晶状体(A);PanOptix Toric 人工晶状体(B)

整合平滑微相位(smooth micro phase,SMP),像差矫正和 Bitoric 双环曲面散光矫正技术,可有效减少术后光晕和眩光等光学视觉质量问题的发生。AT LISA IOL 系列包括双焦点 IOL、Toric 双焦点 IOL、三焦点 IOL 及 Toric 三焦点 IOL,该系列 IOL 的平板四襻设计也使术后散光矫正效果更为稳定。其中 AT LISA 839 IOL 采用周边双焦衍射设计,提供中焦点 +1.66D 近附加和近焦点 +3.33D(图 2-8-8)。

新一代 TECNIS Synergy IOL 基于 Echelette 增效型衍射光栅融合多焦技术,采用波前像差非球面前表面整合全光学面衍射后表面的设计,使患者完整地实现从 33cm 到无穷远距离的连续全程视力(图 2-8-9)。该 IOL 采用 OptiBlue 疏水丙烯酸材料,可有效过滤紫外线和有害蓝光。

非球面衍射型多焦点人工晶状体全视 Max IOL 采用前表面 EDOF 非球面联合后表面衍射型多焦点设计(图 2-8-10)。全视 Max IOL 可提供 +2.8D 近附加,并结合其 EDOF 设计,实现全程视力。

(三)可调节人工晶状体

可调节人工晶状体(accommodation intraocular lens,AIOL)是通过睫状体的收缩和舒张来改变囊袋张力,借助囊袋内可伸缩的 IOL 襻推动光学部轴向位移,或双光学部 IOL 两个光学元件

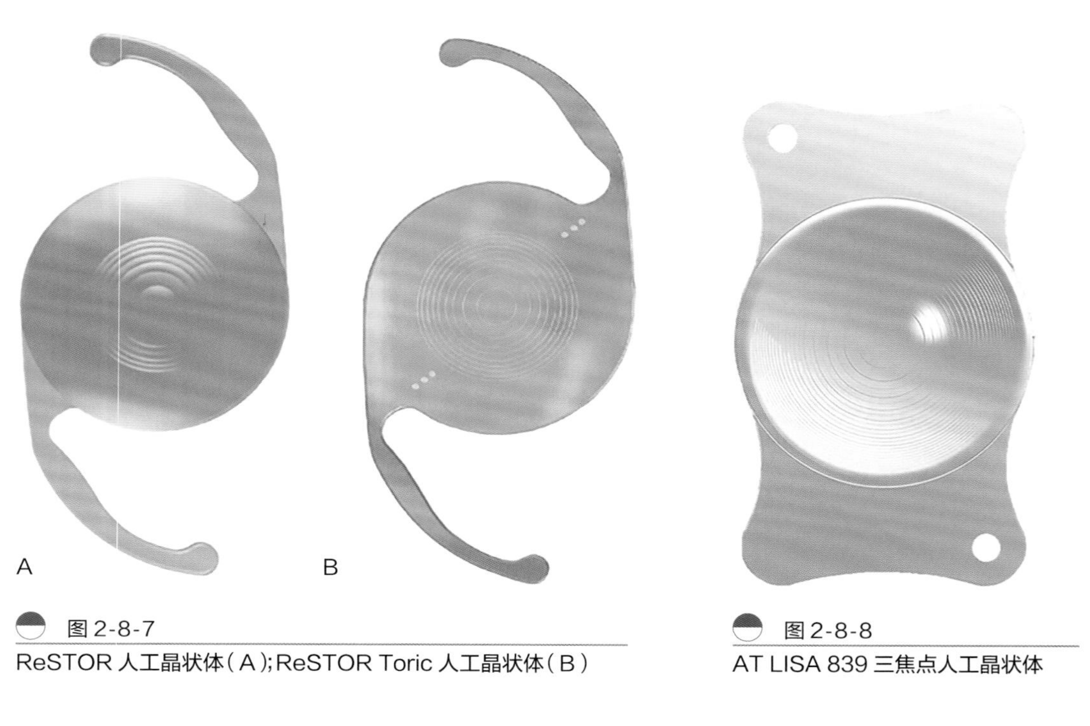

图 2-8-7
ReSTOR 人工晶状体(A);ReSTOR Toric 人工晶状体(B)

图 2-8-8
AT LISA 839 三焦点人工晶状体

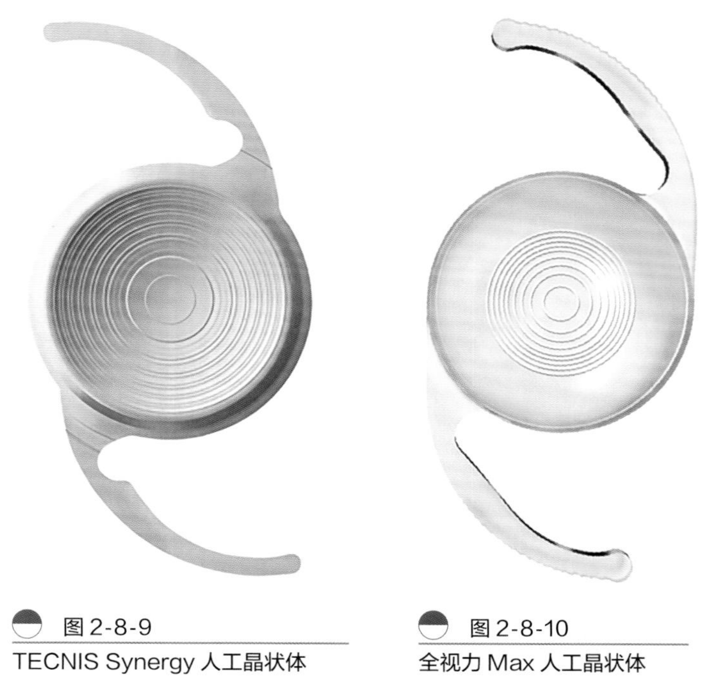

图 2-8-9
TECNIS Synergy 人工晶状体

图 2-8-10
全视力 Max 人工晶状体

的间距变化，以及通过改变 IOL 再伸的形态来实现屈光度的变化。AIOL 的设计原理更为接近自然晶状体的调节变化，理论上可产生较好的视觉质量。然而在实际应用中，IOL 植入囊袋后，会受到晶状体囊袋纤维化和睫状体收缩力下降等因素干扰，AIOL 产生的调节幅度及远期效果难以达到预期。目前，AIOL 临床大规模应用仍存在一定局限性。

（四）新型人工晶状体

光可调 IOL（light adjustable lens，LAL）可以在 IOL 植入后进行残余屈光度矫正，即在术后一定时间内通过光传导装置对 IOL 进行 3 次屈光度调整锁定。相关文献报道，92% 患者在最终锁定后，残余屈光度可在目标屈光度 ±0.50D 范围内。但应注意的是，在最终锁定前，LAL 植入患者在室内、室外均须配戴抗紫外线（UV）眼镜，以避免外界光线对 LAL 屈光度的影响。模块化 IOL 在囊袋中植入基础模块，可在术后任何时间阶段根据患者的屈光状态变化置换 IOL。多功能可调节 IOL 和新一代 EDOF IOL 也在进一步研究中，旨在提高术后患者有效视程，并减少视觉质量干扰。

各类 IOL 设计的进步，以及植入后可调整 IOL 的开发，均有效地提高了白内障术后屈光度精准性，并减少相应手术并发症。临床医生应了解 IOL 设计原理，结合患者具体情况进行 IOL 的选择，有效保障白内障术后视觉质量。

参考文献

[1] WERNER L. Intraocular lenses：Overview of designs，materials，and pathophysiologic features. Ophthalmology，2021，128（11）：e74-e93.

[2] FERREIRA T B，RIBEIRO F J，SILVA D，et al. Comparison of refractive and visual outcomes of 3 presbyopia-correcting intraocular lenses. J Cataract Refract Surg，2022，48（3）：280-287.

[3] KESHAV V，HENDERSON B A. Astigmatism management with intraocular lens surgery. Ophthalmology，2021，128（11）：e153-e163.

[4] FLAXMAN S R，BOURNE R R A，RESNIKOFF S，et al. Global causes of blindness and distance vision impairment 1990—2020：A systematic review and meta-analysis. Lancet Glob Health，2017，5（12）：e1221-e1234.

[5] SONG X H，LIU X，WANG W，et al. Visual outcome and optical quality after implantation of zonal refractive multifocal and extended-range-of-vision IOLs：A prospective comparison. J Cataract Refract Surg，2020，46（4）：540-548.

[6] LADAS J G，SIDDIQUI A A，DEVGAN U，et al. A 3-D “Super Surface” combining modern intraocular lens formulas to generate a “super formula” and maximize accuracy. JAMA Ophthalmol，2015，133（12）：1431-1436.

（许哲　陈佩卿）

第三章
飞秒激光辅助白内障屈光手术

随着医疗技术的不断发展和进步，飞秒激光技术在眼科手术领域中的应用越来越广泛，其中包括白内障手术。飞秒激光聚焦在目标组织上，通过超级短的时间爆破将微量组织转化成二氧化碳与水从而切割分离组织，它也是目前临床应用中最精准的激光刀。当然，我们必须理解飞秒激光只能作用在能透光的组织上，所以眼科也是飞秒激光临床应用最广的学科。其中飞秒激光白内障手术是一种比传统手术更加精准、安全和有效的治疗方法。

飞秒激光技术在眼科的应用发展：

- 2001 年，飞秒激光用于准分子激光原位角膜磨镶术（LASIK）。
- 2004 年，飞秒激光用于角膜移植手术。
- 2008 年，第一例飞秒激光辅助白内障手术。

第一例飞秒激光辅助白内障手术是由匈牙利医生 Zoltan Z. Nagy 博士在 2008 年实施的。他成功地通过飞秒激光技术在白内障患者眼进行了飞秒激光撕囊、晶状体切割和软化。这一里程碑事件为飞秒激光辅助白内障手术的发展奠定了基础。

飞秒激光技术最初是应用于角膜层面的手术，但在过去几千年白内障手术的发展下，手术已经是治疗白内障唯一被认可和推广的方式。传统的白内障手术需要通过手术医生在手术中使用手动切割工具来制作角膜切口、前囊袋撕开，与混浊晶状体的摘除，其中手术必须依靠医生的手术技巧与经验，对于复杂白内障手术而言，术者更容易受眼前节的操作空间限制与组织变性等因素影响，大大提高了手术风险，而飞秒激光技术除了可以帮助医生更加精确地进行手术操作，对于复杂困难的病例也能有效降低手术风险，提高手术成功率。飞秒激光辅助白内障手术的多个方面，包括手术效果、并发症、手术工作流程和手术参数对结果的影响等。这些研究结果表明，飞秒激光辅助白内障手术具有很多临床优势，如更高的手术精度、更少的组织损伤和更快的视力恢复。

本章将探讨飞秒激光辅助白内障手术的参数设置对于眼前节组织应用与满足临床使用要求，同时也介绍飞秒激光辅助白内障手术的核心观念，目的是帮助读者更加全面地了解该手术方法的应用和效果。

第一节 飞秒激光参数设置

一、飞秒激光切割参数设置的三大核心概念

飞秒激光的三大参数设置核心概念分别是：①作用的组织，②激光点与点的间距，③激光能量

(图 3-1-1)。

1. 组织　飞秒激光辅助的白内障手术中包含了三个主要眼前节组织,分别为角膜、晶状体前囊膜、晶状体,由于每个组织的特性与要求均不相同,所以在设置组织分离时必须理解这些组织结构。

2. 飞秒激光点间距　指各点激光爆破范围连成的点到线、到面的点距离或上下距离,其设计目的是有效地分离组织。

3. 能量　针对不同组织状态,可自定义地设定所需的能量,如Ⅳ级核白内障就可通过升高能量来确保组织的有效分离。

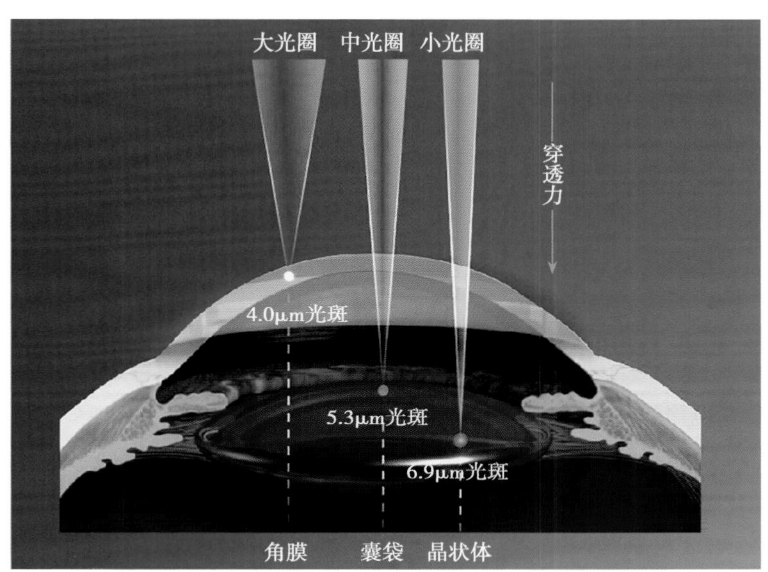

图 3-1-1
飞秒激光的数值孔径(光圈)改变在不同组织上的作用示图

二、飞秒激光辅助白内障手术的核心功能及临床应用要点

飞秒激光辅助白内障手术中提供了主要四个核心功能,分别为角膜切口、晶状体前囊口切开术、晶状体预劈核或晶状体软化、角膜弧形切口(散光矫正)等功能,我们将对此四大功能在临床上的应用进行介绍。

(一) 角膜切口

1. 制作的位置　由于飞秒激光为 1 025~1 035nm 的红外激光,对于红外激光不能穿透的组织其也将无法在目标位置上进行组织分离作用,飞秒激光的角膜切口制作须在相对透明角膜区域也就是透明角膜切口,对于较严重的老年环,不建议选择飞秒激光制作切口,对于切口制作位置可以通过设备中的眼前节 OCT 来辅助切口位置判断,其利用 OCT 光源同属于红外光源,在 OCT 图像中观察虹膜根部被阻挡的影像来判断飞秒激光能作用的角膜位置从而得到更精准的切口位置(图 3-1-2)。

2. 切口的层面　切口的层面可以设置成一层面、二层面与三层面,其由于飞秒激光精准的角膜切口制作达到手工无法完成的真正立体二层面与三层面制作,故在临床操作中需要飞秒激光角膜切口制作时,可按要求细分切口的层面制作与切口的形态设计供手术医生选择,制作功能提供了一

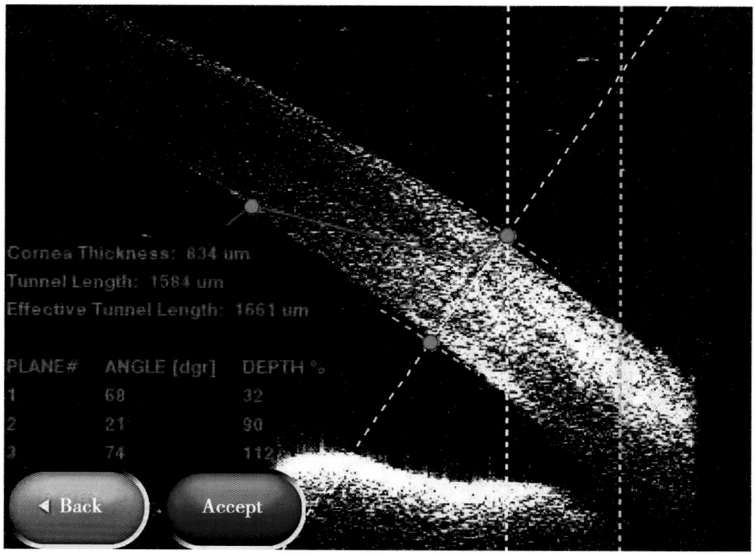

图 3-1-2
切口的位置可以通过虹膜的 OCT 成像来进行预判

层面切口、二层面切口、三层面切口。但侧切口只有单一层面可设定。

3. 切口的形态 除层面的设计外，切口还能制作成梯形，内宽外窄或内窄外宽，系由于飞秒激光能制作出真正精准三层面或二层面，此时切口的顺应性不如手工制作好，初次接触 FLACS 切口的术者都反映飞秒激光术后切口的密闭性与水肿程度不如手动切口，如此对医生超声乳化手法的要求也会大大提升，所以，飞秒激光设备也提供切口形态设置使术者的切口操作能更加顺手。

4. 切口的长度与角度 切口设置中还可以设计切入角度与每一层面的长度，相关的设置可以参考术者的习惯进行设计，切口过长与过短都可能引发其他的术中风险，此外，在切口设置中我们也需要设置激光的起始位置与结束位置须大于切口制作的实际长度以确保切口制作的完整性(图 3-1-3)。

（二）前囊口制作

根据连续环形的前囊切开术制作的基本要求，飞秒激光制作前囊口仅只有正圆一个选项，其他能设定的便是前囊口的大小设置，我们可以从传统超声乳化手术中了解到，在进行连续环形撕囊(CCC)时会预先在前囊口上填充黏弹剂使前囊压平，所以飞秒激光在操作前囊口预切开时的设置可以设定得比传统前囊撕开的尺寸小一些，当然我们也可以预先观察患者前囊膜曲率来设计前囊口的大小设置。

除了前囊口大小的设置外还有两个重要参数设置，前囊切开起始深度位置与前囊切开最终结束位置，一般设置为预留上下各 300μm 的切割设定，目的是确保前囊被完整包含在其切割范围内，最终达到切口的完整性(图 3-1-4)。

（三）晶状体预劈核或晶状体预软化

目前，飞秒激光设备提供许多晶状体预劈核与预碎核方式有派状、同心圆与方块状，其中派状与同心圆预劈核可以合并使用，在使用预劈核的模式时可以先思考自己的手法，再依自己的习惯进行预劈核的设置(图 3-1-5)。

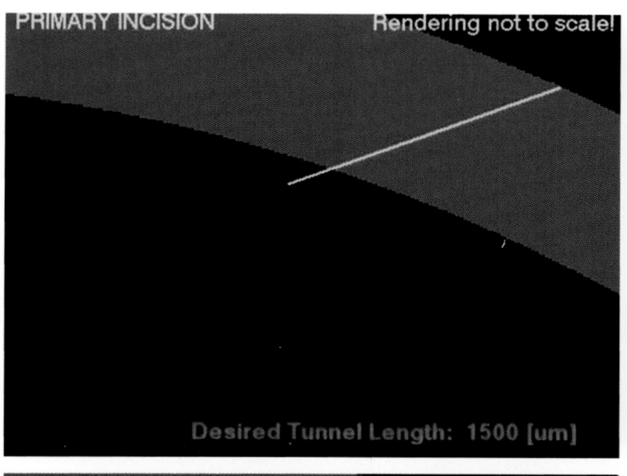

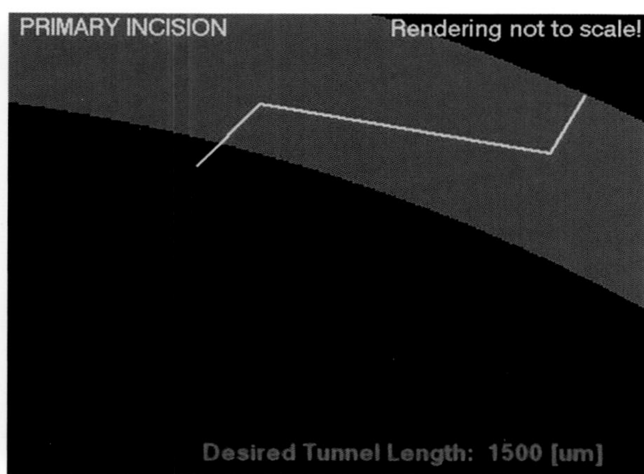

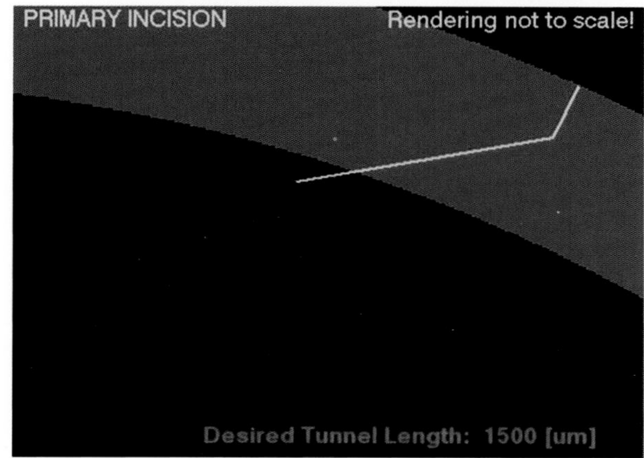

图 3-1-3
飞秒激光可以依医生个人要求设计不同的角膜切口层面

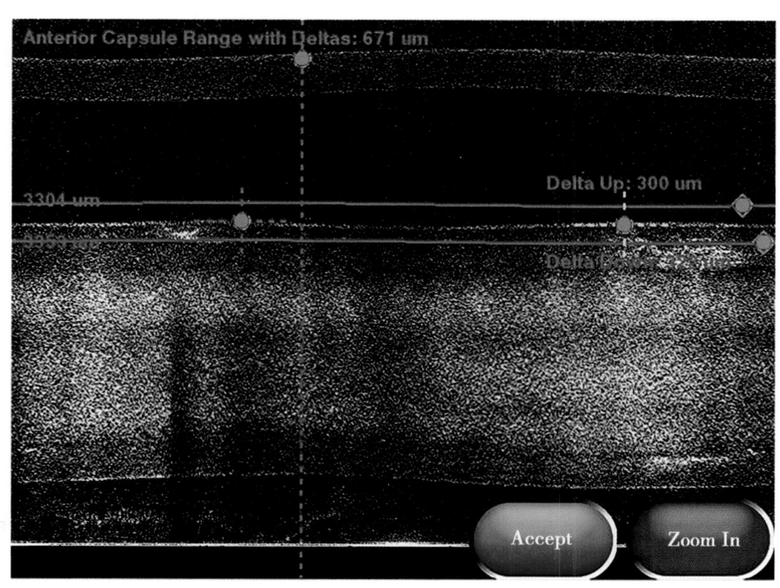

图 3-1-4
计算机通过 OCT 自动识别前囊位置

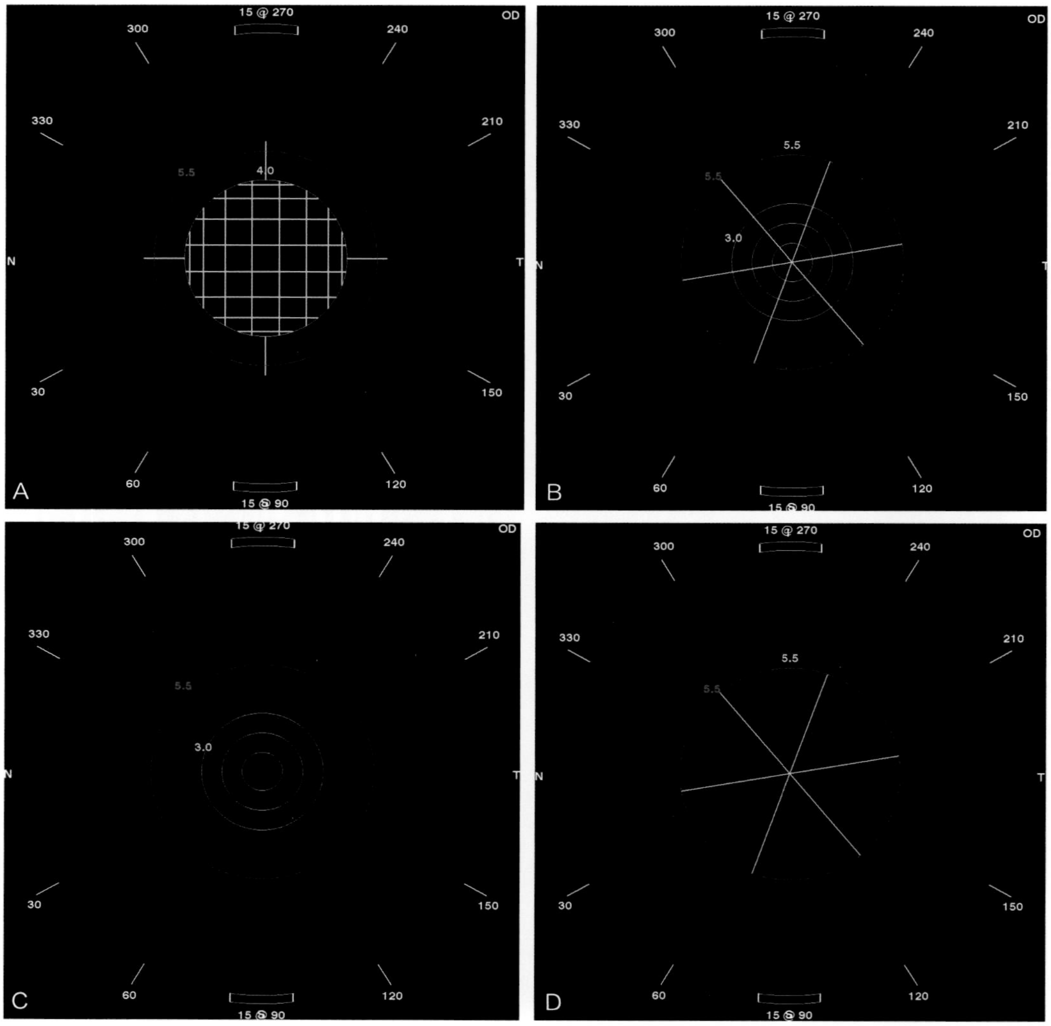

图 3-1-5

晶状体激光预劈核或晶状体预软化模式

A. 格状预模式；B. 派状合并同心圆模式；C. 同心圆模式；D. 派状模式。

预劈核的形状设定同样有两个重要安全设置，其设置目的是保护后囊膜与前囊膜不被激光损伤而造成损坏进而造成的前囊撕裂与后囊破裂，这两个参数分别为用于碎核的激光起始位置与结束位置，计算机会设定为后囊袋最高位置向上 500μm 作为激光的起始位置，前囊袋口向下 300μm 为最终位置，此设计目的为保护后囊袋与前囊袋组织避免受激光损伤所造成的术中不良并发症（图 3-1-6）。

（四）弧形切口（角膜松解切口）

弧形切口主要是用来解决角膜上一部分的散光，作用原理与角膜巩膜松解类似，其设置为如下几点。

1. 弧形切口形式 飞秒角膜松解（FS-AK）与飞秒角膜内基质层松解（FS-ISAK），其设置主要区别为激光路径上是否穿透角膜上皮层，此功能可借由设置激光的最终位置来进行设计。

2. 弧形切口数量 单边**弧形切口**或双边**弧形切口**设计。单边**弧形切口主要是用于配合在主切口散光陡峭轴上的治疗方式或角膜非对称散光时使用**。

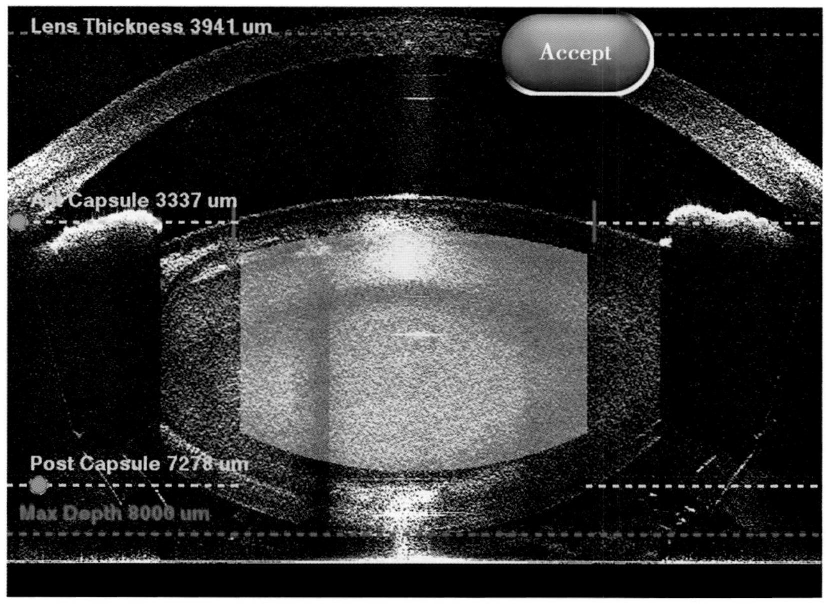

图 3-1-6
黄色区域为激光进行预劈核或预乳化的治疗范围

3. 弧形切口位置　通过圆直径长度表示，以视轴为中心设置，例如，8mm 或 8.5mm 直径长度的切口位置设置，弧形切口愈靠近角膜中心位置，散光矫正影响愈大。

4. 深度　依医生采用散光松解公式表或医生自己的临床观察来决定切口设置深度。

三、飞秒激光参数对眼组织的设置原则

以 LenSx 飞秒激光手术设备为例，针对不同组织提供不同可变数值孔径与激光爆破光斑，角膜切口采用的是大数值孔径，其能量低、光斑小（4.0μm）的特性可以让切口制作相对更精细，前囊膜撕开是采用中数值孔径与 5.3μm 光斑，能有效分离前囊组织，晶状体预粉碎是采用小数值孔径与 6.9μm 爆破光斑，目的是让激光的穿透性与组织分离的能力更高效，尤其是颜色较深的白内障。

1. 角膜组织　避免能量与能量重叠过多而造成角膜组织产生类似光凝现象，角膜光凝现象是指过高的激光能量，使角膜组织胶原失去弹性进而变脆，从而体现在超声乳化术后切口严重水肿与密闭性不佳的现象产生。另外，如果能量过低与点间距过大时也会造成角膜切口分离困难，严重时还会造成钝性器械进入角膜切口通道时，角膜后弹力层因机械力过大造成角膜后弹力层的脱离情况发生。所以我们可以通过优化飞秒激光能量、激光的点间距与层间距来进行改善。

2. 晶状体前囊切开　设置前囊撕开时也同时要关注能量与激光点间距、层间距的设置，由于晶状体前囊切开是整体白内障手术至关重要的步骤，所以追求达到完全前囊环形切口的要求。一些特殊患者须通过增加飞秒激光能量从而增大爆破范围，进而补偿因角膜光学路径不规则所造成的飞秒激光散射下产生的不连续囊口切割。在临床应用中，对于下列特殊患者建议增加能量：角膜移植术后、角膜胬肉术后、角膜透光性不佳的患者与角膜曲率过大当负压吸引时发生角膜内皱褶等患者可以依医生专业经验进行能量的调整。

3. 白内障预劈核　对于不同硬度等级的白内障我们也可以适时依晶状体的硬度进行能量的调

整，能量愈大，点间距与层间距愈密，分离的效果愈好，但激光时间也会相对增加。

在飞秒激光辅助白内障手术中，医生需要根据患者的个体情况，选择合适的能量密度和作用时间等参数，以避免过密集的飞秒激光能量对角膜组织造成不必要的损伤和不良的光凝效应。

四、飞秒激光参数介绍与推荐参数设置表

针对不同部位的飞秒激光参数介绍与推荐参数设置见表3-1-1~表3-1-5。

表3-1-1 晶状体

lens 晶状体	chop 预劈核		cylinder 环形劈核		frag 预碎核
	常规	硬核	常规	硬核	Frag
diameter/mm 预劈核直径	5	5	3	3	3
lens anterior offset/μm 预劈核与前囊口的安全距离	500	500	500	500	500
lens posterior offset/μm 预劈核与后囊口的安全距离	800	800	800	800	800
number of cuts/cylinders/horiz 预劈核的切数/圈数/水平截断数量	2	3	1	1	2
anterior lens curvature/mm 前囊膜的曲率	9	9	9	9	9
posterior lens curvature/mm 后囊膜的曲率	5.9	5.9	5.9	5.9	5.9
energy/μJ@ 3~4mm 深度3~4mm飞秒激光能量设置	10	14	10	10	10
energy/μJ@ 4~5mm 深度4~5mm飞秒激光能量设置	10	14	10	10	10
energy/μJ@ 5~6mm 深度5~6mm飞秒激光能量设置	10	14	10	10	10
energy μJ@ 6~7mm 深度6~7mm飞秒激光能量设置	10	14	10	10	10
energy/μJ@ 7~8mm 深度7~8mm飞秒激光能量设置	10	14	10	10	10
spot separation/μm 飞秒激光爆破的点间距	10	10	10	10	20
layer separation/μm 飞秒激光爆破的层间距	10	10	10	10	40
layer skip/frag spokes 层与层间激光省略次数/栅格式预乳化的预劈核延伸的数量			0		8
PI angle offset/spoke length/mm 飞秒激光治疗模式与PI角度补偿/预乳化的预劈核延伸的长度	0				1.5或1.3
frag size/μm 栅格式预乳化的尺寸					350

表 3-1-2　前囊切开术

capsulotomy 前囊截口的尺寸	常规	推荐
diameter/mm 前囊截口直径	5	5.2~5.4
capsule delta up/μm 飞秒激光辅助前囊撕开的最终位置高度	300	300
capsule delta down/μm 飞秒激光辅助前囊撕开下方的起始位置	300	300
energy/μJ 飞秒激光辅助前囊撕开的能量	6	6

表 3-1-3　角膜主切口

primary incision 主切口			
arc diameter/mm 切口弧长直径		16	
incision position/dgr 切口位置		依术者需求	
incision width/mm 切口宽度		2.2~2.75	
desired tunnel length/μm 切口预期长度		1 300~1 650	
trapezoid offset/mm 梯形切口设置	EXT 内窄外宽	EXT 大 0.2	
energy/μJ 能量		1~5(依患者角膜状态)	
tang spot separation/μm 飞秒激光爆破的点间距		5	
layer separation/μm 飞秒激光爆破的层间距		4	
	single plane 一层面切口	two planes 双层面切口	three planes 三层面切口
plane 1 第一层面			
%posterior depth 切口的深度	120	45	50
side cut angle/dgr 切口角度	45	90	90
plane 2 第二层面			
%posterior depth 第二层面切口深度		135	85
side cut angle/dgr 切口角度		70	15

续表

	single plane 一层面切口	two planes 双层面切口	three planes 三层面切口
plane 3 第三层面			
%posterior depth 第三层面切口深度			130
side cut angle/dgr 切口角度			70

表 3-1-4 角膜侧切口

secondary incision 侧切口		
arc diameter/mm 切口弧长直径		16
%posterior depth 切口深度		120
side cut angle/dgr 切口角度		40
trapezoid offset/mm 梯形切口设计	EXT 内窄外宽	0
切口数量	one incision 一个侧切	
incision 1 postion/dgr 切口 1 位置/角度		依术者习惯
incision 1 width/mm 切口 1 宽度		1
energy/μJ 能量		3
spot separation/μm 飞秒激光爆破的点间距		4
layer separation/μm 飞秒激光爆破的层间距		4

表 3-1-5 散光矫正

arcuate incision 散光弧形切口		
diameter/mm 弧形切口直径		依公式设置
%posterior depth 切口深度 %		依公式设置
side cut angle/dgr 切口角度		90
医生专业判断切口的数量	one arc 一个弧形切口	two arc 两个弧形切口
	依计算公式设置	
arc 1 postion/dgr 弧形切口 1 的位置		依散光轴位置

续表

arc 2 postion/dgr 弧形切口 2 的位置	依散光轴位置
arc 1 angle/dgr 弧形切口 1 的长度	依计算公式设置
arc 2 angle/dgr 弧形切口 2 的长度	依计算公式设置
energy/μJ 能量	3
spot separation/μm 飞秒激光爆破的点间距	4
layer separation/μm 飞秒激光爆破的层间距	4
anterior overlap/μm 激光切口与前表面的位置	100：全穿透 负 100：内基质层弧形切口

参考文献

[1] KURTZ R M, HORVATH C, LIU H H, et al. Lamellar cut quality using the IntraLase femtosecond laser in microkeratome-assisted and IntraLase LASIK. J Refract Surg, 2007, 23(3): 178-185.

[2] MELTENDORF C, BURBACH G J, BÜHREN J, et al. Femtosecond laser-assisted penetrating keratoplasty: First successful clinical results. Graefes Arch Clin Exp Ophthalmol, 2005, 243(10): 1009-1012.

[3] YAO K, XU W, WANG S. Anterior capsulotomy integrity after femtosecond laser-assisted cataract surgery and manual continuous curvilinear capsulorhexis. Journal of Cataract and Refractive Surgery, 2011, 37(11): 1937-1943.

[4] YAO K, BAO Y, YE J. Comparison of corneal incision and inflammation of femtosecond laser-assisted cataract surgery and conventional phacoemulsification. Journal of Cataract and Refractive Surgery, 2013, 39(3): 361-366.

[5] YAO K, ZHU Y. Multiple learning curves of femtosecond laser-assisted cataract surgery: Implications for surgical training. Journal of Cataract and Refractive Surgery, 2016, 42(4): 537-538.

[6] ABELL R G, KERR N M, HOWIE A R, et al. Effect of femtosecond laser-assisted cataract surgery on the corneal endothelium. J Cataract Refract Surg, 2014, 40(11): 1777-1783.

[7] ANG R E T, AU EONG K G, LEE S S, et al. Femtosecond laser-assisted cataract surgery-a review. Asia Pac J Ophthalmol (Phila), 2017, 6(4): 373-380.

[8] NAGY Z Z, TAKACS A I, FILKORN T, et al. Complications of femtosecond laser-assisted cataract surgery. J Cataract Refract Surg, 2014, 40(1): 20-28.

[9] SCHULTZ D S, LOTFI A, WARING G O, et al. Ophthalmic laser microsurgery: Mechanisms and complications. Survey of Ophthalmology, 2005, 50(6), 553-571.

（俞一波 姚克）

第二节 飞秒激光操作流程

模式和参数选择设定完毕，患者接口（PI）安装完成后，确定患者瞳孔大小，嘱患者仰卧平躺，调整头位水平，准备进入飞秒激光操作流程。

一、眼部麻醉清洁

（一）麻醉

采用表面麻醉，将表面麻醉药物滴于结膜囊，每 5 分钟滴 1 次，共 3 次，可选用 0.4% 盐酸奥布卡因、丙美卡因等。

(二)开睑及清洁

使用开睑器打开眼睑，将 0.3% 玻璃酸钠滴眼液滴于角膜表面，起到冲洗清洁和润滑的作用。

二、患者接口(PI)对接

(一)患者接口(PI)对接操作步骤

嘱患者注视正上方，操纵摇杆沿水平方向移动 PI 至眼球正上方，通过触屏调整外部照明光源亮度，打开内部光源，嘱患者注视光源中央，操纵摇杆垂直向下移动 PI 靠近眼球，过程中术者通过观察左屏中的实时视频确定位置，当 PI 进入眼窝与角膜接触可形成水波纹，确认眼球位置居中，并观察到水波纹开口前端越过圆心位置时，点击操作触屏上的 PI suction 按钮完成负压吸引，再次通过视频确定角膜位置居中，旋转操纵杆提升负压，调整标识滑块至绿色区域后，点击摇杆中央按钮，启动角膜缘识别设置(图 3-2-1)。

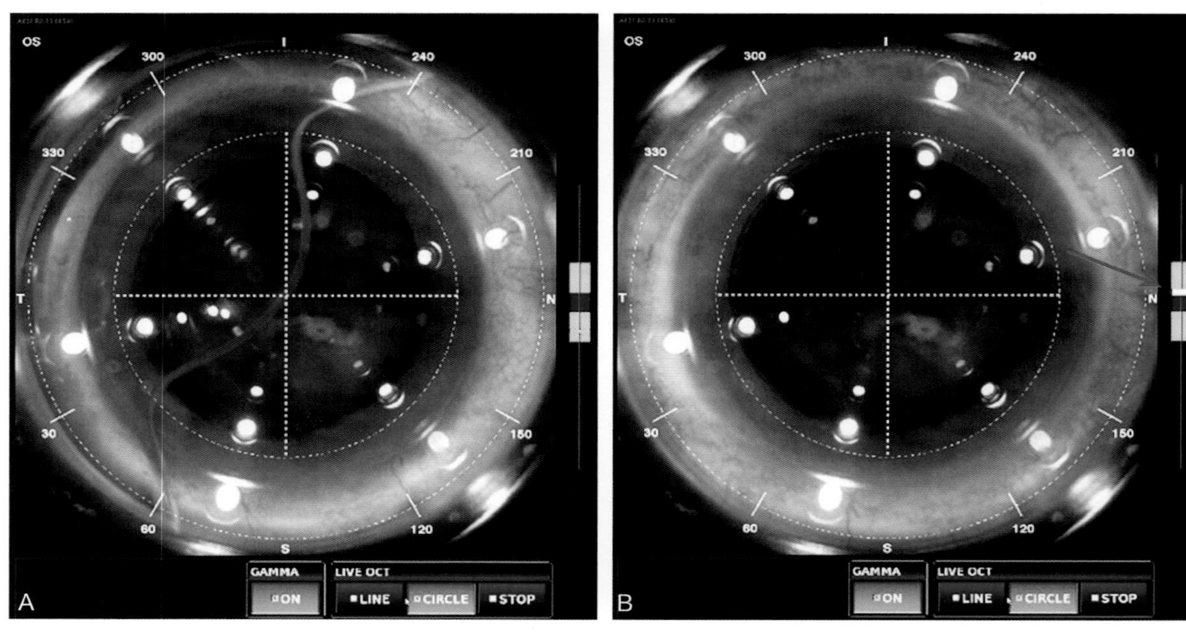

图 3-2-1

PI 对接操作

A. 当 PI 进入眼窝与眼球接触，确认眼球位置居中，并观察到 U 形水波纹前端越过圆心位置时，点击 PI suction 完成负压吸引；B. 再次确认角膜位置居中后，提升负压，调整标识滑块至绿色区域(红色箭头)。

(二)患者接口(PI)对接操作要点

PI 对接是飞秒激光操作中最为关键的步骤，良好的对接可以保障飞秒激光作用的精准性和有效性，对于后续手术操作的安全进行尤为重要。在对接过程中，术者应密切关注实时视频，确保眼球和角膜位置居中。在负压吸引达成后，如发现有明显的眼球倾斜，或 PI 与眼球间存在气泡或油脂分泌物遮挡，则须解除负压，重新进行对接。术者应尽量减少对接次数，以免加重结膜下出血。

患者紧张和配合不佳是对接失败的最常见原因。术前患者可进行仰卧注视眼位练习，操作前确保充分的表面麻醉，开睑到位，在对接过程中嘱患者双眼注视正上方，避免因紧张闭眼引起 Bell

征而致眼球倾斜影响对接。此外，患者睑裂窄、眼眶深、球结膜松弛、较大的翼状胬肉、角膜曲率异常等均可影响负压吸引达成，或易导致激光作用过程中眼球旋转，甚至PI松脱。

1. 小睑裂　小睑裂患者在亚洲人群中较为常见，睑裂过小时PI较难完全进入眼窝与眼球贴合，影响负压达成。这种情况可去掉开睑器，使用手指辅助分开上下眼睑。先拉开一侧眼睑，确定该侧PI进入眼窝后，再用手指用力拉开另一侧眼睑，使其分于PI外，必要时也可行外眦部切开以扩大睑裂。

2. 球结膜松弛　球结膜松弛在高度近视患者中较常见，松弛的球结膜阻隔在PI和角膜间可影响负压形成（图3-2-2），或使负压易松脱，也可导致眼球倾斜，影响飞秒激光作用焦点而导致切口制作不全、截囊不全等并发症。对于球结膜松弛的患者，可更换宽开睑器以增加开睑张力，将球结膜拉平。也可在完成负压吸引前使用镊子在周边将松弛球结膜拉出。

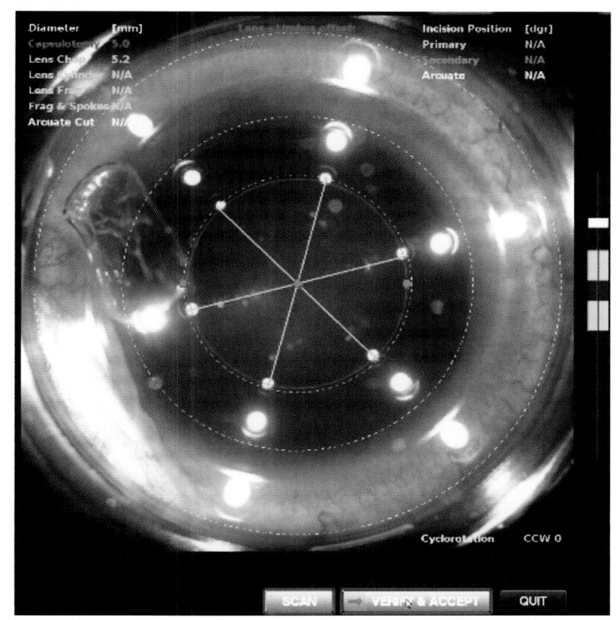

图3-2-2
松弛球结膜阻隔于PI和眼球间，导致在负压吸引后形成气泡

3. 角膜曲率异常，与PI不匹配　角膜曲率异常，尤其角膜曲率过平时，不利于角膜与PI的牢固贴合，易松脱。对于LenSx系统，目前可提供三种曲率的PI软镜（小于41D，42~46D，大于46D），可根据患者角膜曲率选择合适型号。操作中如多次对接仍旧不能形成牢固负压，可在对接前使用黏弹剂滴于角膜表面，增加角膜与PI之间的黏合力。

与其他手术操作一样，对接过程也需要一定的学习曲线，随着术者经验增加，对接所需时间和平均对接次数均可减少，眼球倾斜及与之相关的囊膜并发症的发生率也明显减少。因此，有飞秒激光屈光手术操作经验的术者在飞秒激光辅助白内障手术操作中也具有一定的优势。对于初学者，一般建议先在模型眼练习至少10例以上再进行实际操作。临床实践中，Christy提出至少需要30只眼来熟悉对接操作，才能获得相对稳定的对接时间和次数。Bali的大样本研究证实，在经历前100例操作后平均对接次数明显减少，完整截囊的发生率明显提高。

三、飞秒激光作用位置、范围及深度设置

接下来为飞秒激光作用位置、范围及深度设置（图3-2-3），在这个过程中，显示器左屏为眼部的实时平面视频影像，显示调整眼球居中、角膜切口位置、截囊及预劈核位置和直径、松解切口角度和直径；右上方为前囊膜线性扫描相干光断层扫描（OCT），显示调整前囊膜最高点和最低点、后囊膜最高点、截囊深度；右下则为眼球冠状位OCT，显示调整截囊深度中心、预劈核范围和角膜切口厚度设置。显示屏的顶部显示当前步骤状态指示灯，已完成步骤通过绿色显示。下方显示所有步骤的选择按钮，使用鼠标点击相应步骤后可进行相关参数调整。实时视频和OCT中的绿色实心圆为控制点，将光标置于控制点变为十字花形后，点击鼠标激活控制点变为红色，可拖动鼠标进行相关位置和参数的调整，操作完成后，再次使用鼠标点击控制点变成绿色为确认并退出。

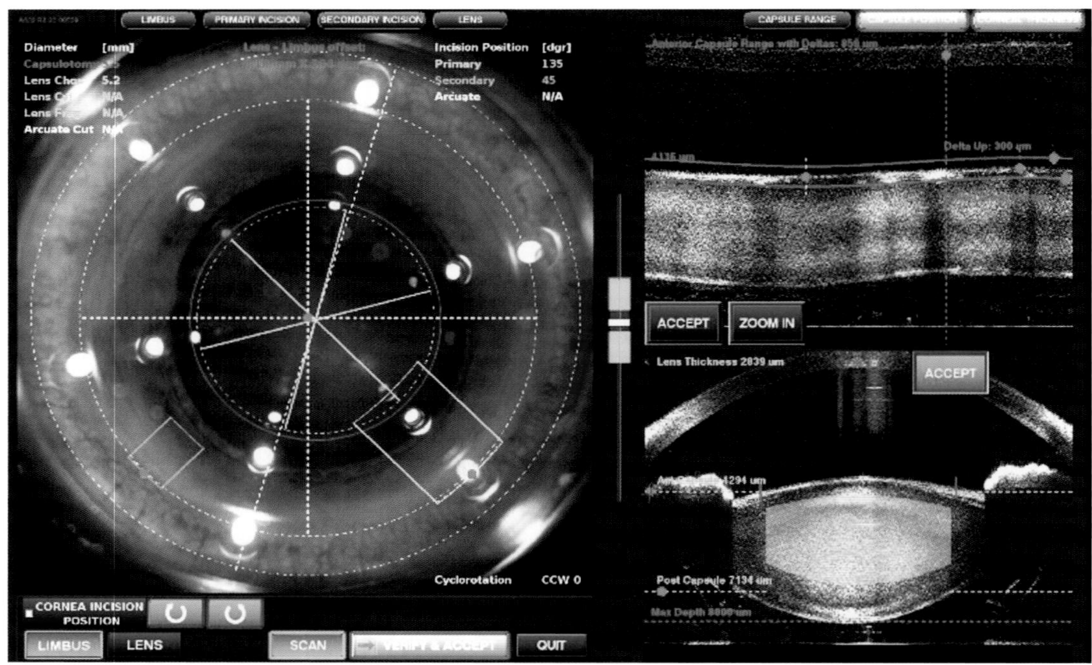

图 3-2-3

飞秒激光作用位置、范围、深度设置

依次完成以下设置：

- 角膜缘位置标记对齐；
- 角膜切口位置（主切口、侧切口、松解切口）；
- 截囊和预劈核位置；
- 截囊和预劈核直径；
- 松解切口角度及直径；
- 截囊深度和预劈核范围设置；
- 角膜切口厚度设置（主切口、侧切口、松解切口）。

（一）飞秒激光作用位置和范围设置

负压吸引达成后，点击摇杆中央的按钮，进入飞秒激光作用位置设置环节。显示屏左侧影像可见角膜缘标志环、切口标记和截囊环、预劈核形态标记，可依次进行相关位置调整和参数设置（图 3-2-4）。

1. 角膜缘位置标记对齐 一般情况下，机器可自动识别角膜缘并将标志环与之对齐，如需手动调整则点击鼠标操纵中央控制点，使之变为红色后可拖动标记环与角膜缘对齐，再次点击控制点变为绿色确定，步骤完成后，屏幕上方 LIMBUS 钮变为绿色（图 3-2-5）。

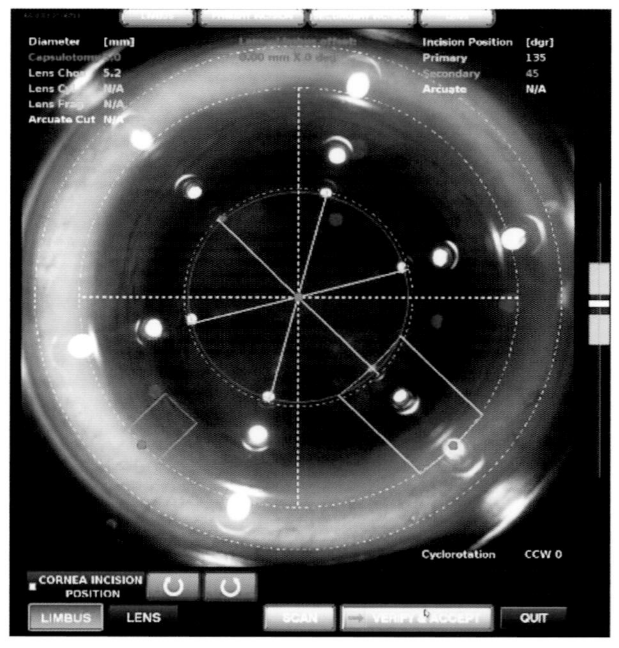

图 3-2-4

显示屏可见角膜缘标记环、切口标记和截囊环、预劈核形态标记

图示三个绿色控制点分别为角膜缘标记环圆心和主侧切口外缘标记。

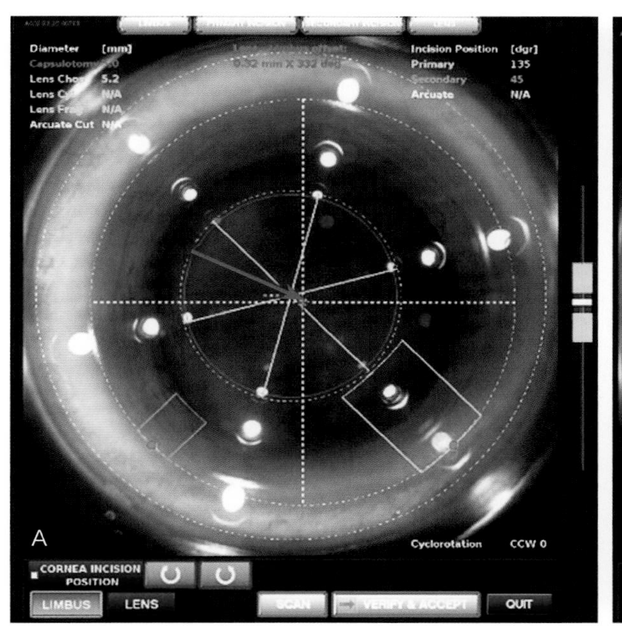

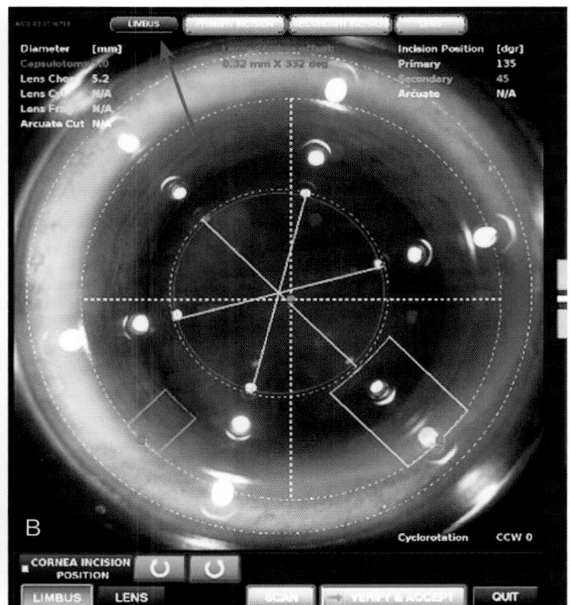

图 3-2-5

角膜缘位置标记对齐

A. 红色箭头所指为标记环圆心即中央控制点，可点击鼠标拖动操纵控制点，使标记环与角膜缘对齐；B. 标记环位置设定完成确认，圆心控制点变为绿色，屏幕上方 LIMBUS 钮变为绿色（红色箭头）。

2. 角膜切口位置设置 点击相应控制点来调整设定主切口和侧切口外缘位置，将外切口设置于角膜缘（图 3-2-6）。为补偿眼球旋转，切口可从最初设定位置向任何方向调整，通过点击屏幕左下方顺时针或逆时针旋转的按钮，可同时旋转所有切口，最多旋转 20°。切口位置设置完毕后，屏幕上方 PRIMARY INCISION 和 SECONDARY INCISION 钮变为绿色。

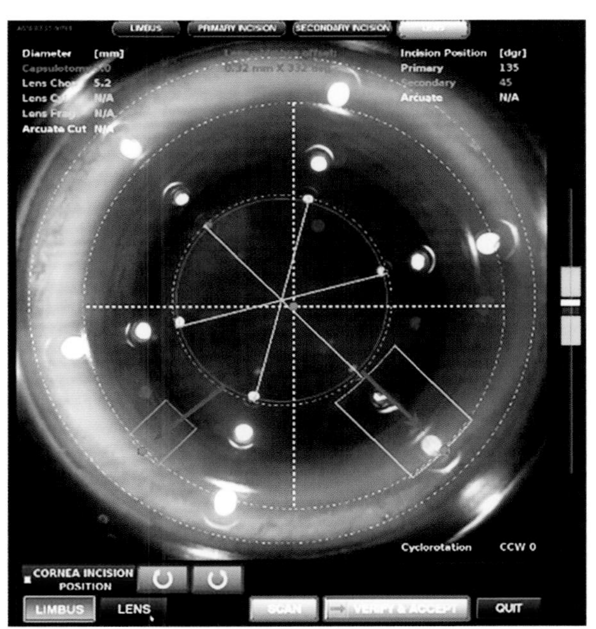

图 3-2-6

通过切口外缘的控制点（红色箭头）调整完成主侧切口位置设置后，PRIMARY INCISION 和 SECONDARY INCISION 钮变为绿色。

3. 截囊和预劈核位置及直径设置 点击屏幕左下方选择 LENS 模块，进入截囊及预劈核设置环节（图 3-2-7）。屏幕影像显示中央绿色控制点为截囊环圆心，红色实线圆环为截囊环，黄色虚线圆环为预劈核范围，可通过点击鼠标拖动圆心设置截囊位置，也可操纵环上相应控制点调整设置截囊和预劈核直径范围。

4. 角膜松解切口设置 选择 Arcuate 模块，可通过控制点调整松解切口中央位置和松解切口弧形直径（图 3-2-8）。为补偿眼球旋转，可调整松解切口从预设位置旋转，最多不超过 20°。

（二）飞秒激光作用深度设置

于平面图像中完成切口、截囊和预劈核位置和直径设置后，点击扫描按钮，进入眼前节 OCT 扫描、截囊和预劈核深度范围和角膜切口深度及形态设置。

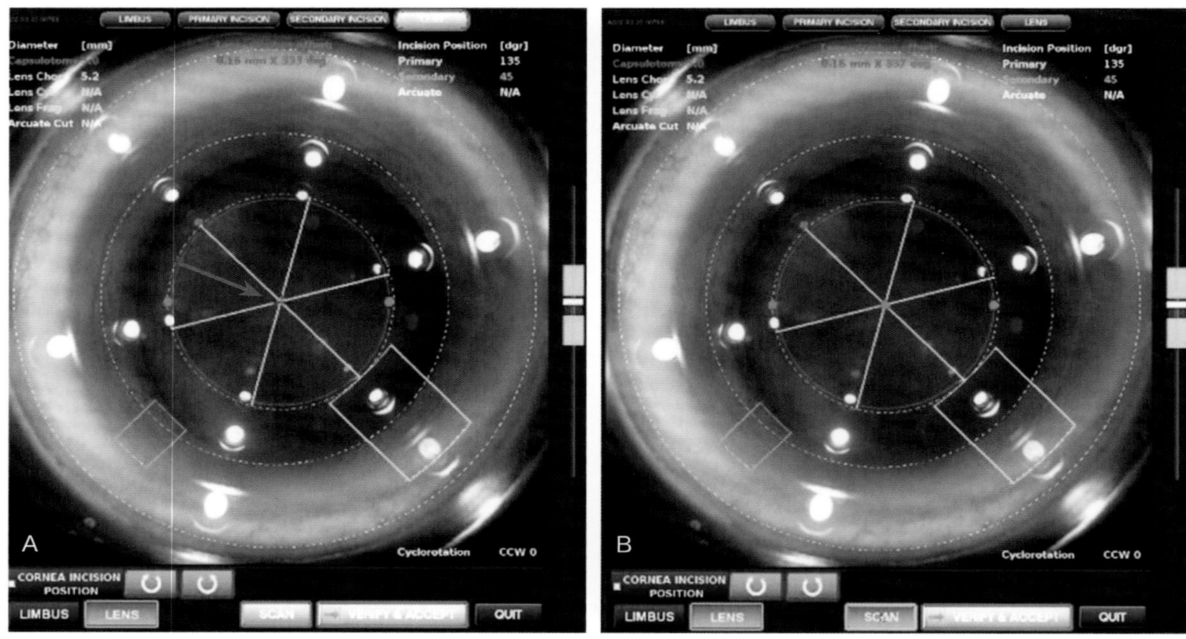

图 3-2-7

截囊和预劈核位置及直径设置

A. 点击拖动中央控制点(红色箭头)调整截囊环位置;B. 截囊位置及直径、预劈核直径设置完成后,屏幕上方 LENS 钮变为绿色。

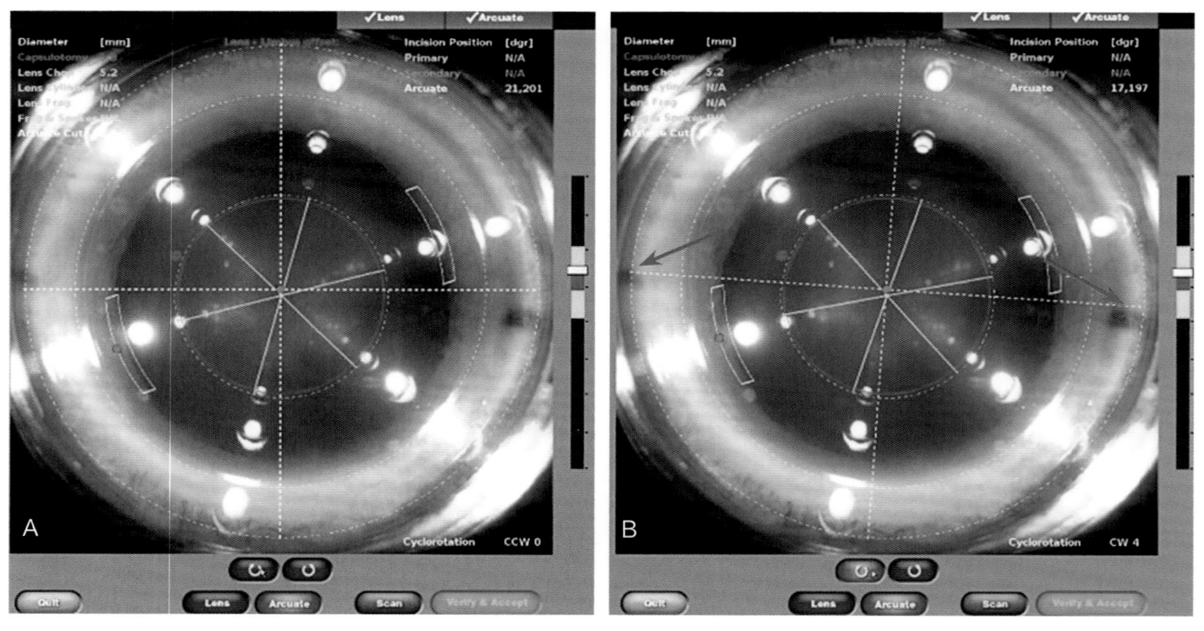

图 3-2-8

角膜松解切口设置

A. 可通过松解切口中央绿色控制点调整切口位置;B. 通过蓝色旋转按钮调整水平线旋转,与术前标记水平位对齐(红色箭头)。

1. 截囊深度范围设置 右上方 OCT 影像为前囊膜线性扫描图像,其原理为将环形截囊范围内的晶状体扫描图像于一处纵行切开后展开而以平面图像的形式呈现,影像中两条红色水平实线标记激光截囊作用范围。红色十字标记为前囊膜最高点,黄色十字标记为前囊膜最低点,带有绿色控制点的垂直虚线标记后囊膜最高点。红色实线上下数字显示既往设定的激光作用深度范围,如需调整可通过鼠标点击实线上的绿色控制点来重新设定,相应深度范围数字可随调整实时变化(图 3-2-9)。

一般情况下前囊膜最高点和最低点可由机器默认识别,当识别有误时,可通过鼠标点击绿色控制点重新定位。使用 ZOOM IN 钮可放大局部图像后进行前囊膜最高点、最低点和截囊范围调整,以获得更加精准的设置(图 3-2-10)。

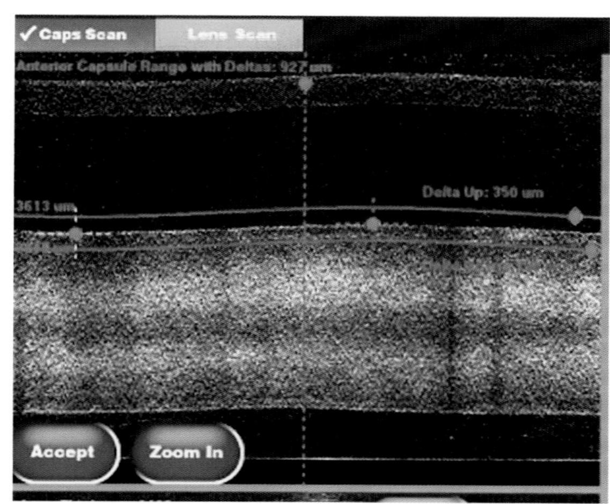

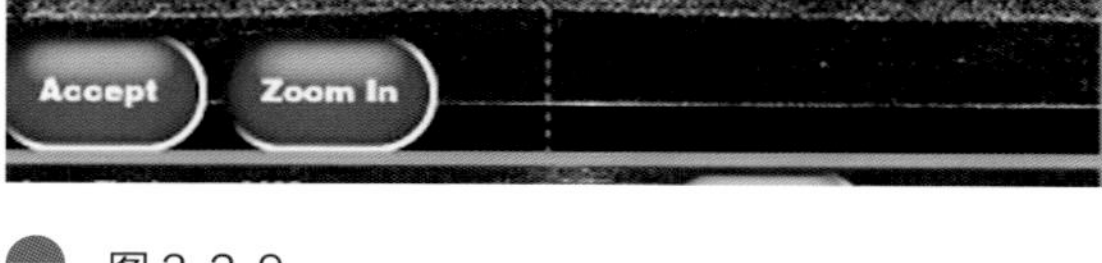

图 3-2-9
截囊深度范围设置

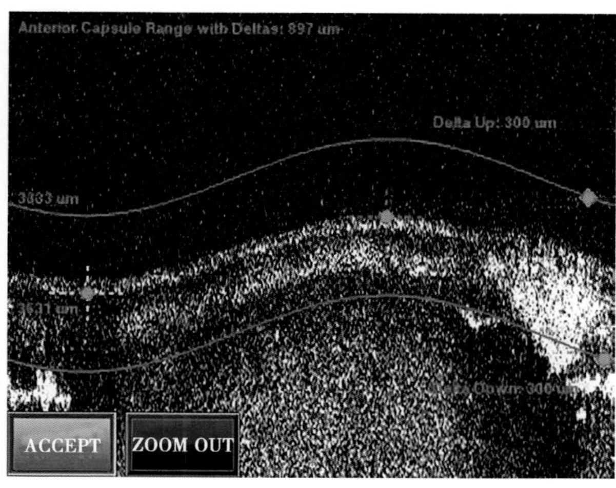

图 3-2-10
使用 ZOOM IN 功能可放大局部图像进行前囊膜最高点、最低点和截囊范围调整

截囊深度范围设置完成后,点击 ACCEPT 钮,进入眼前节冠状位 OCT 图像,进行截囊与预劈核范围设置。

2. 预劈核深度范围设置 图像中两条红色垂直实线对应截囊模式,垂直线间距离代表截囊直径,垂直线位置和高度代表截囊位置和深度。预劈核范围由黄色半透明区显示,通过垂直调整绿色控制点来设置。其上限曲率与晶状体前表面曲率一致,下限曲率与晶状体后表面曲率一致。调整过程中,红色虚线分别代表前后囊的位置,劈核范围上限和下限的深度由黄色数字实时显示。最下方红色虚线表示预劈核允许范围内的最深位置(图 3-2-11)。建议设置预劈核范围时,下限须与后

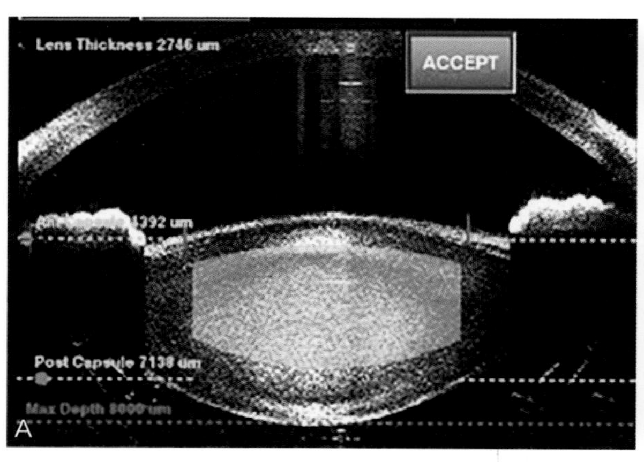

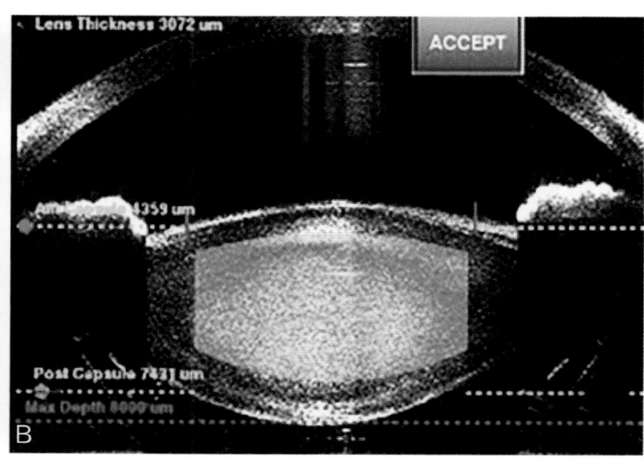

图 3-2-11
预劈核上限(A)和下限(B)设置

囊保持至少 500μm 的安全距离。

调整结束后按下 ACCEPT 按钮和 Cornea Thickness 按钮，进入角膜切口设置模式。

3. 角膜切口设置 最后一个步骤为调整角膜厚度及角膜切口参数。按下 Cornea Thickness 按钮，界面显示主切口位置角膜 OCT 图像，所预设切口隧道形态由红色实线呈现，隧道由 1~3 个平面组成，各平面角度、长度等与前期切口参数设定一致(图 3-2-12)。

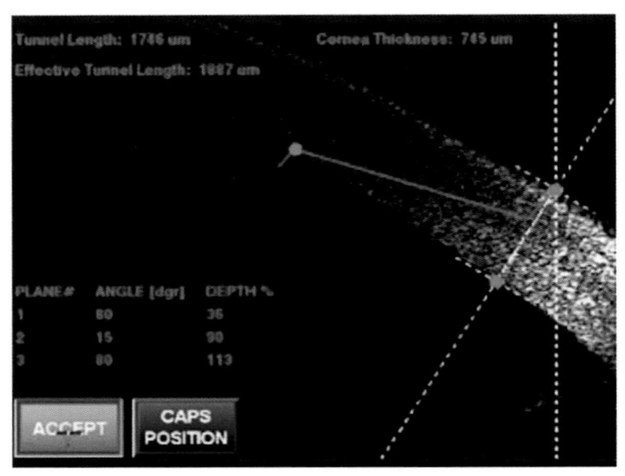

图 3-2-12
角膜切口设置

界面显示有 3 个绿色控制点。位于两条黄色虚线中央的控制点分别定位角膜上皮面和内皮面，位于红色实线上的控制点定位切口隧道末端。屏幕界面可数字化显示隧道长度(从上皮控制点到隧道末端控制点)、有效隧道长度(几个隧道平面的总长度)、角膜厚度、主切口每个平面的角度和所占角膜厚度的比率等。这些数值可随控制点的调整移动而实时更新。

4. 角膜松解切口设置 按下 Arcuate Thickness 按钮启动松解切口区域角膜 OCT 扫描。界面的绿色控制点分别为角膜上皮面和内皮面，所设定区域角膜厚度可数字化实时显示(图 3-2-13)。

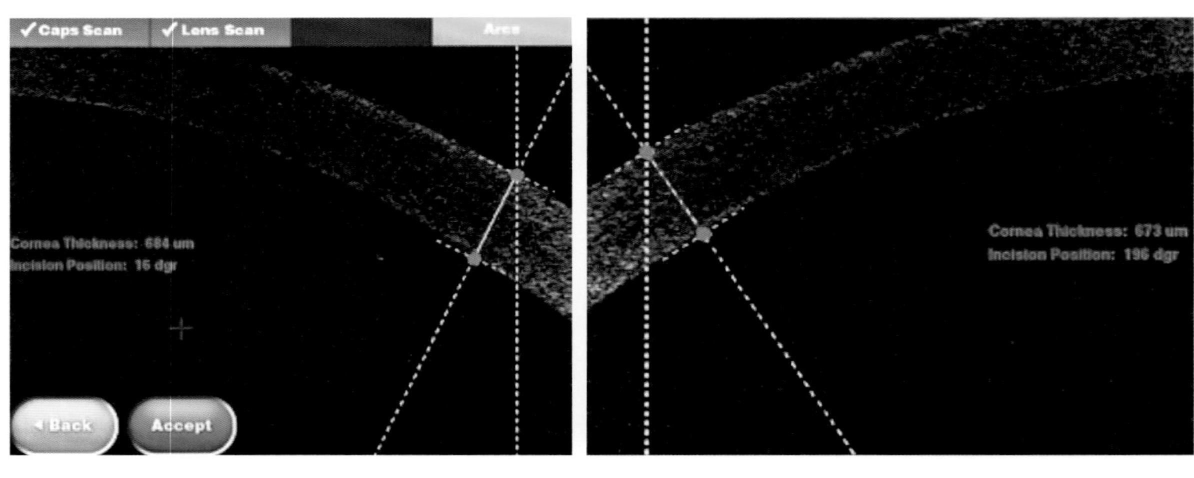

图 3-2-13
角膜松解切口设置

所有设置步骤完成，按下 Verify and Accept 按钮，操作屏上将显示当前设定的所有参数(图 3-2-14)，此时仍可进行参数调整，参数确认后点击 Apply to Patient。

再次确认并按下 Treat 键后，当界面呈现 LASER READY(图 3-2-15)，可踩下脚踏进入激光发射环节。

在激光发射过程中，可通过屏幕左侧实时视频观察激光作用过程，同时在右侧有垂直进度条分别显示截囊、预劈核和切口制作进度(图 3-2-16)。所有环节结束后松开脚踏，解除负压，移出 PI。在激光作用环节中如发现异常，可随时松开脚踏终止激光发射。

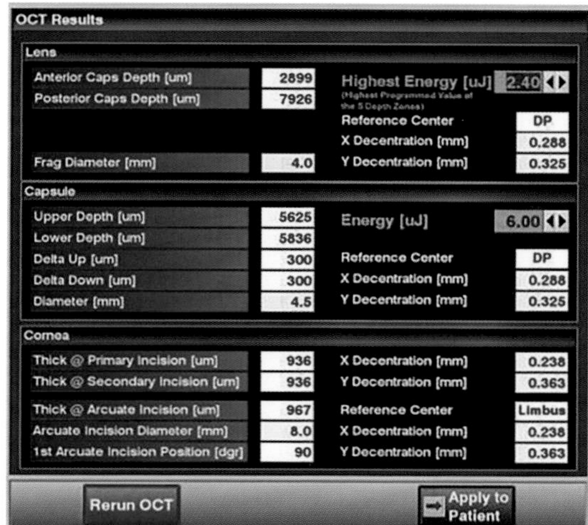
OCT Results
Lens
Anterior Caps Depth [um] 2899
Posterior Caps Depth [um] 7926
Highest Energy [uJ] 2.40
Reference Center DP
X Decentration [mm] 0.288
Y Decentration [mm] 0.325
Frag Diameter [mm] 4.0
Capsule
Upper Depth [um] 5625
Lower Depth [um] 5836
Delta Up [um] 300
Delta Down [um] 300
Diameter [mm] 4.5
Energy [uJ] 6.00
Reference Center DP
X Decentration [mm] 0.288
Y Decentration [mm] 0.325
Cornea
Thick @ Primary Incision [um] 936
Thick @ Secondary Incision [um] 936
Thick @ Arcuate Incision [um] 967
Arcuate Incision Diameter [mm] 8.0
1st Arcuate Incision Position [dgr] 90
X Decentration [mm] 0.238
Y Decentration [mm] 0.363
Reference Center Limbus
X Decentration [mm] 0.238
Y Decentration [mm] 0.363
Rerun OCT
Apply to Patient

图 3-2-14
所有步骤设置完成，屏幕再次显示当前参数

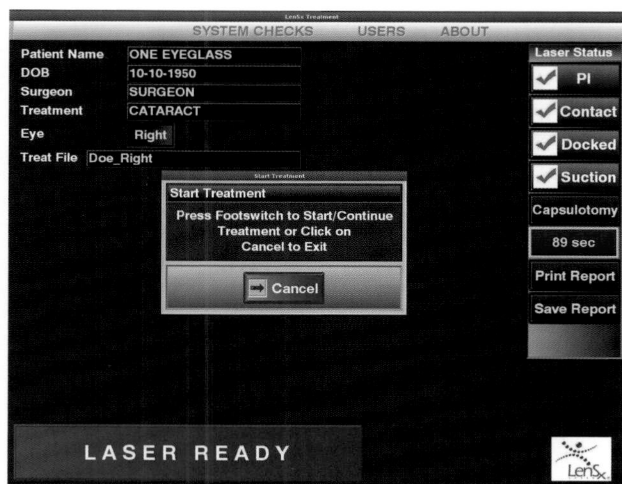

图 3-2-15
界面呈现 LASER READY，可踩下脚踏发射激光

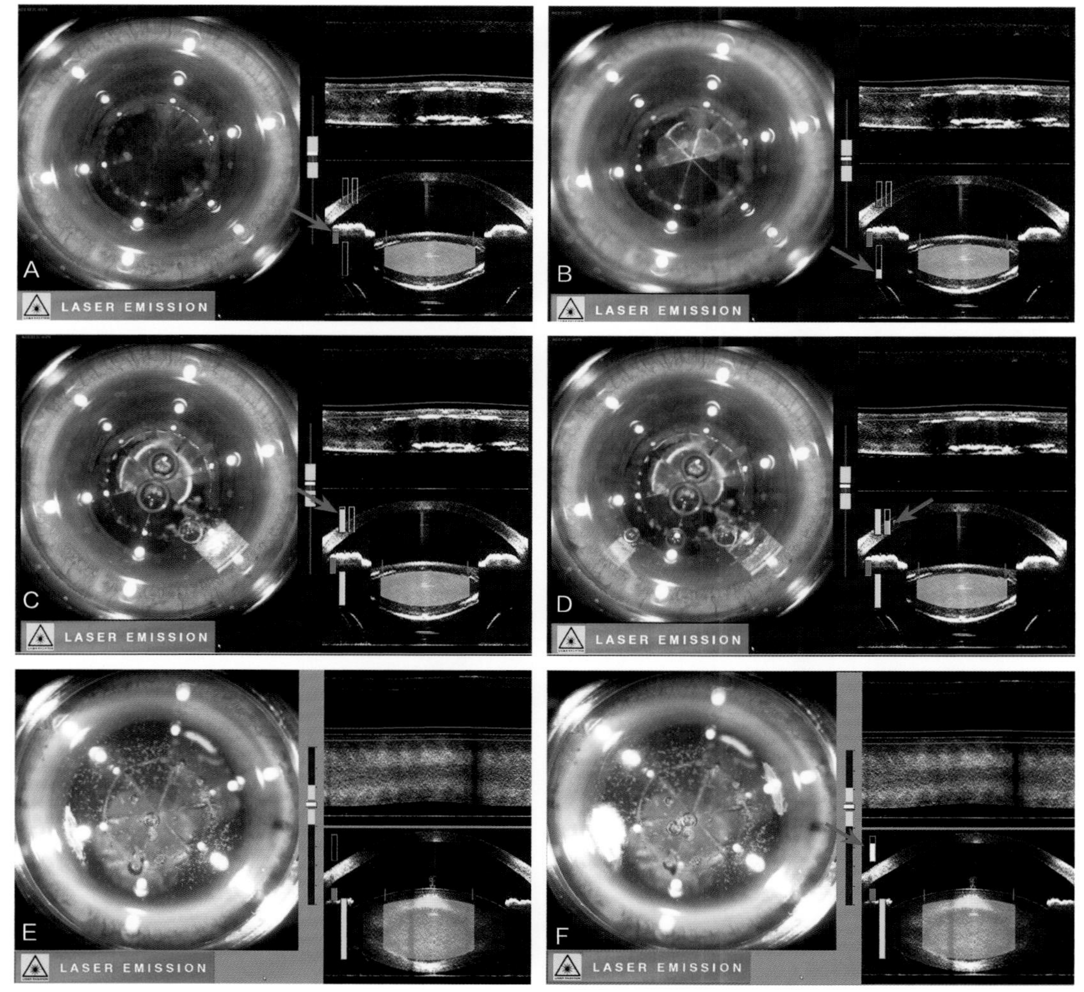

图 3-2-16
飞秒激光依次完成截囊（A）、预劈核（B）、主切口（C）、侧切口（D）和松解切口（E、F）制作，右下方屏幕可实时显示每个环节进度（红色箭头）

（王玮　俞一波）

参考文献

[1] NAGY Z Z, TAKACS A I, FILKORN T, et al. Complications of femtosecond laser-assisted cataract surgery. J Cataract Refract Surg, 2014, 40(1): 20-28.

[2] BALI S J, HODGE C, LAWLESS M, et al. Early experience with the femtosecond laser for cataract surgery. Ophthalmol, 2012, 119(5): 891-899.

[3] ROBERTS T V, LAWLESS M, BALI S J, et al. Surgical outcomes and safety of femtosecond laser cataract surgery: A prospective study of 1 500 consecutive cases. Ophthalmol, 2013, 120(2): 227-233.

[4] NATH M, CHRISTY J, MOUTTAPA F, et al. Learning curve of femtosecond laser-assisted cataract surgery: Experience of surgeons new to femtosecond laser platform. Indian J Ophthalmol, 2017, 65(8): 683.

第三节 飞秒激光角膜切口制作策略与管理

切口的制作对白内障手术安全性、手术效果和术后视觉质量均可产生影响。透明角膜切口制作步骤简单、自闭性好、对视力恢复好，是目前白内障超声乳化手术最常用的切口。尽管透明角膜切口的制作操作并不复杂，但对切口质量要求较高，标准的透明角膜切口要平整、密闭，并达到标准的宽度和隧道长度。构造良好、精确稳定的透明角膜切口，可保障手术的顺利进行，有效预防术后眼内炎等并发症的发生，同时可减少手术源性散光，提升患者视觉质量。飞秒激光辅助白内障手术通过个性化设计角膜切口构型（图 3-3-1）并完成精准制作，可提供较高质量、密闭性好的手术切口。系统利用飞秒激光聚焦于透明角膜区域并作用产生光分解破坏和空腔气泡，对组织产生分离切割作用，所制作角膜切口可使用钝性分离器打开，使白内障手术进入了“无刀”时代。

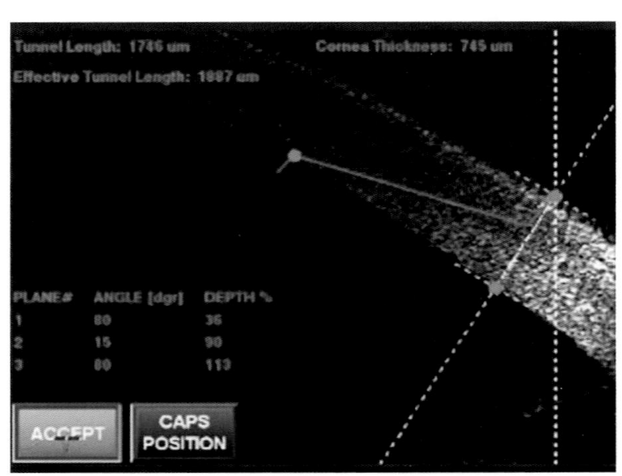

图 3-3-1
飞秒激光个性化设置角膜切口构型

一、飞秒激光角膜切口的特点和优势

（一）飞秒激光角膜切口的结构特点和优势

飞秒激光角膜切口的位置、形状、宽度、角度和长度均可通过程序精准设置（图 3-3-2），并在实时 OCT 扫描引导下制作完成。与手工切口相比，飞秒激光切口结构的可预测性更强，且更接近目标切口形状，更容易实现多平面的稳定结构。研究显示，三平面只能在 11%~28% 的手工切口实现，而能在 100% 的

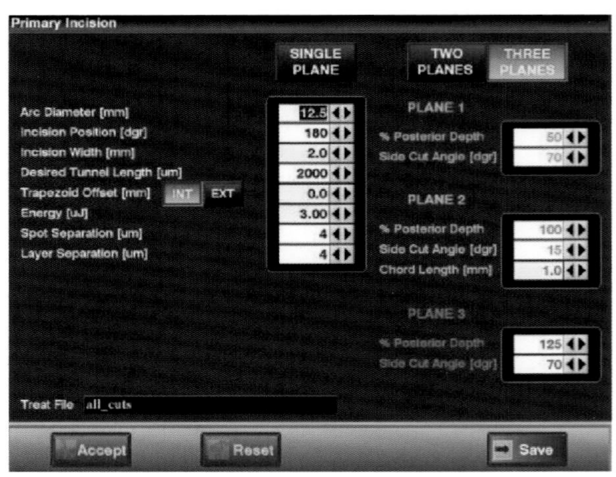

图 3-3-2
飞秒激光角膜切口各项参数可精准设置

飞秒激光切口实现，且飞秒激光切口隧道的实际长度和平面深度等与预设参数差距可控制在 10% 以内。因此，飞秒激光制作角膜切口的自闭性较好，术后早期稳定性高，减少了术后切口渗漏和眼内炎等并发症的风险。

在手工制作角膜切口的过程中，切口刀穿透角膜组织到达内皮面时的顶推力会使得后弹力层轻微脱离角膜基质层，两者之间可形成微小的缝隙，术后易出现内皮面裂开、后弹力层脱离和内切口后退挛缩等（图 3-3-3）。而飞秒激光角膜切口由激光直接聚焦切割组织至内皮面，后进行钝性分离。因此，飞秒激光切口所产生的内皮切口结构形态异常较手工切口少，这更有利于切口闭合，且对角膜内皮细胞的泵功能影响更小，使切口水肿能够更快恢复。

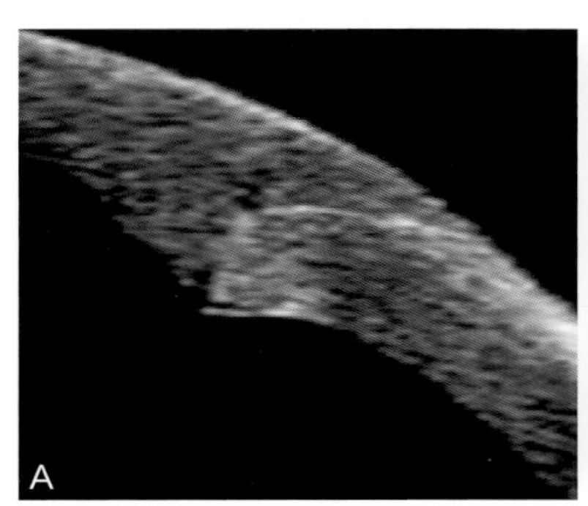

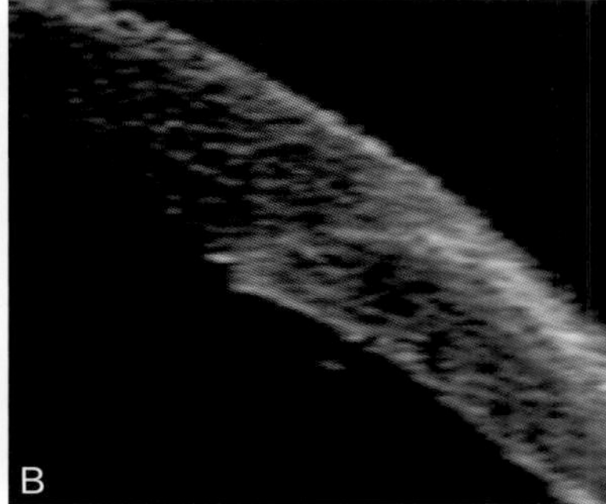

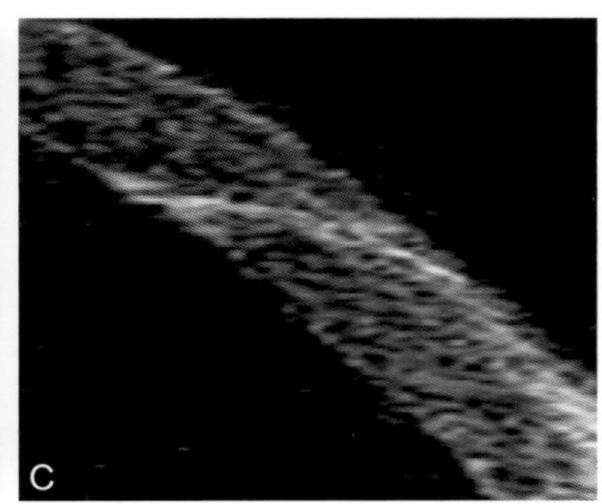

图 3-3-3
术后角膜内切口结构形态异常
后弹力层脱离（A），角膜内皮面裂开（B）和内切口后退挛缩（C）。

（二）飞秒激光角膜切口的电镜特征

在扫描电镜下观察飞秒激光角膜切口的超微结构呈现锯齿状边缘改变，高能量激光所制作切口创面较低能量更粗糙，且变形率更高。而手工切口创面与飞秒切口相比更为光滑。飞秒切口周围的细胞炎症反应程度与手工切口相比没有明显差异，但飞秒激光切口周围的细胞凋亡反应较高。且随着激光能量加大，白介素-18、γ 干扰素等炎症介导因子表达增高，细胞凋亡反应增高，这说明细胞炎症反应和凋亡与激光能量产生的热效应密切相关。

（三）手术源性散光

手术源性散光（surgical induced astigmatism，SIA）是影响白内障术后视力恢复的主要原因之一，也是评价手术切口质量的重要指标。由角膜切口导致的 SIA 主要与切口的大小和位置有关。大切口产生 SIA 较大，上方切口与颞侧切口相比对 SIA 产生更大影响，而切口位置越周边，对 SIA 和视觉质量所产生的影响越小。由于飞秒激光对角膜切口参数设置更加精准，理论上可以相对减少 SIA，但其实际效果尚存在争议。

我中心开展的前瞻性临床研究显示在术后不同时期，手工切口所导致的 SIA 均比飞秒激光切口小，术后早期（1 天、1 周）飞秒激光切口角膜水肿较手工切口明显。通过在术后眼前节 OCT 上测量角膜切口外缘与角膜中心垂直线距离，提示飞秒激光制作角膜切口位置具有不确定性，而手工切口与角膜中心的距离更稳定，且飞秒激光切口与手工切口相比更靠近角膜中心（图 3-3-4）。这也是术后早期飞秒激光切口角膜水肿更明显和产生较高 SIA 的原因。还有一些其他研究显示，飞秒激光切口所产生 SIA 与手工切口相比更小，或没有明显差异。研究结果的不同可能与纳入样本量、

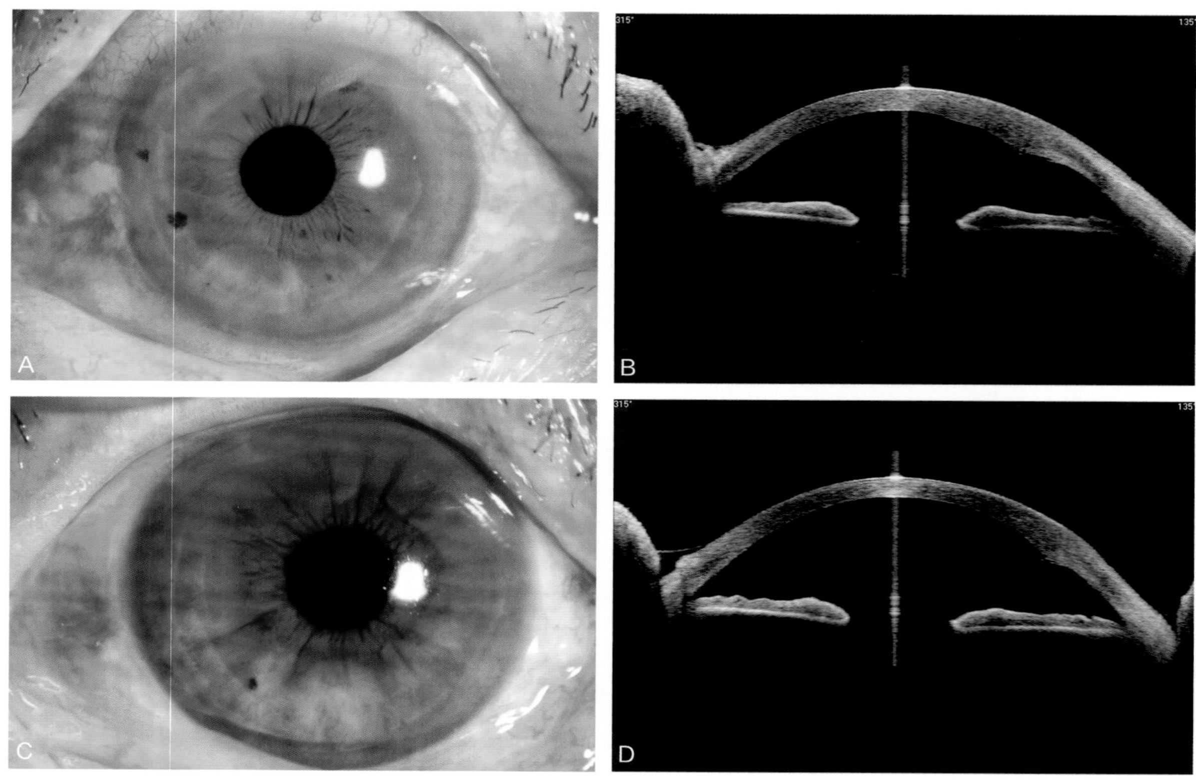

图 3-3-4
术后眼前节照相和前节 OCT 显示，飞秒激光切口（A、B）比手工切口（C、D）更靠近角膜中心

所采用飞秒激光操作系统及版本、切口大小、位置及 SIA 评估方法等的不同有关。

二、飞秒激光角膜切口设置

（一）飞秒激光角膜切口长度和形状参数设置

切口的长度和形状可影响手术操作，也是决定术后切口稳定性的最主要因素。正确的切口方向可使眼压向外的推力推动切口的内侧使之闭合，否则，眼压会将房水推向眼外。切口入口的角度也决定角膜隧道的长度（角度越大隧道越长），进而影响手术入路、器械操作灵活度、术中渗漏及术后切口自闭性，因此个性化选择切口参数和优化切口设置尤为重要。

一般建议将切口设置为两平面或三平面，以提高切口的自闭性。但由于角膜个体差异、术者操作习惯和经验不同、操作系统差异等原因，具体参数设置难以达成统一。Benard-Seguin 等比较不同参数设置飞秒激光切口的渗漏情况，提示前平面深度 60%、后平面深度 70%、入口角度 120°和出口角度 70°的切口渗漏风险最小。Das Neves 等以飞秒激光切口的分离时间、切口制作成功率和术后 SIA 作为主要指标评估飞秒激光切口参数设置，发现在正向入口角度 70°，前平面深度 60% 参数下，SIA 较小，无切口渗漏、低眼压和眼内炎发生。

（二）飞秒激光角膜切口位置设置

飞秒激光角膜切口位置的设置依托于术中实时平面视频图像（图 3-3-5），与角膜缘位置关系密切，一般将切口设置于角膜缘血管网以内。实际操作中，如患者接口（patient interface，PI）对接完成后眼球位置不居中、角膜缘定位偏差或角膜与 PI 贴合不够紧密，切口就有可能与所预设位置不符。切口太靠近角膜中心会影响手术操作，并导致术后早期切口水肿明显，增加 SIA，影响术后视力和视觉质量；如切口更靠近边缘可能导致激光切到球结膜，切口打不开。有研究显示，下方切口比上方切口更容易受到眼球倾斜的影响，更易靠近角膜中心。这可能与患者紧张闭眼产生 Bell 征使眼球向上倾斜，导致上方与下方切口制作时 PI 的边缘区域对激光折射对焦产生的影响不同有关。因此，在进行角膜缘定位时，不宜太过靠后或靠前，以免导致切口制作失败或随后超声乳化过程中切口过度水化。初学者或角膜切口定位困难的情况下，可于术前在裂隙灯显微镜下标记角膜缘位置，以提高角膜切口位置设置的精准性。

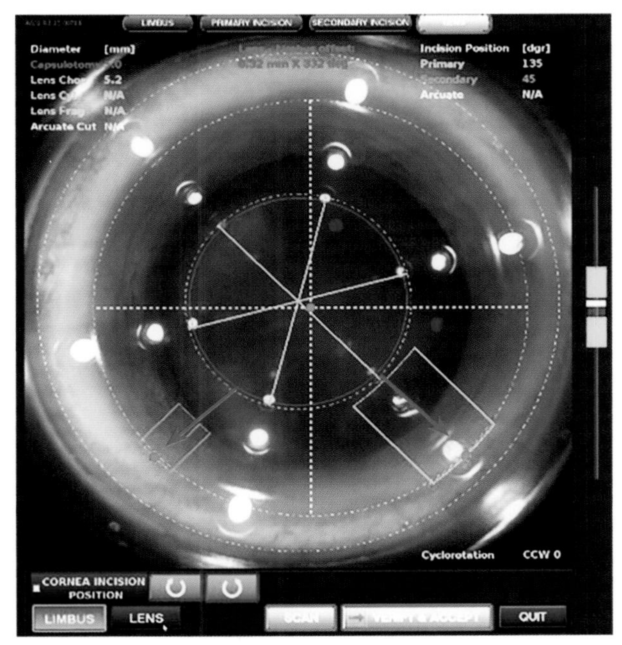

图 3-3-5
飞秒激光角膜切口位置设置

由于激光只能在相对清晰的介质中切割，切口位置须避开角膜老年环及角膜缘新生血管翳等可能影响激光聚焦的区域，以防止切口制作不全。对于角膜周边组织变性明显的患者，应放弃飞秒激光制作透明角膜切口。

三、飞秒激光角膜切口并发症

（一）切口制作不全

可导致角膜切口制作不全的原因主要包括以下情况：

1. PI 对接不良，激光制作切口过程中眼球旋转导致内切口未能进前房，而切在角膜基质。

2. 角膜皱褶可影响激光聚焦，导致切口制作不全，尤其是在飞秒激光辅助白内障手术应用早期，使用硬性 PI 引起角膜皱褶进而导致的切口制作不全发生率较高（10%），在更换 PI 软镜后，角膜切口打不开的情况明显减少（2%）。

3. 明显的角膜老年环或角膜缘新生血管翳等角膜周边组织病变的遮挡影响激光聚焦。

4. 角膜缘定位异常等原因导致角膜切口位置设置过于靠外，使外切口位于球结膜，导致切口打不开。

为防止出现这些情况，术前须仔细筛选符合适应证的患者，并综合术眼的解剖特点进行准确定位和优化参数设置。术中操作时首先确保负压吸引环准确、稳定固定和对接。飞秒激光扫描时注意：扫描前确保中心对位和吸引正确，扫描开始时密切观察患者是否固视及是否有负压吸引环边缘水分过多、结膜嵌入负压吸引环等异常情况发生，必要时终止切口操作步骤改用手工切口。

术中发现切口分离不全时，应先尝试使用分离器平行于角膜缘小心分离角膜切口，若打开困难可使用切口刀辅助打开，但有导致双层切口的风险。由于我国人群的老年环较为明显，可术前标记协助定位。也可以放弃飞秒激光切口，避开激光切口位置使用角膜刀重新制作切口（图 3-3-6），但又有增大 SIA 的风险。

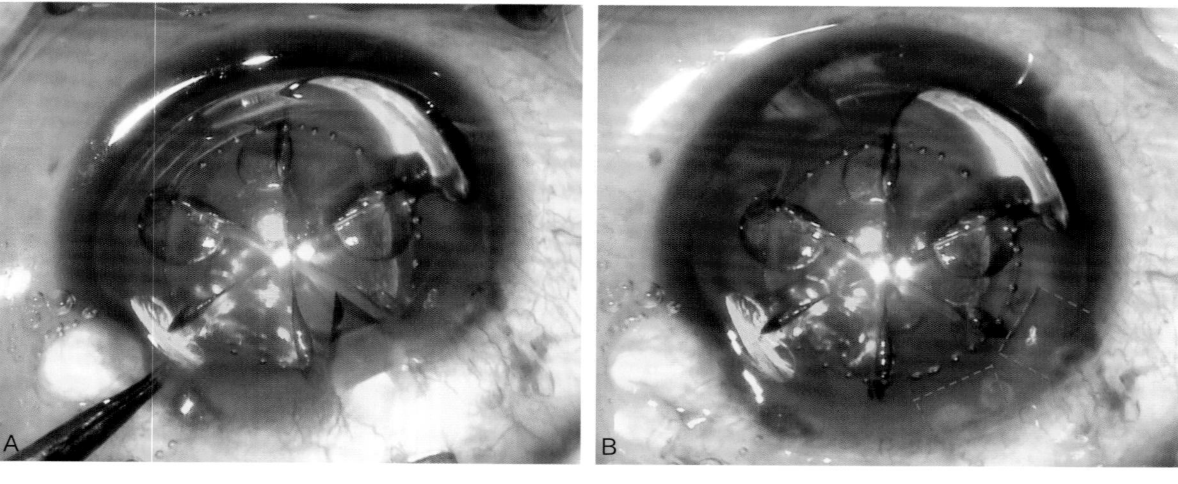

图 3-3-6

飞秒激光切口打不开，使用角膜刀重新制作切口

B 中红色线框为飞秒激光切口，绿色线框为手工切口。

（二）其他并发症

对于准分子激光原位角膜磨镶术（LASIK）术后患者，由于激光制作角膜切口位置的不确定性，有潜在切到角膜瓣，导致角膜瓣翘起甚至更严重并发症的风险（图 3-3-7），这类患者建议使用手工切口。

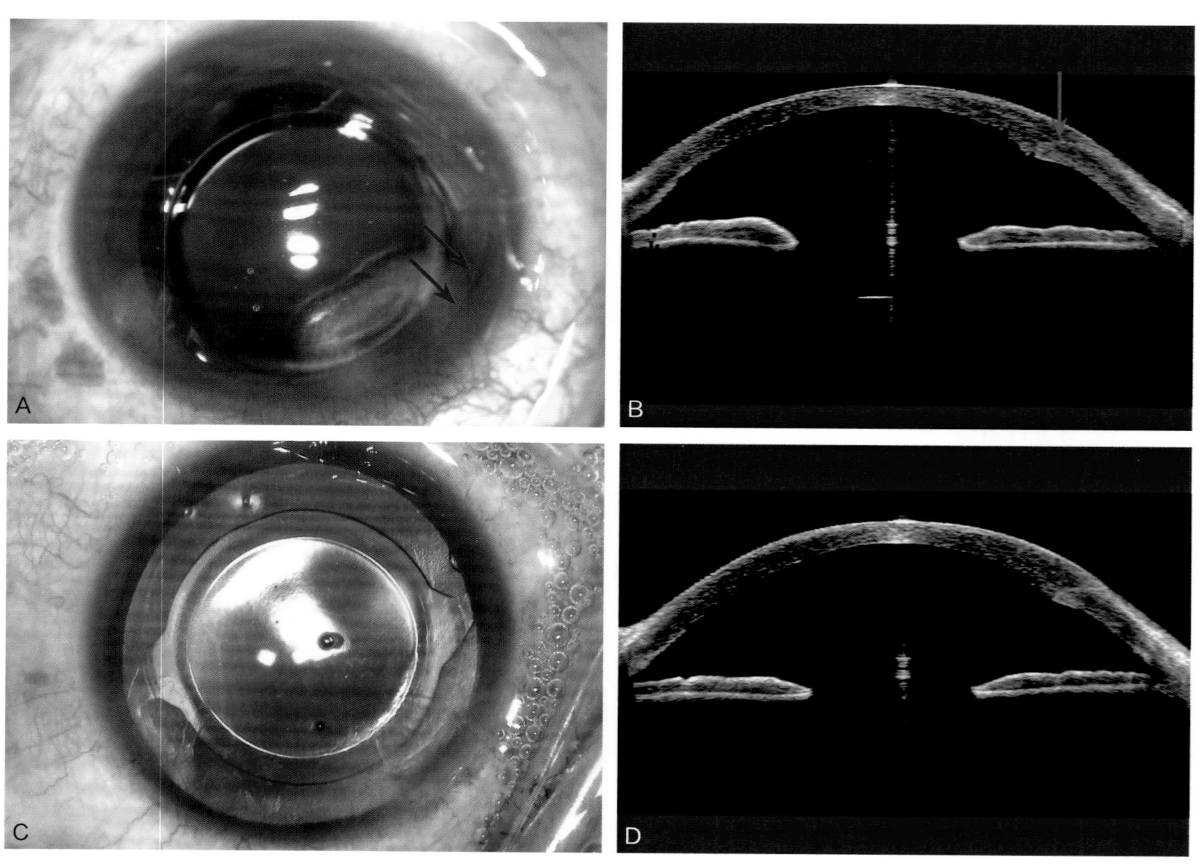

图 3-3-7

飞秒激光制作切口致 LASIK 角膜瓣翘起［A（蓝色箭头）、B（红色箭头）］，手工切口对 LASIK 角膜瓣没有影响（C、D）

飞秒激光制作透明角膜切口不是必需操作。由于飞秒激光制作角膜切口位置具有不确定性，有切口制作不全等风险，切口的分离打开也需要一定的技巧，有些情况反而不如手工制作切口简单，因此，目前临床医生对于飞秒激光切口的满意度有限，有一些医生放弃飞秒激光制作切口。如何提高切口位置的可预测性和准确性是未来应解决的重要问题。

（王玮 俞一波）

参考文献

[1] AGARWAL A,JACOB S. Current and effective advantages of femto phacoemulsification. Curr Opin Ophthalmol,2017,28(1):49-57.

[2] ROBERTS T V,LAWLESS M,BALI S J,et al. Surgical outcomes and safety of femtosecond laser cataract surgery:a prospective study of 1 500 consecutive cases. Ophthalmol,2013,120(2):227-233.

[3] BALI S J,HODGE C,LAWLESS M,et al. Early experience with the femtosecond laser for cataract surgery. Ophthalmol,2012,119(5):891-899.

[4] BISSEN-MIYAJIMA H,HIRASAWA M,NAKAMURA K,et al. Safety and reliability of femtosecond laser-assisted cataract surgery for Japanese eyes. Jpn J Ophthalmol,2017,62(2):226-230.

[5] GREWAL D S,SCHULTZ T,BASTI S,et al. Femtosecond laser-assisted cataract surgery-current status and future directions. Surv Ophthalmol,2016,61(2):103-131.

[6] NAGY Z Z,TAKACS A I,FILKORN T,et al. Complications of femtosecond laser-assisted cataract surgery. J Cataract Refract Surg,2014,40(1):20-28.

[7] NAGY Z Z,MASTROPASQUA L,KNORZ M C. The use of femtosecond lasers in cataract surgery: Review of the published results with the LenSx system. J Refract Surg,2014,30(11):730-740.

[8] 李金秋，赵春梅，刘湘云，等. 飞秒激光辅助白内障手术透明角膜切口的研究进展[J]. 国际眼科纵览，2023,47(02):126-130.

[9] 中华医学会眼科学分会白内障及人工晶状体学组. 我国飞秒激光辅助白内障摘除手术规范专家共识(2018年)[J]. 中华眼科杂志，2018,54(5):6.

[10] ALIÓ J L,ABDOU A A,SORIA F,et al. Femtosecond laser cataract incision morphology and corneal higher-order aberration analysis. J Refract Surg,2013,29(9):590-595.

[11] BALA C,CHAN T,MEADES K. Factors affecting corneal incision position during femtosecond laser-assisted cataract surgery. J Cataract Refract Surg,2017,43(12):1541-1548.

[12] BODEN K T,SCHLOSSER R,REIPEN L,et al. The impact of limbus detection,arcus lipoides and limbal vessels on the primary patency of clear cornea incisions in femtosecond laser-assisted cataract surgery. Acta Ophthalmologica,2021,99(6):e943-e948.

[13] BRUNIN G,KHAN K,BIGGERSTAFF K S,et al. Outcomes of femtosecond laser-assisted cataract surgery performed by surgeons-in-training. Graefes Arch Clin Exp Ophthalmol,2017,255(4):805-809.

[14] FERREIRA T B,RIBEIRO F J,PINHEIRO J,et al. Comparison of surgically induced astigmatism and morphologic features resulting from femtosecond laser and manual clear corneal incisions for cataract surgery. J Refract Surg,2018,34(5):322-329.

[15] LAWLESS M,HODGE C. Femtosecond laser cataract surgery:An experience from Australia. Asia Pac J Ophthalmol,2012,1(1):5-10.

[16] ROBERTS T,LAWLESS M,SUTTON G,et al. Update and clinical utility of the LenSx femtosecond laser in cataract surgery. Ophthalmol,2016,10:2021-2029.

[17] WANG X,ZHANG Z,LI X,et al. Evaluation of femtosecond laser versus manual clear corneal incisions in cataract surgery using spectral-domain optical coherence tomography. J Refract Surg,2018,34(1):17-22.

[18] ZHU S,QU N,WANG W,et al. Morphologic features and surgically induced astigmatism of femtosecond laser versus manual clear corneal incisions. J Cataract Refract Surg,2017,43(11):1430-1435.

[19] DAS NEVES N T,BOIANOVSKY C,LAKE J C. Functional profile of a customized wound parameter in femtosecond laser assisted corneal incision for cataract surgery. Clin Ophthalmol,2023,17:175-181.

[20] BENARD SEGUIN É,BOSTAN C,FADOUS R,et al. Optimization of femtosecond laser constructed clear corneal wound sealability for cataract surgery. J Cataract Refract Surg,2020,46(12):1611-1617.

[21] KOJIMA T,TAKAGI M,ICHIKAWA K,et al. Clinical and ex vivo laboratory comparison of the self-sealing properties and dimensional stability between the femtosecond laser and manual clear corneal incisions. Acta Ophthalmologica,2018,96(4):510-514.

第四节 飞秒激光前囊截囊

连续环形撕囊(continuous curvilinear capsulorhexis,CCC)是白内障超声乳化手术中最关键的步骤之一,可提供具有光滑边缘的前囊口,使操作过程中囊袋口不易裂开,保证了囊袋的完整性。居中性良好、大小适中的前囊口有利于后续手术操作安全进行,并为术后人工晶状体的居中和稳定提供保障。良好的CCC需要一定的手术技巧,是初学者最难掌握的操作步骤之一,对于一些复杂病例,如婴幼儿白内障、晶状体半脱位、过熟期白内障等情况,CCC也存在一定的挑战。

飞秒激光辅助白内障手术将高分辨率眼前节成像系统与飞秒激光集成在一起,使前囊口制作这一关键步骤能在计算机高精度实时影像引导下进行,对于前囊口直径、形状和位置均可精准设置(图3-4-1)。飞秒激光利用高脉冲能量产生发光等离子体,对组织产生机械破坏,瞬态空化并产生气泡使组织分离。激光按照既定程序和参数设置对焦于目标组织发射作用,克服了手工CCC所面临的困难,在降低手术难度的同时提高了精准性。

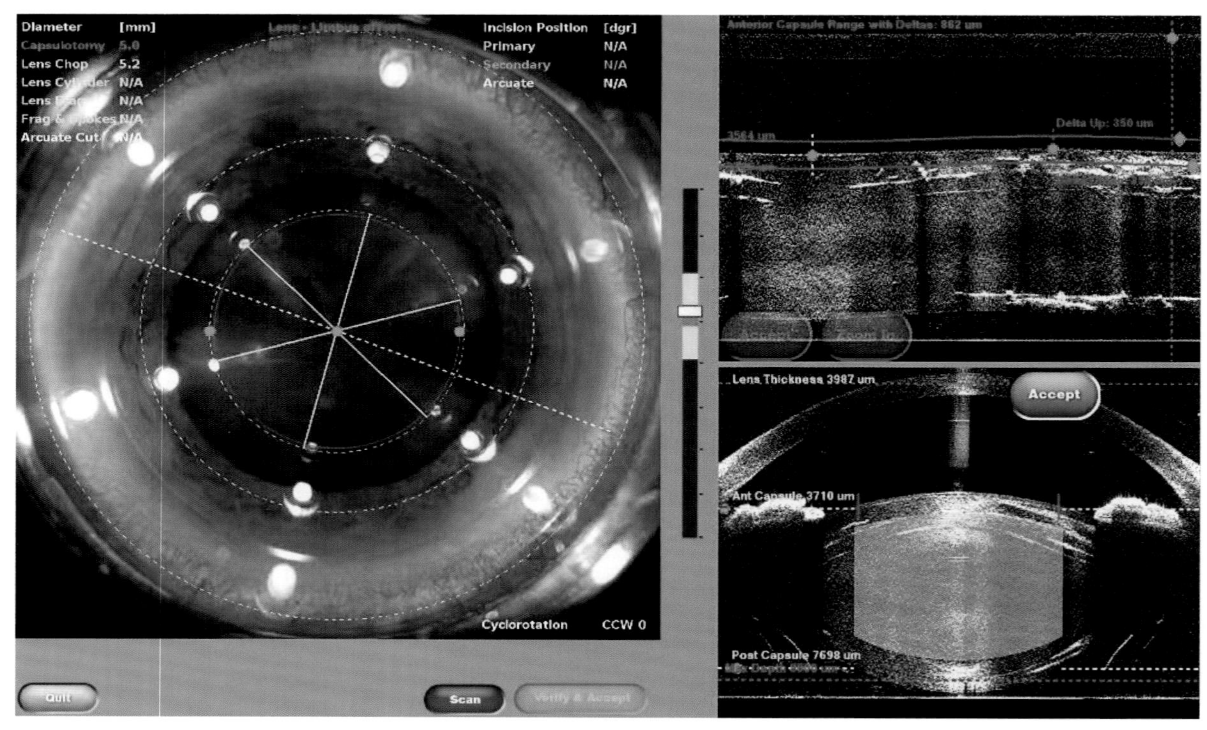

图3-4-1
飞秒激光截囊精准设置位置和直径

由于飞秒激光对于前囊膜的处理不是连续的线性切割,而是一个个单独的微小脉冲激光点连接形成的环形切口,Dick建议使用飞秒"截囊"而不是"撕囊"来命名飞秒激光制作的前囊口。激光预劈核产生的气泡可使晶状体膨胀,引起囊膜牵拉和移位,且有引起囊袋阻滞的风险,而切口制作可影响局部角膜透明性及激光对焦,因此,系统将飞秒激光截囊设置为最先进行的环节。

一、飞秒激光截囊的特点和优势

（一）飞秒激光截囊的形状、大小、居中性

手工 CCC 与术者操作水平和状态密切相关，无法保障前囊口大小和居中性，当人工晶状体（intraocular lens，IOL）光学部不能被前囊口均匀包裹时，可能导致 IOL 位置倾斜、偏移：大囊口不能包裹或仅能部分包裹 IOL 光学部边缘，易于出现 IOL 前移或倾斜，引起近视漂移和散光等；囊口过小则易导致机化收缩，使 IOL 后倾，易引起远视漂移、散光和后发性白内障形成。研究表明，对于球镜为 21D 的 IOL，其位置每变化 1mm，会产生 1.4D 的球镜偏差，而多焦点、可调节、散光矫正等功能性 IOL 所产生的屈光效果对于 IOL 位置的偏差更为敏感。也有研究表明，手工 CCC 囊口直径受到眼轴长、前房深度等因素的影响，进而影响 IOL 偏心程度。

飞秒激光截囊依据眼前节 OCT 实时成像，使激光准确聚焦于指定深度，保障了前囊口的居中、正圆、尺寸精准可控，且不受制于术者操作水平和患者眼轴长等眼部其他条件影响，有效提高了手术安全性。与手工 CCC 相比，术后 IOL 居中性好，IOL 光学部 360° 包裹度更好（图 3-4-2），IOL 倾斜少（包括水平和垂直位），可保障术后有效晶状体位置，减少术后内眼像差，提高屈光效果和视觉质量，减少后囊膜混浊发生率，这些优势在植入功能型 IOL 时更为明显，为屈光性白内障手术的顺利开展提供了有力的保障。研究显示，飞秒激光辅助白内障术后前房深度变化小，前囊口的直径更稳定，相应的术后屈光状态更稳定，也有利于 IOL 计算公式的验证和改进。

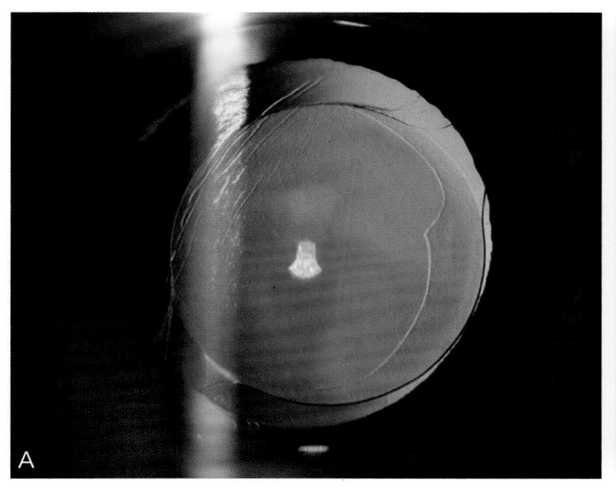

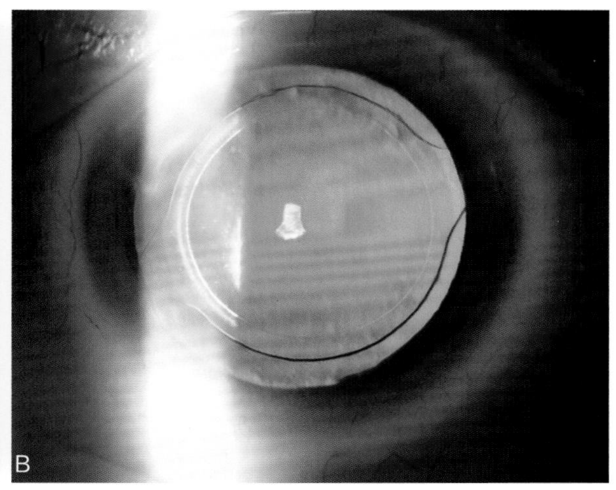

图 3-4-2

手工 CCC 与飞秒激光截囊

A. 手工 CCC 无法保障前囊口直径和居中性，可能会出现 IOL 的偏心倾斜；B. 飞秒激光截囊居中、正圆、直径精准可控，能实现 IOL 光学部 360° 均匀包裹，保障其居中性。

（二）飞秒激光截囊的结构特征

飞秒激光截囊边缘超微结构与手工 CCC 明显不同。高倍率扫描电镜显示：手工 CCC 边缘连续、光滑、规则，但厚薄不均。飞秒激光截囊边缘由连续的脉冲激光点与囊膜组织作用产生，呈现锯齿状或邮票样，与手工 CCC 边缘相比，飞秒激光截囊边缘厚度更均匀，但更粗糙。激光可破坏正常的胶原纤维排列，使局部产生微小不规则区域，且随着激光能量的增高，这种不规则性增加。

（三）飞秒激光截囊口的强韧性

目前关于飞秒激光截囊口的强韧性研究尚未有统一的结论。早期在猪眼的研究发现，飞秒激光截囊的前囊口较手工 CCC 更强韧，但也有临床研究发现两者的强韧性无明显差异。有报道显示，虽然随着激光能量的增加，飞秒激光截囊口的规则性和光滑度下降，强韧性降低，但其强韧程度仍比手工 CCC 要高。

二、飞秒激光截囊设置

（一）截囊位置设置

对于 LenSx 系统，截囊位置可由机器自动识别定位于瞳孔中心，当自动识别有误时，术者可手动调整设置截囊位置，也可通过前囊膜线性扫描 OCT 影像判断截囊口是否偏心，并在其引导下进行相应调整。

在眼位正的情况下，当截囊口的位置偏心时，OCT 会出现前后囊镜像的分布（图 3-4-3），在后囊最高点被定位下，可以在实时平面视频直接重新点选"Lens"，然后依方向指示线进行调整截囊口位置。

在眼位倾斜的情况下，OCT 可以为前后囊平行波浪状的截囊居中或前后囊非对称且非镜像的截囊中心偏移（图 3-4-3），术者如果不执行切口或弧形角膜切开术（arcuate keratotomy，AK），可通过调整截囊中心进行补偿，但如需要执行 AK 或切口的功能，眼位倾斜不正会影响其切口与 AK 结果，建议重新对接。

（二）截囊直径设置

白内障手术理想的前囊口直径建议为 5~5.5mm，略小于 IOL 光学部直径，以期能将 IOL 光学部边缘 360°包裹，手术后能使其安全在位。对于飞秒激光截囊，Packer 等建议直径为 5.25mm，在

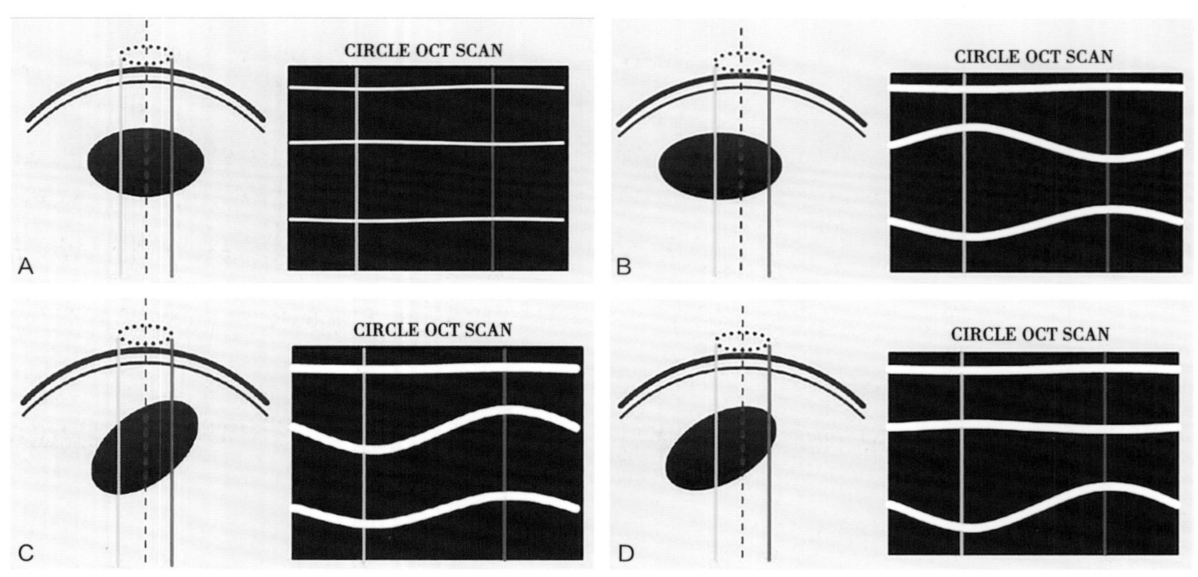

图 3-4-3

依据囊膜线性扫描 OCT 显示前后囊形态判断前囊口居中性

A. 前后囊平行直线，提示眼位正，前囊口居中；B. 前后囊呈现镜像，提示眼位正，前囊口偏心；C. 前后囊呈平行波浪，提示眼位倾斜，前囊口居中；D. 前后囊呈非对称、非镜像，提示眼位倾斜，前囊口偏心。

保障 IOL 的有效位置的同时，截囊边缘刚好位于前囊膜最厚的区域，使得前囊口的抗拉力最强。

由于前囊膜具有一定的弹性，且随年龄增长，其弹性逐渐降低。基于这种弹性的存在，飞秒激光截囊口的实际直径与预设直径存在一定的偏差，且这一偏差与年龄成负相关。在 20 岁以下患者中，截囊直径与预设直径偏差可达 0.67mm ± 0.04mm，而 40 岁以上患者的飞秒激光截囊直径的准确率高达 91.01%，与预设直径偏差仅为 0.29μm ± 0.26μm。因此，为达到理想的截囊直径，建议对应年龄 <10 岁、10~20 岁、21~40 岁、>40 岁的患者，预设截囊直径分别为 4.5mm、4.8mm、5.0mm、5.2mm。

（三）截囊深度范围设置

飞秒激光截囊采用自下向上的螺旋方式消融，形成一个理论上的圆柱体（图 3-4-4），建议截囊深度范围比前囊膜厚度（10~20μm）高 20~60 倍（400~600μm），这个深度范围可以适当补偿晶状体倾斜或术中患者轻微的眼球运动，以达到前囊膜的完整截开，又避免了过深的设置对于前房和晶状体皮质的扰动，减少瞳孔缩小发生、气泡产生和对皮质吸除环节的影响。

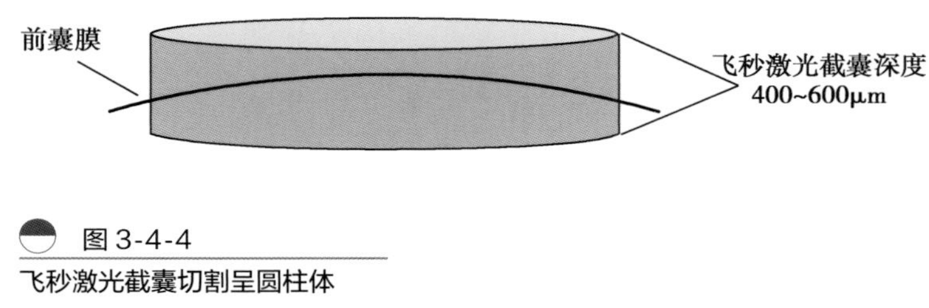

图 3-4-4
飞秒激光截囊切割呈圆柱体

（四）激光能量设置

常规操作中建议飞秒激光截囊能量设置为 6~10μJ。在有效作用范围内，飞秒激光能量越低，对组织切割所产生切面越光滑，炎症反应程度越低。另外，低能量引起的前囊膜细胞死亡及产生的炎症反应较小，因此，细胞增殖纤维化导致的前囊口机化也越少。而飞秒激光截囊的能量越高，截囊口的不规则性越高，这些不规则区域在后续操作中可能产生不均匀的向心力，更容易出现前囊裂开等并发症。

当然对于前囊膜机化、局部小气泡遮挡等特殊情况，可适当加大截囊激光能量，以提高完整截囊成功率。

三、飞秒激光截囊并发症

Nagy 将飞秒激光截囊结果分为四种类型：①完整截囊；②点状连接；③截囊不全（桥状连接）；④截囊完全，但存在不连续或不规则区域（图 3-4-5）。其中第②、③、④类型是飞秒激光截囊有别于手工 CCC 的特殊并发症。这些情况如果不能及时发现并妥善处理，可能会导致前囊膜撕裂，进而增加手术风险。因此，制作 360° 完整截开的前囊口对于提高手术安全性和优化手术效果非常重要。

完成理想的飞秒激光截囊（图 3-4-6）所具备要点包括：居中、囊膜平、360° 连续截开。在 LenSx 影像系统中，具有以下特征：

- 实时平面视频：眼球及角膜位置居中，截囊口位于瞳孔中央。
- 囊膜线性扫描 OCT：前后囊膜均呈水平线。

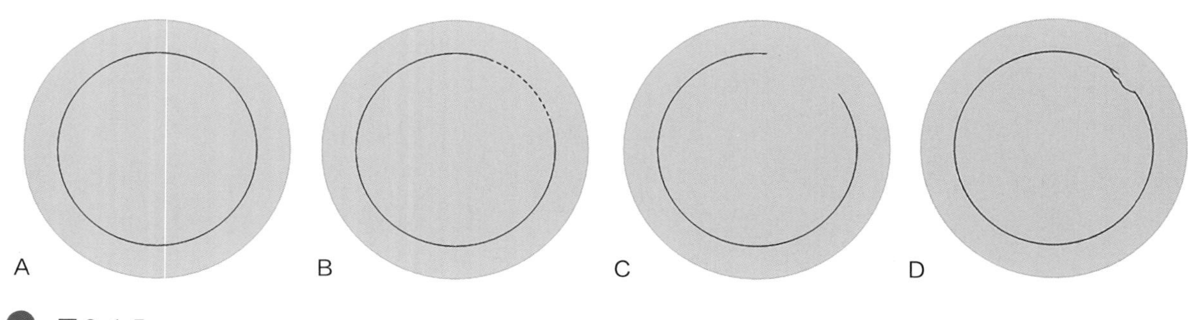

图 3-4-5

飞秒激光截囊结果

A. 完整截囊；B. 点状连接；C. 截囊不全（桥状连接）；D. 截囊完全，但存在不规则区域。

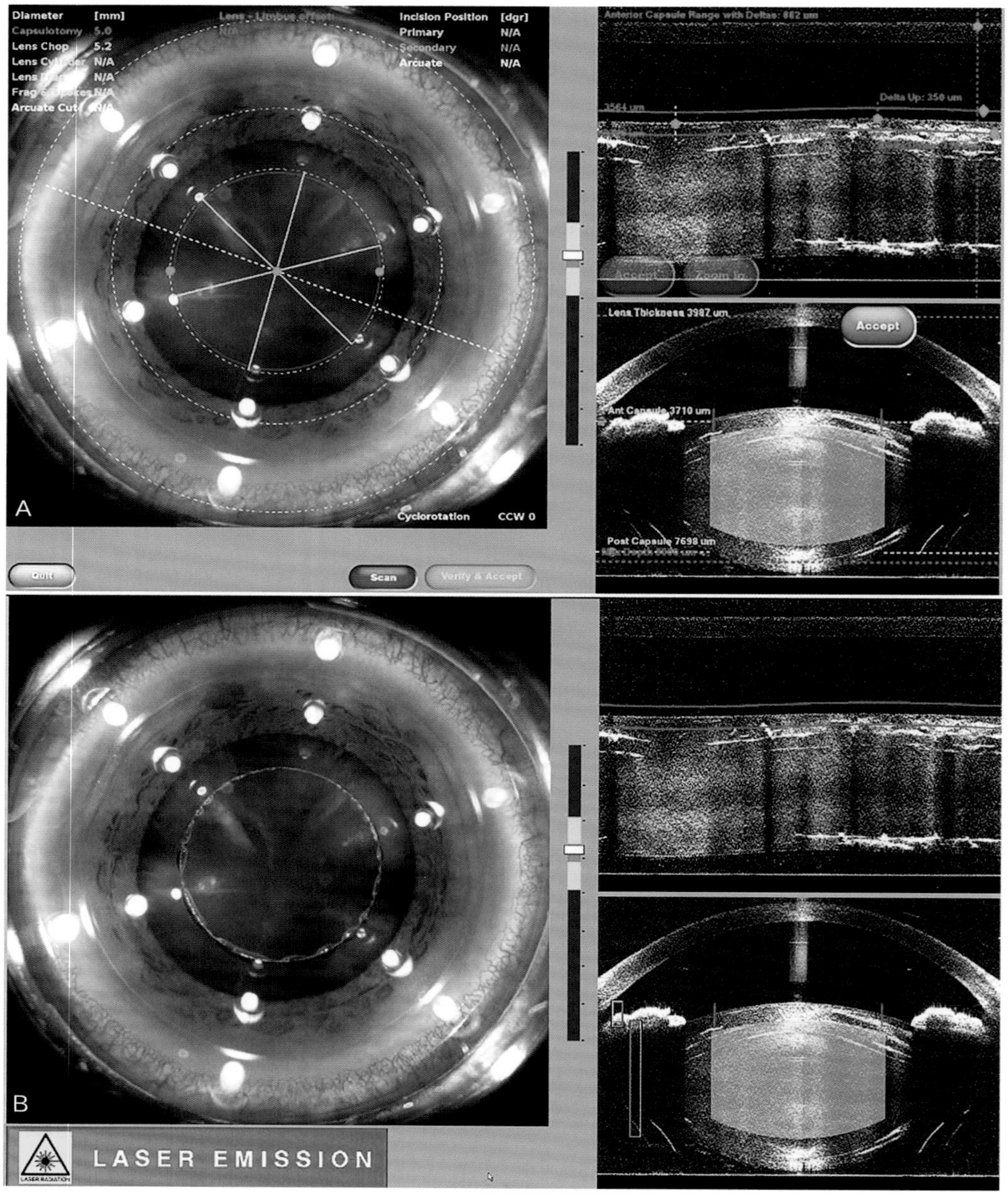

图 3-4-6

理想的截囊

A. 角膜居中，囊膜平，晶状体无倾斜；B. 360°连续截开。

◆ 晶状体 OCT 扫描：晶状体居中无明显倾斜，设置预劈核上限时的标识线可与晶状体前囊膜完全吻合。

◆ 激光发射作用过程中：实时视频可见 360° 截囊所产生的切割轨迹和气泡形成。

引起截囊不全或不规则截囊的原因主要包括眼球倾斜、气泡或油脂遮挡、角膜皱褶、乳白核白内障、负压吸引松弛、激光设置错误和其他不明原因，这些情况都有其典型的特征，可通过实时视频和 OCT 影像识别，且大多数可随着术者经验增加而发生率减少。

1. 眼球倾斜 眼球倾斜是导致截囊不全的最常见原因。晶状体倾斜 7.5° 足以导致截囊不全。患者因紧张闭眼产生 Bell 征是眼球倾斜的主要原因，由此产生的截囊不全多见于上方位置，通常为桥状连接，且范围相对较大。

（1）眼球倾斜影像特征（图 3-4-7）

1）实时平面影像：角膜不居中，有明显偏位。

2）囊膜线性扫描 OCT：囊膜不水平，呈现明显的波浪形，或前后囊膜镜像。

3）晶状体 OCT 扫描：可见明显的晶状体倾斜。

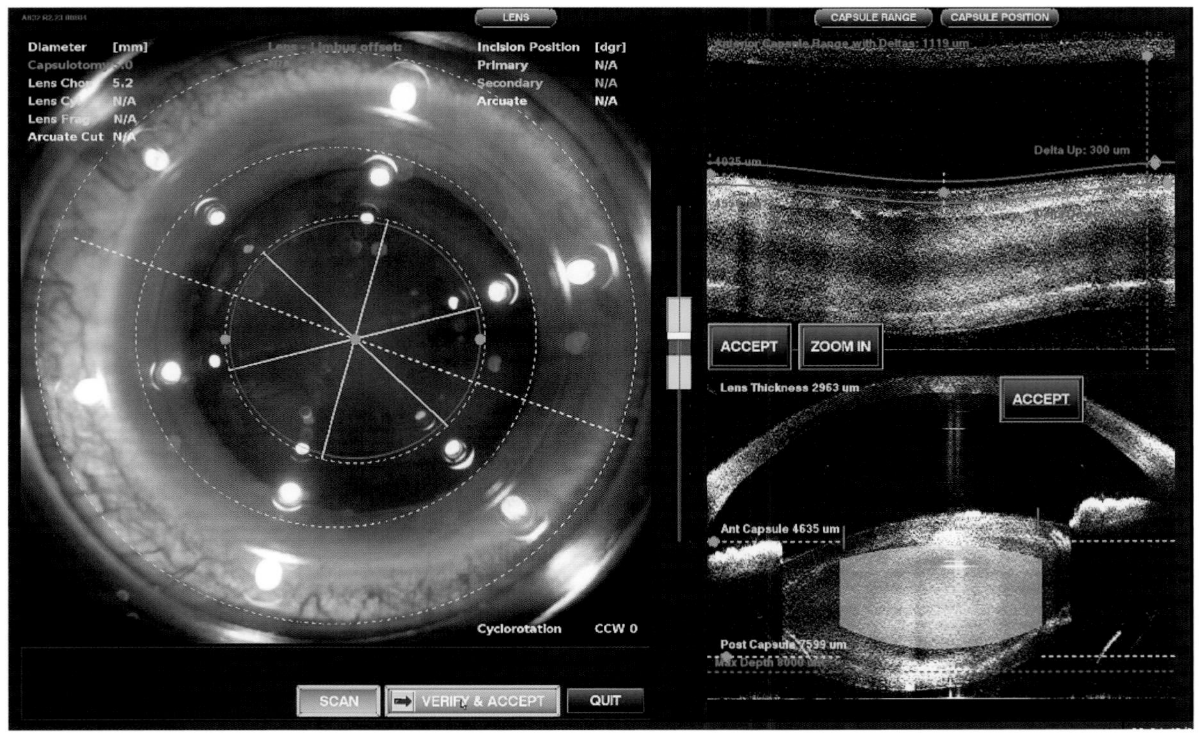

图 3-4-7
眼球倾斜影像

（2）眼球倾斜导致截囊不全的预防方法

1）术前患者可进行仰卧注视眼位练习，对接操作前确保充分的表面麻醉，嘱患者睁眼固视，避免 Bell 征，从正上方靠近眼球完成对接。

2）通过影像特征判断眼球倾斜及程度，当倾斜不明显时，可调整截囊中心对倾斜进行相应补偿后再行截囊。当倾斜较明显时，建议重新对接。

2. 气泡或油脂遮挡 当负压达成后，PI 与角膜间如存在气泡或分泌物、油脂且刚好位于截囊环上时，可影响激光透射和对焦，引起局部截囊不全。其截囊不全范围与气泡油脂的大小一致，通常形成桥状连接。

（1）气泡或油脂遮挡的影像特征（图 3-4-8）

1）实时平面影像：截囊环局部可见气泡或油脂遮挡。

2）囊膜线性扫描 OCT：可见角膜前表面反光点及相应遮挡区域黑色条纹。

3）晶状体 OCT 影像：可见角膜前表面反光点及相应遮挡区域黑色条纹。

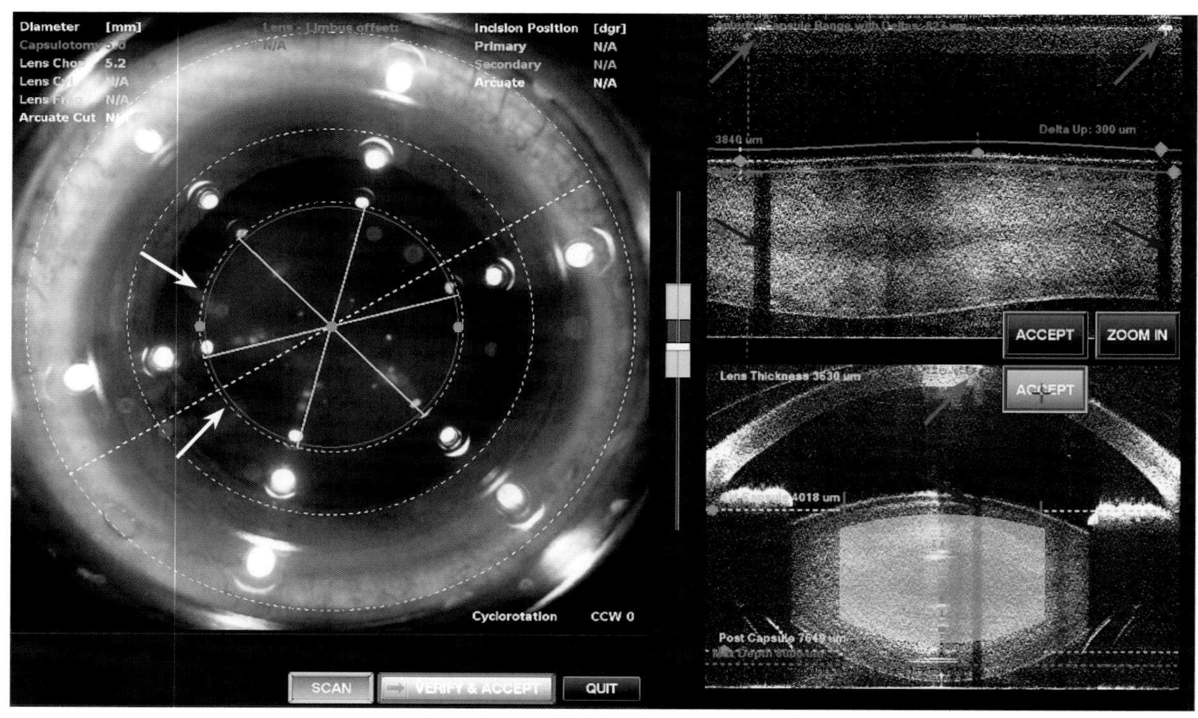

图 3-4-8

气泡遮挡影像

白色箭头示气泡；红色箭头示角膜前表面反光点；蓝色箭头示 OCT 成像相应遮挡区域条纹。

（2）气泡或油脂遮挡引起截囊不全的预防方法

1）对接操作前在角膜表面滴用平衡盐溶液（BSS）或 0.3% 玻璃酸钠，冲刷眼表的同时提高角膜与 PI 的黏合力。

2）PI 与角膜接触后，待前沿的 U 形水波纹越过角膜中心时再启动负压吸引。如果在对接过程中 PI 与角膜间形成闭合气泡时行负压吸引，很容易将气泡滞留在中间，或分散成小气泡滞留，进而遮挡激光射程，导致截囊不全（图 3-4-9）。因此建议在对接过程中，如发现 PI 与角膜间形成闭合气泡，建议上移 PI 重新对接。

3）如在负压达成后发现有小气泡或油脂滞留在 PI 于角膜间，可调整截囊位置避开相应区域，如调整后明显影响截囊居中性，建议重新进行对接。适当加大激光能量也可穿透较小气泡或油脂，但高能量可能会增加囊口边缘不规则风险。

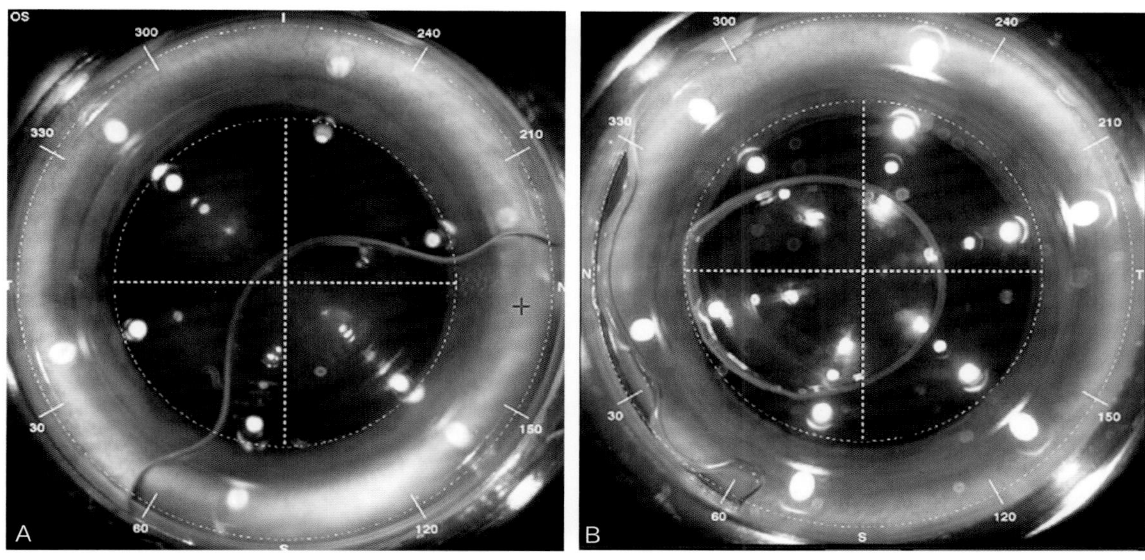

图 3-4-9

PI 与角膜间气泡遮挡的预防

A. 当 PI 与角膜接触后形成 U 形水波纹越过角膜中心时启动负压；B. 如 PI 与角膜间形成闭合气泡，建议重新对接。

3. 角膜皱褶　当负压吸引达成后，如角膜有条纹样皱褶可影响激光折射和聚焦，导致激光能量衰减，进一步引起截囊不全。由于角膜皱褶引起的截囊不全通常形成点状连接，在飞秒激光发射作用过程中不易被识别。

（1）角膜皱褶的影像特征（图 3-4-10）

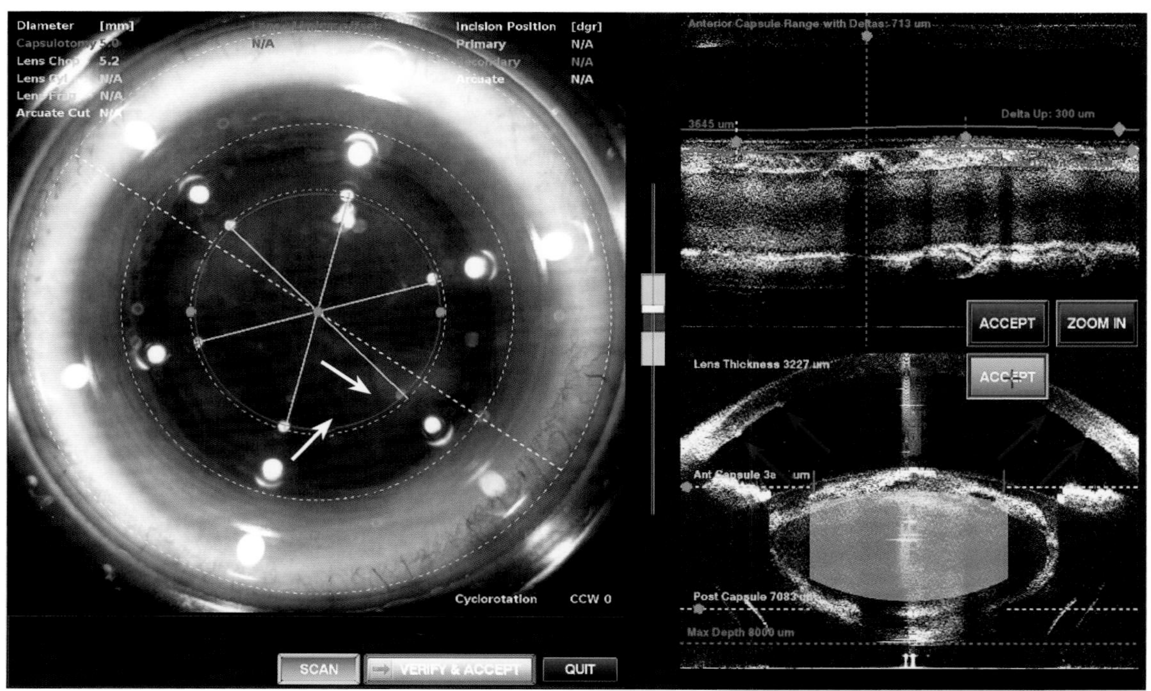

图 3-4-10

角膜皱褶影像

可见角膜条纹样皱褶（白色箭头）和内皮面皱褶突起（蓝色箭头）。

1）实时平面影像：角膜条纹样皱褶。

2）囊膜线性扫描 OCT：无明显特征。

3）晶状体 OCT 扫描：可见角膜内皮面皱褶突起。

（2）角膜皱褶引起截囊不全的预防方法

1）早期在 LenSx 系统使用硬性 PI 时，极易引起角膜变形和皱褶，导致截囊不全和角膜切口制作不全。更换为软性 PI 后，角膜皱褶发生率明显下降（42% vs. 6%），相应地，完整截囊成功率也明显提高（18% vs. 92%）。

2）适当增加截囊激光能量可能可以克服角膜皱褶引起的能量衰减，但在角膜皱褶区域以外，高能量切割可能导致前囊口不规则性增加，提高囊膜撕裂风险。

4. 乳白核白内障 乳白核白内障，尤其是成熟期白内障，由于红光反射缺失，晶状体皮质液化导致囊膜张力增加，囊膜变脆易于破裂，连续环形撕囊存在较大的风险。尽管可通过囊膜染色增加可见度和先行抽吸液化皮质降低囊袋张力等方法辅助撕囊，但仍有较高的前囊口放射状撕裂发生率。飞秒激光截囊可在极短时间内使液化皮质释放，减少了前囊膜撕裂和阿根廷国旗征的发生，但与非成熟期白内障相比，成熟期白内障仍较易发生截囊不全。

（1）乳白核白内障引起截囊不全的原因

1）患者视力差，难以固视，影响眼球居中，易发生眼球倾斜和对接不良。

2）激光截开前囊膜时，液化皮质瞬间涌入前房，遮挡后续激光对焦（图 3-4-11），影响其作用。

3）激光截开前囊膜时，液化皮质释放，晶状体内压力骤降，局部前囊膜塌陷，使前囊膜平面不连续，激光不能精准聚焦于未切割区域囊膜，易导致截囊不全或不规则截囊。

4）激光截开前囊膜时，液化皮质冲击已截开的前囊膜对向翻折，阻挡后续激光射程，导致截囊不全。

5）成熟期白内障前囊膜机化，激光不易穿透，可导致截囊不全。

（2）乳白核白内障截囊不全的特征

1）成熟期乳白核白内障由于液化皮质的存在，截囊不全通常难以预防，且其发生率不随着医生经验的增加而减少。

2）适当加大激光能量、增加截囊深度或改变激光脉冲点间距可能可以增加完整截囊率。

5. 负压吸引松弛 如维持 PI 与角膜贴合的负压吸引松弛，激光作用时眼球旋转，易导致截囊不全和不规则切割，且这种原因导致的截囊不全范围通常较大。结膜松弛、较大的翼状胬肉、角膜曲率异常等为负压吸引松弛的常见原因。

（1）负压吸引松弛的影像特征（图 3-4-12）

1）平面影像：PI 与角膜之间可见气泡或松弛球结膜，可观察到眼球活动旋转。

2）囊膜线性扫描 OCT 影像：可见眼球倾斜特征，囊膜不水平，呈波浪形或前后囊膜镜像。

3）晶状体 OCT 影像：可见晶状体倾斜。

（2）负压吸引松弛引起截囊不全的预防方法

1）根据患者角膜曲率选择合适型号的 PI。

2）操作中如多次对接仍旧不能形成牢固负压，可在对接前使用黏弹剂滴于角膜表面，增加角膜与 PI 之间的黏合力，协助负压达成和维持。

3）负压达成后，如发现有眼球明显倾斜时应重新对接。

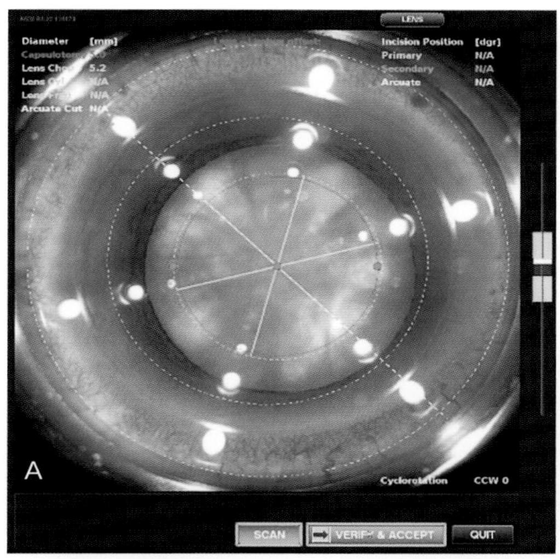

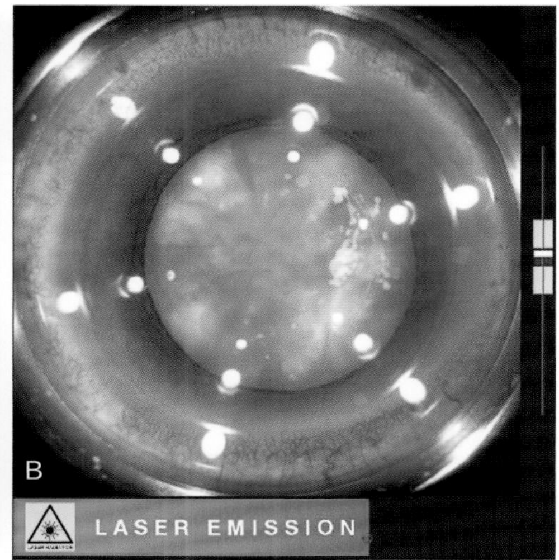

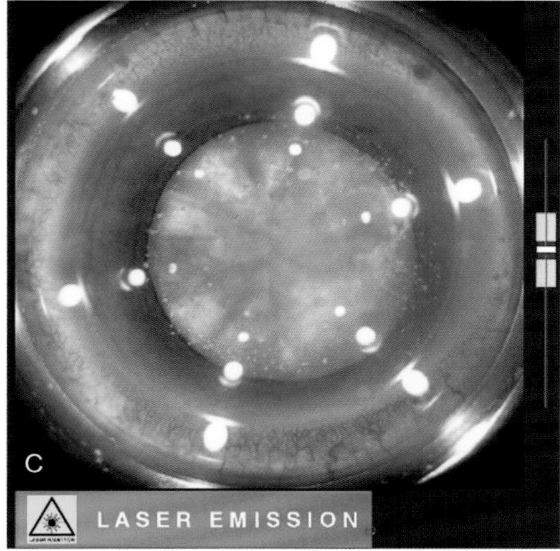

图 3-4-11

乳白核白内障截囊，激光截开前囊膜（A），液化皮质瞬间涌入前房（B），随后液化皮质弥散于前房影响激光对焦（C）

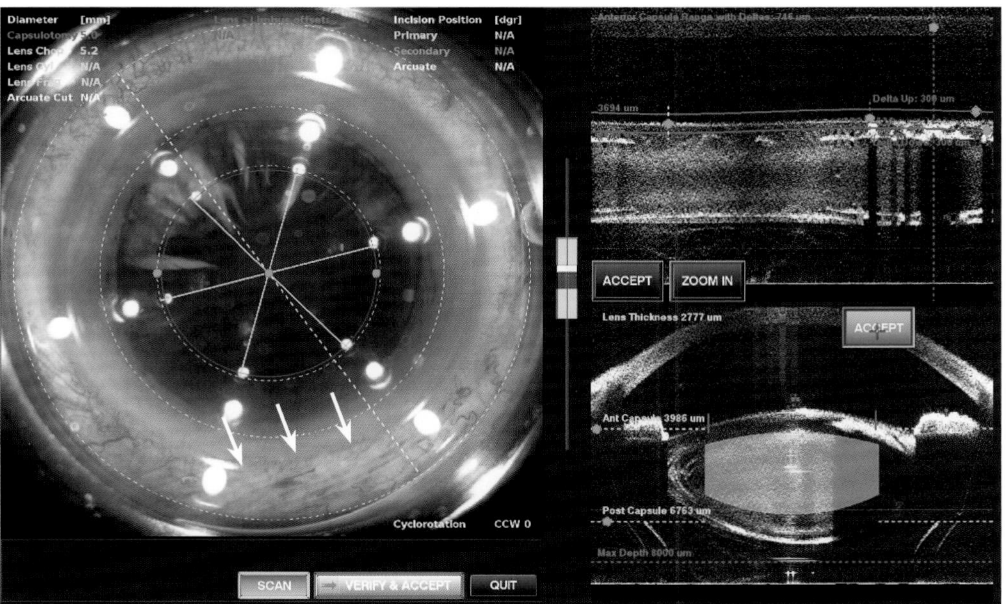

图 3-4-12

负压吸引松弛影像

白色箭头示松弛球结膜。

6. 截囊设置错误　囊膜线性扫描 OCT 影像可显示前囊膜最高点、最低点和后囊膜最高点，一般情况下，这些标记点可由系统默认识别，少数时候识别标记失误（图 3-4-13），如未能及时发现调整，则可能影响实际截囊深度和位置，导致截囊不全。这种情况下的截囊不全通常为桥状连接。

（1）截囊设置错误的影像特征

1）前囊膜最高点、最低点标记不符合实际定位。

2）截囊深度标记线与前囊膜未呈现平行状态。

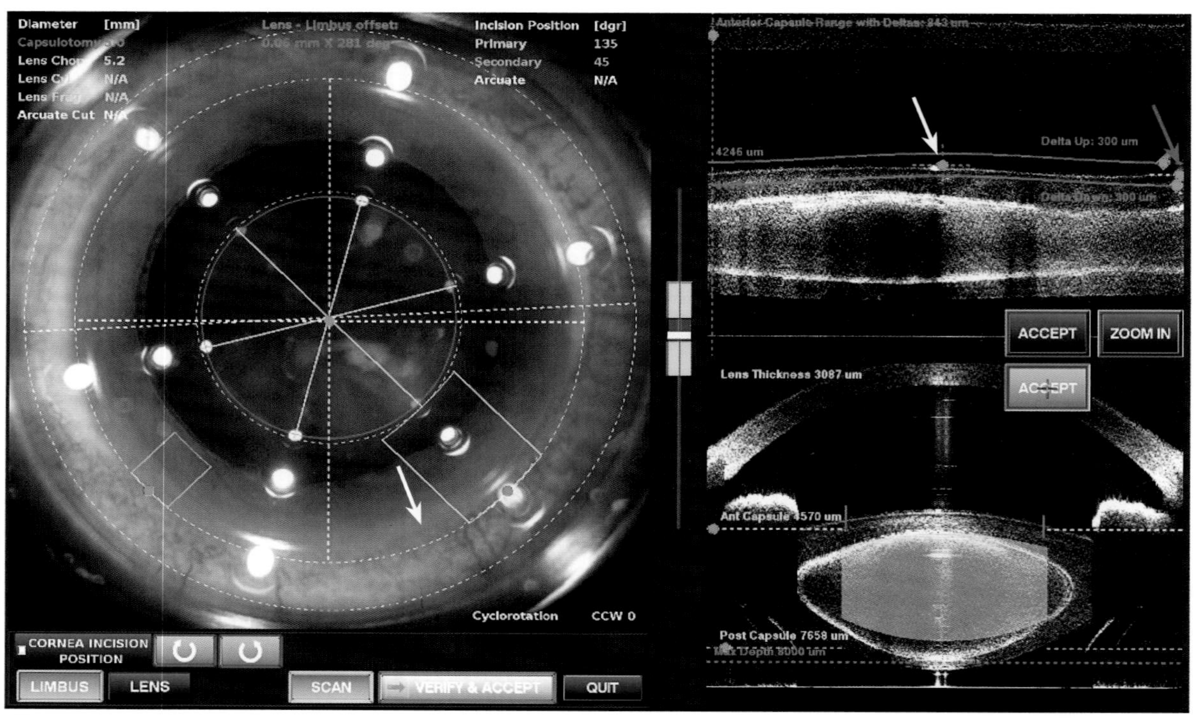

图 3-4-13
截囊设置错误影像，红色箭头示前囊膜最低点位置标记错误

（2）截囊设置错误引起截囊不全的预防方法

术中仔细观察各标记点位置，及时发现异常并调整。

我中心开展的大样本前瞻性研究显示，飞秒激光截囊不全后的二次撕囊是引起术中前囊膜撕裂的最主要原因。飞秒激光截囊也需要一定的学习曲线，在操作的前 100 例中截囊并发症发生率较高，随着系统软件的改进和术者经验的增加，这些并发症发生率逐渐减少，于 200 例后趋于稳定并可控制在较低水平。对于初学者，建议尽量保证居中良好的对接，操作过程中通过影像系统仔细观察识别易引起截囊不全和不规则截囊的因素特征并及时进行调整，使飞秒激光截囊这一利器更好地为屈光性白内障手术的顺利开展保驾护航。

（王玮　姚克　俞一波）

参考文献

[1] NAGY Z Z, MASTROPASQUA L, KNORZ M C. The use of femtosecond lasers in cataract surgery: Review of the published results with the LenSx system. J Refract Surg, 2014, 30(11): 730-740.

[2] GREWAL D S, SCHULTZ T, BASTI S, et al. Femtosecond laser-assisted cataract surgery-current status and future directions. Surv Ophthalmol, 2016, 61(2): 103-131.

[3] CHEN X Y, XU J J, CHEN X J, et al. Cataract: advances in surgery and whether surgery remains the only treatment in future. Advances in Ophthalmology Practice and Research, 2021, 1(1): 100008.

[4] AGARWAL A, JACOB S. Current and effective advantages of femto phacoemulsification. Curr Opin Ophthalmol, 2017, 28(1): 49-57.

[5] LAI K R, ZHANG X B, YU Y H, et al. Comparative clinical outcomes of Tecnis toric IOL implantation in femtosecond laser-assisted cataract surgery and conventional phacoemulsification surgery. Int J Ophthalmol, 2020, 13(1): 49-53.

[6] LEE J A, SONG W K, KIM J Y, et al. Femtosecond laser-assisted cataract surgery versus conventional phacoemulsification: refractive and aberrometric outcomes with a diffractive multifocal intraocular lens. J Cataract Refract Surg, 2018, 45(1): 21-27.

[7] NAGY Z Z, TAKACS A I, FILKORN T, et al. Complications of femtosecond laser-assisted cataract surgery. J Cataract Refract Surg, 2014, 40(1): 20-28.

[8] KANCLERZ P, ALIO J L. The benefits and drawbacks of femtosecond laser-assisted cataract surgery. Euro J Ophthalmol, 2020, 31(3): 1021-1030.

[9] NATH M, CHRISTY J, MOUTTAPA F, et al. Learning curve of femtosecond laser-assisted cataract surgery: Experience of surgeons new to femtosecond laser platform. Indian J Ophthalmol, 2017, 65(8): 683-689.

[10] BALI S J, HODGE C, LAWLESS M, et al. Early experience with the femtosecond laser for cataract surgery. Ophthalmol, 2012, 119(5): 891-899.

[11] ROBERTS T V, LAWLESS M, BALI S J, et al. Surgical outcomes and safety of femtosecond laser cataract surgery: A prospective study of 1500 consecutive cases. Ophthalmol, 2013, 120(2): 227-233.

[12] ROBERTS T V, LAWLESS M, SUTTON G, et al. Anterior capsule integrity after femtosecond laser-assisted cataract surgery. J Cataract Refract Surg, 2015, 41(5): 1109-1110.

[13] ASENA B S, KASKALOGLU M. Laser-assisted cataract surgery: Soft lens assisted interface (SoftFit) versus direct contact interface. Euro J Ophthalmol, 2015, 26(3): 242-247.

[14] PANTANELLI S M, DIAKONIS V F, AL-MOHTASEB Z, et al. Anterior capsulotomy outcomes: A comparison between two femtosecond laser cataract surgery platforms. J Refract Surg, 2015, 31(12): 821-825.

[15] RIVERA R P, HOOPES J P, LINN S, et al. Comparative analysis of the performance of two different platforms for femtosecond laser-assisted cataract surgery. Clin Ophthalmol, 2016, 10: 2069-2078.

[16] ASENA B S, KASKALOGLU M. Comparison of the efficacy and safety of femtosecond laser capsulotomy between mature and non-mature cataracts. Lasers Surg Med, 2016, 48(6): 590-595.

[17] BISSEN-MIYAJIMA H, HIRASAWA M, NAKAMURA K, et al. Safety and reliability of femtosecond laser-assisted cataract surgery for Japanese eyes. Jpn J Ophthalmol, 2017, 62(2): 226-230.

[18] ROBERTS H W, WAGH V K, SULLIVAN D L, et al. A randomized controlled trial comparing femtosecond laser-assisted cataract surgery versus conventional phacoemulsification surgery. J Cataract Refract Surg, 2019, 45(1): 11-20.

[19] ROBERTS H W, WAGH V B, SUNG J, et al. Risk-adjusted CUSUM analysis of the learning curve of femtosecond laser assisted cataract surgery. Curr Eye Res, 2019, 44(8): 887-895.

[20] LYU D, SHEN Z, ZHANG L, et al. Comparison of perioperative parameters in femtosecond laser-assisted cataract surgery using 3 nuclear fragmentation patterns. Am J Ophthalmol, 2020, 213: 283-292.

[21] LIN H Y, CHUANG Y J, LIN P J. Surgical outcomes with high and low pulse energy femtosecond laser systems for cataract surgery. Sci Rep, 2021, 11(1): 9525.

[22] NAGY Z Z, KISS H J, TAKÁCS Á I, et al. Results of femtosecond laser-assisted cataract surgery using the new 2.16 software and the SoftFit® Patient Interface. Orvosi Hetilap, 2015, 156(6): 221-225.

[23] ABELL R G, DAVIES P E J, PHELAN D, et al. Anterior capsulotomy integrity after femtosecond laser-assisted cataract surgery. Ophthalmol, 2014, 121(1): 17-24.

[24] KOHNEN T, KLAPROTH O K, OSTOVIC M, et al. Morphological changes in the edge structures following femtosecond laser capsulotomy with varied patient interfaces and different energy settings. Graefes Arch Clin Exp Ophthalmol, 2014, 252(2): 293-298.

[25] BALA C, XIA Y, MEADES K. Electron microscopy of laser capsulotomy edge: Interplatform comparison. J Cataract Refract Surg, 2014, 40(8): 1382-1389.
[26] CHAN T, PATTAMATTA U, BUTLIN M, et al. Intereye comparison of femtosecond laser-assisted cataract surgery capsulotomy and manual capsulorhexis edge strength. J Cataract Refract Surg, 2017, 43(4): 480-485.
[27] MARQUES F F, MARQUES D M V, OSHER R H, et al. Fate of anterior capsule tears during cataract surgery. J Cataract Refract Surg, 2006, 32(10): 1638-1642.
[28] MASTROPASQUA L, TOTO L, CALIENNO R, et al. Scanning electron microscopy evaluation of capsulorhexis in femtosecond laser-assisted cataract surgery. J Cataract Refract Surg, 2013, 39(10): 1581-1586.
[29] ARBISSER L B, SCHULTZ T, DICK B H. Central dimple-down maneuver for consistent continuous femtosecond laser capsulotomy. J Cataract Refract Surg, 2013, 39(12): 1796-1797.
[30] ZHU Y N, CHEN X Y, CHEN P Q, et al. Lens capsule-related complications of femtosecond laser-assisted capsulotomy versus manual capsulorhexis for white cataracts. J Cataract Refract Surg, 2019, 45(3): 337-342.
[31] WANG W, CHEN X Y, LIU X, et al. Lens capsule-related complications in femtosecond laser-assisted cataract surgery: A study based on video analysis. Br J Ophthalmol, 2023, 107(7): 906-911.

第五节 飞秒激光晶状体核预劈

碎核是白内障手术的核心步骤。成功的超声乳化需要将晶状体核粉碎后完全吸除，同时保证囊袋、角膜内皮及周围组织的安全，避免医源性损伤。在手术过程中，超声能量的使用可引起氧化应激反应和自由基产生，导致角膜内皮细胞损伤。因此，减少术中有效超声能量和时间可有效降低角膜内皮细胞丢失，在提高手术安全性的同时，有利于术后角膜水肿消退和视力的早期恢复。飞秒激光的预劈核功能（图 3-5-1）可以通过等离子气化作用直接将晶状体核分割成预设形状，有效辅助术中核碎裂，从而减少术中超声能量的使用和眼内器械的操作，减少对周围组织的损伤，同时降低角膜内皮细胞丢失率。尤其对于硬核白内障、角膜内皮病变等患者，飞秒激光预劈核的优势更为突出，可有效降低术后角膜内皮失代偿和大泡性角膜病变的风险，为患者提供了更加安全的选择。

一、飞秒激光预劈核的特点和优势

飞秒激光辅助白内障手术可提供多种预劈核模式，在预设的作用范围内，于晶状体后部的预劈核下限开始，向上逐层劈核至上限。预劈核模式、水平直径、深度范围、切割长度、激光点间距、层间距、能量等均可根据患者白内障程度进行个性化设置（图 3-5-2）。在实际操作中，系统将预劈核环节设置于截囊之后，在保障顺利安全截囊的同时，预劈核切割晶状体组织产生的气泡可通过截囊后的缝隙释放入前房，以减少囊袋内压力。

刻槽和劈核是白内障超声乳化手术的核心环节。然而其操作技巧需要一定的学习曲线，是初学者最难掌握的步骤。术中不恰当的操作可能损伤周围组织，甚至诱发晶状体脱位、后囊膜破裂、坠核等严重并发症。飞秒激光预劈核可对晶状体核进行切割和软化，为刻槽劈核提供径线范围参考，Ⅲ度以下软核可实现完全预劈核，术中可直接利用超声针头和劈核器进行机械掰核后吸除。而对于硬核白内障，预劈核可降低术中劈核和分核力度，在降低手术难度的同时保护晶状体悬韧带，提高了手术安全性。

超声能量和时间是评估白内障超声乳化手术安全性的重要指标。过多的超声能量使用可增加角膜内皮细胞损伤，还会在超乳针头进入处对角膜造成热灼伤，影响切口愈合。利用飞秒激光

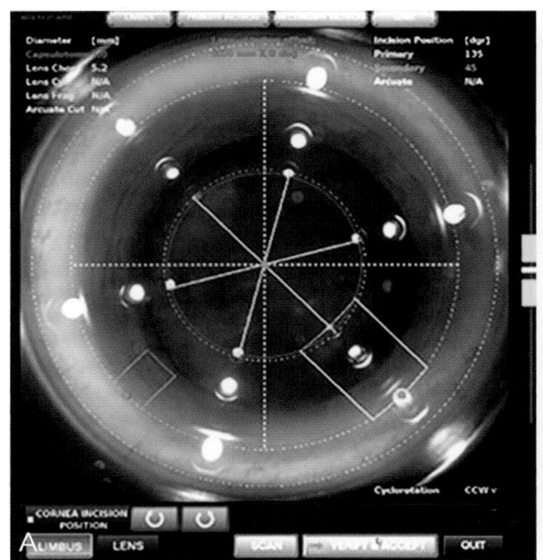
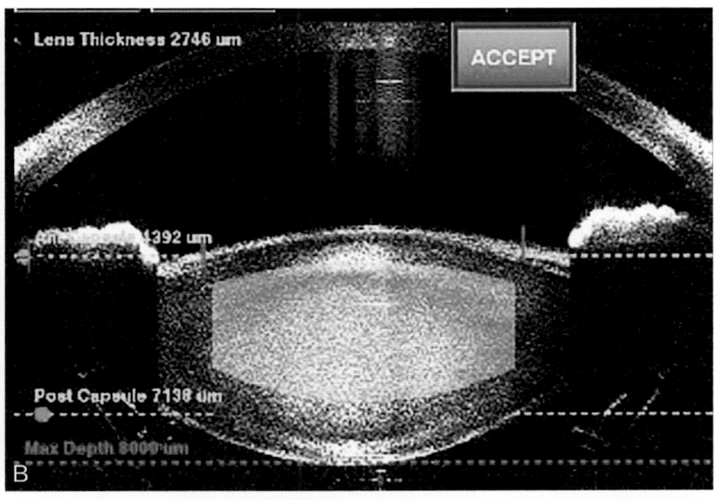

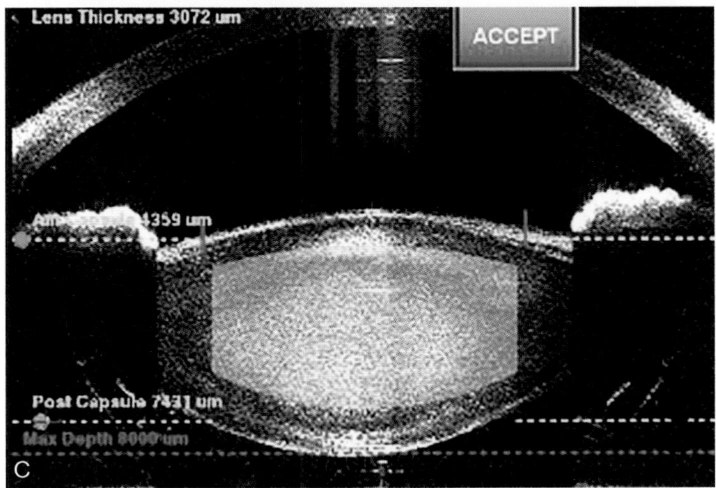

图 3-5-1
飞秒激光预劈核功能
可以设置预劈核模式、直径（A）和深度范围（B、C）。

对晶状体核预处理，可减少术中刻槽和劈核等操作，进而减少术中超声能量的使用和对周围组织的损伤。飞秒激光预劈核后，有效超声时间（effective phacoemulsification time，EPT）更短，与传统的白内障超声乳化手术相比 EPT 可减少 29%~96%，甚至在一些软核白内障中可以实现零超声能量使用，有效地保护角膜内皮，减少术后角膜水肿和切口灼伤，减轻前房炎症反应，术后视力恢复更快。

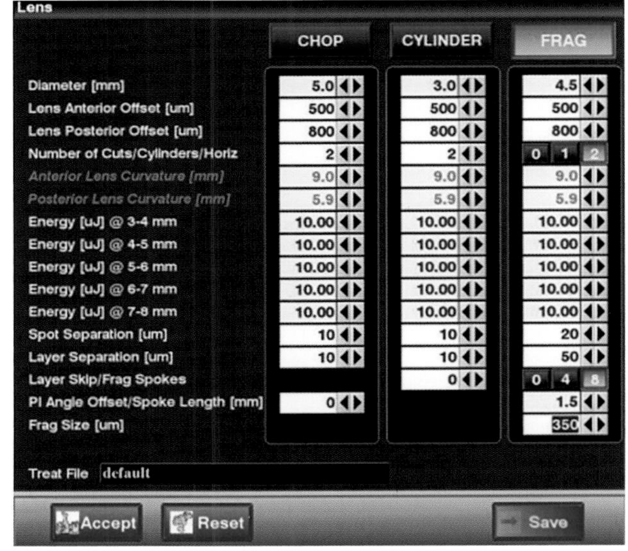

Lens	CHOP	CYLINDER	FRAG
Diameter [mm]	5.0	3.0	4.5
Lens Anterior Offset [um]	500	500	500
Lens Posterior Offset [um]	800	800	800
Number of Cuts/Cylinders/Horiz	2	2	0 1 2
Anterior Lens Curvature [mm]	9.0	9.0	9.0
Posterior Lens Curvature [mm]	5.9	5.9	5.9
Energy [uJ] @ 3-4 mm	10.00	10.00	10.00
Energy [uJ] @ 4-5 mm	10.00	10.00	10.00
Energy [uJ] @ 5-6 mm	10.00	10.00	10.00
Energy [uJ] @ 6-7 mm	10.00	10.00	10.00
Energy [uJ] @ 7-8 mm	10.00	10.00	10.00
Spot Separation [um]	10	10	20
Layer Separation [um]	10	10	50
Layer Skip/Frag Spokes		0	0 4 8
PI Angle Offset/Spoke Length [mm]	0		1.5
Frag Size [um]			350

Treat File default

Accept　Reset　Save

图 3-5-2
飞秒激光预劈核参数设置

二、飞秒激光预劈核设置

（一）预劈核模式设置

对于 LenSx 系统，飞秒激光预劈核模式分为晶状体切割和晶状体软化两种（图 3-5-3）。晶状体切割主要是放射状切割模式，包括四分法和六分法；而晶状体软化主要包括网格状软化和同心圆软化等。这两种类型的预劈核模式可以单独或联合设置使用。白内障手术中超声能量的使用与晶状体核硬度密切相关。在飞秒激光辅助白内障手术中，术者可根据晶状体核的硬度不同，通过优化设置预劈核模式来减少超声能量的使用，进行个体化的手术设计。在使用网格状分割模式时，一般建议分割间距为500μm，Conrad-Hengerer等对不同的网格状分割设置对飞秒激光辅助白内障手术影响的研究结果中显示，350μm分割法与500μm分割法相比，能够更加有效地减少超声能量及时间。然而，并非在任何情况下超声能量和时间的使用均与飞秒激光预劈核的细密程度成负相关。

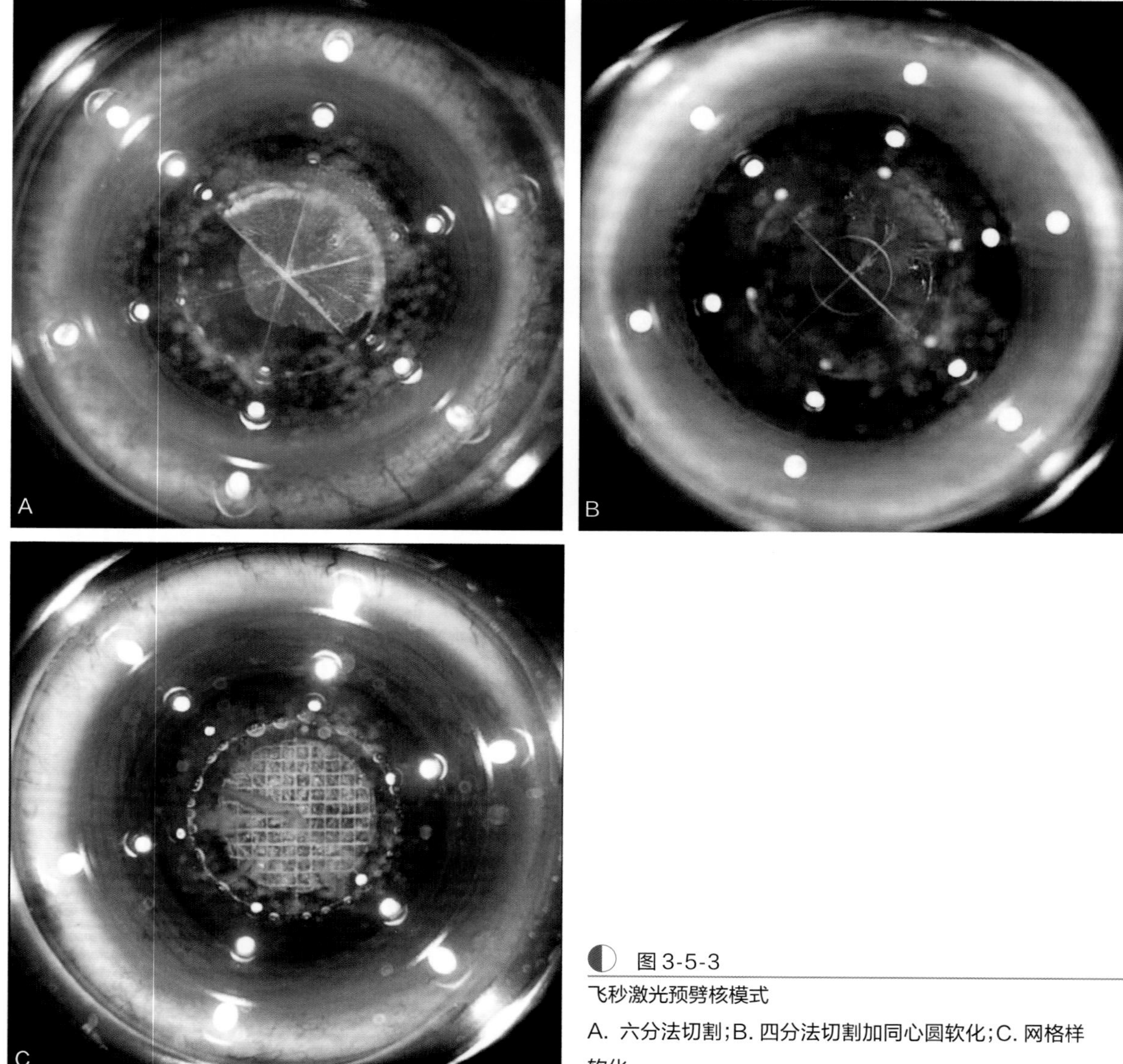

图3-5-3
飞秒激光预劈核模式
A. 六分法切割；B. 四分法切割加同心圆软化；C. 网格样软化。

我中心开展的大样本前瞻性临床研究将白内障患者依据晶状体核硬度分组后，评估了各组使用不同预劈核模式时所需超声能量及其手术效果，为飞秒激光预劈核模式的选择提供了临床指导和参考。研究结果显示，对于Ⅰ度核，使用网格模式比四分法和六分法切割的超声能量消耗少。网格模式可将软核细分为更小的碎片，使用极小的超声能量即可吸除。对于Ⅱ度核，网格模式与四分法、六分法模式所使用超声能量无明显差异。而对于核密度较高的白内障（Ⅲ~Ⅴ度核），网格模式所使用 EPT 明显高于四分法和六分法，说明网格模式切割硬核所产生的碎片较难通过超声针头吸除，仍需要消耗较高的超声能量。其中在Ⅲ度核时，六分法模式所使用超声能量最小，而对于Ⅳ~Ⅴ度的硬核，四分法反而使用最少的超声时间和能量，这可能与使用四分法时的刻槽劈核操作较少有关。需要注意的是，当在硬核白内障使用网格模式预劈核时，术后眼压升高更为明显，应谨慎使用。

（二）预劈核范围设置

飞秒激光预劈核范围设置包括劈核直径、作用深度上限和下限。一般来说，实际劈核范围与预设作用深度偏差较小，安全性有保障。Nagy 建议劈核直径不大于截囊直径 1mm，以防止损伤囊膜。建议预劈核下限与晶状体后囊膜保持至少 500μm 的安全距离。在晶状体倾斜的情况下，应注意验证预劈核下限到后囊膜的预期距离，因为在这种情况下劈核下限可能比预设范围更靠近后囊。当眼前节 OCT 扫描不清晰时，可适当降低劈核深度（图 3-5-4）。对于乳白核白内障等激光可被遮挡影响对焦的情况，也可以不进行飞秒激光预劈核。

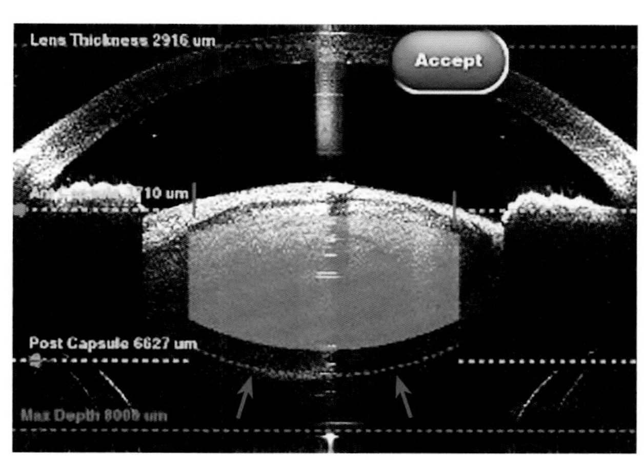

图 3-5-4
因晶状体皮质遮挡，晶状体 OCT 扫描不清晰，后囊难以分辨时，适当降低劈核深度，预劈核下限上移（红色箭头），以提高手术安全性

三、飞秒激光预劈核并发症

（一）囊袋阻滞综合征

飞秒激光预劈核过程中，激光与组织作用可产生气泡，且所产生气泡量与激光能量和作用时间成正相关。这些气泡一部分可通过激光截囊后的前囊缝隙释放入前房，一部分存在于晶状体核组织间，也有一部分积聚于晶状体与囊膜间（图 3-5-5）。在激光处理完毕后，水分离过程中，注入液体的压力加上原本存在于晶状体和囊膜间的气泡，使得囊袋内压力增高，如气泡向后顶推后囊膜可产生囊袋阻滞综合征（capsule block syndrome，CBS），对于后极性白内障等本身后囊膜比较薄弱的情况，可以增加后囊膜破裂风险。

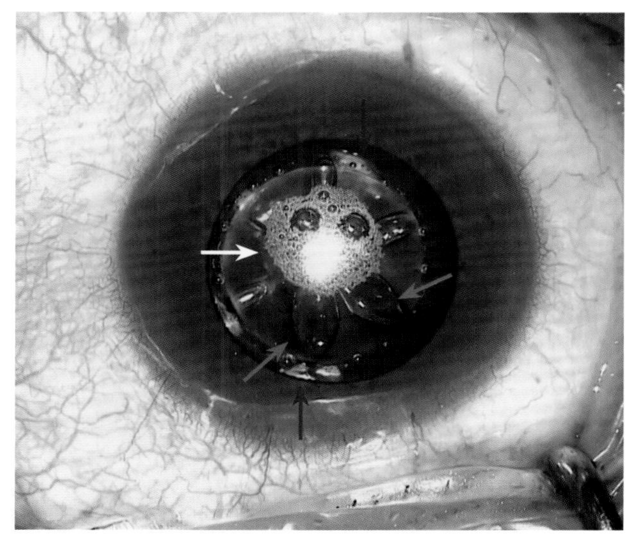

图 3-5-5
飞秒激光预劈核产生气泡可释放入前房（白色箭头），存在于晶状体核组织间（红色箭头），或积聚于晶状体与囊膜间（蓝色箭头）

术中 CBS 的特征主要为突发的囊膜皱褶或活动，水分离后晶状体倾斜或不稳定，甚至坠入玻璃体腔。为避免 CBS 的发生，术者应注意：尽量保障激光截囊口完整，避免截囊不全，使气泡易于释放进入前房；在囊膜取出前，前房内注入黏弹剂时避免注入过多，以减少其对晶状体的压力；水分离轻柔，避免过急过大的水流，水分离

前轻轻上下压核，使气体排出至前房；因此，对于后极性白内障不建议使用飞秒激光预劈核操作。

(二) 后囊膜破裂

预劈核产生气泡可引起术中CBS，使囊袋内压力增高，而导致后囊膜破裂。另外，如预劈核下限设置与后囊膜过近而未能保持安全距离，激光作用时可切割到后囊膜，导致后囊膜破裂。尤其在晶状体倾斜、前节OCT扫描不清晰、晶状体后囊膜难以分辨等特殊情况时，应注意适当降低劈核深度以提高手术安全性。

自飞秒激光辅助白内障手术开展应用以来，其预劈核功能对于降低手术难度、提高手术安全性和角膜内皮的保护作用得到了广大临床医生的一致性认可，在屈光性白内障手术时代，为患者术后视力的快速恢复提供了有力的保障。尤其在硬核、角膜内皮病变等情况时，强烈建议使用飞秒激光预劈核。现有的飞秒激光系统为预劈核提供了多重参数设置，建议在实践中优化劈核参数和手术技巧，以有效降低超声乳化能量，充分发挥其效用。

（王玮 俞一波）

参考文献

[1] GREWAL D S, SCHULTZ T, BASTI S, et al. Femtosecond laser-assisted cataract surgery-current status and future directions. Surv Ophthalmol, 2016, 61(2): 103-131.

[2] KANCLERZ P, ALIO J L. The benefits and drawbacks of femtosecond laser-assisted cataract surgery. Euro J Ophthalmol, 2020, 31(3): 1021-1030.

[3] 中华医学会眼科学分会白内障及人工晶状体学组. 我国飞秒激光辅助白内障摘除手术规范专家共识(2018年). 中华眼科杂志, 2018, 54(5): 6.

[4] CONRAD-HENGERER I, HENGERER F H, SEHUHZ T, et al. Effect of femtosecond laser fragmentation of the nucleus with different softening grid sizes on effective phaco time in cataract surgery. J Cataract Refract Surg, 2012, 38(11): 1888-1894.

[5] ROBERTS T, LAWLESS M, SUTTON G, et al. Update and clinical utility of the LenSx femtosecond laser in cataract surgery. Clin Ophthalmol, 2016, 10: 2021-2029.

[6] AL-KHATEEB G, SHAJARI M, VUNNAVA K, et al. Impact of lens densitometry on phacoemulsification parameters and usage of ultrasound energy in femtosecond laser-assisted lens surgery. Can J Ophthalmol, 2017, 52(4): 331-337.

[7] LYU D, SHEN Z, ZHANG L, et al. Comparison of perioperative parameters in femtosecond laser-assisted cataract surgery using 3 nuclear fragmentation patterns. Am J Ophthalmol, 2020, 213: 283-292.

第六节 飞秒激光辅助角膜散光矫正策略

近年来，随着飞秒激光技术的发展、白内障超声乳化手术技术的进步，以及功能性人工晶状体的应用，白内障手术已从传统的复明手术向现代屈光性白内障手术转变，尽管白内障患者术后的视力已得到极大改善，患者对术后视觉质量的要求不断提高。随着飞秒激光逐步应用于白内障手术，飞秒激光辅助弧形角膜切开术（femtosceond laser-assisted arcuate keratotomy, FLAK）可有效矫正白内障患者的角膜散光，具有较大临床应用前景。

一、概述

(一) 散光的流行病学

随着白内障手术技术的不断发展和设备耗材的不断更新，白内障手术已从复明性手术时代迈入屈光性手术时代，白内障患者对术后视觉质量的要求越来越高，术后残留散光仍是影响白内障术后患者视觉质量和满意度的重要因素之一。一项近期的流行病学研究统计，约 78% 的白内障患者术前有大于 0.5D 的角膜散光，约 42% 的白内障患者的角膜散光大于 1.0D，约 11% 大于 2.0D。

《我国散光矫正型人工晶状体临床应用专家共识（2017 年）》中提出，临床上超过 0.5D 的散光即可导致视力下降和对比敏感度下降，大于 0.75D 的散光则可引起明显的视物模糊、重影、眩光等症状，有的甚至引起眼痛、头痛、头晕等不适，建议予以矫正。散光度数每增加 1.0D，可引起大约 0.3% 的图像扭曲，严重影响视觉质量及生活质量。白内障围手术期的散光管理对术后的残余屈光误差和脱镜率有很大影响，一些研究表明，残余散光是多焦点人工晶状体和单焦点人工晶状体植入术后视物模糊和视觉质量下降的主要因素。当白内障患者的规则性角膜散光大于 0.75D 并有脱镜意愿时，应考虑术中联合进行角膜散光矫正；当选择植入多焦点人工晶状体时，规则性角膜散光大于 0.5D 应考虑矫正。因此，尽可能矫正白内障患者的角膜散光已成为现代屈光性白内障手术的一个必然要求。

（二）散光的测量

白内障术前散光的精准测量和全面评估对于矫正白内障患者散光是至关重要的。基于不同的检测原理，临床上出现了各种检测散光的方法和仪器。其中，测量全眼散光的方法包括：检影镜、自动验光仪、主觉验光和像差仪。测量角膜散光又可分为测量角膜前表面和同时检测角膜前表面和后表面的仪器。测量角膜前表面散光的仪器包括角膜曲率计、光学生物测量仪、自动验光仪、眼视觉分析仪如 iTrace 等。由于传统设备多不能直接测量角膜后表面屈光力，基于角膜前表面屈光力计算总角膜屈光力的模拟角膜屈光力（Sim*K*）的概念被提出。Sim*K* 是基于模型眼，即设定角膜厚度为 500μm、角膜前后表面曲率半径比为 82%、角膜前后表面散光轴位一致的条件下计算得到的数值，陡峭子午线方向上的 Sim*K* 与平坦子午线方向上的 Sim*K* 相减得到角膜散光值。

尽管角膜后表面散光仅占全角膜散光的一小部分，研究报道，角膜后表面散光值在 −0.26~−0.78D，对于屈光性白内障手术而言，角膜后表面散光的准确测量也是至关重要的。后续出现的 Pentacam、Orbscan、Galilei 等眼前节分析仪可以直接测量角膜后表面散光。与 Sim*K* 相比，检测而得的角膜后表面散光考虑了角膜和房水的折射率、实际角膜厚度、实际角膜前后表面真实情况，以及角膜非球面性等因素，更准确、真实地反映了角膜的实际屈光力。

随着各种眼前节生物测量仪在临床上的广泛应用，哪种仪器的精确性、可重复性和可预测性更好，已成为研究热点。Hoffman 等比较了 5 种不同原理的光学生物测量设备，发现基于 Placido 盘的设备与基于 Scheimpflug 摄像技术的 Pentacam 可提供更加精确的角膜散光测量结果，可重复性更高。然而，即使是同一角膜生物测量设备连续 2 次进行测量，也会产生 0.22~0.46D 的测量差异，因此，临床实践中应多种测量方法结合，出现较大误差时多次测量，为治疗决策提供可靠数据。

IOLMaster 基于角膜前表面光点反射原理，计算出角膜表面曲率半径，是目前应用最广泛的白内障术前检查方法之一，但其无法反映整个角膜表面的形态和曲率。IOLMaster 700 基于扫频源 OCT（SS-OCT）技术来测量角膜前表面曲率，可识别黄斑中心凹，具有扫描速度更快、扫频光波更长、组织穿透力更强的优点。Pentacam HR 基于 Scheimpflug 技术，可以对角膜表面 8.0mm 范围的角膜前后表面曲率进行精确检测，分析全角膜形态，但其检测易受患者配合度、泪膜等影响。目前，临床上大多采用 Pentacam 和 IOLMaster 等仪器进行全眼散光及角膜散光的评估，具体案例分析如下。

1. Pentacam

（1）测量原理：利用凸透镜近轴光学原理来测量 Pentacam 上的一组固定的环（即 Placido 盘）在角膜上的反射图像，可测量角膜前、后表面，同时可测量光束在角膜组织中的光路及精确的折射位置，全面综合考虑了球差、角膜前后表面曲率、角膜厚度、折射率、角膜前后表面的中心法则平面位置等要素，角膜测量值最为准确。

（2）检查方法：患者下颌垂直放置于 Pentacam 仪器的下颌托上，前额紧靠头架，嘱患者注视仪器内视标，将仪器的探头移动至患者眼前约 80mm 进行自动对焦，约 2 秒钟完成 360°的旋转扫描，捕捉眼前节的 Pentacam 图像，获取眼前节数据资料。

（3）检查报告

1）屈光四联图：图中显示角膜前表面屈光力、角膜后表面屈光力及其轴位（图 3-6-1）。

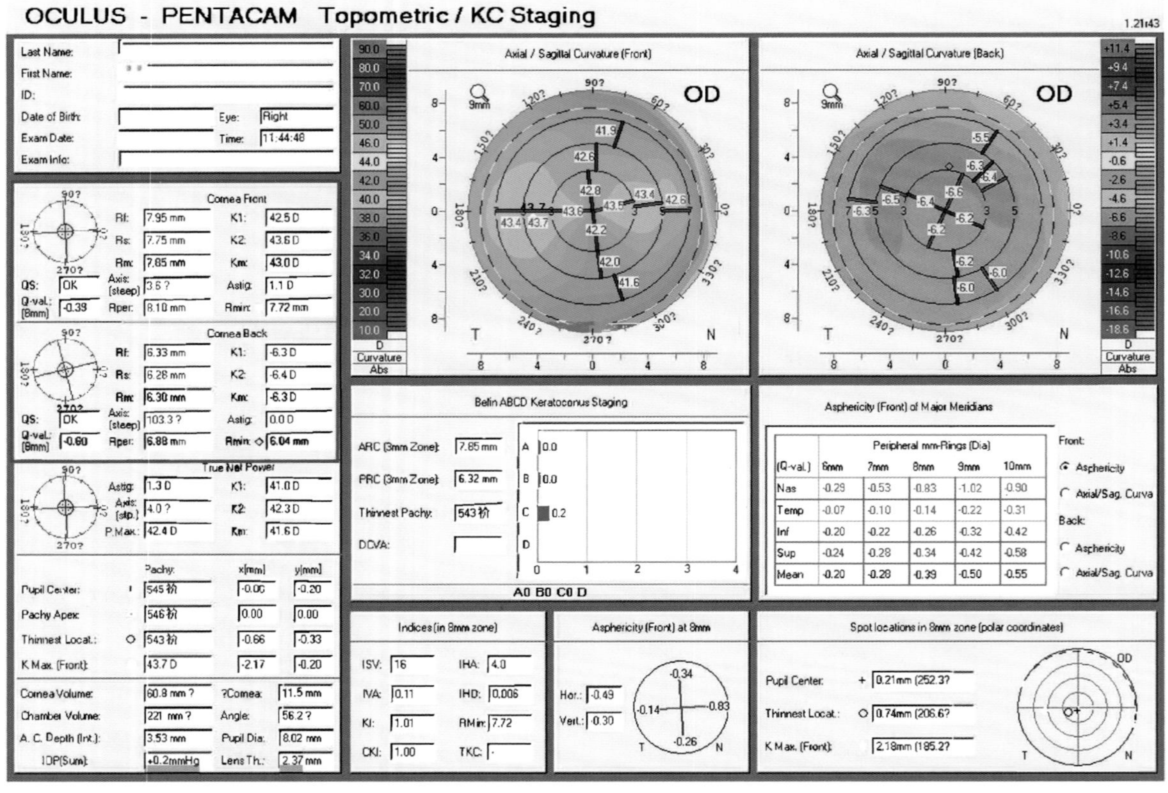

图 3-6-1

屈光四联图中的参数信息

2）白内障术前信息图：图中显示 Sim*K*、总角膜曲率，以及总角膜散光（图 3-6-2、图 3-6-3）。

2. IOLMaster

（1）测量原理：IOLMaster 500 基于部分相干干涉原理，通过测量反射回来的光与参考光线的干涉信号差异，可测量 4.0mm 直径范围内的中央角膜曲率，且仅能测得角膜前表面曲率半径，不能真实反映全角膜的屈光状态。IOLMaster 700 利用可视化扫频测量技术，较 IOLMaster 500 穿透力更强，检出率更高。

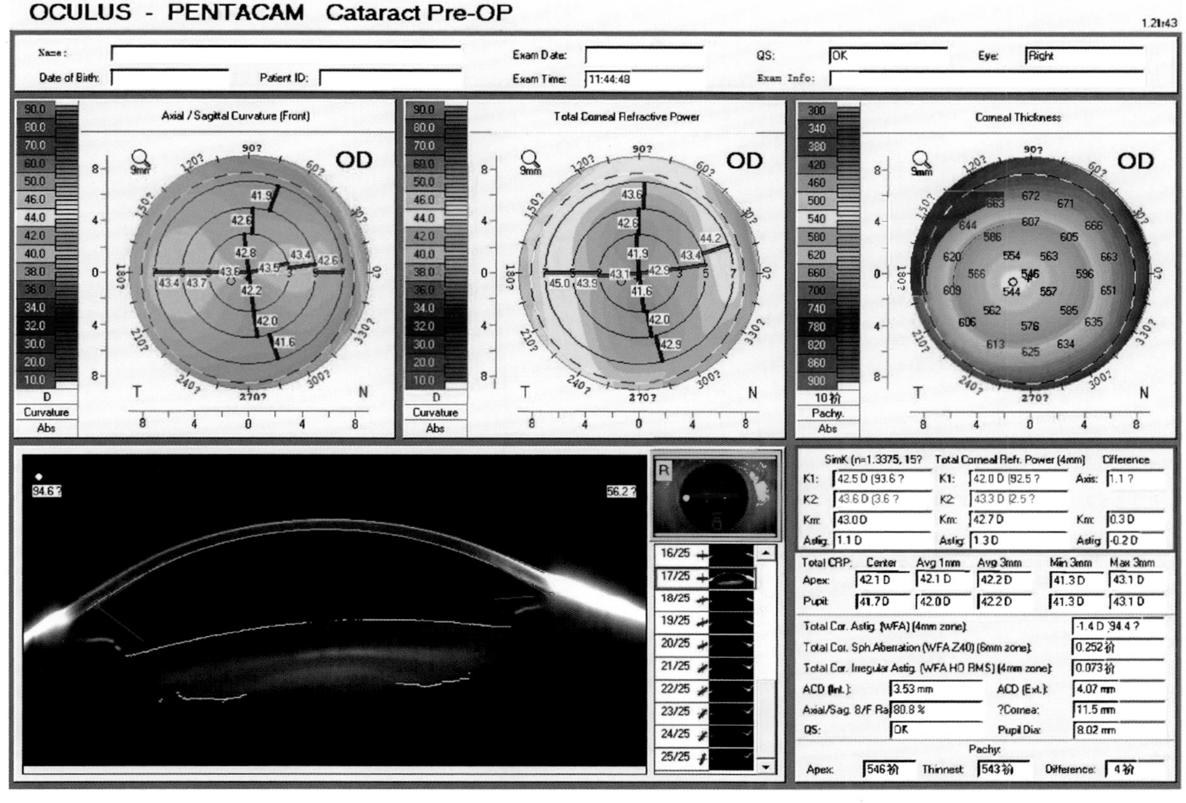

图 3-6-2
白内障术前信息图中的参数信息

（2）检查方法：以 IOLMaster 700 为例，患者下颌放置于仪器的下颌托上，前额紧靠头架，嘱患者注视仪器内视标，调整测量界面，将绿色十字中心对准角膜反射正中，即可开始测量和分析。

（3）检查报告（图 3-6-4）

（三）散光的矫正方法

目前，矫正白内障患者角膜散光的方式有多种，包括配戴框架眼镜、准分子激光手术、对侧透明角膜切口、角膜缘弧形松解切开术，以及植入散光矫正型人工晶状体（Toric IOL）等。在临床工作中，术者应结合各种测量仪器的测量结果，综合考虑散光矫正方法的适应证和优缺点，以及患者个体情况、用眼习惯和经济条件等，合理选择白内障患者的手术治疗方案。

1. 散光矫正型人工晶状体（Toric IOL）（图 3-6-5） 1992 年，Misawa 等人首先提出在人工晶状体的光学面加一柱镜的设想，Schimizu 等

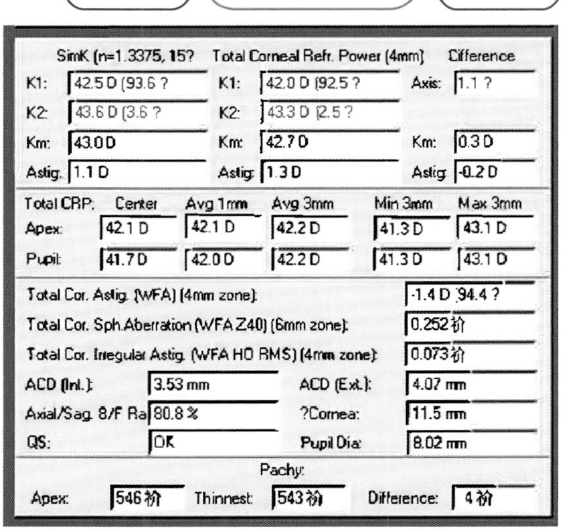

SimK (n=1.3375, 15?		Total Corneal Refr. Power (4mm)		Difference	
K1:	42.5 D (93.6 ?	K1:	42.0 D (92.5 ?	Axis:	1.1 ?
K2:	43.6 D (3.6 ?	K2:	43.3 D (2.5 ?		
Km:	43.0 D	Km:	42.7 D	Km:	0.3 D
Astig:	1.1 D	Astig:	1.3 D	Astig:	-0.2 D

Total CRP:	Center	Avg 1mm	Avg 3mm	Min 3mm	Max 3mm
Apex:	42.1 D	42.1 D	42.2 D	41.3 D	43.1 D
Pupil:	41.7 D	42.0 D	42.2 D	41.3 D	43.1 D

Total Cor. Astig. (WFA) (4mm zone):			-1.4 D 94.4 ?
Total Cor. Sph.Aberration (WFA Z40) (6mm zone):			0.252 祄
Total Cor. Irregular Astig. (WFA HO RMS) (4mm zone):			0.073 祄
ACD (Int.):	3.53 mm	ACD (Ext.):	4.07 mm
Axial/Sag. 8/F Ra	80.8 %	?Cornea:	11.5 mm
QS:	OK	Pupil Dia:	8.02 mm

Pachy:

Apex:	546 祄	Thinnest:	543 祄	Difference:	4 祄

图 3-6-3
白内障术前信息图中的角膜散光参数信息

患者

出生日期 性别 女
患者ID

医生 操作员 Administrator

校准测试日期： 由： Administrator 结果： 确定
测量日期： n: 1.3375 角膜顶点距离 12.00 mm

! 注意上一页的提示。

OD 右	IOL 计算	OS 左

眼睛状态

OD		OS	
LS: 有晶状体	VS: 玻璃体	LS: 有晶状体	VS: 玻璃体
Ref: ---	VA: ---	Ref: ---	VA: ---
LVC: 未治疗	LVC 模式: -	LVC: 未治疗	LVC 模式: -
目标屈光度: 平光	SIA: +0.00 D @ 0°	目标屈光度: 平光	SIA: +0.00 D @ 0°

生物统计值

总角膜散光

OD				OS			
AL: 30.64 mm	SD: 13 μm			AL: 30.33 mm	SD: 9 μm		
ACD: 3.95 mm	SD: 10 μm			ACD: 3.94 mm	SD: 8 μm		
LT: 4.37 mm	SD: 14 μm			LT: 4.36 mm	SD: 10 μm		
WTW: 11.8 mm				WTW: 12.0 mm			
SE: 43.19 D	SD: 0.01 D	K1: 42.67 D	@ 91°	SE: 42.96 D	SD: 0.01 D	K1: 42.66 D	@ 79°
ΔK: -1.06 D @ 91°		K2: 43.73 D	@ 1°	ΔK: -0.59 D @ 79°		K2: 43.25 D	@169°
TSE: 43.05 D	SD: 0.01 D	TK1: 42.46 D	@ 91°	TSE: 42.88 D	SD: 0.01 D	TK1: 42.51 D	@ 85°
ΔTK: -1.21 D @ 91°		TK2: 43.66 D	@ 1°	ΔTK: -0.74 D @ 85°		TK2: 43.26 D	@175°

OD: K ZEISS CT ASPHINA 509M (Acri.Smart 36A) - Barrett Universal II - LF: +1.31 DF: +0.0		OD: K Hoya iMics1 NY-60 Hoya iSert 250/251 - Barrett Universal II - LF: +1.62 DF: +5.0		OS: K ZEISS CT ASPHINA 509M (Acri.Smart 36A) - Barrett Universal II - LF: +1.31 DF: +0.0		OS: K Hoya iMics1 NY-60 Hoya iSert 250/251 - Barrett Universal II - LF: +1.62 DF: +5.0	
IOL (D)	Ref (D)	IOL (D)	Ref (D)	IOL (D)	Ref (D)	IOL (D)	Ref (D)
+3.00	-0.65	+3.50	-0.62	+4.00	-0.57	+4.50	-0.58
+2.50	-0.36	+3.00	-0.30	+3.50	-0.28	+4.00	-0.25
+2.00	**-0.08**	**+2.50**	**+0.03**	**+3.00**	**+0.01**	**+3.50**	**+0.08**
+1.50	+0.19	+2.00	+0.35	+2.50	+0.29	+3.00	+0.40
+1.00	+0.47	+1.50	+0.67	+2.00	+0.57	+2.50	+0.72
+1.85	正视	+2.54	正视	+3.02	正视	+3.62	正视

OD: K Bausch&Lomb Akreos Adapt-AO - Barrett Universal II - LF: +1.57 DF: 标准		OD: K AMO Tecnis 1 ZCB00 - Barrett Universal II - LF: +2.09 DF: +4.0		OS: K Bausch&Lomb Akreos Adapt-AO - Barrett Universal II - LF: +1.57 DF: 标准		OS: K AMO Tecnis 1 ZCB00 - Barrett Universal II - LF: +2.09 DF: +4.0	
IOL (D)	Ref (D)	IOL (D)	Ref (D)	IOL (D)	Ref (D)	IOL (D)	Ref (D)
+3.50	-0.63	+3.50	-0.54	+4.50	-0.59	+5.00	-0.97
+3.00	-0.30	+3.00	-0.22	+4.00	-0.26	+4.50	-0.69
+2.50	**+0.02**	**+2.50**	**+0.09**	**+3.50**	**+0.07**	**+4.00**	**-0.15**
+2.00	+0.34	+2.00	+0.40	+3.00	+0.39	+3.50	+0.16
+1.50	+0.66	+1.50	+0.70	+2.50	+0.71	+3.00	+0.47
+2.53	正视	+2.64	正视	+3.60	正视	+3.76	正视

(!) 临界状态的值 (*) 数值被手动编辑 --- 无测量值

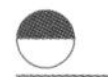
图 3-6-4
IOLMaster 700 生物统计值报告

于 1994 年设计了世界上第一款 Toric 人工晶状体。Toric 意为环曲面设计，即柱面轴方向上具有屈光力，且不等于与轴垂直方向上的屈光力。Toric 人工晶状体即环曲面人工晶状体，一面是环曲面，另一面是球面，具有矫正散光的作用。关于 Toric IOL 的设计原理、特性、各种类型等详见第四章第五节。

Toric IOL 主要适用于术前规则性角膜散光≥0.75D 的白内障患者，散光矫正范围广，手术预测性强，术后效果较为稳定。Toric IOL 的矫正效果依赖术前准确的生物测量、术中散光轴位对齐、术后囊袋内的稳定性等要素，维持其在囊袋内的旋转稳定性是影响其散光矫正效果的重要因素。

尤其是对于高度近视等眼轴较长或囊袋松弛的患者，术后可能出现角膜散光的欠矫或过矫，人工晶状体旋转、倾斜或偏心等并发症。研究报道，Toric IOL 每发生 1°的旋转，其相应的散光矫正能力会下降 3.3%，当旋转超过 30°时，其散光矫正作用将全部消失，甚至会产生额外的散光，严重影响患者的视觉质量。

图 3-6-5
Toric IOL

2. 透明角膜切口（clear corneal incision，CCI） 在白内障手术中，制作透明角膜切口不可避免地会造成手术源性散光（surgical induced astigmatism，SIA），切口长度是影响 SIA 的主要因素之一，在一定范围内，切口越长，SIA 越大。既往研究结果显示，1.8mm 切口产生的 SIA 约为 0.29D，2.2mm 切口产生的 SIA 为 0.31~0.40D，1.8mm 和 2.2mm 的 SIA 并无显著差异，而 2.6mm 和 3.0mm 的 SIA 分别为 0.50D 和 0.60~0.70D。根据指南建议，在计算时，1.8mm、2.2mm、2.6mm 和 3.0mm 切口的 SIA 值可分别采用 0.30D、0.40D、0.50D 和 0.60D。因此，对于术前角膜散光较小的患者，在不影响白内障超声乳化术和后续人工晶状体植入的前提下，应适当缩小手术切口，避免额外的创伤。

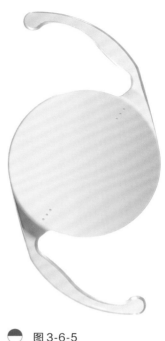

临床研究证实，在角膜最大屈光力轴向上的角膜缘制作手术切口，可以降低患者术前散光，若联合制作对侧透明角膜切口（opposite clear corneal incision，OCCI），可以更大范围地矫正患者术前散光。该方法无须使用额外的手术器械，操作简便，但该术式的可预测性较差，且切口位置容易受到最大屈光力轴向、主刀医生个人习惯、患者眼部条件等的限制。另外，额外的角膜切口也容易增加切口渗漏和感染的风险。

3. 角膜缘松解切开术（limbal relaxing incision，LRI）（图 3-6-6、图 3-6-7） 角膜缘松解切开术或周边角膜松解切口，是在角膜缘血管拱环内约 1mm、中央角膜外的角膜范围内（≥9.0mm 角膜光学区）的最大角膜散光轴向上，制作单个或对称性角膜切口，穿过角膜上皮层、前弹力层，达到基质层深部，通过切口产生的偶联效应松解规则角膜散光的最大轴向上的角膜张力，改变陡峭轴上的角膜曲率，屈光力降低，减少或消除陡峭轴与平坦轴之间的曲率差，从而达到矫正角膜散光的目的。

角膜缘松解切口在角膜缘区域，血管丰富，术后早期切口修复较快，手术风险较低；角膜曲率均匀，不易产生眩光；角膜缘松解切开术无须使用特殊设备，简单易行，可以矫正低度至中度的散光。但由于其切口位于角膜缘，松解作用相对较弱，需要更长的角膜切口弧长才能达到矫正目的，术后发生欠矫的可能性更大。另外，对于老年患者，应考虑角膜老年环的影响，可能会对 LRI 的制作和矫正效果产生影响。

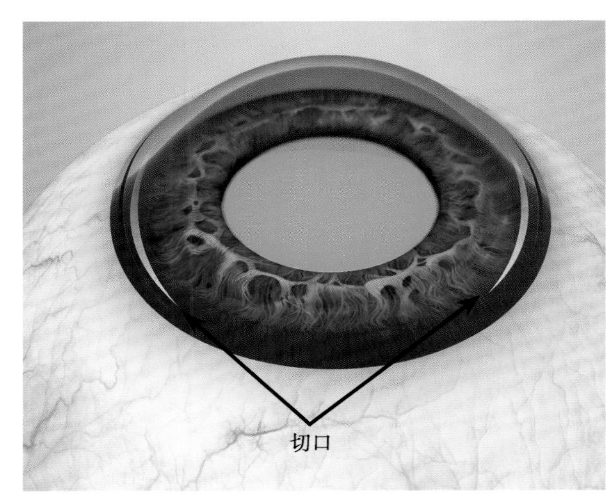

图 3-6-6
角膜缘松解切开术示意图

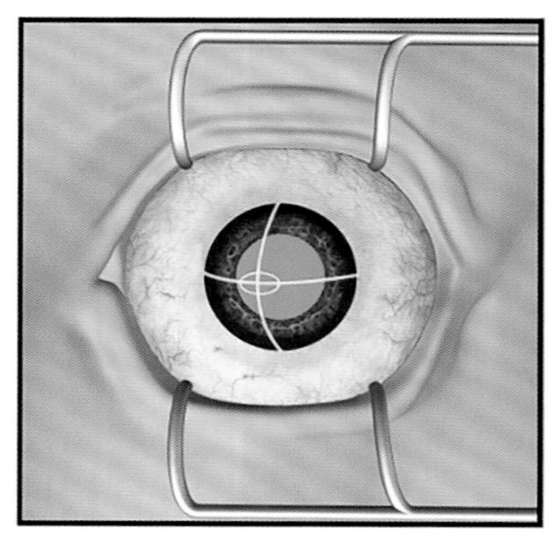

顺规散光

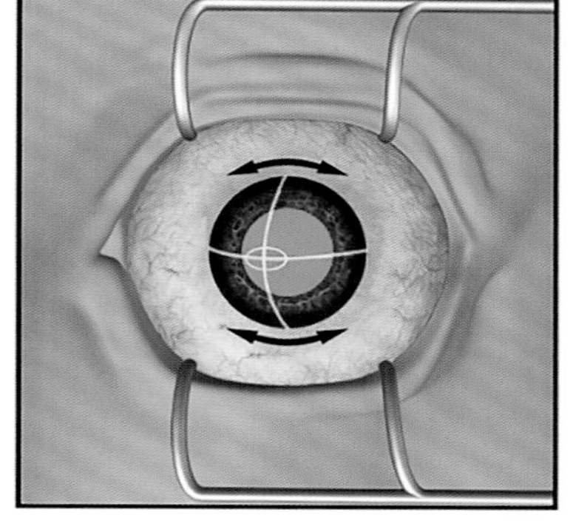

松解切口位置

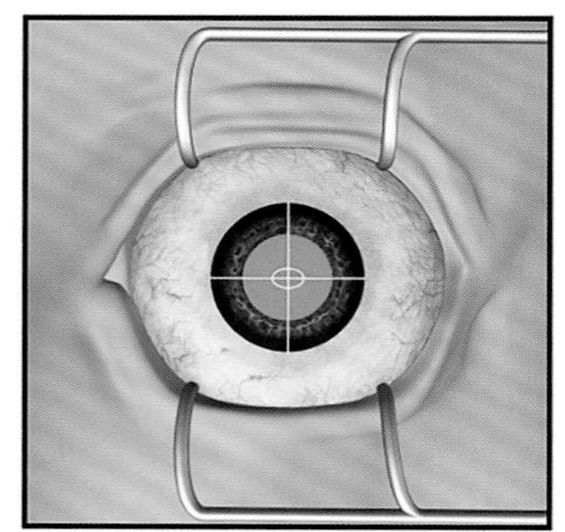

矫正后散光

图 3-6-7
角膜缘松解切开术示意图

4. 弧形角膜切开术(arcuate keratotomy,AK) 与 LRI 作用原理相同,弧形角膜切开术的松解切口更靠近角膜中心,通常为光学区的 7.0~9.0mm 内。因其松解作用效果较强,所需的角膜切口弧长较角膜缘松解切开术短,可以获得更好的景深;与 Toric IOL 相比,其受患者眼部条件的限制更少,临床适应证更加广泛(图 3-6-8)。但在实际应用中,弧形角膜切开术可能受到白内障手术主切口的限制,产生角膜不规则散光,也有角膜切口穿孔的风险,患者更容易产生异物感。

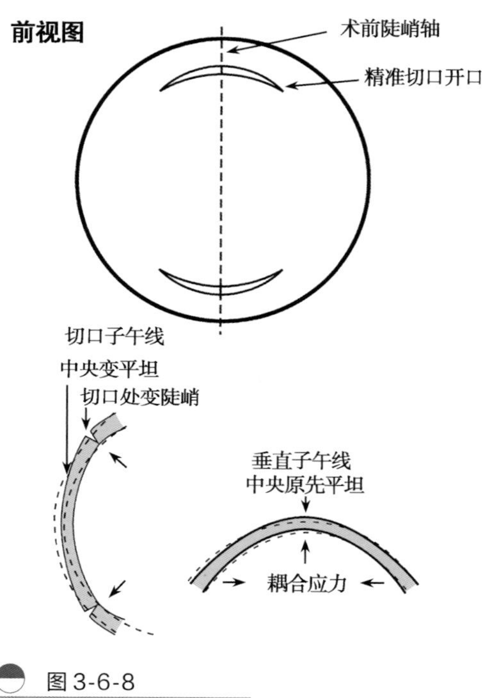

图 3-6-8
弧形角膜切开术示意图

二、飞秒激光辅助角膜散光松解术

(一) 发展历程和简介

1898 年,荷兰眼科医生 L. J. Lans 等人首先提出了散光性角膜切开术,使用非穿透性角膜切口在兔眼中进行实验,并提出与角膜切口垂直方向的子午线的角膜变平,另一子午线变陡,并且角膜切口越深、越长,矫正的效果越强。20 世纪 80 年代中期,Osher 等人开始将白内障手术与角膜松解切口联合起来,矫正患者术前散光。以往,弧形角膜切开术主要采用手工切口,即使用固定或可调节深度的金刚石刀制作,其切口深度一般为 90% 的角膜厚度。然而传统的手工切口方法存在精确度较低、可预测性和可重复性较差,并且具有角膜穿孔、切口裂开、增加不规则散光、角膜上皮内生、感染等风险。研究表明,术中手工切口如果出现 5°的偏差,其散光矫正效果可降低 17%。

随着各种生物测量设备的改进和技术的发展,散光性角膜切开术的切口轴向定位、切口位置标记、切口长度和深度等方面更加精确,手术的安全性和准确性显著提高。目前,角膜散光松解术已被广泛应用于矫正低度至中度角膜散光。21 世纪以来,飞秒激光在眼科的应用是眼科手术领域的一项重大的技术革新。2009 年,Nagy 等首次将飞秒激光应用于白内障超声乳化手术中,利用飞秒激光辅助进行白内障手术的关键步骤。飞秒激光不仅可以制作角膜切口、前囊膜截开、预劈核等操作，还可同时制作角膜松解切口，飞秒激光辅助弧形角膜切开术（femtosceond laser-assisted arcuate keratotomy，FLAK）能有效矫正白内障患者角膜散光，利用飞秒激光精确定位，在实时OCT 可视图像引导下，以微米（μm）为单位精准设定弧形角膜切口的位置、弧度和深度，制作边缘整齐、深度统一、弧长直径准确的弧形切口，且不损伤周边组织。

根据设置参数的差异，飞秒激光辅助弧形角膜切开术可分为角膜前表面穿透性 FLAK（penetrating femtosecond laser-assisted arcuate keratotomy）和基质内 FLAK（intrastromal femtosecond laser-assisted arcuate keratotomy）。穿透性 FLAK 穿过角膜上皮层和前弹力层，达到基质层深部，分离深度为 80%~90% 角膜厚度，矫正散光量更大，且具有术后可调节性和操作可重复性的优势，术后出现欠矫，可再次分离松解切口矫正残留散光。基质内 FLAK 未突破角膜前、后弹力层，是作用在角膜基质内约 60% 角膜厚度的闭合性切口，无须穿透角膜上皮，炎症、感染、切口裂开、上皮植入及角膜穿孔等并发症的风险较低。Ganesh 等人总结、比较了穿透性 FLAK 和基质内 FLAK 的散光矫正疗效，发现穿透性 FLAK 术后 6 个月的矫正指数（correction index，CI）为 0.95，而基质内 FLAK 的 CI 为 0.55，穿透性 FLAK 发生欠矫的比例远低于基质内 FLAK。对于穿透性 FLAK，在白内障术中使用分离器进一步打开切口，能松弛前弹力层，增强矫正效果，可应用于矫正低度至中度的角膜散光。而基质内 FLAK 切削角膜组织较少，因而矫正散光量较小，需要缩小切口直径或增大弧长来增强疗效，因此，更适用于矫正低度角膜散光（图 3-6-9）。

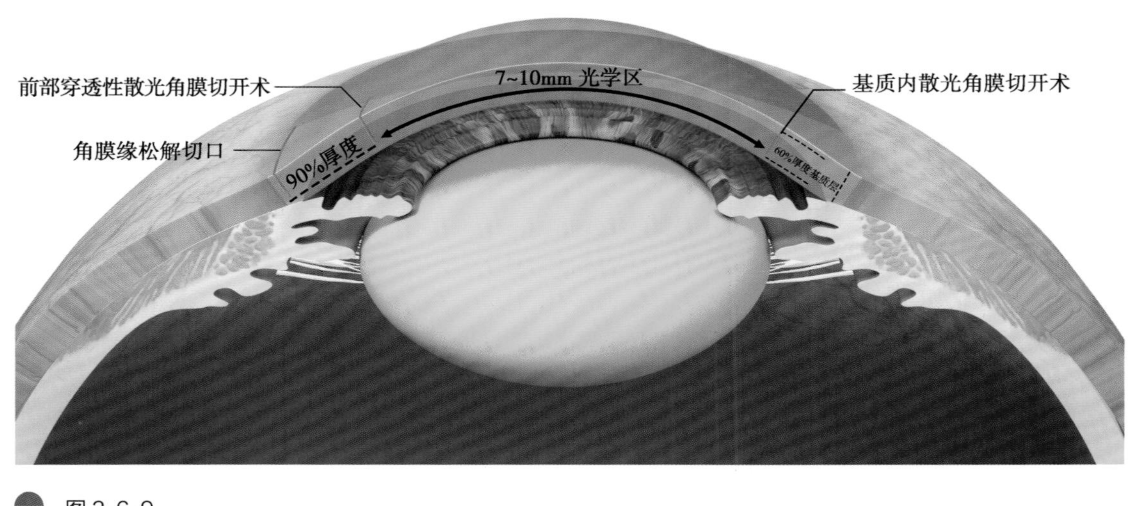

图 3-6-9
飞秒激光辅助矫正散光方法的示意图

（二）影响因素

角膜松解术的散光矫正量与松解切口的数量、弧长、深度及与角膜中心的距离有关。松解切口的弧长越长、深度越深、越靠近角膜中心，其散光矫正作用越强。既往研究报道，单侧的角膜松解切口最多可矫正 3.0D 以内的规则角膜散光，而对称性的角膜松解切开效果更好，可矫正高达 4.0D 的散光。研究的多因素回归分析显示，年龄是影响散光矫正量的相关因素，年龄越大，散光矫正作用越强。此外，FLAK 的矫正效果与散光类型（顺规、逆规、斜轴）也有关，顺规散光容易出现欠矫，而逆规散光容易出现过矫。

（三）患者筛选

获得良好的散光矫正效果和患者术后视觉质量有赖于术前的精准测量、术前严格的患者筛选和良好的医患沟通，应考虑以下几个方面。

1. 客观条件

（1）适应证：具有规则性角膜散光在 0.75~3.00D 的患者；有远视力脱镜意愿的白内障患者；白内障术后合并残留散光的患者；期望联合植入多焦点或连续视程型人工晶状体的患者。存在翼状胬肉的患者，应行翼状胬肉切除术后观察 1 个月以上，待角膜曲率稳定后再进行选择。

（2）禁忌证：存在角膜不规则散光、角膜变性、角膜营养不良、角膜瘢痕、圆锥角膜等的患者；存在严重的眼部炎症、感染、高度近视、黄斑变性或青光眼控制效果不佳的患者；存在角膜及其他眼部手术史的患者；存在严重的全身性疾病而不适合手术的患者；配合不良、合并精神疾病的患者。

2. 患者主观因素 良好的医患沟通有助于术后视觉质量和患者满意度的提升，术前应告知患者术后实际屈光结果可能与术前规划存在偏差，可能出现过矫或欠矫的情况，术后残留散光可通过其他手术或戴镜的方式进行矫正。若术中发现影响进行角膜松解的情况和并发症，可能更改手术方案。

（四）角膜松解方案设计

基于患者的年龄、性别、陡峭轴轴向，以及术者的个性化要求等，基于多因素回归分析的结果，多种角膜松解方案列线图（nomogram）应运而生，可帮助术者更好地规划散光矫正方案。列线图将复杂的回归方程转变为可视化的图形，将不同变量之间的关系快速、直观、精确地展现出来，在临床实践中具有很大价值。至今，国内外研究报道的列线图很多，但尚无统一的规范，且主要应用于传统的手工弧形角膜切开术，常用的包括 Donnonfeld 列线图、Nichamin 列线图等（图 3-6-10、图 3-6-11）。

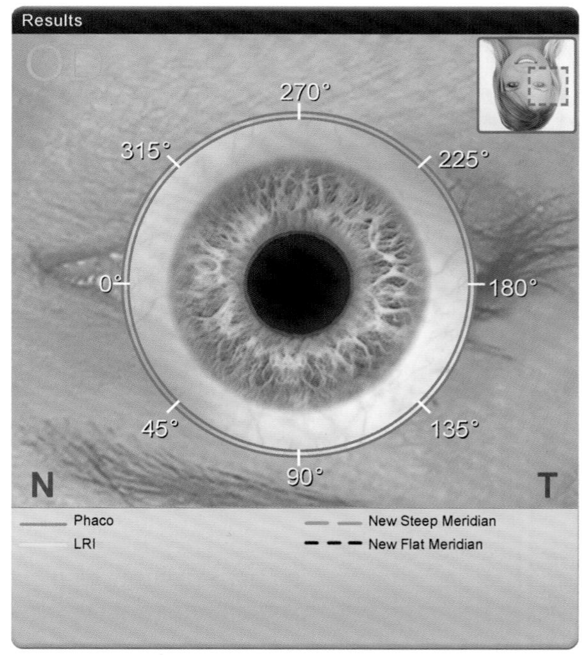

图 3-6-10
Donnonfeld 和 Nichamin 列线图的在线计算网站（https://Lricalculator.com）

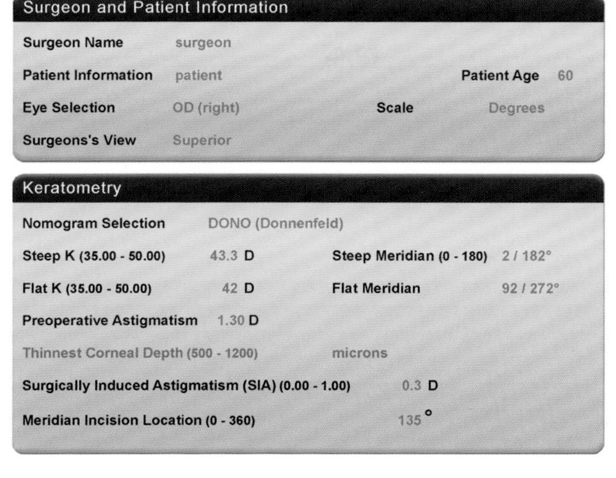

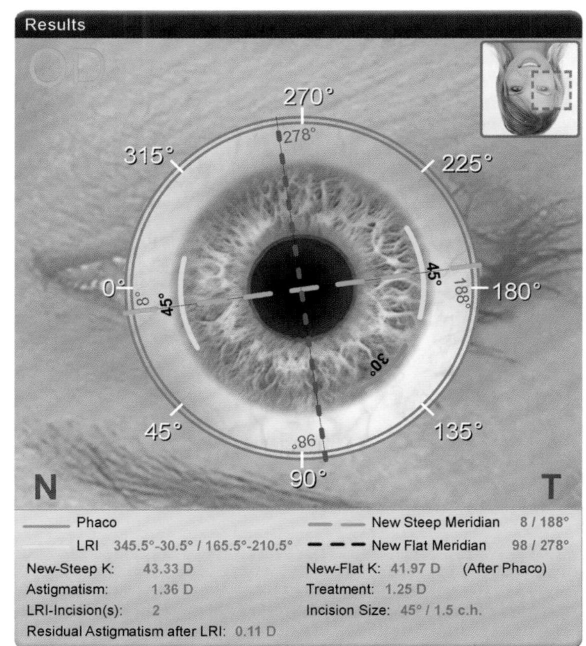

图 3-6-11
使用在线计算器计算角膜松解手术方案（以图 3-6-2 为例，SIA 设置为 0.3D，主切口位置设置为 135°）

1. Donnonfeld 列线图　Donnonfeld 列线图是目前广泛使用的列线图之一，可用于矫正 0.5~3.0D 的角膜散光，切口深度固定在 600μm，可设计的最长弧长为 90°（3 个钟点位），大约可矫正 1.5D 的散光（表 3-6-1）。通常而言，Donnonfeld 列线图的弧形角膜切口与白内障手术切口不可重合，建议在两者之间留有约 10°弧长的缓冲区。

表 3-6-1　Donnonfeld 列线图

术前散光/D	切口数量/个	切口大小
0.50	1	1.5 个钟点位（45°）
0.75	2	1 个钟点位（30°）
1.50	2	2 个钟点位（60°）
3.00	2	3 个钟点位（90°）

注：①逆规散光切口大小增加 5°；②年轻患者（<50 岁）切口大小增加 5°；③老年患者（71~80 岁）切口大小减少 5°；④高龄患者（>80 岁）切口大小减少 10°；⑤可根据术者的要求进行个性化调整。

2. Nichamin 列线图　Nichamin 列线图全称为 NAPA（Nichamin age and pachymetry adjusted）列线图，也是目前广泛应用的列线图之一，可用于矫正 0.75~3.0D 的角膜散光（表 3-6-2、表 3-6-3）。其不仅考虑了切口弧长和数量与散光矫正量的关系，还考虑了其他参数如年龄、切口深度、散光类型（顺规、逆规或斜轴散光）的影响。Nichamin 列线图可设计的最长弧长为 90°（3 个钟点位），大约可矫正 1.5D 的散光。Nichamin 列线图的特点之一是其弧形角膜切口和白内障手术切口可重合，同样建议在两者之间留有约 10°弧长的缓冲区。

3. Castrop 列线图　基于手工 AK 列线图的研究结果，Wendelstein 等设计了可矫正 0.75~2.50D 散光、针对 FLAK 的列线图。Castrop 列线图设计 AK 的角膜直径为 8.5mm，切削深度为 80% 角膜厚度，根据年龄和散光矫正量等因素确定弧长（表 3-6-4）。研究显示，对于合并低至中度角膜散光的白内障患者，使用 Castrop 列线图设计 FLAK 矫正方案，术后 3 个月 98% 的患者残余散光≤0.75D，可以有效降低术前散光。

表 3-6-2 Nichamin 列线图[顺规散光(陡峭轴 31°~149°)]

术前散光/D	对称性切口弧长					
	20~30 岁	31~40 岁	41~50 岁	51~60 岁	61~70 岁	71~80 岁
0.75	40°	35°	35°	30°	30°	25°
1.00	45°	40°	40°	35°	35°	30°
1.25	55°	50°	45°	40°	35°	35°
1.50	60°	55°	50°	45°	40°	40°
1.75	65°	60°	55°	50°	45°	45°
2.00	70°	65°	60°	55°	50°	45°
2.25	75°	70°	65°	60°	55°	50°
2.50	80°	75°	70°	65°	60°	55°
2.75	85°	80°	75°	70°	65°	60°
3.00	90°	90°	85°	80°	70°	65°

注：切口深度为 90% 角膜厚度。

表 3-6-3 Nichamin 列线图[逆规散光(陡峭轴 0°~30°或 150°~180°)]

术前散光/D	对称性切口弧长					
	20~30 岁	31~40 岁	41~50 岁	51~60 岁	61~70 岁	71~80 岁
0.75	45°	40°	40°	35°	35°	30°
1.00	50°	45°	45°	40°	40°	35°
1.25	55°	55°	50°	45°	40°	35°
1.50	60°	60°	55°	50°	45°	40°
1.75	65°	65°	60°	55°	50°	45°
2.00	70°	70°	65°	60°	55°	50°
2.25	75°	75°	70°	65°	60°	55°
2.50	80°	80°	75°	70°	65°	60°
2.75	85°	85°	80°	75°	70°	65°
3.00	90°	90°	85°	80°	75°	70°

注：切口深度为 90% 角膜厚度。

4. Woodcock 列线图 Woodcock LenSx 列线图是专为 FLAK 设计的列线图，可用于矫正 0.50~3.0D 的角膜散光，作用在角膜直径 8.0mm 的位置，弧形切口深度为 90% 角膜厚度。对于 0.5D 以内的角膜散光，Woodcock 列线图推荐仅制作一条弧形角膜切口，而 0.5D 以上则需要制作成对的弧形角膜切口(表 3-6-5)。成对的弧形角膜切口应以视轴为中心，若出现偏心，可能导致过矫或不规则角膜散光等并发症。研究显示，对于术前合并 1.0~2.0D 角膜散光的白内障患者，使用 Woodcock 列线图制作 FLAK，术后 71% 的患者残余散光≤0.50D，93% 的患者≤0.75D，且无不良反应和并发症发生。

表 3-6-4 Castrop 列线图

散光矫正量/D 年龄/岁	散光矫正量(D)=-2.469 9+0.061 0× 弧长 + 0.015 5× 年龄(岁)																				
	0.5	0.6	0.7	0.8	0.9	1.0	1.1	1.2	1.3	1.4	1.5	1.6	1.7	1.8	1.9	2.0	2.1	2.2	2.3	2.4	2.5
40	39°	40°	42°	43°	45°	47°	48°	50°	52°	53°	55°	57°	58°	60°							
45	37°	39°	41°	42°	44°	45°	47°	49°	50°	52°	54°	55°	57°	59°	60°						
50	36°	38°	39°	41°	43°	44°	46°	47°	49°	51°	52°	54°	56°	57°	59°						
55	35°	36°	38°	40°	41°	43°	45°	46°	48°	49°	51°	53°	54°	56°	58°	59°					
60	33°	35°	37°	38°	40°	42°	43°	45°	47°	48°	50°	51°	53°	55°	56°	58°	60°				
65	32°	34°	35°	37°	39°	40°	42°	44°	45°	47°	49°	50°	52°	53°	55°	57°	58°	60°			
70	31°	33°	34°	36°	37°	39°	41°	42°	44°	46°	47°	49°	51°	52°	54°	55°	57°	59°	60°		
75	30°	31°	33°	35°	36°	38°	39°	41°	43°	44°	46°	48°	49°	51°	53°	54°	56°	57°	59°		
80		30°	32°	33°	35°	37°	38°	40°	41°	43°	45°	46°	48°	50°	51°	53°	55°	56°	58°	59°	
85			30°	32°	34°	35°	37°	39°	40°	42°	43°	45°	47°	48°	50°	52°	53°	55°	57°	58°	60°
90				31°	32°	34°	36°	37°	39°	41°	42°	44°	45°	47°	49°	50°	52°	54°	55°	57°	59°

注:列线图综合考虑患者年龄(岁)和预计散光矫正量(D),得出成对弧形切口的弧长。

表 3-6-5 Woodcock LenSx 列线图(2011.12 版)

弧形切口	散光矫正量/D	年龄/岁										
		35	40	45	50	55	60	65	70	75	80	85
single	0.50	34	34	33	32	31	30	29	28	27	26	26
paired	0.75	23	22	22	21	21	20	19	19	18	18	17
paired	1.00	34	34	33	32	31	30	29	28	27	26	26
paired	1.25	41	40	39	38	37	36	35	34	33	32	31
paired	1.50	48	47	46	44	43	42	41	39	38	37	36
paired	1.75	52	50	49	48	46	45	44	42	41	40	38
paired	2.00	55	53	52	51	49	48	47	45	44	42	41
paired	2.25	58	56	55	54	53	51	49	48	46	45	43
paired	2.50	61	59	58	57	56	54	52	51	49	48	46
paired	2.75	64	62	61	60	59	57	55	54	52	50	48
paired	3.00	67	65	64	63	62	60	58	56	55	53	51

注:红色区域的 FLAK 方案应谨慎使用。

5. ISAK 列线图 对于飞秒激光辅助基质内 AK,Stevens 等发布了 Catalys 飞秒激光系统在角膜 8.0mm 直径内的基质内 FLAK 计算列线图,飞秒激光作用于 60% 角膜厚度的基质层,上方和下方各保留 20% 的角膜厚度,切口弧长可由在线计算器 v3.4(http://www.femtoemulsification.com)计算得出(图 3-6-12)。

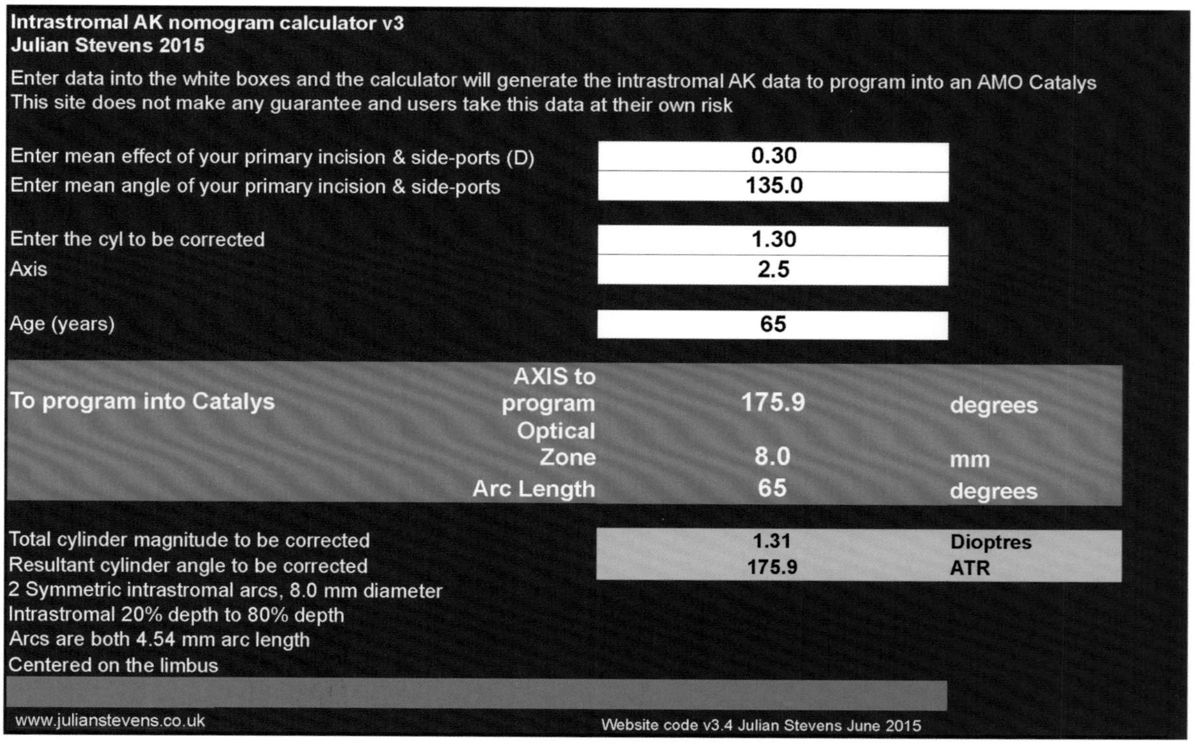

Intrastromal AK nomogram calculator v3
Julian Stevens 2015

Enter data into the white boxes and the calculator will generate the intrastromal AK data to program into an AMO Catalys
This site does not make any guarantee and users take this data at their own risk

Enter mean effect of your primary incision & side-ports (D)	0.30
Enter mean angle of your primary incision & side-ports	135.0
Enter the cyl to be corrected	1.30
Axis	2.5
Age (years)	65

To program into Catalys			
	AXIS to program	175.9	degrees
	Optical Zone	8.0	mm
	Arc Length	65	degrees

Total cylinder magnitude to be corrected	1.31	Dioptres
Resultant cylinder angle to be corrected	175.9	ATR

2 Symmetric intrastromal arcs, 8.0 mm diameter
Intrastromal 20% depth to 80% depth
Arcs are both 4.54 mm arc length
Centered on the limbus

www.julianstevens.co.uk
Website code v3.4 Julian Stevens June 2015

图 3-6-12
使用在线计算器计算基质内 FLAK 手术方案(以图 3-6-2 为例,SIA 设置为 0.3D,主切口位置设置为 135°)

（五）操作流程及注意事项

1. 角膜松解方案设计　术前应通过现有的或个性化设计的列线图，基于术前检查数据如年龄、眼别、角膜曲率、散光轴位、角膜厚度等，规划角膜松解切开的弧长、深度、数量及距光学区位置，计算得出角膜松解设计方案。以图 3-6-13 所示角膜地形图中的总角膜散光为例，患者年龄 65 岁，眼别为右眼，分别将数据输入在线计算网站 https://Lricalculator.com，根据术者个性化输入 SIA（本例为 0.3D），输入主切口位置为 135°，计算结果见图 3-6-14。

2. 术前水平标记　准确的轴向标记是有效矫正角膜散光的重要因素之一。目前，临床上常用的标记方法包括裂隙灯显微镜标记法和导航系统辅助标记法。

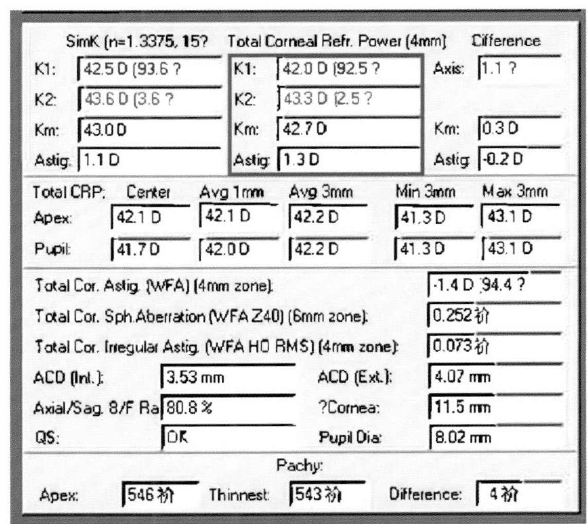

图 3-6-13
计算 FLAK 所需的角膜地形图的参数信息

（1）裂隙灯显微镜标记法：标记应在小瞳孔下进行，标记前患者术眼行表面麻醉，患者取坐位，头正位，平视前方，将裂隙灯光带调至最窄裂隙，并旋转至水平位，小瞳下调整光带至瞳孔中央。使用 4.5~5.0 号注射器针头轻轻划破角膜上皮，然后用无菌医用手术记号笔在角膜缘处标记 0°和 180°（3:00 和 9:00 方位）水平轴位，标记部位尽量保持干燥，标记点尽量细小，便于术中操作。

（2）导航系统辅助标记法：传统的裂隙灯标记法中，患者的头位倾斜、旋转等可能影响手动轴

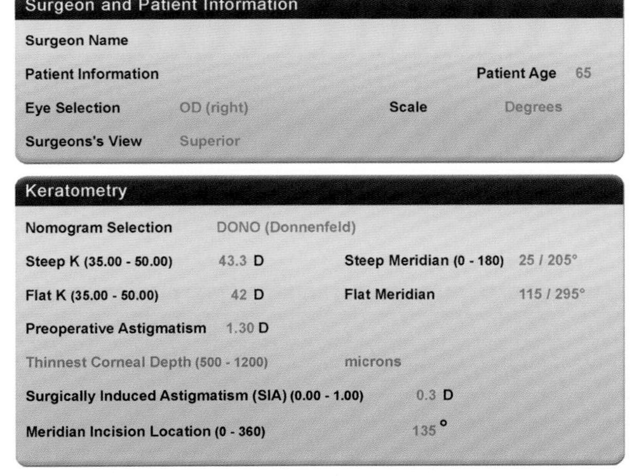

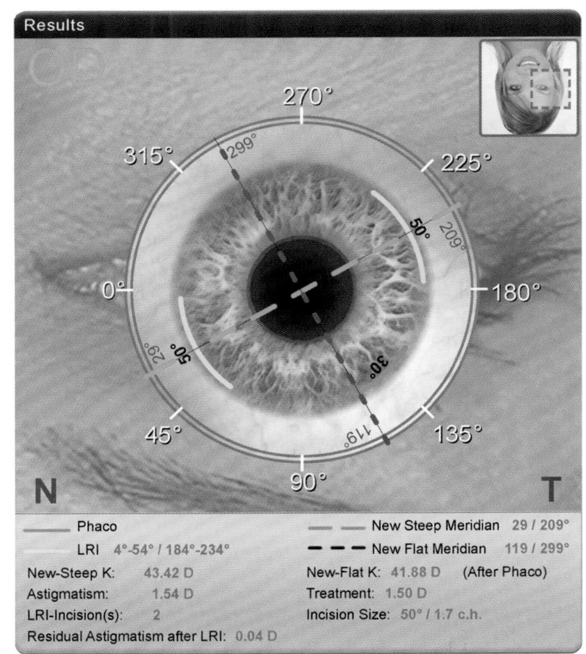

图 3-6-14
FLAK 手术参数计算结果（使用在线计算网站 http://Lricalculator.com）

位标记的准确性。近年来，以虹膜纹理、角膜缘血管网及巩膜特征等解剖信息作为标记依据的数字导航系统逐步诞生，通过术前对患者术眼进行信息采集，将术中与术前的信息进行比对，实现持续、自动、实时追踪，术中可辅助弧形角膜切口、实时引导散光轴向的定位。

目前，应用于临床的主要有 VERION 数字导航系统、CALLISTO EYE 数字导航系统、TrueVision 3-D 计算机导航系统以及 ORA 导航系统等。理论上来说，手术导航系统可在术中直接显示目标散光轴位，减少术前较为复杂的手工标记的人为误差，提高散光矫正的准确性。Mayer 等通过对比术中 VERION 导航标记和传统裂隙灯标记法，发现导航组术后散光轴位偏差（2.00° ± 1.86°）较传统组（3.40° ± 2.37°）更小，导航组手术时间较传统组更短（图 3-6-15、图 3-6-16）。然而，导航系统严格依赖术前眼部解剖信息的识别，若术中因各种因素出现结膜下出血、水肿或患者配合度差、眼球震颤等，导航系统可能无法识别和自动矫正。目前，联合 VERION 数字导航系统和 LenSx 飞秒激光系统制作角膜松解切口的研究较少，与手工切口及 Toric 人工晶状体的比较尚无定论，还需更多详细的临床数据加以探索。

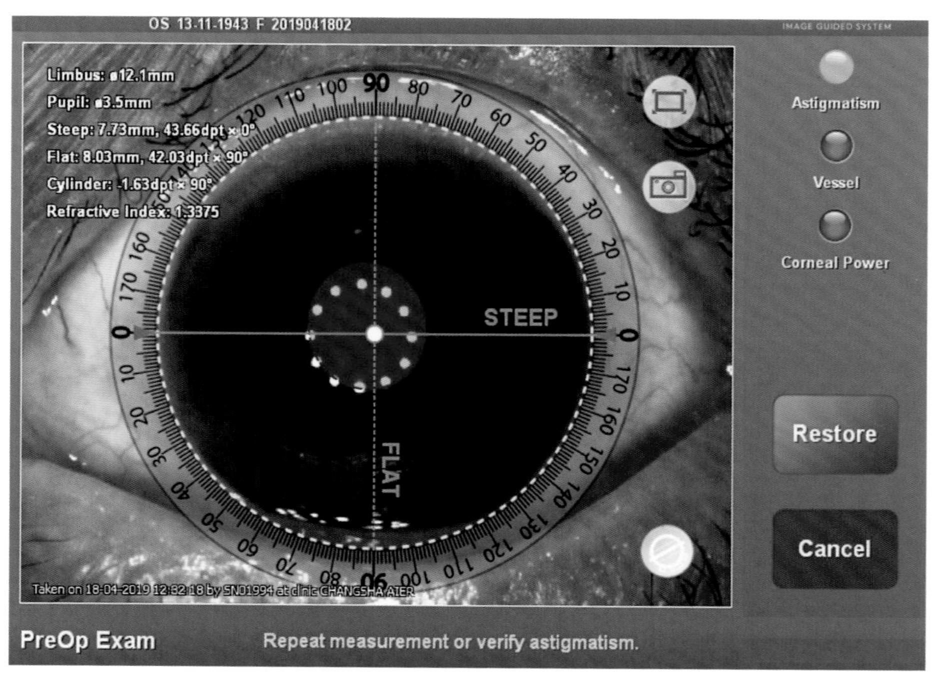

图 3-6-15
VERION 数字导航系统

3. 飞秒激光操作 手术开始前固定患者头位，术眼滴入表面麻醉剂，进行激光参数的设置，包括角膜缘定位、主切口及侧切口的位置、前囊膜切开位置居中性及直径、前囊膜切开厚度、劈核厚度、松解切口长度和深度等（详见第四章）。飞秒激光设备（如 LenSx）的内置 OCT 扫描后，自动标记角膜上皮和角膜内皮的位置，术者可随后确认标记位置是否正确、松解切口是否居中、松解切口的直径等。LenSx 飞秒激光系统的松解切口须与其他角膜切口相距 0.75mm 以上，此外，松解切口的直径不能超过 12.5mm。OCT 扫描后，LenSx 飞秒激光系统会识别两条松解切口的角膜厚度，并选取其中的最小值计算松解的角膜深度。在进行预劈核操作后，飞秒激光系统可按照设置的参数，依次制作对称性松解切口，飞秒激光操作步骤结束（图 3-6-17~图 3-6-23）。

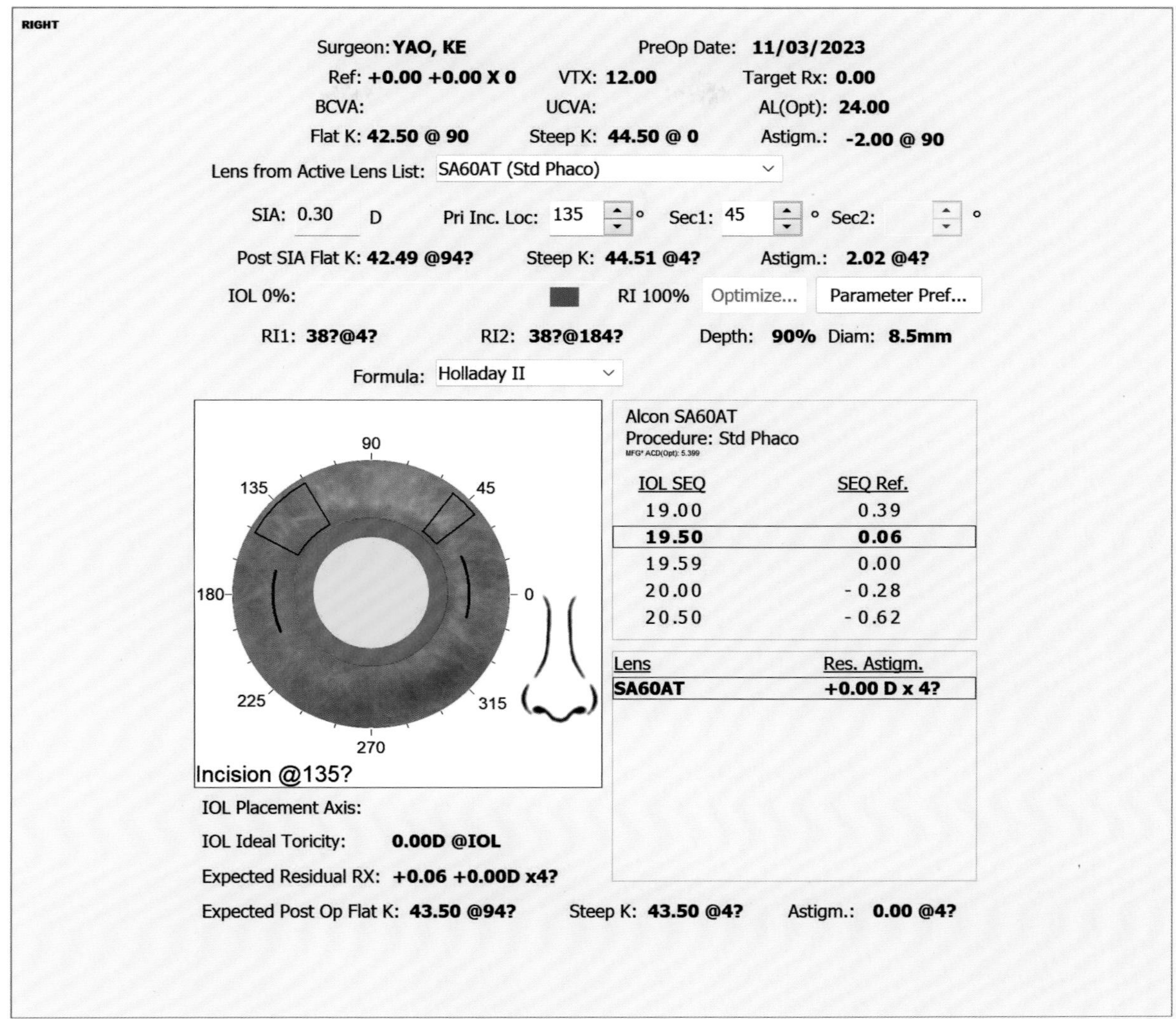

图 3-6-16
VERION 内置的手术方案规划界面

4. 白内障手术术中操作　在白内障超声乳化手术开始前，术者使用散光定位环标记出角膜主切口所在轴位，在角膜缘血管内使用无菌医用手术记号笔进行标记。术中在囊袋内植入人工晶状体并调整其位置后，可使用钝性分离器将弧形角膜切口进行充分分离，注意术中操作谨慎，避免发生切口穿孔等并发症（图 3-6-24、图 3-6-25）。

三、临床效果及评价

（一）FLAK 与手工角膜切开术的比较

飞秒激光辅助弧形角膜切开术（FLAK）利用飞秒激光在角膜陡峭轴上做一个或成对的角膜松解切口，使角膜陡峭轴变得相对平坦，从而降低角膜散光。飞秒激光可以对弧形切口的位置、深度和弧长进行精确的设置。尽管手工切口操作简便，不需要产生额外的费用，但其实际疗效受手术医生主观因素的影响较大，可重复性和可预测性欠佳。近期，一项综述系统性地比较了 FLAK 和手工 AK 矫正角膜散光的研究结果，总结如下。

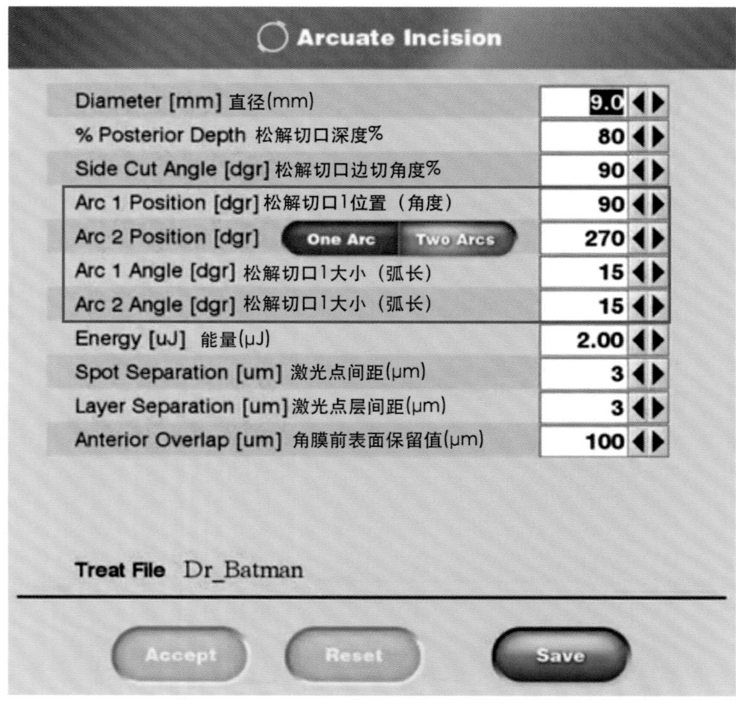
Arcuate Incision
Diameter [mm] 直径(mm) 9.0
% Posterior Depth 松解切口深度% 80
Side Cut Angle [dgr] 松解切口边切角度% 90
Arc 1 Position [dgr] 松解切口1位置（角度） 90
Arc 2 Position [dgr] 270
One Arc
Two Arcs
Arc 1 Angle [dgr] 松解切口1大小（弧长） 15
Arc 2 Angle [dgr] 松解切口1大小（弧长） 15
Energy [uJ] 能量(μJ) 2.00
Spot Separation [um] 激光点间距(μm) 3
Layer Separation [um] 激光点层间距(μm) 3
Anterior Overlap [um] 角膜前表面保留值(μm) 100
Treat File Dr_Batman
Accept
Reset
Save

图 3-6-17
LenSx 飞秒激光参数设置图

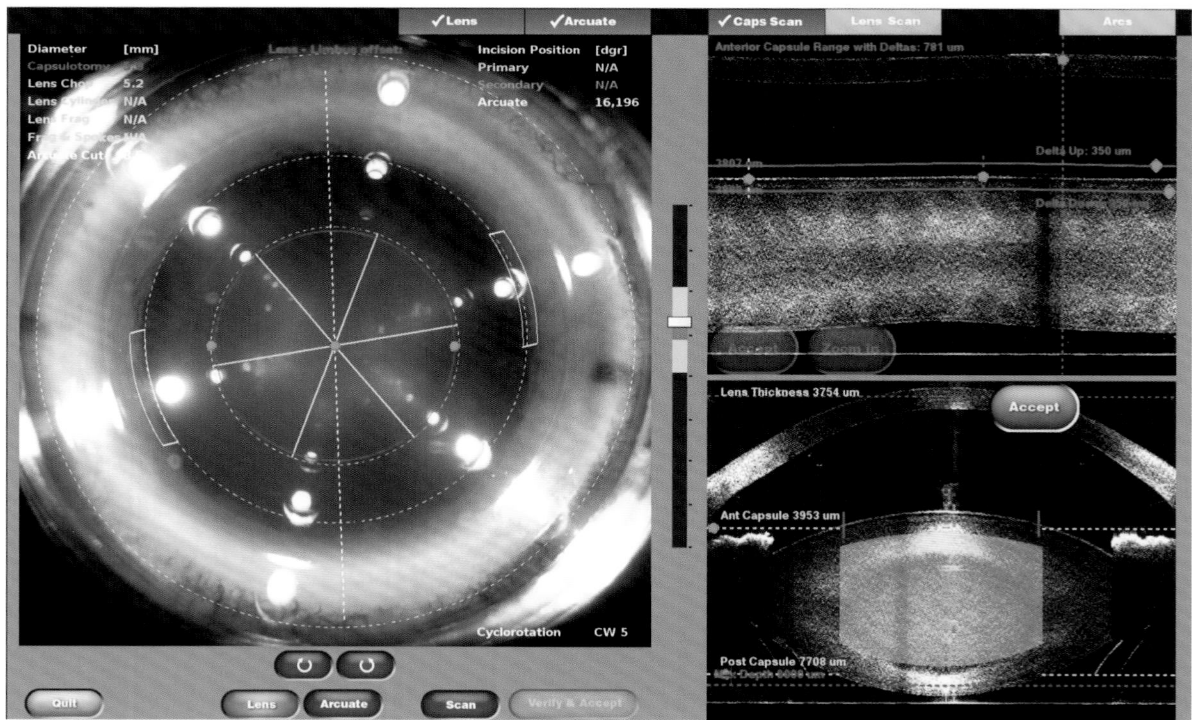

图 3-6-18
LenSx 飞秒激光内置 OCT 扫描后设置激光参数示意图

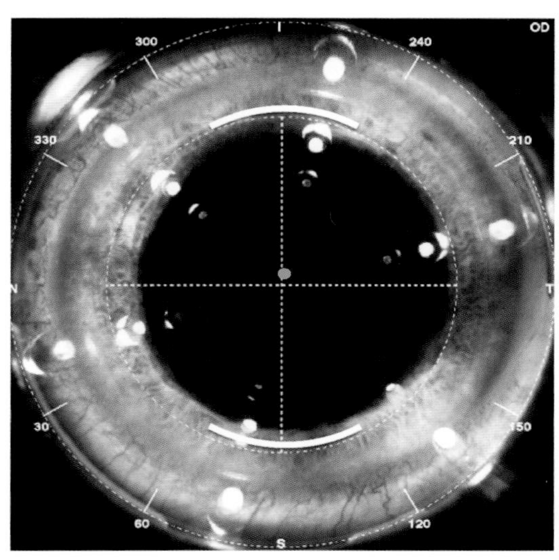

图 3-6-19
OCT 扫描后手动调节松解切口的中心为角膜中心

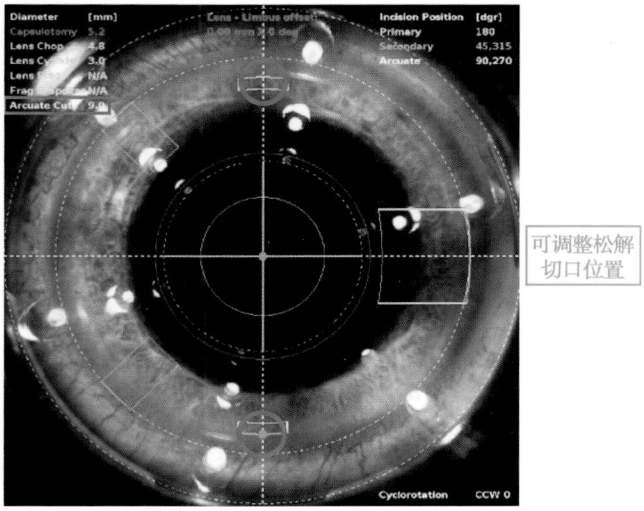

可调整松解切口位置

图 3-6-20
OCT 扫描后手动调节松解切口的直径

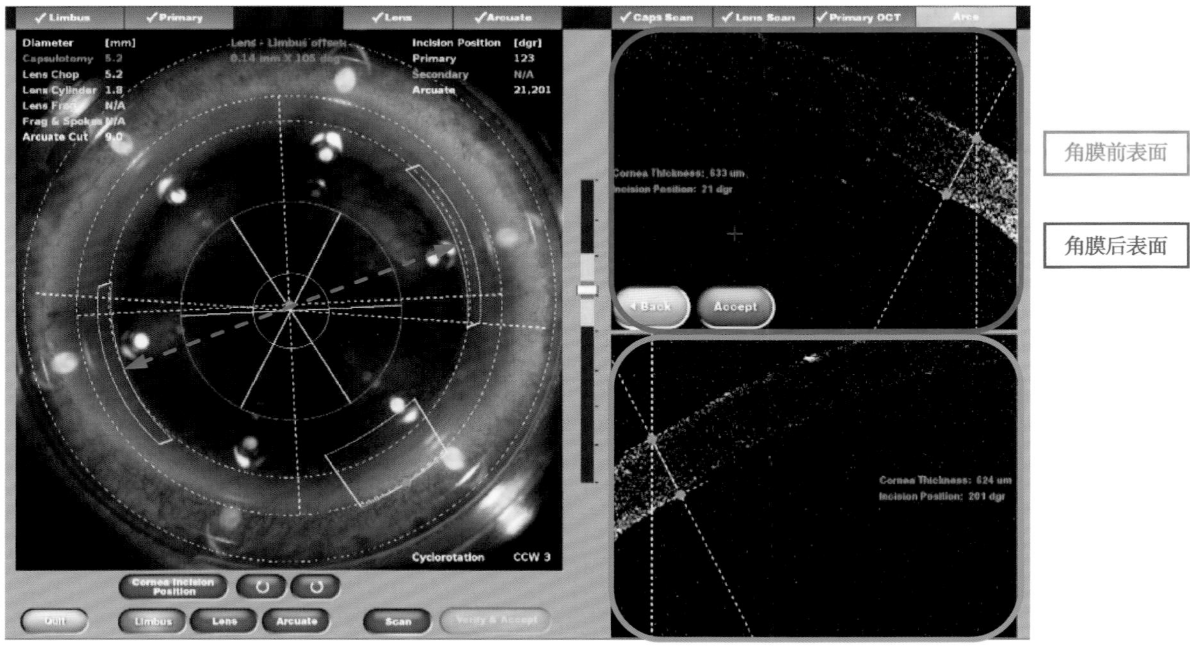

图 3-6-21
OCT 扫描后确认角膜前后表面位置

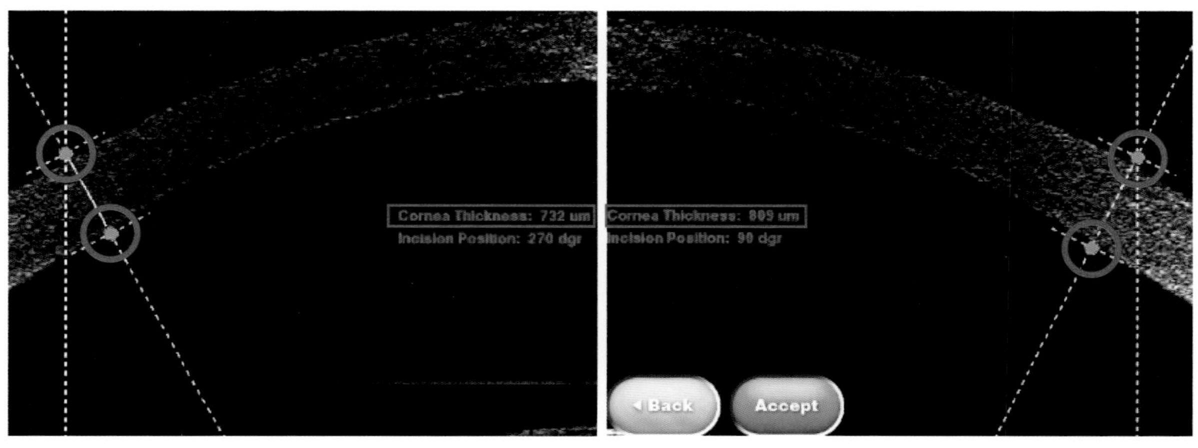

图 3-6-22
LenSx 飞秒激光设备选用两处角膜厚度的最小值计算松解切口深度

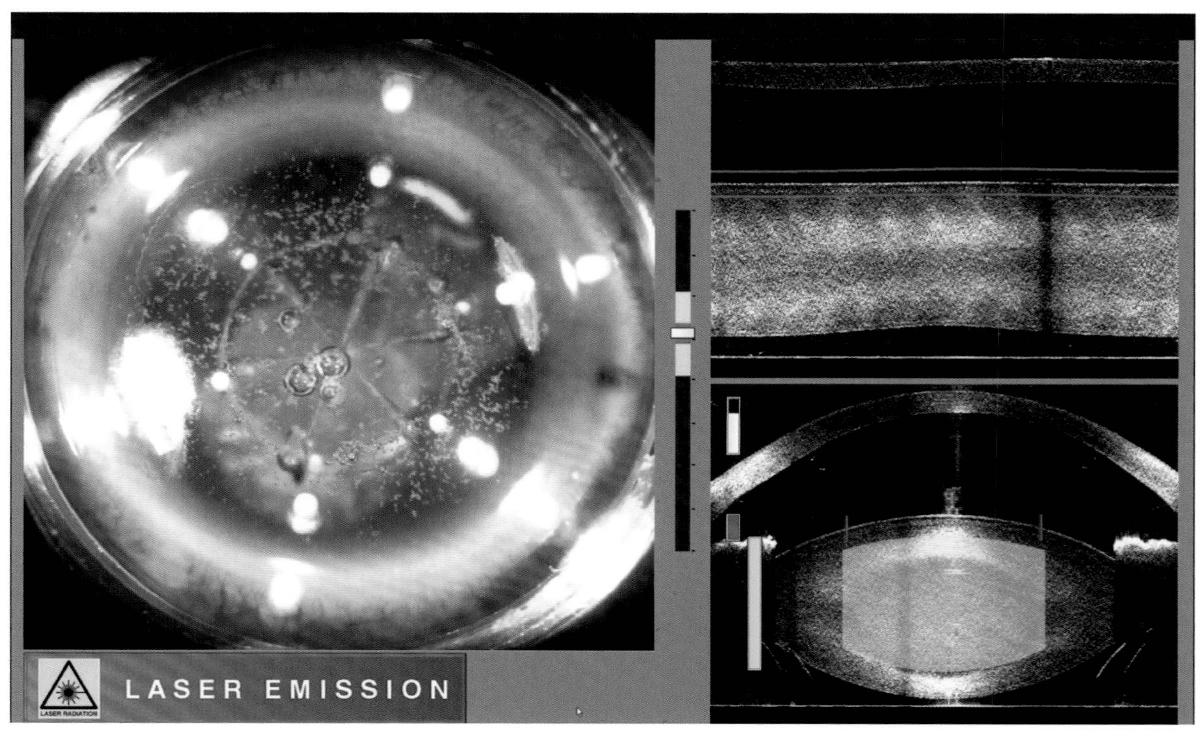

图 3-6-23
飞秒激光先后制作两条角膜松解切口

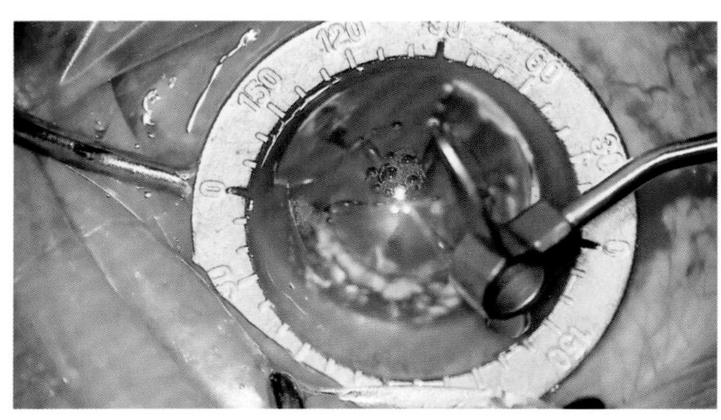

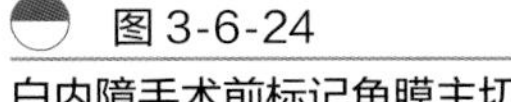图 3-6-24

白内障手术前标记角膜主切口位置

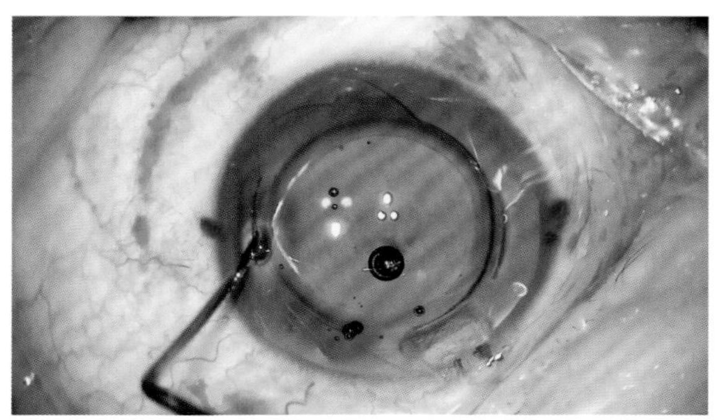

图 3-6-25

人工晶状体植入后使用分离器钝性分离松解切口

有效性方面，飞秒激光辅助弧形角膜切口比手工切口具有更高的可重复性、准确性、一致性，降低了角膜高阶像差的产生，术后残留散光显著小于手工切口。一篇系统回顾总结了 40 篇 FLAK 和手工切口的文章，发现术后裸眼远视力在两组间未见显著差异（飞秒激光组，0.15Log MAR ± 0.05Log MAR；手工组，0.19Log MAR ± 0.12Log MAR；P=0.39）。两组术后角膜散光较术前均大幅减少，飞秒激光组的角膜散光从术前的 1.16D ± 0.26D 减少至术后的 0.64D ± 0.21D（P<0.01），而手工组的角膜散光则从 1.86D ± 0.53D 减少至术后的 1.04D ± 0.48D（P<0.01）。大多数研究显示，两组术后的角膜散光均存在一定程度的欠矫，Hoffart 等人在一项前瞻性随机临床试验中发现，术后 FLAK 组比手工切口组的残留散光更低（P=0.011）。Roberts 等人在研究中发现，手工切口的矫正指数仅为 0.48 ± 0.57，而 FLAK 组的 CI 为 0.73 ± 0.49，FLAK 组的矫正效率和准确性显著高于手工切口组。

此外，先前研究通过长时间随访对角膜松解效果的长期稳定性进行了探索，发现角膜散光回退多发生于术后的前 3 个月，之后随着时间的推移保持稳定。Lin 等人发现手工松解切口在术后 2~10 周出现显著回退（P=0.002），但在随后 3 年保持稳定。相比之下，FLAK 的松解效果更加稳定，Chen 等人进行了长达 5 年的随访，发现术后 2 年的角膜散光（0.74D ± 0.54D）与术后 5 年的角膜散光（0.70D ± 0.50D）未见显著差异（P=0.609），证明了 FLAK 散光矫正效果的长期稳定性。

安全性方面，研究证实飞秒激光制作的松解切口整齐度和闭合度更好，成对的弧形角膜切口更居中，切口渗漏、低眼压、角膜穿孔、后弹力层脱离、角膜上皮损伤等风险显著降低，术后稳定性更具优势。既往研究表明，FLAK 和手工切口的术中和术后并发症的风险均较低，常见的包括轻度角膜上皮损伤、干眼、异物感等。研究发现，接受手工切口的患者中约有 43% 出现了异物感，且手工切口术后的角膜高阶像差较术前略有增加，但无显著差异。对于其他严重并发症，仅有少数个案报道了手工切口导致的角膜穿孔、角膜炎、眼内炎的情况。Haripriya 等人报道了一例手工角膜松解术后眼内炎的病例，术中使用金刚石刀制作鼻侧的松解切口，术后 15 天患者出现眼红眼痛症状，裂隙灯下可见前房积脓、虹膜结节、松解切口处渗出等体征，予玻璃体腔注射万古霉素和头孢他啶和局部抗感染等治疗后好转。FLAK 的术中和术后并发症的发生率更低，仅有少数个案报道了因激光传输、负压吸引丢失、切口错位等导致的角膜散光过矫和不规则散光增加的案例（详见不良反应和并发症章节）。

（二）FLAK 与 Toric 人工晶状体植入术的比较

作为目前临床上应用最广泛的散光矫正方式，FLAK 和 Toric 人工晶状体均取得了令人满意的矫正效果。Toric 人工晶状体由于其矫正散光范围大、手术预测性好、术后残余散光小等优点，其安全性和有效性均得到大量研究和临床实践的验证。近年来，随着飞秒激光技术应用于白内障手术，FLAK 可以弥补手工切口的主观因素影响，提高散光矫正的准确性，同时具有长期稳定性，也是目前矫正白内障患者术前散光的方法之一。对于 FLAK 和 Toric 人工晶状体植入术矫正角膜散光的效果，仍是目前研究的热点和重点。

既往研究均表明，FLAK 和 Toric 人工晶状体植入术均能显著降低角膜散光。尽管多数研究采用的 FLAK 方案设计列线图不尽相同，但得出的结论较为一致，即 FLAK 与 Toric 人工晶状体均可安全有效矫正角膜散光，矫正效率未见显著差异。Noh 等人纳入了更多样本，发现两组的矫正指数未见明显差异（FLAK，0.71 ± 0.60；Toric，0.84 ± 0.39；P=0.337）。在此基础上进行亚组分析，发现在矫正低度到中度散光（≤1.5D）以及顺规散光时，FLAK 和 Toric IOL 组的矫正效果类似，但对于中高度散光（>1.5D）以及逆规散光，FLAK 组的矫正效率显著低于 Toric IOL 组（P=0.008）。另一研究纳入了术前角膜散光为 1.25~3.00D 的白内障患者，发现 Toric IOL 组（0.63D ± 0.55D）的残余散光显著小于 FLAK 组（0.90D ± 0.53D）（P=0.037），进一步验证了 Toric 人工晶状体在矫正中高度散光方面的优势。

在实际临床应用中，应结合患者自身条件、两种矫正方式的优缺点、术者的操作习惯综合考虑。对于角膜瘢痕、角膜变性或角膜老年环较大的患者，应谨慎选择 FLAK，可考虑植入 Toric 人工晶状体矫正散光；而对于高度近视等囊袋松弛的患者，Toric 人工晶状体容易出现旋转和偏心，可考虑旋转 FLAK 进行矫正。

并发症方面，研究指出，对于术前角膜散光≤0.75D 的患者，FLAK 存在一定程度的过矫，可能与术前散光的轴位有关。研究发现，顺规散光容易出现欠矫，而逆规散光容易出现过矫（详见不良反应和并发症章节）。对于 Toric 人工晶状体，一项重要的评价指标就是其术后的旋转稳定性，Toric 人工晶状体旋转主要发生在术后早期，甚至在术毕即刻，前房变浅，IOL 前涌，造成 IOL 旋转。一篇 meta 分析统计了 13 项研究，发现 Toric 人工晶状体术后平均旋转角度均小于 5°，在纳入的 554 名患者中，有 6 名（1.1%）患者接受了人工晶状体复位术。

四、不良反应及并发症

对于白内障合并角膜散光的患者而言，FLAK 的应用不仅可以有效矫正角膜散光，同时可以显著提高手术安全性，然而相关研究也报道了 FLAK 可能出现的不良反应和并发症，包括干眼和异物感、术中及术后并发症、屈光相关的并发症，本节将对 FLAK 可能出现的并发症及应对策略进行阐述。

（一）常见不良反应

对于白内障手术患者，干眼是非常普遍的，可能给患者带来异物感并影响视觉质量。研究表明，白内障手术本身可能导致干眼症状的加重，而相比于传统白内障超声乳化手术，飞秒激光辅助白内障手术可能更易造成眼表损伤和干眼症状加重，引起眼部不适和异物感。FLAK 在角膜表面制作额外的对称性弧形切口，更大程度上影响了眼表的泪膜稳定性，这可能与角膜知觉减退、瞬目减少、泪液分泌减少、术后角膜表面规则性下降、术后炎症反应、创口愈合、手术切口局部隆起等因素有关。Löffler 等人发现 FLAK 术后 1 周少数患者出现了干眼、眼痒及异物感，使用人工泪液治疗后症状好转。FLAK 术后的干眼和异物感应给予积极有效的治疗，可术后使用不含防腐剂的人工泪液，尽量减少术后抗生素应用疗程，随着术后角膜切口和松解切口的恢复，患者的干眼症状和异物感、刺激感将得到较大缓解，有利于患者获得良好的视觉质量。

（二）并发症

1. 术中并发症 FLAK 术中由于角膜定位不准确、患者头位与眼位倾斜以及负压吸引面倾斜，导致激光输出能量不稳定，可能造成松解切口处角膜穿孔。此外，术中使用分离器钝性分离时，也可能造成角膜穿孔。Kodavoor 等人总结了 FLAK 相关的角膜穿孔的病例，可能由于接触面在松解切口位置处出现微小气泡，造成负压丢失，或由于患者眼位移动造成负压吸引松动，最终形成全层角膜切口。术中由于松解切口渗漏，予 10-0 缝线缝合穿孔处，术后 1 个月予拆除角膜缝线，术后仍残留 1.0D 的散光。

本中心在开展 FLAK 时也发生术中角膜穿孔一例，患者白内障手术中使用分离器钝性分离时突然出现头位移动，造成颞侧角膜松解切口穿孔，术后 1 周复查发现松解切口穿孔处出现虹膜前粘连，患者裸眼远视力为 1.0，残留散光为 0，后续复查患者无殊（图 3-6-26、图 3-6-27）。

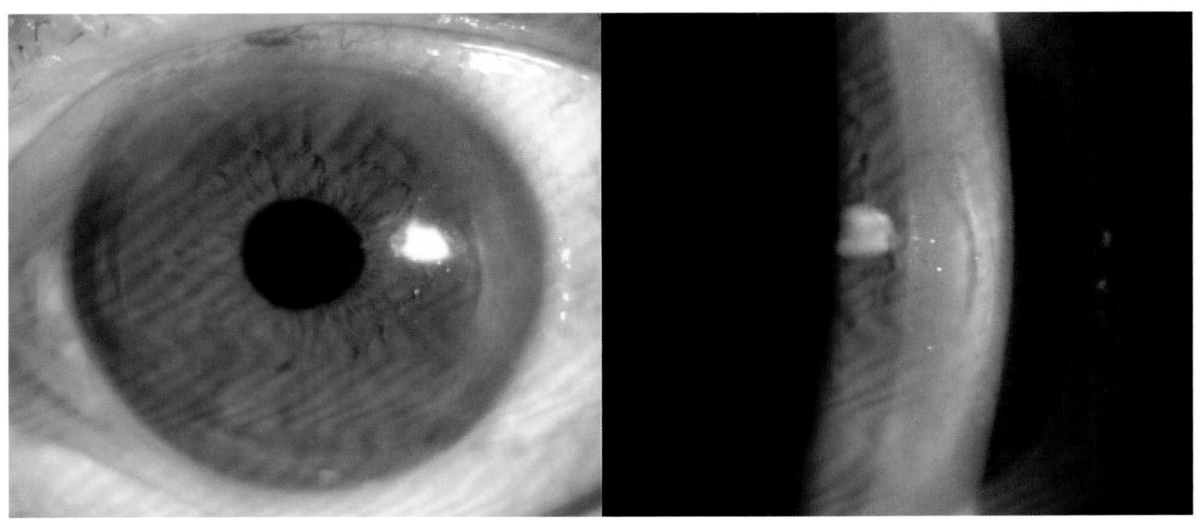

图 3-6-26
术后 1 周前节照相见松解口处虹膜前粘连

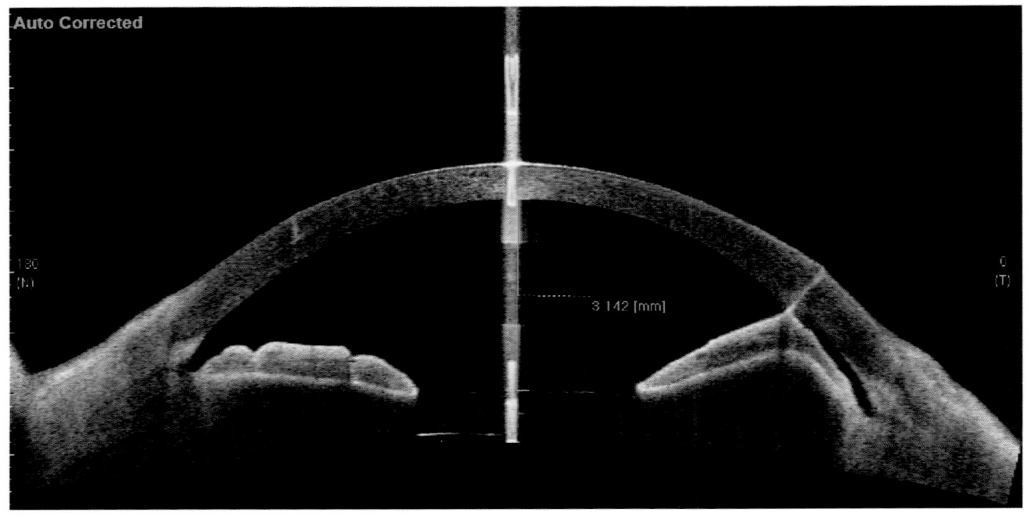

图 3-6-27
术后 1 周前节 OCT 显示松解口处虹膜前粘连

相较于手工切口，FLAK 术中发生角膜穿孔的概率很低。术前与患者进行细致的沟通并仔细评估患者的配合程度是手术顺利进行的前提，告知患者切忌移动头部及眼睛，术中操作轻柔谨慎，有助于最大限度地避免角膜穿孔的发生。

2. 术后并发症 FLAK 可能出现的术后并发症包括角膜炎、角膜瘢痕等，发生率极低，目前仅见少许个案报告。Partha 等报告了一例 FLAK 术后出现角膜炎的病例，患者术后 3 周出现眼红眼痛等症状，裂隙灯检查可见松解切口处浸润及渗出，前房细胞 +++，前房闪辉 ++++。于病灶处取样培养，培养结果为表皮葡萄球菌，予万古霉素加阿米卡星静脉用药治疗，术后 12 周患者角膜未见浸润及瘢痕，矫正视力 1.0。Grillo 等报告了一例 FLAK 术后 2 个月发生迟发型微孢子虫性角膜炎的病例，予全身及局部抗真菌治疗，10 周后角膜水肿及炎症浸润消失。

FLAK 术后出现感染可能与多种因素有关，术前存在全身或局部感染、患者高龄、糖尿病或全身免疫功能降低等疾病，术中消毒不充分、手术时间长，松解切口穿孔、裂开等因素均是术后发生感染的危险因素。因此，术前充分评估患者感染情况，术中规范消毒，术后足疗程局部预防感染至关重要。

3. 屈光相关并发症 FLAK 术后屈光相关并发症包括散光的过矫、欠矫、不规则散光和远期的散光回退。现有研究并未阐明造成各种屈光相关并发症的危险因素，可能与术前散光测量、术中操作、FLAK 方案设计列线图等有关。Wang 等纳入 50 只眼进行 FLAK 联合 FLACS 手术，研究显示，术后 1 个月散光过矫的发生率为 14.9%，其中 2/3 为逆规散光的患者，可能是由于忽视了角膜后表面散光的影响。作者认为当术前散光 >1.0D 时，存在散光欠矫的趋势，而≤1.0D 时，存在过矫的趋势，因而 FLAK 手术方案列线图可能需要调整。此外，Vardhaman 等报道了一例基质内 FLAK 术中发生角膜前表面气体穿透导致的不规则散光的病例，患者由术前的 0.84D@176° 的散光变为术后的 4.97D@70°，提示术中谨慎操作避免接触面气泡进入的重要性。远期的散光回退方面，Chen 等人纳入了 50 只眼接受 FLAK，术前角膜散光为 1.35D ± 0.48D，术后 2 个月降至 0.67D ± 0.54D，术后 2 年降至 0.74D ± 0.54D，术后 5 年为 0.70D ± 0.50D，即散光回退多发生于术后的前 3 个月，术后 FLAK 的散光矫正长期稳定。

FLAK 理想的散光矫正效果有赖于术前角膜散光的精准测量、术中 FLAK 方案的合理设计、准确的术前与术中标记。任何一个环节的偏差都会导致残余散光增加，影响术后视觉质量。另外，还应关注角膜后表面散光，研究显示，当角膜前表面为顺规散光时，角膜后表面散光约为 0.5D；当前表面为逆规散光时，后表面散光约为 0.3D。因此仅基于角膜前表面测量的散光，容易造成顺规散光眼过矫，逆规散光眼欠矫的结果。对于术后残留散光，可给予柱镜片、角膜接触镜或准分子屈光手术进一步矫正。

五、小结与展望

随着屈光性白内障手术的不断发展，术前角膜散光已成为影响视觉质量、脱镜率和患者满意度的重要因素之一，精准矫正术前散光也是现代屈光性白内障手术的必然要求和主要目标。白内障手术中矫正散光的方法有多种，各有其适应证及优缺点，其中包括飞秒激光辅助弧形角膜切开术，对中低度散光的矫正准确性和可预测性较好，临床操作简单易行且安全，具有较大临床应用前景，但仍须更多研究不断完善和规范手术方案的设计。总之，随着各种检查设备和飞秒激光设备的不断完善、手术技术和手术方案的不断精进以及数字化导航系统的应用，白内障患者的散光问题将会逐渐趋于完美的解决。

（钟乐扬　俞一波　姚克）

参考文献

[1] 中华医学会眼科学分会白内障与人工晶状体学组．我国散光矫正型人工晶状体临床应用专家共识（2017 年）. 中华眼科杂志, 2017, 53(1): 7-10.

[2] AHN H, JUN I, SEO K Y, et al. Femtosecond laser-assisted arcuate keratotomy for the management of corneal astigmatism in patients undergoing cataract surgery: Comparison with conventional cataract surgery. Front Med, 2022, 9: 914504.

[3] ARAVIND H, ANAND S. A case of keratitis associated with limbal relaxing incision. Indian J Ophthalmol, 2016, 64(12): 936-937.

[4] ARAVIND H, TARANUM S S. A case of endophthalmitis associated with limbal relaxing incision. Indian J Ophthalmol, 2012, 60(3): 223-225.

[5] BERDAHL J P, HARDTEN D R, KRAMER B A, et al. Effect of astigmatism on visual acuity after multifocal versus monofocal intraocular lens implantation. J Cataract Refract Surg, 2018, 44(10): 1192-1197.

[6] BLEHM C, POTVIN R. Pseudophakic astigmatism reduction with femtosecond laser-assisted corneal arcuate incisions: A pilot study. Ophthalmol, 2017, 11: 201-207.

[7] CHAN T C Y, NG A L K, WANG Z, et al. Five-year changes in corneal astigmatism after combined femtosecond-assisted phacoemulsification and arcuate keratotomy. Am J Ophthalmol, 2020, 217: 232-239.

[8] CHANG J S M. Femtosecond laser-assisted astigmatic keratotomy: A review. Eye Vis, 2018, 5: 6.

[9] DAY A C, STEVENS J D. Predictors of femtosecond laser intrastromal astigmatic keratotomy efficacy for astigmatism management in cataract surgery. J Cataract Refract Surg, 2016, 42(2): 251-257.

[10] ELIWA T F, ABDELLATIF M K, HAMZA I I. Effect of limbal relaxing incisions on corneal aberrations. J Refract Surg, 2016, 32(3): 156-162.

[11] GANESH S, BRAR S, REDDY ARRA R. Comparison of astigmatism correction between anterior penetrating and intrastromal arcuate incisions in eyes undergoing femtosecond laser-assisted cataract surgery. J Cataract Refract Surg, 2020, 46(3): 394-402.

[12] GOGGIN M, PATEL I, BILLING K, et al. Variation in surgically induced astigmatism estimation due to test-to-test variations in keratometry. J Cataract Refract Surg, 2010, 36(10): 1792-1793.

[13] GONZÁLEZ-CRUCES T, CANO-ORTIZ A, SÁNCHEZ-GONZÁLEZ M C, et al. Cataract surgery astigmatism incisional management. Manual relaxing incision versus femtosecond laser-assisted arcuate keratotomy. A systematic review. Graefes Arch Clin Exp Ophthalmol, 2022, 260(11): 3437-3452.

[14] GRILLO L M, EPSTEIN I J, DONNENFELD E D, et al. Late-onset microsporidial keratitis in femtosecond astigmatic keratotomy after laser-assisted phacoemulsification. Cornea, 2018, 37(11): 1471-1473.

[15] HERNANDEZ R, ALMENARA C, SORIANO D, et al. Toric intraocular lens implantation vs. femtosecond laser-assisted arcuate keratotomy for correction of moderate astigmatism in cataract surgery. J Cataract Refract Surg, 2022, 48(8): 887-893.

[16] HOFFART L, PROUST H, MATONTI F, et al. Correction of postkeratoplasty astigmatism by femtosecond laser compared with mechanized astigmatic keratotomy. Am J Ophthalmol, 2009, 147(5): 779-787.

[17] HOFFMANN P C, ABRAHAM M, HIRNSCHALL N, et al. Prediction of residual astigmatism after cataract surgery using swept source fourier domain optical coherence tomography. Curr Eye Res, 2014, 39(12): 1178-1186.

[18] WENDELSTEIN J A, HOFFMANN P C, MARIACHER S, et al. Precision and refractive predictability of a new nomogram for femtosecond laser-assisted corneal arcuate incisions. Acta Ophthalmol, 2021, 99(8): e1297-e1306.

[19] Johnson & Johnson Surgical Vision, Inc. Calculator Toric Calculator. [2023-11-26]. https://www.tecnistoriccalc.com.

[20] Johnson & Johnson Surgical Vision, Inc. LRI Calculator. Welcome to the AMO LRI calculator software. [2023-11-20]. https://www.lricalculator.com/.

[21] JONATHAN C L, GUSTAVO V V, GERRY C, et al. Toric intraocular lens versus limbal relaxing incisions for corneal astigmatism after phacoemulsification. Cochrane Database Syst Rev, 2019, 12(12): CD012801.

[22] KESSEL L, ANDRESEN J, TENDAL B, et al. Toric intraocular lenses in the correction of astigmatism during cataract surgery: A systematic review and meta-analysis. Ophthalmology, 2016, 123(2): 275-286.

[23] KODAVOOR S K,V P,DANDAPANI R,et al. Corneal perforation following arcuate keratotomy in femtosecond laser assisted cataract surgery-a case series. Am J Ophthalmol Case Rep,2022,26:101432.

[24] KWON H J,LEE H,LEE J A,et al. Astigmatic correction of simultaneous femtosecond laser-assisted cataract surgery (FLACS) with intrastromal arcuate keratotomy (ISAK) versus Toric intraocular lens impantation with conventional phacoemulsification. BMC Ophthalmol,2021,21(1):298.

[25] LEE K M,KWON H G,JOO C K. Microcoaxial cataract surgery outcomes:Comparison of 1.8mm system and 2.2mm system. J Cataract Refract Surg,2009,35(5):874-880.

[26] LEON P,PASTORE M R,ZANEI A,et al. Correction of low corneal astigmatism in cataract surgery. Int J Ophthalmol,2015,8(4):719-724.

[27] LIM R,BORASIO E,ILARI L. Long-term stability of keratometric astigmatism after limbal relaxing incisions. J Cataract Refract Surg,2014,40(10):1676.

[28] LIN M Y,SHEN Y D,TAN H Y,et al. Refractive outcomes of femtosecond laser-assisted cataract surgery with arcuate keratotomy and standard phacoemulsification with toric intraocular lens implantation. Int Ophthalmol,2022,42(9):2633-2642.

[29] LIU W,YANG L,LIU J. The impact of posterior corneal astigmatism on surgically induced astigmatism in cataract surgery. Int J Gen Med,2022,15:8417-8425.

[30] LÖFFLER F,BÖHM M,HERZOG M,et al. Tomographic analysis of anterior and posterior and total corneal refractive power changes after femtosecond laser-assisted keratotomy. Am J Ophthalmol,2017,180:102-109.

[31] MA J J K,TSENG S S. Simple method for accurate alignment in toric phakic and aphakic intraocular lens implantation. J Cataract Refract Surg,2008,34(10):1631-1636.

[32] MAYER W J,KREUTZER T,DIRISAMER M,et al. Comparison of visual outcomes,alignment accuracy, and surgical time between 2 methods of corneal marking for toric intraocular lens implantation. J Cataract Refract Surg,2017,43(10):1281-1286.

[33] MONACO G,SCIALDONE A. Long-term outcomes of limbal relaxing incisions during cataract surgery: aberrometric analysis. Clin Ophthalmol,2015,9:1581-1587.

[34] NOH H,YOO Y S,SHIN K Y,et al. Comparison of penetrating femtosecond laser-assisted astigmatic keratotomy and toric intraocular lens implantation for correction of astigmatism in cataract surgery. Sci Rep, 2021,11(1):7340.

[35] OSHER R H. Paired transverse relaxing keratotomy:A combined technique for reducing astigmatism. J Cataract Refract Surg,1989,15(1):32-37.

[36] PARTHA B,SUMANA C,SNEHA B,et al. Arcuate keratotomy infiltration following uneventful femtosecond laser assisted cataract surgery. Indian J Ophthalmol,2019,67(10):1742-1744.

[37] POOLE T R G,FICKER L A. Astigmatic keratotomy for post-keratoplasty astigmatism. J Cataract Refract Surg,2006,32(7):1175-1179.

[38] ROBERTS H W,WAGH V K,SULLIVAN D L,et al. Refractive outcomes after limbal relaxing incisions or femtosecond laser arcuate keratotomy to manage corneal astigmatism at the time of cataract surgery. J Cataract Refract Surg,2018,44(8):955-963.

[39] SCHALLHORN S C,HETTINGER K A,PELOUSKOVA M,et al. Effect of residual astigmatism on uncorrected visual acuity and patient satisfaction in pseudophakic patients. J Cataract Refract Surg,2021,47(8): 991-998.

[40] SOLOMON K D,SANDOVAL H P,POTVIN R. Correcting astigmatism at the time of cataract surgery: Toric IOLs and corneal relaxing incisions planned with an image-guidance system and intraoperative aberrometer versus manual planning and surgery. J Cataract Refract Surg,2019,45(5):569-575.

[41] TITIYAL J S,KAUR M,JOSE C P,et al. Comparative evaluation of toric intraocular lens alignment and visual quality with image-guided surgery and conventional three-step manual marking. Clin Ophthalmol, 2018,12:747-753.

[42] VARDHAMAN P K,VASILIOS F D,GEORGE D K,et al. Anterior gas breakthrough during femtosecond intrastromal astigmatic keratotomy (FISK). J Refract Surg,2014,30(8):511-513.

[43] WANG L,ZHANG S,ZHANG Z,et al. Femtosecond laser penetrating corneal relaxing incisions combined with cataract surgery. J Cataract Refract Surg,2016,42(7):995-1002.

第七节 ┃ 飞秒激光的并发症

飞秒激光在白内障手术中的应用有效提高了手术的安全性和准确性，但也有一些特殊的并发症不容忽视，如负压吸引环脱落、结膜下出血、截囊不全等。随着术者熟练度和操作例数的增加，大部分并发症发生率可逐渐降低。建议初学者选择睑裂较大、配合度较高的患者。

一、负压环固定困难及松脱

在接触式机型中，负压环固定困难和松脱的发生率为 1.4%~2.5%，可能与眼球倾斜、负压环周围球结膜松弛、翼状胬肉等致接口不密闭的情况，或者与患者配合不佳、固定后突然用力闭眼或转动眼球有关。负压环固定不佳或激光发射过程中负压松脱可导致系统校准偏差、激光作用焦点移位、囊膜截开不完全（图 3-7-1）、飞秒激光操作时间增加及眼内组织损伤等不良结果。

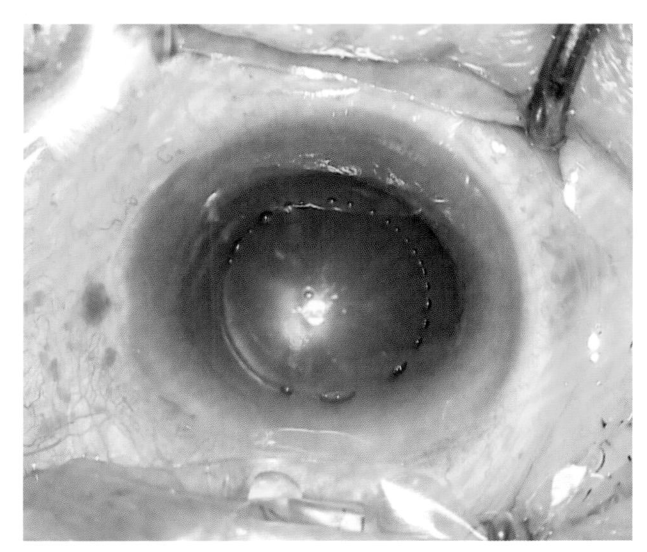

图 3-7-1
飞秒激光截囊过程中负压松脱导致多处截囊不全

为增加患者接口（patient interface，PI）对接和负压环固定的成功率，减少对接时间和次数，防止负压环松脱，术前应通过充分的沟通做好患者宣教。充分表面麻醉，开睑到位，嘱患者术中注视光源，避免患者紧张闭眼引起 Bell 征导致眼球倾斜，以保障精准对接并及时判断。术前使用 0.3% 玻璃酸钠滴眼液润滑眼表并增加 PI 与角膜的黏滞力，必要时可将黏弹剂滴于角膜表面以辅助负压达成和维持。对于球结膜松弛的患者，可以更换宽开睑器以增加张力使球结膜平整。

当术中出现固定环脱落，机器已设置激光发射自动停止。若对接时出现多余结膜组织移向 PI 区域或 PI 的结膜固定区域出现皱褶和气泡进入征兆，可重新进行 PI 对接，如果发生在激光发射过程中，应迅速松开脚踏以终止激光发射，让患者休息片刻后重新对接或改为手工撕囊和超声乳化手术。

二、结膜下出血

发生率为 34%~43.8%。由负压固定等机械因素导致球结膜下小血管破裂出血（图 3-7-2），与设备固定界面类型、负压吸引

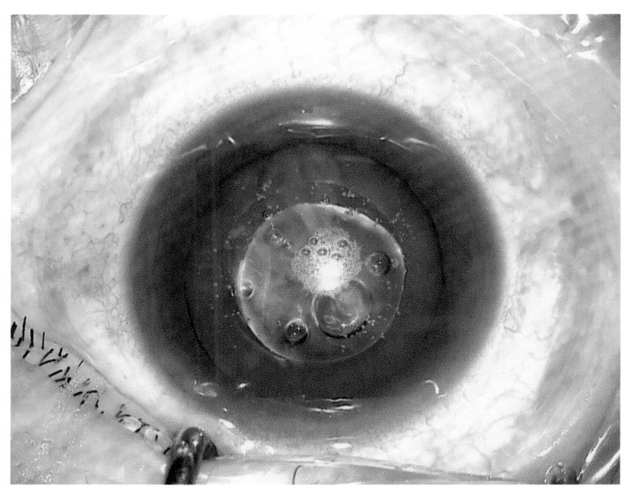

图 3-7-2
飞秒激光辅助白内障术中负压固定导致球结膜下出血

次数、术者熟练程度、患者年龄和配合度相关。尤其是在服用抗凝药物的患者，可能更明显。一般结膜下出血可在术后 2 周内消退。

为减少结膜下出血的发生，术中应尽可能降低吸引负压，轻巧操作，尽量减少对接次数，避免多次负压吸引并缩短操作时间。

三、瞳孔缩小和虹膜损伤

瞳孔缩小（图 3-7-3）是飞秒激光辅助白内障手术中的常见并发症之一，发生率可达 9.5%~32%。当瞳孔缩小明显时，瞳孔缘可遮盖晶状体前囊膜口边缘，从而干扰后续超声乳化操作，易导致术中虹膜损伤、后囊膜破裂、悬韧带断裂等并发症，并加重术后的炎症反应。

导致飞秒激光辅助白内障手术中瞳孔缩小的有多重因素。飞秒激光切割组织可诱发细胞因子的释放，使房水中的 IL-1β、IL-6 和前列腺素 E_2 等水平升高，进而导致瞳孔缩小。如果术前散瞳不充分，瞳孔本身较小时，激光截囊产生的能量冲击波扰动瞳孔缘也可进一步诱发瞳孔缩小。对于前房浅、房角关闭的患者，OCT 有时不能识别周边前房而误将角膜内切口设置于周边虹膜上，可导致激光损伤虹膜，引起瞳孔缩小和前房出血。长期服用肾上腺素受体拮抗剂等药物的患者，术中易诱发虹膜松弛综合征（IFIS），可见松弛的虹膜伴随眼内灌注压波动而起伏颤动，同时伴有进行性瞳孔缩小和虹膜脱出。

为减少飞秒激光操作后瞳孔缩小的发生，推荐术前选择合适的散大瞳孔药物，并联合使用非甾体抗炎药。建议术前 1 天使用非甾体抗炎药点眼（3 或 4 次，每次 1 滴），术前 1 小时内散大瞳孔，使用副交感神经阻断药和交感神经兴奋药混合制剂（如复方托吡卡胺），若无法达到上述时间，应采用强化给药方式。飞秒激光操作后立即局部点用 1% 复方托吡卡胺滴眼液 1 滴。在操作过程中，建议飞秒激光截囊设置须与瞳孔缘保持至少 0.2~0.3mm 的安全距离，并密切关注角膜切口设置，尤其是浅前房、房角关闭等特殊患者。对于伴发虹膜松弛综合征、假性囊膜剥脱综合征、葡萄膜炎、高度近视、糖尿病等的白内障患者，尤其应警惕飞秒激光操作后发生瞳孔缩小。如术前检查发现瞳孔不易散大，要追问病史是否服用肾上腺素受体拮抗剂，术前停用这类药物可减少术中瞳孔缩小的发生。此外，应尽量缩短飞秒激光和超声乳化操作之间的时间间隔，推荐在飞秒激光操作后 15~20 分钟内进行超声乳化手术。

对于术中难以散大瞳孔的患者，可采用前房内注射 1：50 000~1：10 000 稀释的肾上腺素，扩大瞳孔（图 3-7-3）。如注入肾上腺素瞳孔扩大仍不充分，可以使用黏弹剂进一步机械扩大瞳孔，并将负压流量保持低位以有利于黏弹剂维持和稳定。当上述方法仍无法足够扩大瞳孔时，可使用虹膜拉钩或瞳孔扩张环等机械扩大瞳孔的装置扩大瞳孔。

四、截囊不全和不规则截囊

飞秒激光截囊不全的发生率为 1.05%~20.00%，截囊不完整部分需要再通过手工撕囊完成。引起截囊不全或不规则截囊的原因主要包括眼球倾斜、气泡或油脂遮挡、角膜皱褶、乳白核白内障、负压吸引松弛、激光设置错误和其他不明原因，各种情况下的主要特征及其预防方法在第三章第四节飞秒激光前囊截囊中已有详细介绍。

截囊不全和不规则截囊如果不能及时被识别并妥善处理，可能会导致前囊膜撕裂甚至后囊膜破裂等严重并发症，进而增加手术风险。在飞秒激光发射截囊阶段，术者应密切关注实时视频影像，观察激光轨迹和气泡形成情况（图 3-7-4），以明确是否完成对前囊膜的 360° 切割。

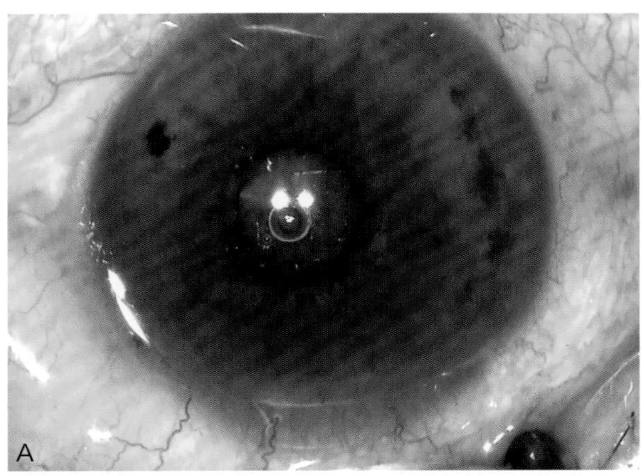

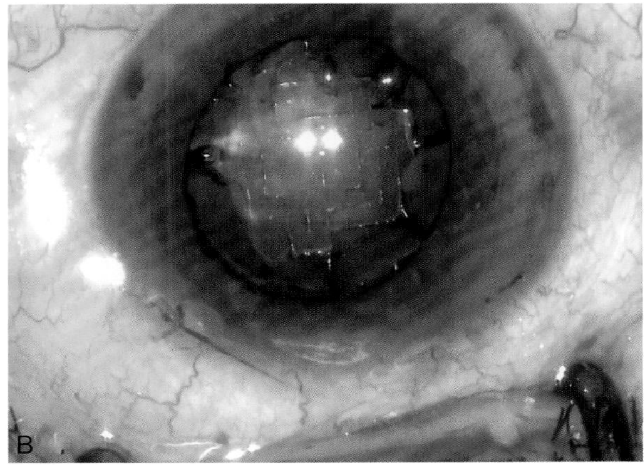

图 3-7-3
飞秒激光操作完成后见瞳孔缩小（A），使用 1：10 000 稀释的肾上腺素注入前房后瞳孔扩大（B）

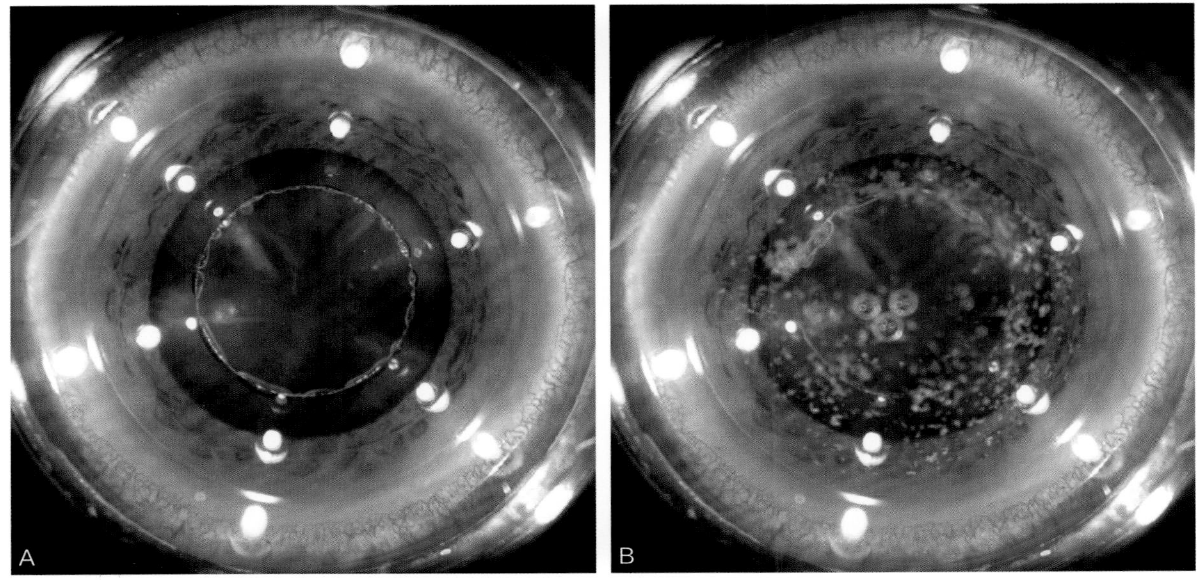

图 3-7-4
飞秒激光截囊实时影像视频显示完整截囊的激光轨迹（A）和气泡形成（B）

在转到手术显微镜下准备超声乳化操作时，可先在高倍镜下观察截囊口，确定前囊膜是否完全游离。使用撕囊镊取出前囊膜时，建议沿着截囊轨迹仍然有一个连续环形撕囊动作，避免拉扯前囊膜。对于乳白核白内障等无法判断晶状体前囊膜是否完全截开者，可进行前囊膜染色（图 3-7-5）后再取出，避免利用撕囊镊或超声乳化手柄突然快速取出前囊膜。新手术者也可将前囊膜取出并展平后在显微镜下观察，查看是否为完整的正圆形。

如在超声乳化操作开始前即观察到明显的截囊不全，手术开始在制作角膜侧切口后，将针头伸到前囊膜正上方注入黏弹剂，使前囊膜压平后再行撕囊。避免在截囊口边缘注入黏弹剂推挤囊膜，以防止在截囊不全区域形成切迹或撕裂。当二次撕囊到达截囊不全的位置时，应将撕囊半径加大，向外跨越截囊不全区域，避免在交接处形成舌样切迹而引起前囊膜撕裂（图 3-7-6）。

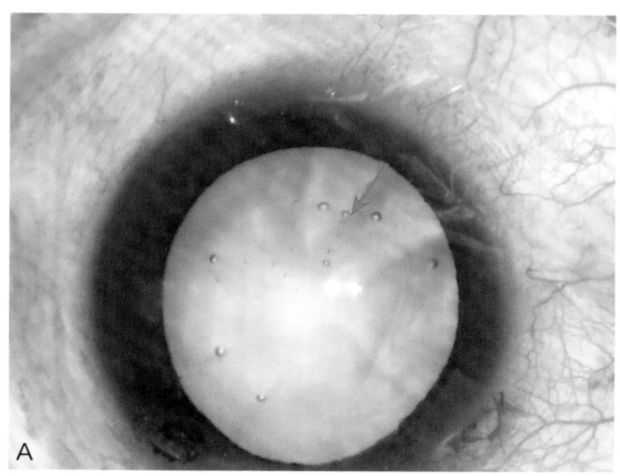

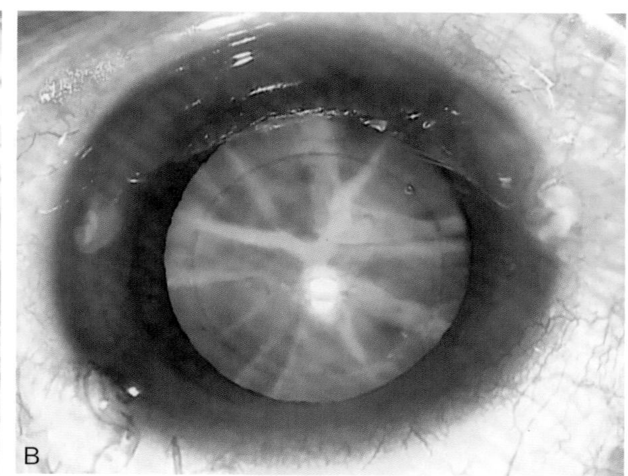

图 3-7-5

乳白核白内障前囊膜染色后可明确截囊是否完全，红色箭头指向截囊不全位置

五、角膜切口制作不全

见本章第三节飞秒激光角膜切口制作策略与管理。

六、角膜内皮损伤

早期在使用硬性 PI 时，由于角膜压平较明显，在一些短眼轴、浅前房的患者，晶状体前囊与角膜内皮间距离较短，在飞秒激光截囊过程中可导致角膜内皮细胞损伤。飞秒激光发射作用阶段如发生负压环松脱，也可能导致激光聚焦于角膜内皮而损伤内皮细胞。

对于浅前房患者，应注意激光截囊深度范围与角膜内皮保持安全距离。在激光处理过程中密切关注实时视频影像，一旦发现有损伤角膜内皮或负压环松脱的情况应及时松开脚踏以终止激光发射。

七、一过性眼压升高

在完成 PI 对接后的负压吸引固定环节可引起患者眼压升高，尤其在早期使用硬性 PI 阶段，由于眼球变形较明显，所导致的眼压升高可达 90mmHg。在更换软镜 PI 后，眼球变形减少，眼压升高仅有 16mmHg。研究显示，负压吸引过程中的眼压升高程度与对接次数、负压吸引时间、激光作用时间和中央角膜厚度均无关。

术中眼压升高有阻塞视网膜血流和损伤视神经的风险，但随着 PI 接口和飞秒激光操作系统的升级，由负压吸引引起的眼压升高有限，对于眼压控制良好的青光眼患者和其他视神经疾病患者，没有明显的可导致进一步视神经损伤的风险。对于急性眼压升高或对眼压波动比较敏感的患者，如晚期青光眼、视神经萎缩、视网膜血管疾病和缺血性视神经病变的患者，在施行负压吸引的过程中须仔细轻柔操作。

随着飞秒激光设备的逐渐更新和完善、术者手术经验的进一步积累、手术技术的不断进步，飞秒激光作用的并发症发生率越来越低。但因为这些潜在并发症的存在，在实施飞秒激光辅助白内障手术过程中，术者需要密切观察保持警惕性，早期发现并及时处理问题，以提高手术的安全性。

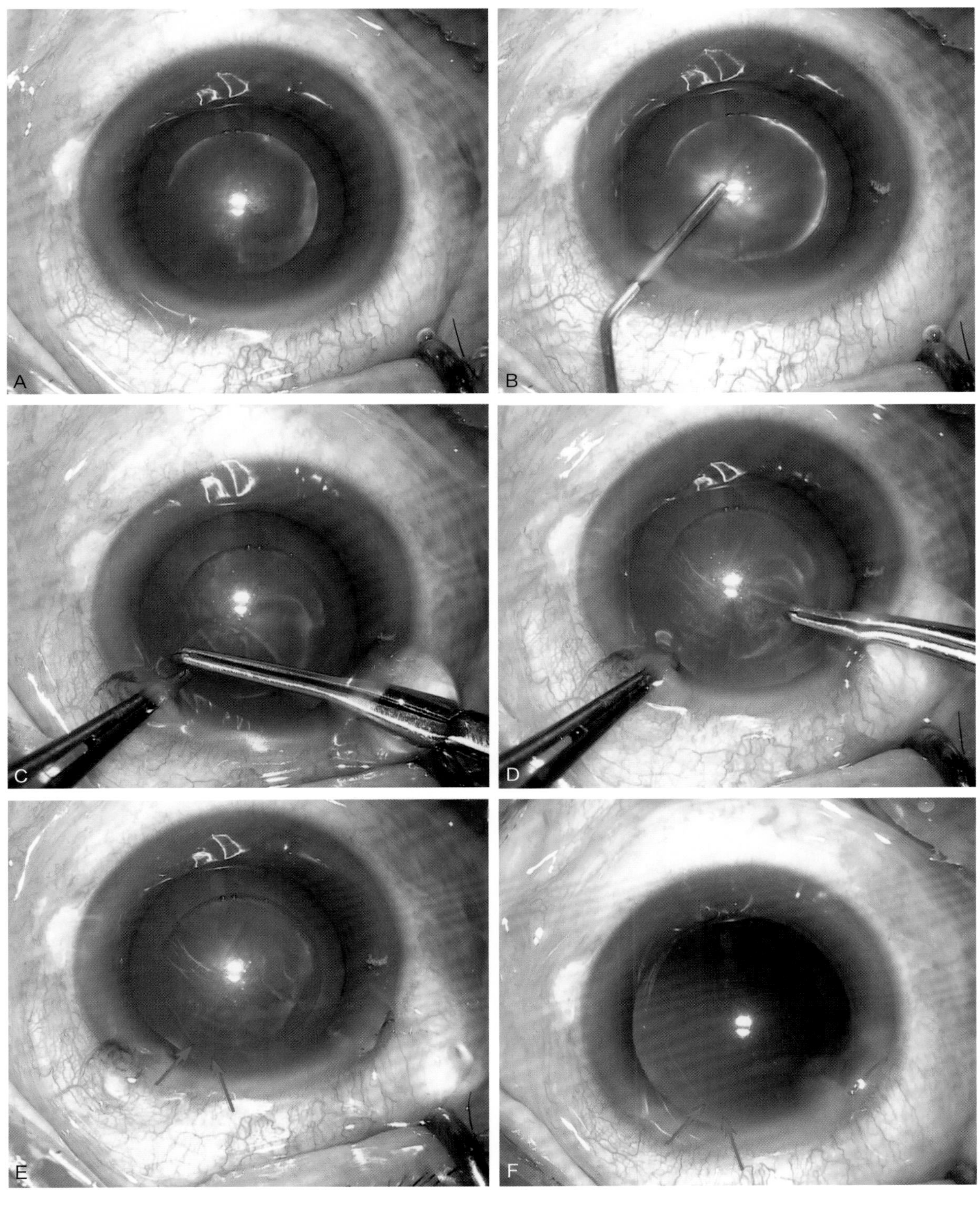

图 3-7-6

飞秒激光截囊不全（A），在前囊膜正上方注入黏弹剂使囊膜压平（B），进行二次撕囊，到达截囊不全位置时，将撕囊半径加大（C、D），向外跨截囊不全区域（E、F，红色箭头）

（王玮　俞一波）

参考文献

[1] NAGY Z Z, TAKACS A I, FILKORN T, et al. Complications of femtosecond laser-assisted cataract surgery. J Cataract Refract Surg, 2014, 40(1): 20-28.

[2] NAGY Z Z, MASTROPASQUA L, KNORZ M C. The use of femtosecond lasers in cataract surgery: review of the published results with the LenSx system. J Refract Surg, 2014, 30(11): 730-740.

[3] GREWAL D S, SCHULTZ T, BASTI S, et al. Femtosecond laser-assisted cataract surgery-current status and future directions. Surv Ophthalmol, 2016, 61(2): 103-131.

[4] AGARWAL A, JACOB S. Current and effective advantages of femto phacoemulsification. Curr Opin Ophthalmol, 2017, 28(1): 49-57.

[5] KANCLERZ P, ALIO J L. The benefits and drawbacks of femtosecond laser-assisted cataract surgery. Euro J Ophthalmol, 2020, 31(3): 1021-1030.

[6] BALI S J, HODGE C, LAWLESS M, et al. Early experience with the femtosecond laser for cataract surgery. Ophthalmol, 2012, 119(5): 891-899.

[7] ROBERTS T V, LAWLESS M, BALI S J, et al. Surgical outcomes and safety of femtosecond laser cataract surgery: A prospective study of 1500 consecutive cases. Ophthalmol, 2013, 120(2): 227-233.

[8] 中华医学会眼科学分会白内障及人工晶状体学组. 我国飞秒激光辅助白内障摘除手术规范专家共识(2018年). 中华眼科杂志, 2018, 54(5): 6.

第四章 飞秒激光辅助的超声乳化手术

第一节 切口的制作

手术切口是影响术后角膜散光最主要的因素，屈光性白内障手术对手术切口提出了更高的要求。既往研究发现，与手工制作的切口相比，飞秒激光制作的透明角膜切口是方形且规则的，更能抵抗变形和渗漏，稳定性更高。主切口形态上可以根据术者习惯选择双平面或三平面切口，飞秒激光创建的这样一个封闭的三维结构使得切口的精确性、稳定性、可重复性和可预测性有一定提高，从而使得人工晶状体（IOL）度数计算和选择具有更高的可预测性。然而，当激光完成时，切口仍处于闭合状态，须遵循一定的顺序和方法打开切口，避免损伤切口的完美结构。

一、切口制作顺序

切口制作建议遵循先侧切口再主切口的顺序。为什么要先打开侧切口：首先是避免前房塌陷，因前囊已切开，如前房塌陷会导致晶状体皮质涌出干扰视野；如有撕囊不完全，前房压力的变化易导致前囊裂开；其次是可以维持前房压力，方便分离主切口。

（一）分离侧切口

将显微镜聚焦到角膜上，看清侧切口位置，使用分离器轻轻划开切口外口，沿设定的切口角度慢慢向前分离，直至分离器头部穿透角膜全层进入前房。

（二）注入黏弹剂

在侧切口注入黏弹剂，双手操作，左手手掌向下，以拇指 + 示指、中指握住黏弹剂针头与针管的连接处，并控制方向，右手推针栓。左手握住连接处可以防止黏弹剂初推阻力很大时将针头射出去造成穿通伤。切记针头须完全进入前房后再推注黏弹剂，切不可在切口层间推注，易导致黏弹剂误注入后弹力层上方，造成后弹力层脱离。

注入黏弹剂的位置在前囊口的上方，目的为固定已游离的前囊片，并将气泡赶向周边，方便观察整个撕囊口。注入黏弹剂压住前囊片，将其固定在原位，尽量避免将前囊片掀开，一来可便于下一步取出前囊片，二来如有撕囊不完全，黏弹剂将前囊片掀开时有导致前囊口撕裂的风险（图 4-1-1）。

（三）分离主切口

分离主切口前，确保已注入足够的黏弹剂，保持相对较高的眼压。将显微镜聚焦到主切口处，因切口第一平面为 90°，所以分离器可以垂直角膜划开，第一层面划开后一般即可见到房水流出，再依设定的切口形态逐层进入直至分离器头部进入前房，此时可以向切口两侧分离确保切口完全打开。

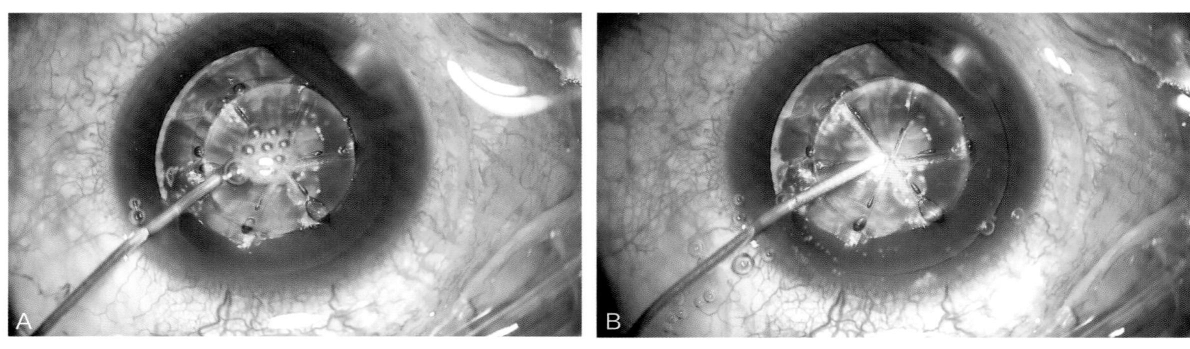

图 4-1-1
注入黏弹剂
A. 黏弹剂针头进入前房并到达前囊口上方；B. 黏弹剂压住前囊片使其固定在原位。

二、切口分离技巧

①把显微镜倍率放大；②把切口表面的水吸干，确保看清切口的外口；③利用专用的分离器依预设的切口角度进入（图 4-1-2）。

飞秒激光切口制作不完全时，如有部分连续上皮，可用切口分离器先垂直分离上皮或用屈光手术器械采用刮开上皮的方式；如有残存的后弹力层连接，可用宝石刀/钢刀辅助切开，避免使用钝性分离造成后弹力层脱离。分离切口时，尽可能减少切口上皮的过多损伤，从而引起患者术后不适症状。当切口过于靠内，可放弃原切口，选取另一位置做手工切口。

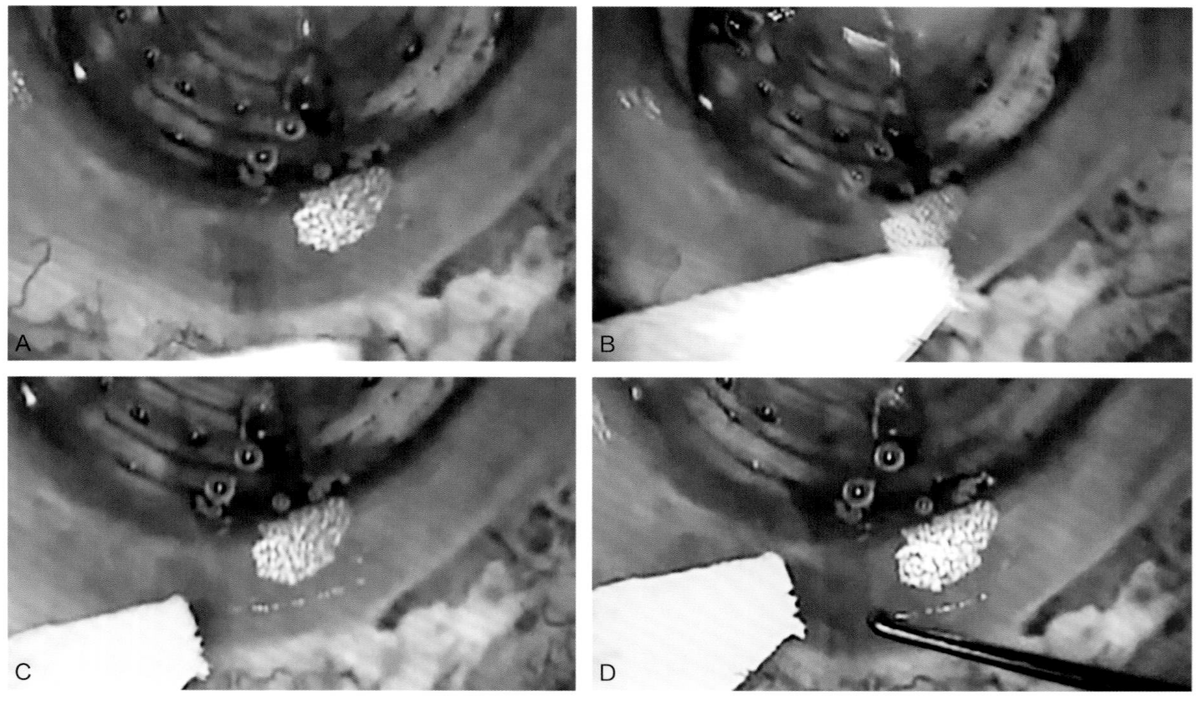

图 4-1-2
主切口分离技巧
A. 显微镜倍率放大，聚焦到切口处；B. 将表面的水吸干；C. 切口外口清晰暴露；D. 切口第一层面为 90°，垂直角膜划开。

三、角膜松解切口的分离

分离角膜松解切口的目的：已有研究表明，对于穿透性的角膜松解切口，进行分离后的散光矫正效果更为稳定。如在确定飞秒激光参数时选择了层间松解切口，则无须进行分离。

角膜松解切口的分离可以在手术的任意阶段进行，一般建议在人工晶状体植入后再进行分离为佳，一来在手术前半部分维持切口闭合状态可在一定程度上减少对后续手术步骤的影响，二来在人工晶状体植入后前房充满黏弹剂维持眼压的情况下分离切口相对容易。分离方法：显微镜聚焦在角膜上，分离器垂直角膜划开切口表面，逐渐加深至有明显阻力，此时分离器头端已接触下方未切开的角膜深板层，再沿切口弧度向两端分离，确保完全分离至切口两端后，最后向两侧壁轻轻掰开切口。分离过程中，动作应轻柔，避免切口处上皮植入。一般情况下角膜松解切口因方向垂直，深度比主侧切口浅，分离较为容易。但偶有松解切口位于角膜血管翳处，尤以在上方时多见，此时切口表层可能有部分未被激光完全穿透，可采用向切口两端分离的过程中垂直向上挑起分离器，使用分离器的机械力量划开角膜上皮使切口完全打开。

（徐佳　徐雯）

参考文献

[1] MASKET S, SARAYBA M, IGNACIO T, et al. Femtosecond laser-assisted cataract incisions: Architectural stability and reproducibility. J Cataract Refract Surg, 2010, 36(6): 1048-1049.

[2] KANKARIYA V P, DIAKONIS V F, GOLDBERG J L, et al. Femtosecond laser-assisted astigmatic keratotomy for postoperative trabeculectomy-induced corneal astigmatism. J Refract Surg, 2014, 30(7): 502-504.

[3] ZHU S, QU N, WANG W, et al. Morphologic features and surgically induced astigmatism of femtosecond laser versus manual clear corneal incisions. J Cataract Refract Surg, 2017, 43(11): 1430-1435.

[4] WANG X, ZHANG Z, LI X, et al. Evaluation of femtosecond laser versus manual clear corneal incisions in cataract surgery using spectral-domain optical coherence tomography. J Refract Surg, 2018 Jan 1, 34(1): 17-22.

[5] 中华医学会眼科学分会白内障及人工晶状体学组. 我国飞秒激光辅助白内障摘除手术规范专家共识(2018年). 中华眼科杂志, 2018(5): 328-333.

[6] LOPES D, LOUREIRO T, CARREIRA R, et al. Transepithelial or intrastromal femtosecond laser arcuate keratotomy to manage corneal astigmatism at the time of cataract surgery. Arch Soc Esp Oftalmol (Engl Ed), 2021 Aug, 96(8): 408-414.

[7] WENDELSTEIN J A, HOFFMANN P C, MARIACHER S, et al. Precision and refractive predictability of a new nomogram for femtosecond laser-assisted corneal arcuate incisions. Acta Ophthalmol, 2021 Dec, 99(8): e1297-e1306.

第二节 角膜内皮保护和撕囊

一、角膜内皮保护注意事项

器械进出切口时应轻柔，如撕囊镊可在闭合状态平行切口平面进入前房；同时减少器械反复进出，以免损伤切口处的角膜内皮；器械在前房内应注意方向，避免大范围移动，避免上翘运动。

黏弹剂的保护作用：弥散型黏弹剂可以黏附在角膜内皮表面，不易被灌注液流带走吸除，有利于保护角膜内皮免受机械损伤；内聚性黏弹剂则有利于维持前房操作空间。

有时囊膜片已完全游离，注入黏弹剂后游离的囊膜片可能会紧贴角膜内皮，此时可不必冒着损伤角膜内皮的风险强行夹出囊膜片，在后续超声乳化阶段，囊膜片可被灌注液流松动，直接被超乳针头吸除。

二、撕囊

连续环形撕囊（continuous curvilinear capsulorhexis，CCC）技术是现代超声乳化手术的基本手术技巧和基础，良好的 CCC 保证手术操作更加安全，可以把 IOL 限制在囊袋中，可以保证 IOL 长期居中。CCC 的成功完成往往意味着白内障超声乳化手术成功完成了一半，而不成功的撕囊会大大增加后续超声乳化手术的难度，手术并发症的发生率也会随之上升。飞秒激光辅助白内障手术最大的优势在于激光精确地完成了截囊，可以获得一个居中性良好的完美圆形撕囊口，具有较强的可重复性和可预测性，大大降低了初学者的手术难度。即使如此，术者仍须掌握娴熟的手工撕囊技术，以便处理飞秒激光截囊相关的并发症，确保手术安全。

（一）囊膜移除的基本方法

将显微镜聚焦在前囊平面，保证良好的红光反射，完成手术切口制作后，前房内注满黏弹剂，先检查前囊口，撕囊镊在各个象限从撕囊口边缘往中心轻拨囊膜，如确定囊膜片已完全游离，用撕囊镊直接夹出即可（图 4-2-1）；如发现前囊膜片游离后紧贴角膜内皮或卡在房角处，此时可不必过分追求取出，超声乳化阶段囊膜片被灌注液流松动后，较容易被吸除。

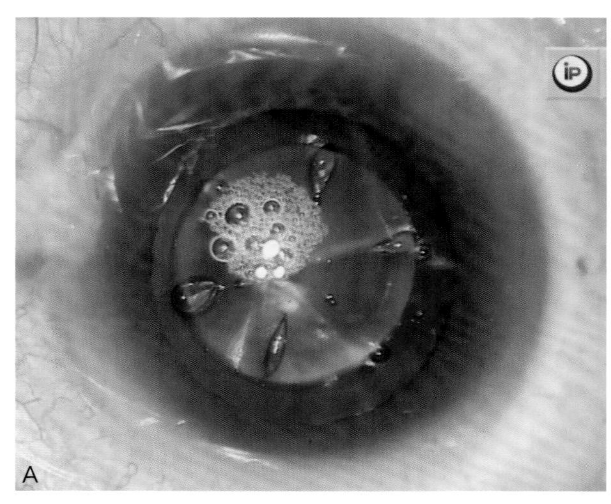

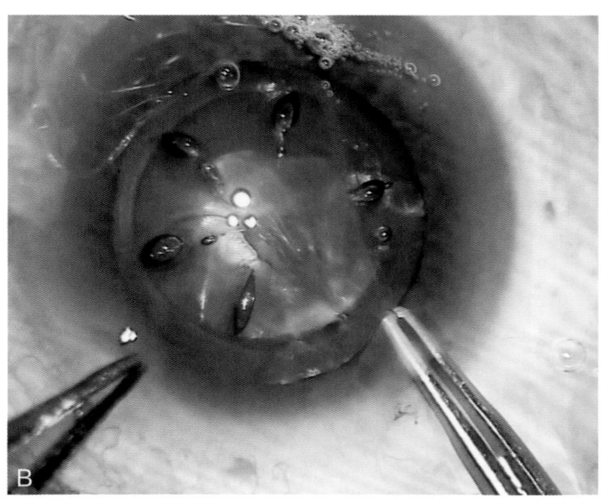

图 4-2-1

游离囊膜片的去除

A. 观察到前囊膜片已 360°游离；B. 撕囊镊夹出囊膜片。

（二）激光截囊不完全时的处理

手术开始前应先在显微镜下仔细观察前囊口形态，如有可疑的截囊不完全，在注入黏弹剂时更要注意压住前囊膜片，避免黏弹剂将前囊膜片掀开。如前房充满黏弹剂后仍不能确定截囊是否完全，可以用撕囊镊夹住囊膜片的游离边缘，按术者习惯的撕囊方向顺时针或逆时针做圆周撕囊动作，同时仔细观察前囊口，当确定存在飞秒激光截囊不全的部位，可采用手工二次撕囊。手工撕囊时注意用“撕”的方式将撕囊直径扩大，从外往内包绕原前囊口，使连接处平滑，确保不会出现锐角切迹（图 4-2-2）。按圆周方向检查整个前囊口，直至前囊膜片游离后完整夹出。

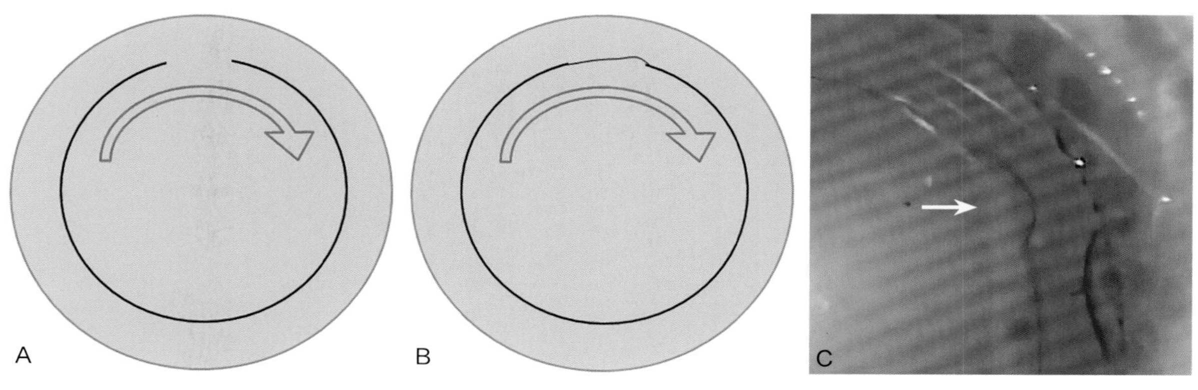

图 4-2-2

激光截囊不完全的处理

A. 示意图：下方 6:00 位置截囊不全；B. 示意图：手工将撕囊直径扩大后包住原前囊口；C. 箭头所示为手工扩大后的前囊口。

（三）特殊情况下的撕囊

1. 瞳孔缩小 部分病例在飞秒激光部分结束后，因激光产生的气泡刺激及房水中前列腺素浓度升高，瞳孔会明显缩小导致无法看清前囊口，此时盲目移除前囊膜片会有较大风险，如存在激光截囊不完全，极易引起后续手术过程中前囊口进一步裂开。可使用多种方法扩大瞳孔：向前房内注入肾上腺素；在前房内充满黏弹剂推开虹膜；使用虹膜扩张器或虹膜拉钩；或者通过侧切口伸入辅助器械，边牵拉瞳孔边缘，边检查撕囊口并移除前囊膜片。

2. 囊膜机化 大部分情况下，飞秒激光可以切开机化的前囊膜，如发现机化部位切开不完全时，需要使用囊膜剪辅助剪开纤维条索，注意保持与原撕囊口平滑连续。

3. 乳白色白内障 对于乳白色白内障或各种原因导致红光反射不足，无法判断前囊膜是否完全切开者，可进行囊膜染色（通常使用台盼蓝或者吲哚菁绿作为染色剂）。染色方法：侧切口制作完成后，先在前房注入消毒空气泡保护角膜内皮，将染色剂注入气泡和晶状体前囊膜间使前囊膜着染，再注入黏弹剂，注入过程中轻压切口后唇将气泡排出。染色后可清楚看到前囊膜，然后按常规步骤完成撕囊（图 4-2-3）。

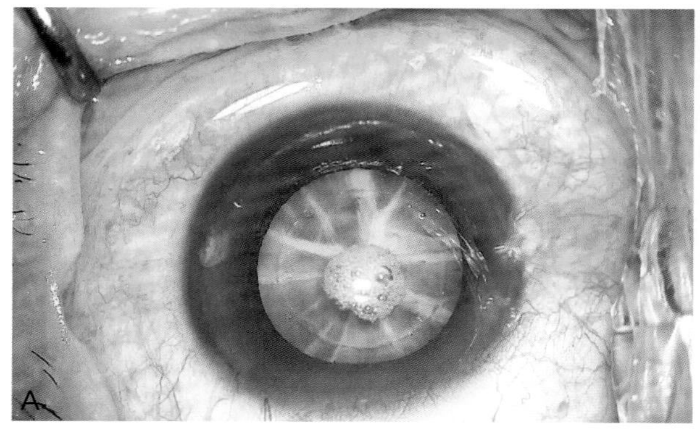

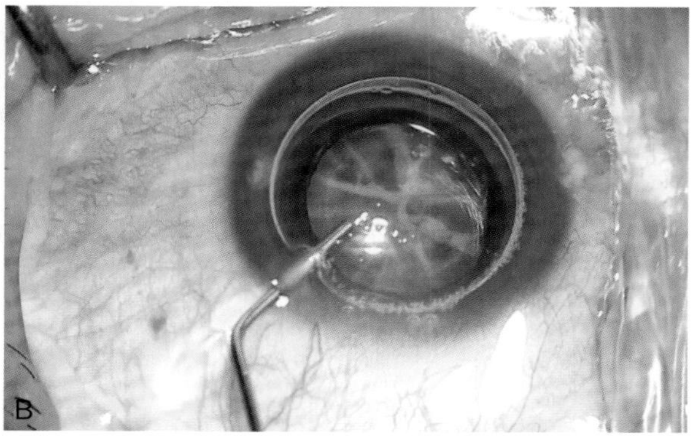

图 4-2-3

前囊膜染色

A. 激光截囊完成；B. 前房注入气泡；

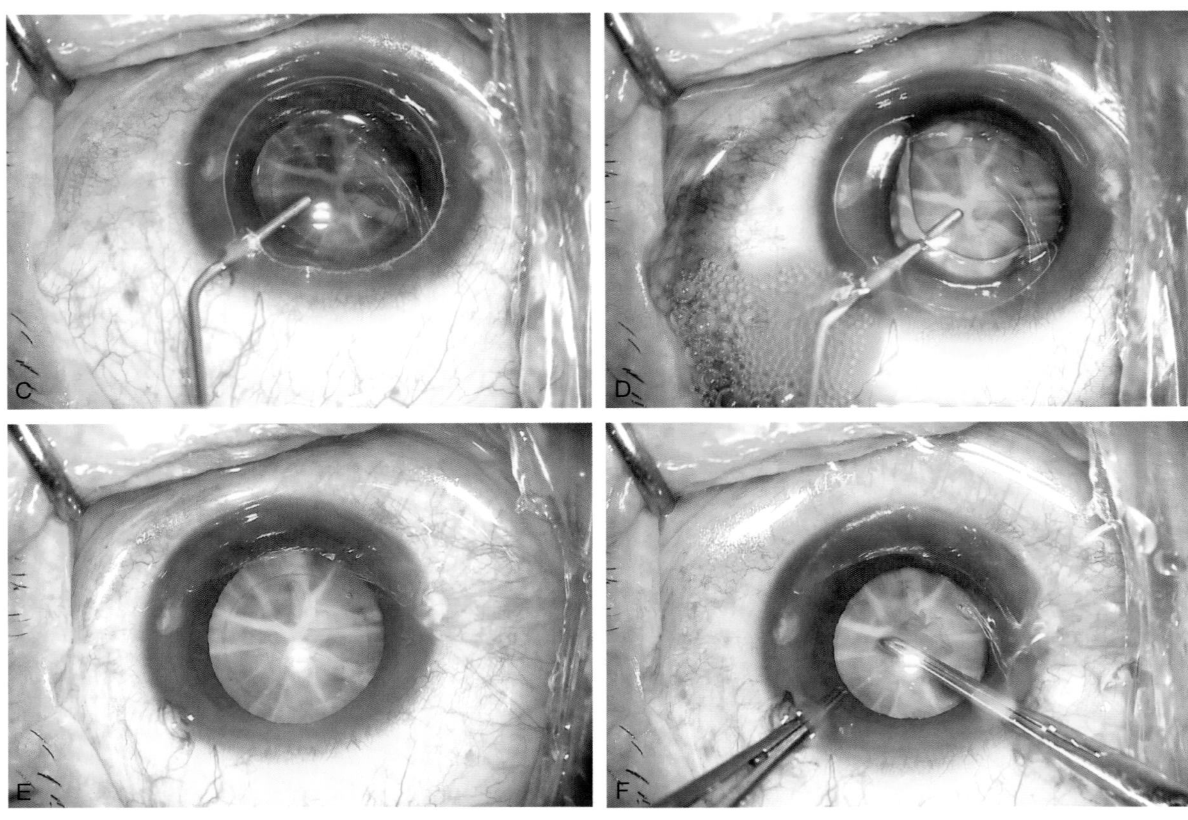

图 4-2-3(续)

前囊膜染色

C. 气泡与前囊膜间注入吲哚菁绿;D. 注入黏弹剂将气泡排出;E. 染色后可看清前囊膜;F. 确认囊膜片完全游离后取出。

(徐佳 徐雯)

参考文献

[1] KRANITZ K, TAKACS A, MIHALTZ K, et al. Femtosecond laser capsulotomy and manual continuous curvilinear capsulorrhexis parameters and their effects on intraocular lens centration. J Refract Surg, 2011, 27(8): 558-563.

[2] NAGY Z Z, TAKACS A I, FILKORN T, et al. Complications of femtosecond laser-assisted cataract surgery. J Cataract Refract Surg, 2014 Jan, 40(1): 20-28.

[3] JUN J H, YOO Y S, LIM S A, et al. Effects of topical ketorolac tromethamine 0.45% on intraoperative miosis and prostaglandin E2 release during femtosecond laser-assisted cataract surgery. J Cataract Refract Surg, 2017, 43(4): 492-497.

[4] 中华医学会眼科学分会白内障及人工晶状体学组. 我国飞秒激光辅助白内障摘除手术规范专家共识(2018年). 中华眼科杂志, 2018(5): 328-333.

[5] ZHU Y, CHEN X, CHEN P, et al. Lens capsule-related complications of femtosecond laser-assisted capsulotomy versus manual capsulorhexis for white cataracts. J Cataract Refract Surg, 2019, 45(3): 337-342.

[6] 姚克, 毕宏生. 屈光性白内障手术学. 北京: 人民卫生出版社, 2019.

[7] LARCO P, LARCO C, BORRONI D, et al. Efficacy of femtosecond laser for anterior capsulotomy in complex white cataracts. J Fr Ophtalmol, 2023, 46(5): 501-509.

[8] WANG W, CHEN X, LIU X, et al. Lens capsule-related complications in femtosecond laser-assisted cataract surgery: A study based on video analysis. Br J Ophthalmol, 2023, 107(7): 906-911.

第三节 ‖ 水分离和核移除

水分离是超声乳化手术中的重要步骤之一，通常包括严格意义上的水分离以及水分层两个步骤，其目的是将晶状体囊与皮质或皮质与晶状体核分开，有利于核的转动和晶状体皮质的吸出，减少对囊膜和悬韧带的牵拉，有利于清理皮质和残留的上皮细胞。

一、标准水分离

撕囊完成后，将冲洗针头伸入撕囊口的边缘，轻轻挑起前囊膜，使其与皮质分离（图 4-3-1）。在挑起前囊膜之前不要注水，否则液体会在皮质层内向周围扩散。然后在皮质和前囊膜间缓慢、持续地注入灌注液；在良好的红光反射下，可见液体在前囊膜下绕过赤道部，然后液流波在后囊膜下扩散至全周；针头轻压晶状体核的中央部，液体继续扩散至对侧赤道部，并绕过对侧赤道部经过撕囊口边缘进入前房，多余的液体从切口流出。

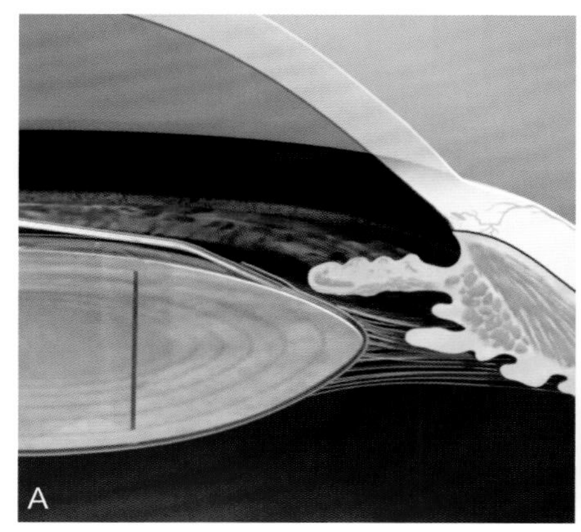

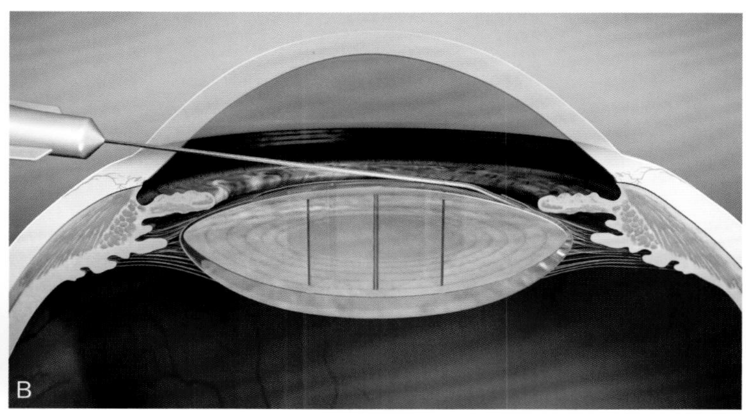

图 4-3-1
水分离示意图
A. 针头轻挑起前囊膜；B. 灌注液流绕过赤道部扩散至后囊膜下。

部分情况下，因为激光预劈核过程中产生的气泡积聚在晶状体下方，较强的气泡反光导致无法看清液流波在后囊膜下扩散的过程，但随着液体扩散将气泡赶出，反光会发生明显变化，提示水分离成功（图 4-3-2）。如一次没有成功，可多点反复操作，使囊膜与皮质彻底分离，晶状体核可以在囊袋内自由转动。

二、水分层

将冲洗针头在撕囊口边缘处倾斜向下插入晶状体核，在核的不同层次注入灌注液，液体会沿着阻力最小的内核与核壳之间的交界面扩散至全周。大多数情况，水分层成功的标志，是可以观察到一个金色环状反光。

水分层的目的在于将较硬的内核和外周的核壳分开，在超声乳化的过程中先将内核移除，核壳起到保护后囊膜的作用，可降低术中后囊膜破裂的发生率。不过，因为目前超声乳化设备的安全性已经大大提高，后囊破裂的发生率已明显降低；而且飞秒激光预劈核时如设定平面较深，可将内核

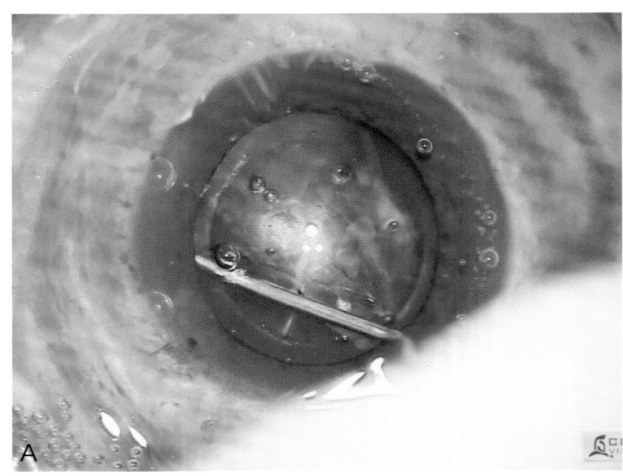

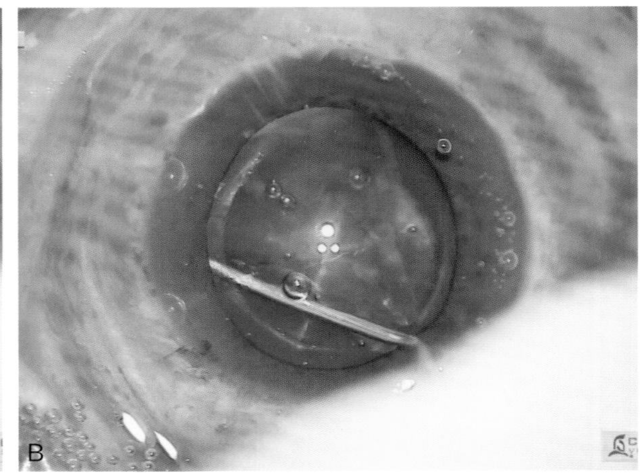

图 4-3-2

水分离

A. 水分离前，可见后囊下气泡反光；B. 气泡反光消失，提示水分离成功。

连同核壳一起切开，因此，水分层在多数情况下已经变得不是非常有必要，超声乳化过程中将内核连同连接紧密的核壳一起移除，将使手术效率大大提高。

三、核移除

核移除是白内障超声乳化吸除手术的核心步骤，飞秒激光预劈核技术将晶状体分割成了若干块，大大减少了碎核的难度，可缩短手术时间而减少超声能量的使用，减少对角膜内皮的损伤，使术后视力恢复更快。超声乳化的操作位置主要有前房、虹膜平面和囊袋内，其中囊袋内最安全，对角膜内皮的损伤最小。对于传统的超声乳化手术而言，目前主要有以下几种流行的核处理方式。

（一）分而治之法

分而治之法（divide and conquer）由 Gimbel 于 1986 年发明。操作要点：超乳针头在晶状体核中央区雕刻出一深沟槽后，即用辅助器械和超乳针头在近沟槽底部的两侧壁向相反方向用力，将核分为两块。然后根据核硬度对每个半核再次或多次刻槽，再在辅助器械帮助下分核，从而将晶状体核分为数个小核块。可在掰下每一个小核块后即乳化吸除，也可在分核完成后再逐一乳化吸除。

如果采用飞秒激光辅助，我们可以设置成四分法的预劈核模式（图 4-3-3），这样每次刻槽都可以沿预劈核路径进行，可以减少刻槽深度，提高分核成功率。

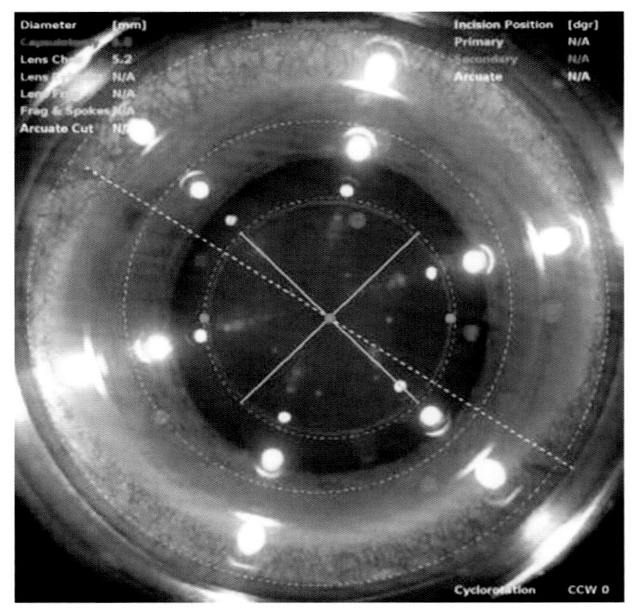

图 4-3-3

飞秒激光四分法预劈核模式

（二）乳化劈核法

乳化劈核法（phaco chop）最初由

Kunihiro Nagahara 于 1993 年发明，后来，按劈核方向不同又分为水平劈核和垂直劈核两种方式。

水平劈核操作要点：脚踏踩至 3 挡将超乳针头要深埋入晶状体核中心，随后 2 挡高负压牢固吸住晶状体核，将劈核器自前撕囊口下绕至晶状体核赤道部，然后沿水平方向往超乳针头方向运动，当劈核器接近超乳针头时，将两者向两侧分开，从而将晶状体核劈成两半。将核旋转 90°，重复上述操作将该半核劈成若干小块后乳化吸除，劈核次数依据核硬度而定，硬度越高，应劈成越小块；然后将另一晶状体半核旋转至下方，使用同样操作劈核后乳化吸除。

垂直劈核操作要点：将超乳针头深埋入晶状体核中心，2 挡高负压固定，劈核器在超乳针头的上方向核内插入，超乳针头向上、劈核器向下做相反运动，使晶状体核在垂直方向裂开，当劈核器和超乳针头接近时，将两者向两侧分开，从而将核劈成两半。两个半核用垂直劈核的方法进一步分开，对较硬核进一步将每个象限核劈开有助于将核碎片吸除。

如果采用飞秒激光辅助，我们可以设置成六分法或网格状的预劈核模式（图 4-3-4），后续操作时可降低手工劈核所需的机械力量，提高劈核安全性。

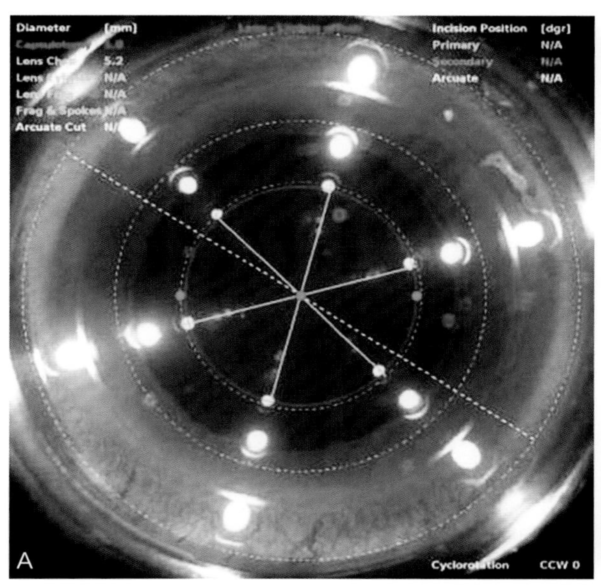

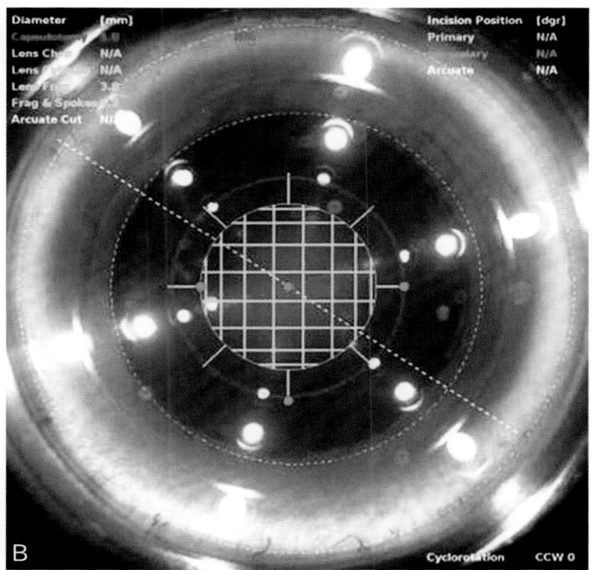

图 4-3-4
飞秒激光六分法和网格状预劈核模式
A. 六分法预劈核；B. 网格状预劈核。

（三）拦截劈核法

1994 年，Koch 发明了该技术。拦截劈核法（stop and chop）是一种经典的劈核技术，能够为劈核提供较大的操作空间，使劈核更为安全有效，适用于所有硬度的核处理。

操作要点：首先自 12:00 位向 6:00 位方向刻槽，长度在撕囊口范围内，接着将核掰成两半；将核旋转 90°，将超乳针头自断面侧壁埋入半核的中心，然后将劈核器自晶状体核赤道部向超乳针头方向劈拉，从半核上劈下一小块，并将其乳化吸除。重复上述操作将该半核劈成若干小块后乳化吸除，劈核次数依据核硬度而定。然后将另一晶状体半核旋转至下方，使用同样操作劈核后乳化吸除。

（四）六象限碎核分开移除法

前述技术在常规白内障超声乳化手术的临床当中已被广泛应用，在飞秒激光辅助白内障手术中仍然适用，术者可按自己习惯的方式完成手术。为了更好地体现飞秒激光预劈核的效果，我们在大量临床实践经验的基础上总结出了一种更为安全有效的核处理方式，简述如下：

对核硬度在Ⅱ~Ⅴ级的白内障，均建议在飞秒激光预劈核时采用六分法碎核模式。常规水分离完成后，超乳针头1挡进入眼内，先用2挡负压将前囊口区域核表面的皮质吸除，此时可以清楚地看到激光预劈核的痕迹。脚踏踩至3挡，从切口往切口对侧沿着激光痕先刻一字浅槽，刻槽长度控制在撕囊口范围内，一般情况下一个超乳针头直径的深度已足够，目的为分核提供操作空间。超乳针头与劈核器在沟槽处抵住向两侧用力分核，可以看到晶状体核沿预劈核缝隙被分成两半；如硬核后板层无法一次完全分开，分核幅度不可过大，以免损伤囊袋，此时可将晶状体核旋转180°后按上述方式再次分核，确保核被完全分成两半。将分开的晶状体核旋转90°，超乳针头固定住下方的晶状体半核（如为Ⅱ级核，2挡负压固定即可，如为Ⅲ级以上核，须将脚踏踩至3挡将超乳针头略微埋入核块中固定）。将劈核器插入其中一条预劈核缝隙中并在原位向侧方掰开，分出1/6核块，负压吸引至前囊口平面后超声乳化移除；然后重复该步骤，将激光预劈的核块逐个掰开并乳化移除；下方的晶状体半核乳化完成后，超乳针头和劈核器配合将上方的半核旋转到下方，再按上述分核方式继续原位分核并乳化吸除。当仅剩最后两块相连的1/6晶状体核块时，也可不再继续追求原位分核，改为直接将核块吸引到瞳孔中央并固定后用劈核器劈开，再逐一乳化移除（图4-3-5）。

该方法完全发挥了飞秒激光预劈核的优势，晶状体核已经被激光劈成六块，且深达后板层，因

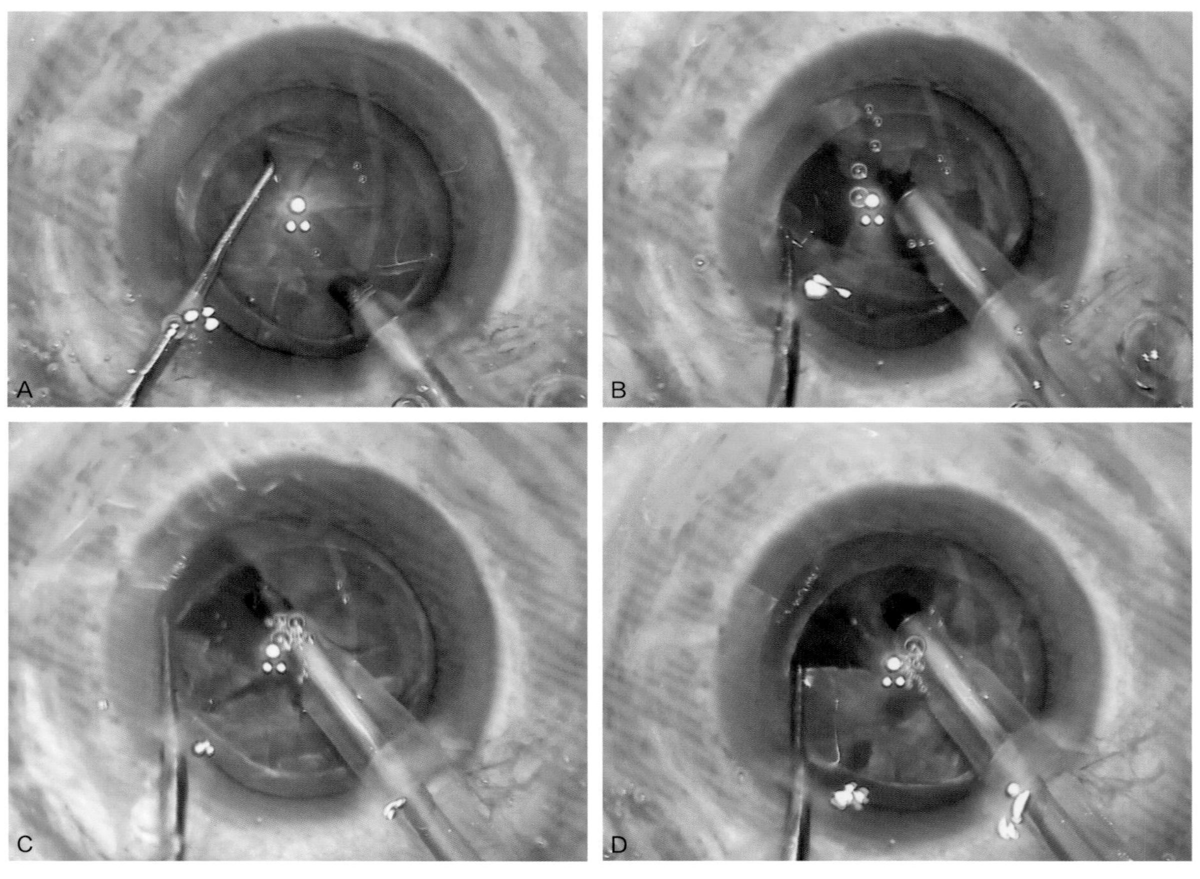

图4-3-5
六象限碎核分开移除法
A. 沿预劈核缝隙刻一字浅槽；B. 将核一分为二；C. 从下方半核分出1/6核块并移除；D. 分出第二个1/6核块并移除；

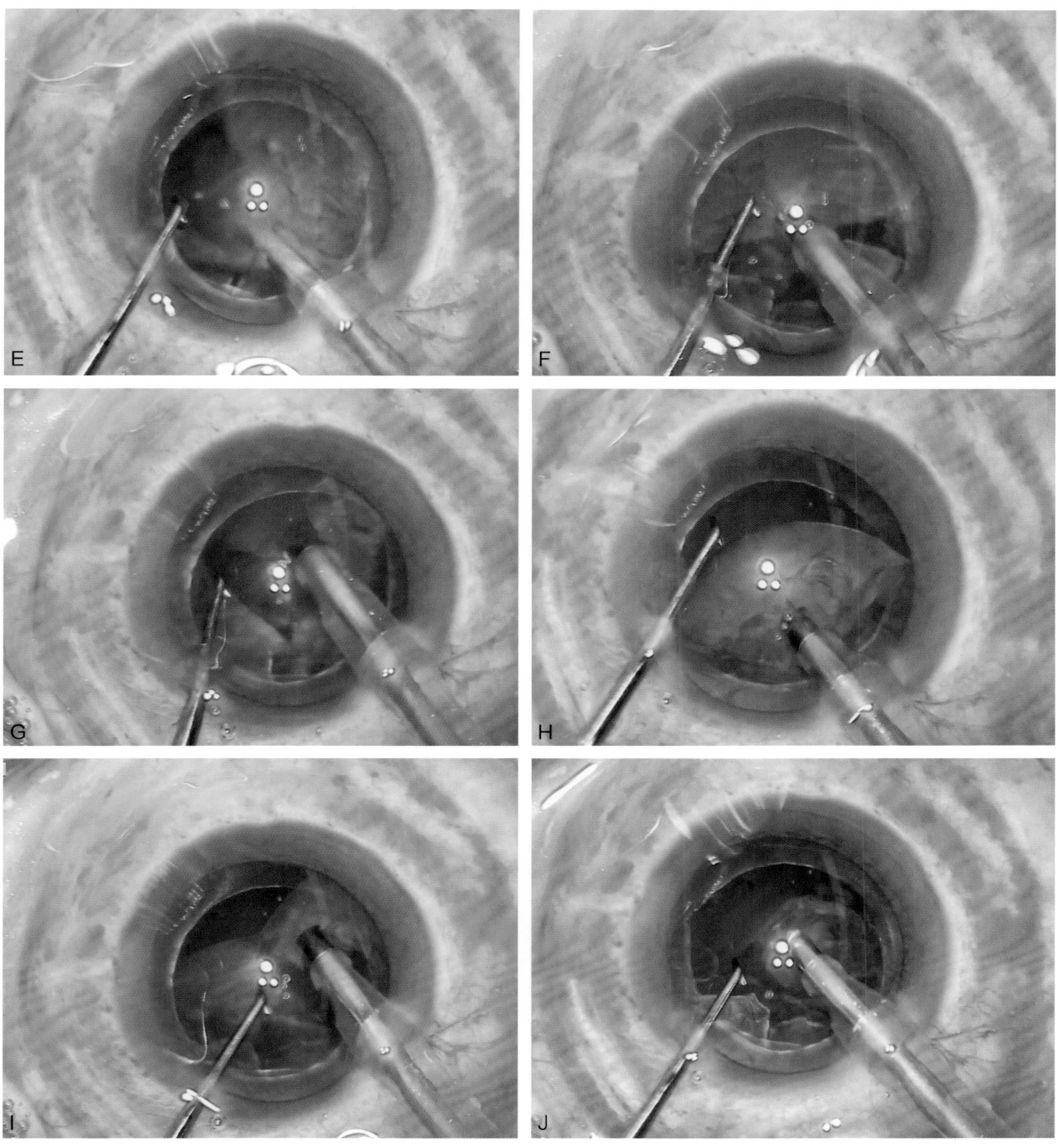

图 4-3-5(续)
六象限碎核分开移除法
E. 移除第三个 1/6 核块；F. 上方半核转至下方；G. 再分出一个 1/6 核块并移除；H. 将剩下两个相连核块吸到前囊平面；I. 劈核器辅助从中央劈开；J. 分块移除，劈核器注意保护后囊。

此无须使用多余的劈核动作，简单将其逐一分开后就可顺利乳化移除，大大降低了手术难度，也节省了超声能量。但对于Ⅳ级以上的硬核白内障，激光预劈核后的核块之间连接仍较为紧密，有时须采用与拦截劈核法类似的劈核动作才能将核块彻底分开，尽管如此，沿激光痕迹进行劈核也更容易完成。另外，为更好地配合该方法，我们建议使用一种镰刀式的改良型劈核器（Haefliger phaco cleaver），该劈核器有着扁平的镰刀状头部并有侧刃，可掰可劈，能够更方便地插入激光预劈核的缝隙中，掰核时的受力面积也更大。目前国内也可购买到类似型号的劈核器（图 4-3-6）。

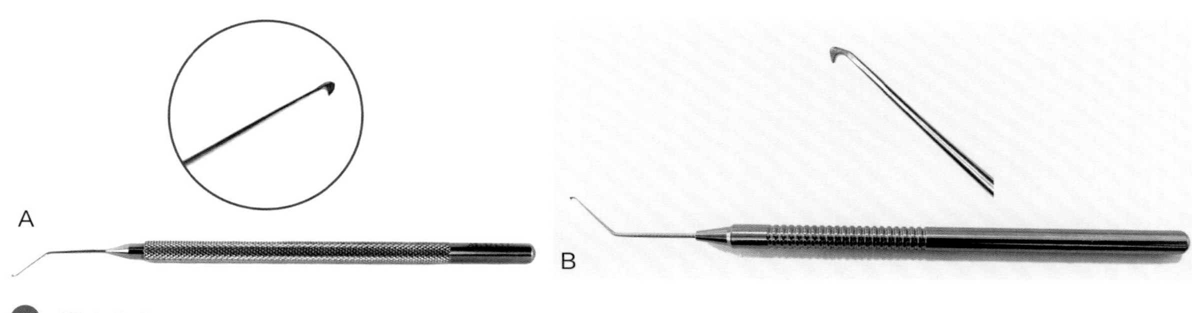

图 4-3-6

Haefliger 超乳劈核器

A. 美国产劈核器；B. 国产劈核器。

（五）网格状/圆柱状碎核模式的核移除

对于Ⅰ级核白内障，因核过软无法被有效掰开，建议使用飞秒激光的网格状碎核模式或圆柱状碎核模式，晶状体核被进一步软化后可直接 2 挡负压吸除，一般只需使用极少的超声能量甚至零能量（图 4-3-7）。

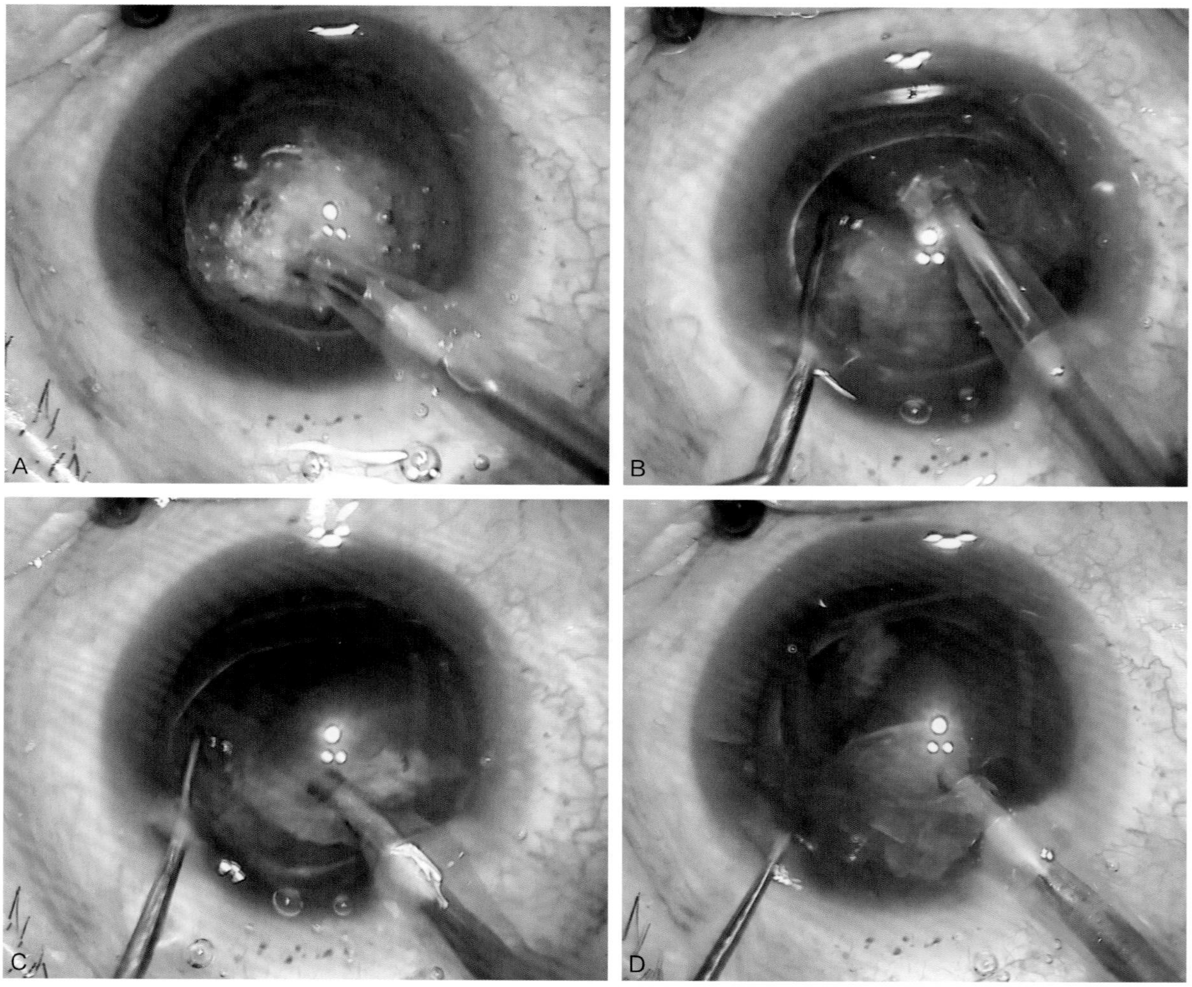

图 4-3-7

网格状碎核模式的核移除

A. 吸除前囊口区域核表面的皮质；B. 劈核钩配合超乳针头将核块加以分离；C、D. 分块移除。

(六)核移除时如何避免后囊破裂

1. **灌注液体** 维持前房平衡、稳定的液流系统。

2. **皮质** 充分水分离,晶状体核可自如转动,皮质垫保护后囊。

3. **核块** 乳化核块,尽量拖至瞳孔区。

4. **超乳针头** 尽量避免大幅度移动,避免与后囊接触。

5. **劈核器** 可反向应用,撑开后囊。

6. **最后一块核的处理** 降低能量,预减速;应用黏弹剂或辅助器械保护后囊,如将劈核器置于核块下方挡住后囊膜,避免最后一刻后囊上涌;在完成手术的最后阶段,将超乳针头向切口方向移动。

(徐佳 徐雯)

参考文献

[1] ROGER F STEINERT. Cataract Surgery. Philadelphia:Saunders,2009.

[2] 姚克.微小切口白内障手术学.北京:北京科学技术出版社,2012.

[3] ABELL R G,KERR N M,VOTE B J. Toward zero effective phacoemulsification time using femtosecond laser pretreatment. Ophthalmology,2013,120(5):942-948.

[4] CHEN X,YU Y,SONG X,et al. Clinical outcomes of femtosecond laser-assisted cataract surgery versus conventional phacoemulsification surgery for hard nuclear cataracts. J Cataract Refract Surg,2017,43(4):486-491.

[5] 中华医学会眼科学分会白内障及人工晶状体学组.我国飞秒激光辅助白内障摘除手术规范专家共识(2018年).中华眼科杂志,2018(5):328-333.

[6] JACOB S. Different methods of chopping in cataract surgery. Curr Opin Ophthalmol,2019,30(1):25-38.

[7] 姚克,毕宏生.屈光性白内障手术学.北京:人民卫生出版社,2019.

[8] LYU D,SHEN Z,ZHANG L,et al. Comparison of perioperative parameters in femtosecond laser-assisted cataract surgery using 3 nuclear fragmentation patterns. Am J Ophthalmol,2020,213:283-292.

[9] AGARWAL K,HATCH K. Femtosecond laser assisted cataract surgery:A review. Semin Ophthalmol,2021,36(8):618-627.

[10] XU J,LI W,XU Z,et al. Comparative visual outcomes of EDOF intraocular lens with FLACS vs conventional phacoemulsification. J Cataract Refract Surg,2023,49(1):55-61.

第四节 皮质移除

晶状体皮质吸除是超声乳化之后一个非常重要的步骤。此时后囊膜上仅余一层柔软皮质,无晶状体核块的支撑和保护,因此,后囊膜破裂发生的可能性较高。

一、皮质移除的基本原则

皮质移除时须遵循完全、渐进的原则。皮质必须被完全清除,清除皮质过程中,对眼内组织不能有任何损伤,特别注意保护后囊膜、晶状体悬韧带和角膜内皮。但不要试图一下子能清除很多皮质,而是采取一小块、一小块吸除的方法,以减少对后囊膜、晶状体悬韧带的牵拉。特别是隐藏在虹膜后面的周边部皮质,更应按象限依次抽吸,可避免遗漏。

二、皮质移除的基本操作技术

注吸皮质时,将I/A头在1挡进入前房,抽吸口保持朝上,显微镜焦点聚焦于后囊膜,靠近前囊口处的皮质游离端后脚踏踩至2挡启动抽吸,确认皮质堵塞抽吸口后,保持负压并将皮质牵引至囊袋中央，加大负压快速吸除。重复上述操作，逐个象限清除皮质，先吸除下方及两侧的皮质，最后处理切口附近。先吸游离皮质，然后层状皮质，最后是附在后囊表面的皮质（图 4-4-1）。

飞秒激光在前囊膜切开时是柱状切割的，参数设定时切割至少前囊以下 100μm 和前囊以上 100μm（图 4-4-2），导致激光垂直、光滑地截断了晶状体前囊膜下的皮质，皮质断端通常会紧贴在前囊下，漂浮部分较少。因此，在飞秒激光辅助白内障手术中，皮质移除比常规超声乳化手术更加困难，彻底水分离后转动核，可使皮质松动有利于后续皮质的吸除。初始吸引位置较常规超声乳化手术通常须靠近前囊下更周边位置，且需要更小心以免误吸囊膜。

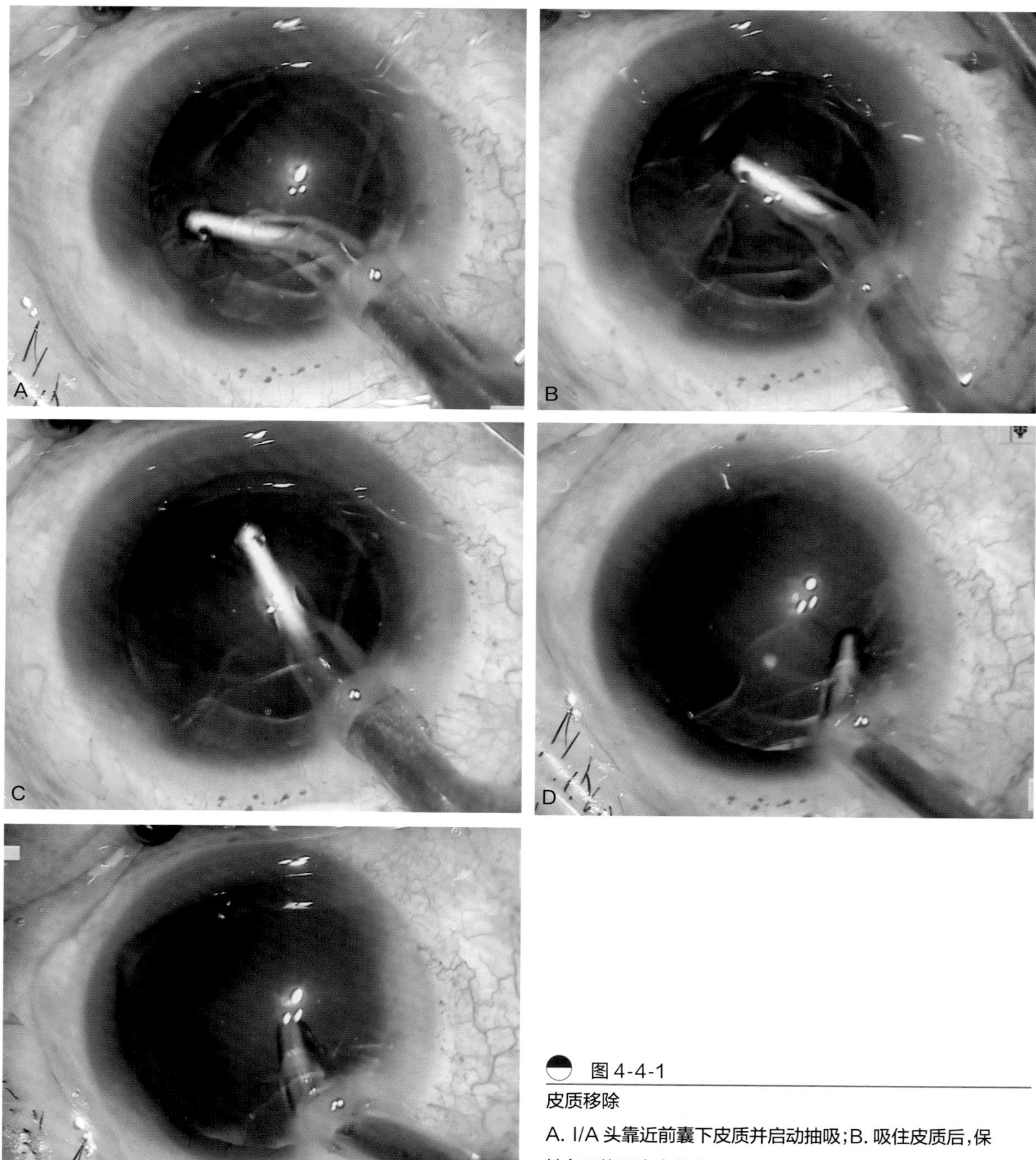

图 4-4-1
皮质移除
A. I/A 头靠近前囊下皮质并启动抽吸；B. 吸住皮质后，保持负压拖至中央并移除；C. I/A 头沿圆周移动吸除下一块皮质；D. 逐个象限清除皮质；E. 最后处理切口附近皮质。

三、皮质移除过程中的注意事项

（一）瞳孔充分散大

大瞳孔可充分暴露囊袋内皮质，使术者在清晰、直视的情况下进行操作，为减少错误操作和避免损伤眼内组织提供了有利条件。若在超声乳化过程中因刺激虹膜而引起瞳孔缩小，可以向前房灌注适量的肾上腺素，待瞳孔扩大后再进行操作。

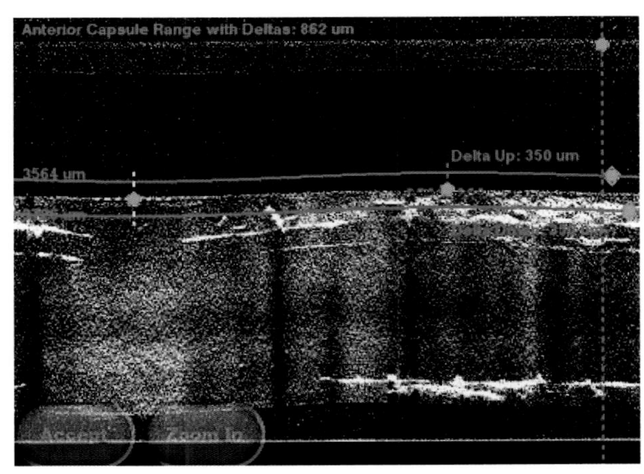

图 4-4-2

飞秒激光截囊的参数设定

图中显示激光切割前囊上、下方各 350μm。

（二）保持前房稳定

注吸平衡是维持前房深度和稳定性的关键，在 2 挡抽吸时，如前房过浅，提示灌注不足，应升高灌注瓶高度至恢复正常深度，如前房过深，则可适当降低灌注瓶高度。此外，抽吸负压的高低及切口是否过紧/漏水也是影响前房深度的重要因素。

（三）操作过程中保持后囊膜清晰可辨

术中应使角膜保持湿润透明，操作过程中随时调节显微镜对焦，使撕囊口及后囊膜始终清晰可辨，减少并发症发生。

（四）避免误吸囊膜

晶状体核去除以后，后囊膜完全暴露，误吸后囊膜很容易发生。在良好的红光反射下，一旦注吸头吸住后囊膜，会出现明显的放射状皱褶，此时应立刻停止任何形式的运动，停止抽吸，脚踏回到 1 挡，必要时使用回吐功能将囊膜吐出。除了避免误吸后囊膜，误吸前囊膜也可能导致严重的并发症，如囊膜撕裂、悬韧带断裂等，遇到飞秒激光撕囊不完全产生的切迹标签样囊膜残留，切不可用抽吸的方法去除，较小的切迹标签样囊膜残留可不予处理（图 4-4-3）。

（五）完全清除皮质

残留的皮质不仅可能加重术后炎症反应，而且影响术后视力恢复，增加后囊混浊的发生率。

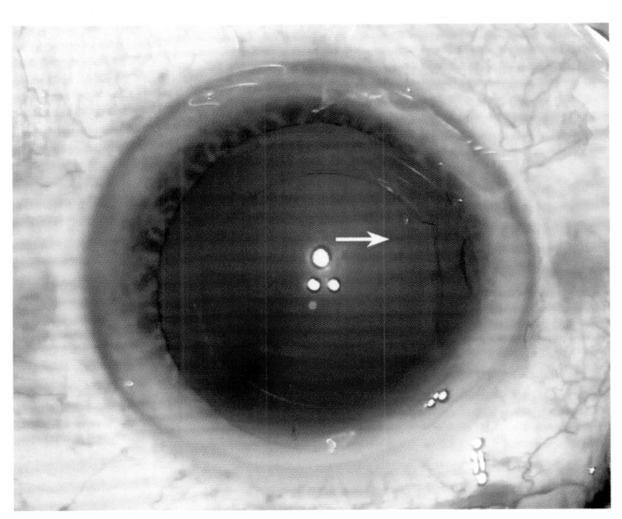

图 4-4-3

切迹标签样囊膜残留

白色箭头所示为翻转的切迹标签样囊膜残留。

四、特殊情况下的皮质移除

（一）切口下方的皮质移除

如切口下方皮质吸除困难，不要冒着后囊膜破裂的风险硬将其清除，可采用弯曲的 I/A 头或双手法非同轴注吸器，或者在侧切口处将黏弹剂注入上方囊袋赤道部使皮质松解后吸除。如用上述方法仍难以清除，也可先将人工晶状体植入，通过在囊袋内旋转人工晶状体，利用人工晶状体襻的摩擦将粘连的皮质松动后，可较容易吸除。此时有人工晶状体保护后囊膜，吸引时相对安全。

(二) 隐藏在虹膜后方的皮质移除

如遇瞳孔缩小，无法看清前囊口，非熟练者最好不要“盲吸”，以免误吸囊袋或者虹膜。如试行“盲吸”，应掌握几个基本原则：充分灌注维持前房深度；抽吸孔向上，远离虹膜；低负压寻找皮质；试探式拖拉。在虹膜后面不能停留时间过长，使抽吸孔大部分时间内仍在直视范围。如“盲吸”成功即按拖拉—吸除程序进行；如失败，则反复重复试探性抽吸过程，直至成功。较为安全的方法是：借助辅助器械如劈核器或晶状体调位钩牵拉瞳孔使其扩大，暴露前囊口及未被清除的皮质，逐个象限检查。必要时采用虹膜扩张器或虹膜拉钩扩大瞳孔后再吸除皮质。

(三) 较硬的核周皮质或小碎核、软核移除

若囊袋内仍有残留的漂浮小碎核，或者遇到较硬的核周皮质，因 I/A 头的抽吸孔较小，难以将其吸除，可将小碎核/皮质拖至瞳孔中央后，从侧切口伸入辅助器械捣碎向抽吸孔填入协助清除。

(四) 后囊膜抛光

为减少术后后囊膜混浊的发生率，术中应尽量做到彻底清除所有残余皮质，务必使后囊膜完全透明，同时尽可能多清除残留的晶状体上皮细胞。皮质吸除后如发现后囊膜仍残存少量皮质，可做抛光处理，抛光可直接使用 I/A 头在最小负压时进行(部分超乳机器有抛光程序，负压 5~10mmHg，针孔朝向须抛光的囊膜，一般针孔处于可见范围)，也可用黏弹剂、虹膜恢复器或抛光器进行。后囊膜上残存的钙化/机化膜可在黏弹剂下用撕囊镊/截囊针钩取剥离。后囊膜抛光过程中易造成后囊破裂，无论采用何种抛光方法，都应把安全性放到首位，注意小心适度进行。

(徐佳 徐雯)

参考文献

[1] STEINERT R F. Cataract Surgery. Philadelphia: Saunders, 2009.
[2] 姚克. 微小切口白内障手术学. 北京：北京科学技术出版社，2012.
[3] CONRAD-HENGERER I, SCHULTZ T, JONES J J, et al. Cortex removal after laser cataract surgery and standard phacoemulsification: A critical analysis of 800 consecutive cases. J Refract Surg, 2014, 30(8): 516-520.
[4] GREWAL D S, SCHULTZ T, BASTI S, et al. Femtosecond laser-assisted cataract surgery--current status and future directions. Surv Ophthalmol, 2016, 61(2): 103-131.
[5] VENTURA B V, VENTURA M C. Miosis secondary to femtosecond laser-assisted cataract surgery: Redilation as a solution. J Refract Surg, 2016, 32(4): 281-282.
[6] 中华医学会眼科学分会白内障及人工晶状体学组. 我国飞秒激光辅助白内障摘除手术规范专家共识(2018 年). 中华眼科杂志，2018(5): 328-333.
[7] NARAYAN A, EVANS J R, O' BRART D, et al. Laser-assisted ataract surgery versus standard ultrasound phacoemulsification cataract urgery. Cochrane Database Syst Rev, 2023, 6(6): CD010735.

第五节 人工晶状体植入

随着白内障手术技术及功能性人工晶状体的日臻完善，现代白内障手术已步入以改善功能性视力为目标的屈光性白内障手术(refractive cataract surgery, RCS)时代，眼科医生和白内障患者对术后视觉质量和生活质量提出了更高要求。屈光性白内障手术不仅要实现术后视物清晰，更追求视物舒适，达到重建功能性视力的水平，包括在术后远、中、近视力，以及立体视觉、深度觉、视

觉处理速度、对比敏感度、适应能力及脱镜率等方面均达到良好效果。

飞秒激光技术基于计算机图像引导下进行可视化操作,将白内障术中依赖手工操作的几个关键步骤,如透明角膜切口、前囊膜切开、晶状体劈核以精准的飞秒激光替代,同时也可选择性使用飞秒激光进行角膜缘松解切口制作以矫治角膜散光,大大提升了白内障手术的精准性和安全性,并使白内障手术达到了功能性人工晶状体(intraocular lens,IOL)的应用标准。本团队研究表明,飞秒激光技术可制作极为精准、居中的前囊口,与传统手工撕囊相比,显著降低了人工晶状体植入后的倾斜和偏心,并降低术后总像差、高阶像差、彗差及球差,从而提升连续视程人工晶状体植入后的视觉质量。本团队的研究亦表明,飞秒激光采用统一大小的前囊口,在术后 1 年的随访期内,疏水性人工晶状体的前囊收缩程度显著低于亲水性人工晶状体,因而增加了功能性人工晶状体植入后的长期有效性和安全性。

目前,临床上最常用的功能性人工晶状体包含以下四类:①降低球差的非球面人工晶状体;②矫正散光的环曲面人工晶状体;③矫正老视的多焦点和连续视程人工晶状体;④同时矫正老视及散光的多焦点环曲面和连续视程环曲面人工晶状体。功能性人工晶状体的植入效果高度依赖白内障手术过程的精准性和安全性,如何整合飞秒激光技术和各类功能性人工晶状体的优势是实现屈光性白内障手术术后最佳手术效果的关键。同时,各类功能性人工晶状体的材质、形状设计、植入方法仍在持续更新,相应显微手术植入器械也在不断改良中,应不断关注飞秒激光辅助白内障术中人工晶状体的植入方法和手术技术,以体现真正意义上的精准屈光性白内障手术理念。

一、人工晶状体植入法

推注器植入法是目前最常用的人工晶状体植入技术,其使用一种特殊设计的推注器,由配备螺旋杆的金属手柄或滑杆的注射器样塑料手柄和人工晶状体折叠夹(临床上俗称"飞机头")两部分组成。植入过程中将人工晶状体置于推注器中卷曲呈柱状,经角巩膜隧道或透明角膜切口推送入囊袋内。根据人工晶状体是否预先安装入"飞机头",可进一步分为非预装式和预装式人工晶状体,不同厂家生产的不同型号人工晶状体往往配备各自不同的植入器,其植入方法可归纳如下。

(一)非预装式人工晶状体装载步骤

VISCOJECT-BIO 1.8 非预装式人工晶状体装载步骤(图 4-5-1)

(1)向前房和囊袋内注入适量黏弹剂,使囊袋充分张开;

(2)向"飞机头"内注入适量黏弹剂,用晶状体植入镊夹住人工晶状体光学部上方,将其正面朝上纵向安装于"飞机头"上,理顺人工晶状体襻,关闭折叠夹;

(3)将含人工晶状体的"飞机头"安装在推注器上,缓慢旋转螺旋杆或推动推送杆,直至前襻到达推注器头端以待用。

(二)预装式人工晶状体装载步骤

1. UltraSert 预装式人工晶状体装载步骤(图 4-5-2)

(1)取掉预装式推注器的保护帽;

(2)通过 OVD 注射孔注入适量黏弹剂,使黏弹剂刚好到达或略超过人工晶状体光学部边缘;

(3)移除人工晶状体锁止器和推注杆锁,向前推动推送杆使人工晶状体前襻到达推注器检查线以待用。

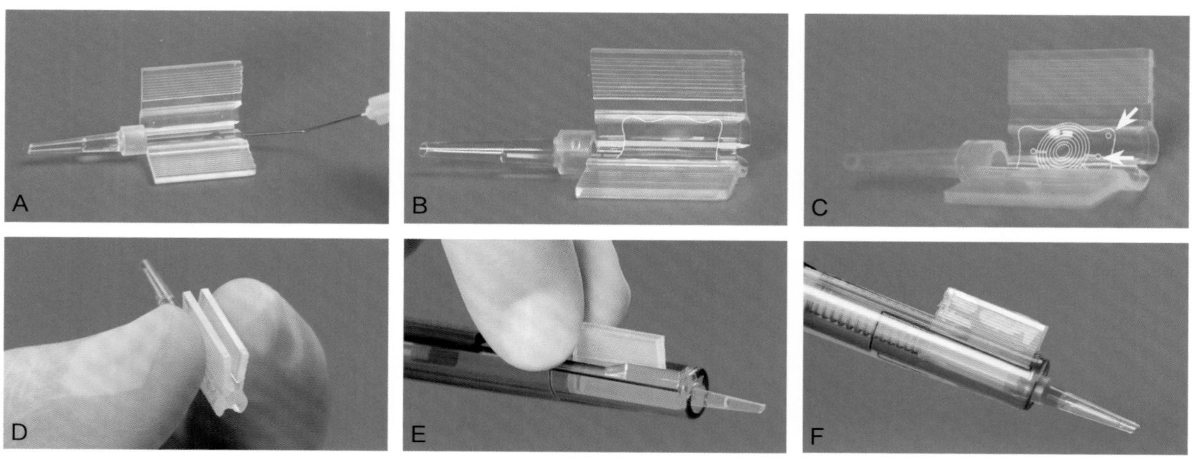

图 4-5-1

VISCOJECT-BIO 1.8 非预装式人工晶状体装载步骤

A. 将少量黏弹剂注入折叠夹尖端，在折叠夹的每一道上注入一条黏弹剂；B. 将人工晶状体正面朝上安装于折叠夹中央，向下按压光学元件边缘，确保襻位于折叠夹的凸缘之下；C. 对于散光和多焦点人工晶状体，应注意方向孔和子午线标记；D. 用晶状体植入镊将人工晶状体固定在原处关闭折叠夹，直至听到"咔嚓"一声；E. 将折叠夹放入推注器，并将其推至最前端；F. 斜面朝下放置，轻轻推动推杆以推出人工晶状体。

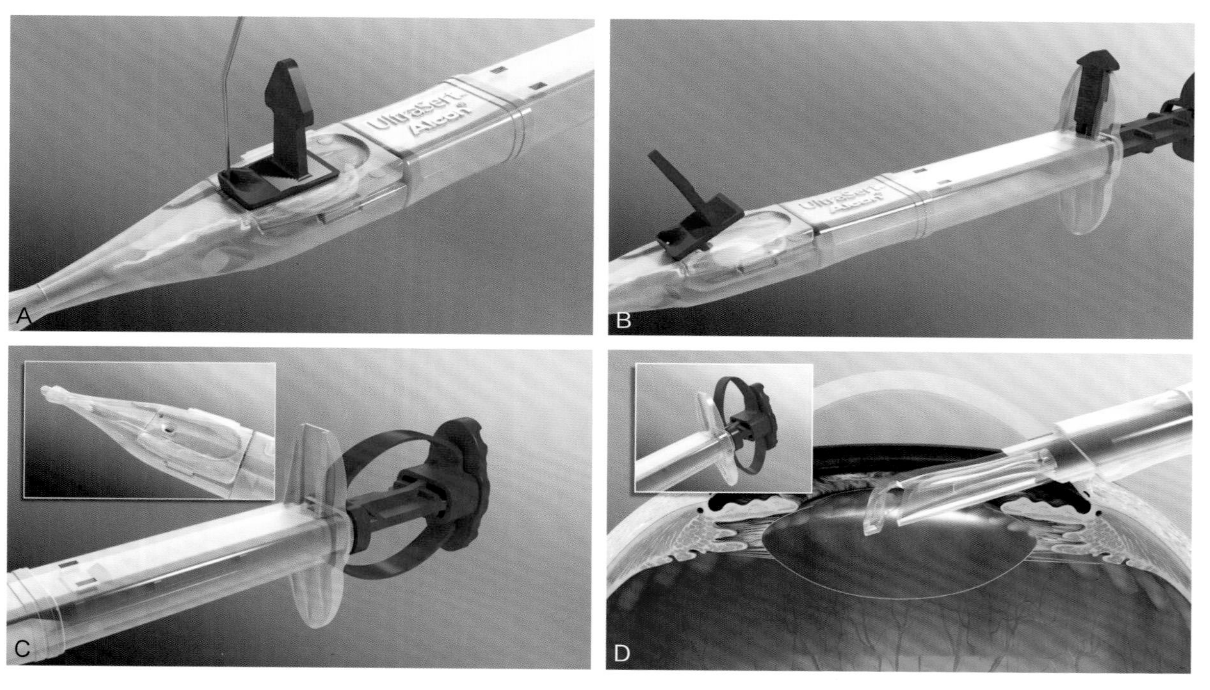

图 4-5-2

UltraSert 预装式人工晶状体装载步骤

A. 通过 OVD 注射孔注入适量黏弹剂；B. 移除人工晶状体锁止器和推注杆锁；C. 将人工晶状体推进到襻位置检查线待用；D. 斜面向下，将人工晶状体植入囊袋内。

2. BLUEMIXS 180 预装式人工晶状体装载步骤（图 4-5-3）

（1）将人工晶状体装载器的凸槽卡入推注器凹槽中；

（2）将推注杆缓慢推入装载器中间；

（3）打开装载器盒盖，一步法直接向推注器前端的圆柱部分和人工晶状体表面注入适量黏弹剂；

（4）检查人工晶状体位置居中，关闭装载器，缓慢推动推进杆，使人工晶状体到达推注器尖端前部以待用。

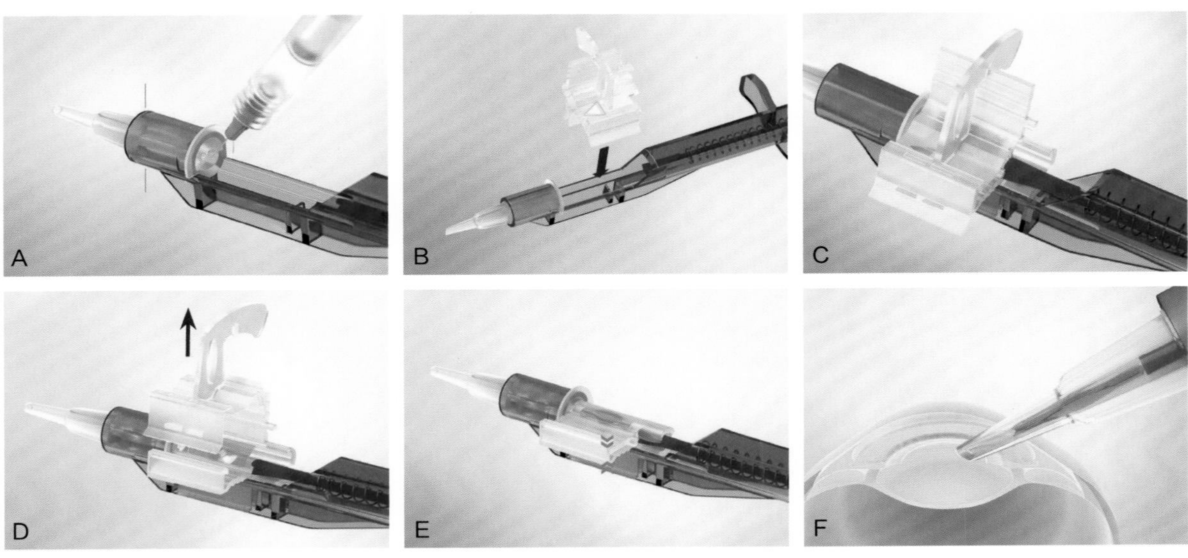

图 4-5-3

BLUEMIXS 180 预装式人工晶状体装载步骤

A. 将黏弹剂注射针头插到推注器前端开口处，注入黏弹剂直至蓝色推注前端内充满；B. 将人工晶状体预装仓插入推注器中，方向为人工晶状体托架上的箭头指向推注器尖端；C. 推进杆推至预装仓后开口，"咔"声提示已推到正确位置；D. 轻轻地向上抬起人工晶状体安全托架，并检查人工晶状体在凹槽内是否处于正确位置；E. 关闭预装仓夹片，前推推进杆，将人工晶状体推入前端；F. 斜面朝下，推注人工晶状体至囊袋内。

3. 注意事项

（1）避免损伤人工晶状体光学部；

（2）防止人工晶状体接触眼睑皮肤或眼球外组织，以防污染；

（3）尽量减少人工晶状体在空气中的暴露时间，以减少其静电吸附作用；

（4）区分人工晶状体正反面，以正面朝上装载入。

二、非球面人工晶状体植入

（一）设计原理

像差主要存在于角膜和晶状体，角膜和晶状体表面不规则，两者中心点不完全位于同一轴线，导致物体上的点在视网膜上的对应点不是理想的像点，而是弥散光斑，从而引起视网膜成像对比敏感度下降，视觉质量受到影响，像差的存在使人眼光学系统无法满足理想光学成像的条件。基于此，非球面人工晶状体通过在其表面施加非球面设计，使其具有零球差甚至负球差，可降低人工晶状体植入后的人眼总球差，从而提升术后对比敏感度和视觉质量。

（二）非球面人工晶状体分类

根据中和角膜球差的多少，可分为全部抵消、部分抵消角膜正球差的负球差人工晶状体和零球差的人工晶状体，以及非恒定像差人工晶状体。目前临床上常用的负球差人工晶状体包括 Tecnis ZCB00、CT ASPHINA 509M/509MP、SN60WF AcrySof IQ、Acri Smart36A、HOYA iSert PY-60AD；零球差人工晶状体包括 AKeros AO、SofPort AO、Rayner C-flex 970C、Superflex 920H、ThinOptX Ultrachoice 1.0、Softec HD、CT ASPHINA 409MP；非恒定像差人工晶状体包括 CT LUCIA 601P/601PY、CT ASPHINA 603P。其人工晶状体安装方法列举见图 4-5-4。

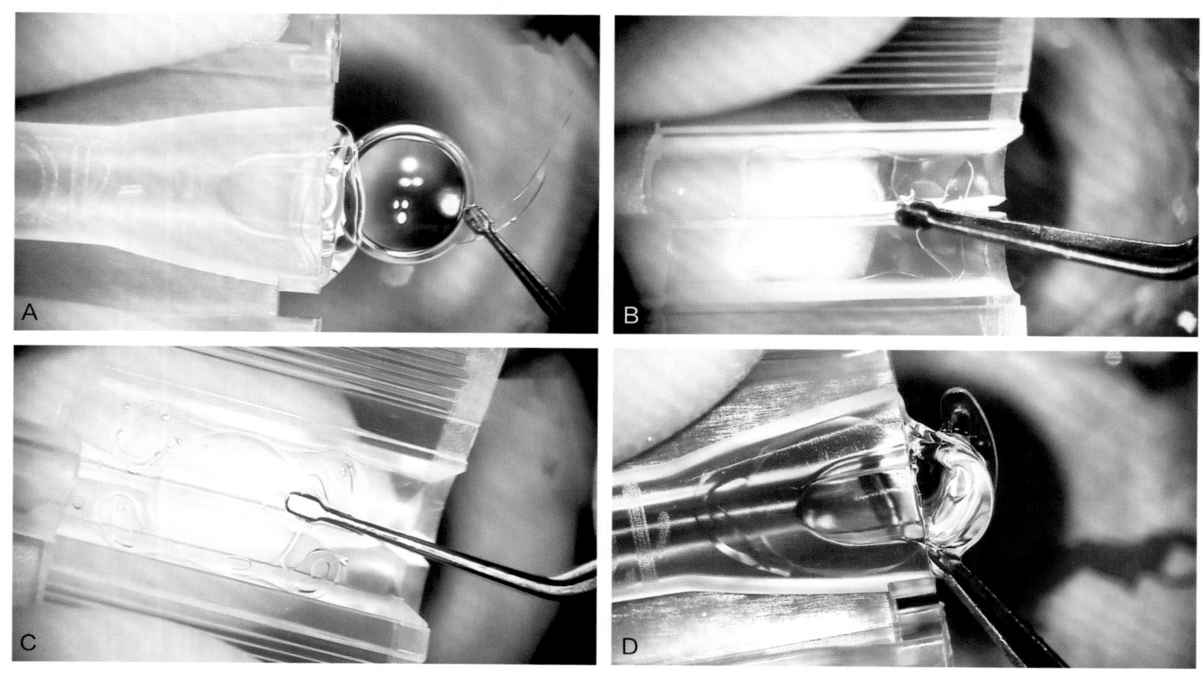

图 4-5-4

四种非球面人工晶状体安装方法

A. Tecnis ZCB00 人工晶状体；B. CT ASPHINA 509M 人工晶状体；C. AKeros AO 人工晶状体；D. Rayner C-flex 970C 人工晶状体。

（三）人工晶状体植入步骤（图 4-5-5）

1. 用镊子固定边孔，推注器斜面向下，头部抵住主切口，左右旋转进入前房，向前缓慢推动推进杆以推出人工晶状体，待后襻和人工晶状体光学部缓慢展开于囊袋内，退出推注器。

2. 以冲洗针头从边孔伸入，将前襻送入囊袋内，用冲洗针头或晶状体调位钩沿切线方向缓慢顺时针旋转，并在光学部上方轻轻加压，使光学部居中。

3. 单手法 I/A 充分吸除前房黏弹剂，再轻轻将人工晶状体倾斜，伸入后部将黏弹剂吸除，示指轻压切口，拔出 I/A 头。

4. 先切口两侧水密，再中间水密，形成前房。

（四）注意事项

1. 如推注阻力过大，抽回推注杆，直至推注杆硅胶垫与人工晶状体完全分开，再次推注。

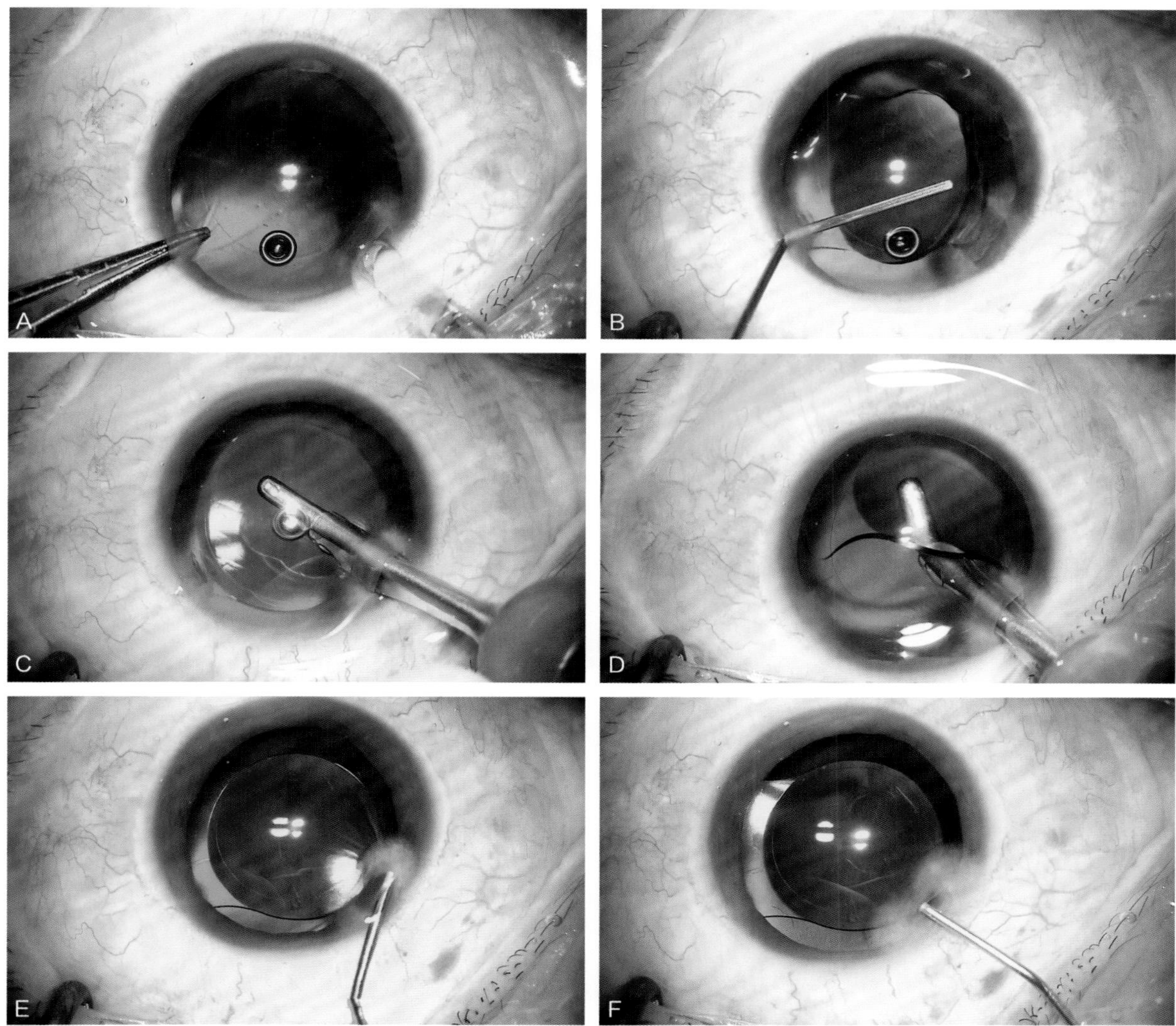

图 4-5-5
人工晶状体植入步骤
A. 植入器斜面向下顶住切口轻轻推注；B. 用黏弹剂针头从边孔伸入，轻压人工晶状体光学体部，使后襻进入囊袋；C. 单手法 I/A 吸除人工晶状体上方黏弹剂；D. I/A 伸入人工晶状体后部将黏弹剂吸除；E. 先切口两侧水密；F. 再中间水密，形成前房。

2. 人工晶状体在囊袋内以顺时针旋转。
3. 植入过程中始终保持前房充盈，谨防人工晶状体与角膜内皮接触。
4. 植入人工晶状体过程中避免虹膜脱出。
5. 冲吸黏弹剂过程中，保持切口对合，维持前房深度。
6. 术毕检查人工晶状体光学部位于瞳孔中央且不倾斜。

三、散光矫正型人工晶状体植入

（一）设计原理及飞秒激光优势

环曲面人工晶状体（Toric intraocular lens，Toric IOL）的基本设计原理为在人工晶状体传统球镜的基础上附加柱镜度，以形成环曲面设计，利用各个经线方向上屈光度不一致的特点，从而达到矫正白内障患者角膜散光的目的。Toric IOL 有效矫正散光的关键在于人工晶状体散光轴与角膜散光陡峭轴的精准对齐，即人工晶状体在眼内的长期居中性和旋转稳定性。因此，Toric IOL 对术者的撕囊技术有较高要求：①前囊口边缘要求完全覆盖人工晶状体光学面；②尽量保证居中的对称性撕囊，前囊口偏心可造成囊袋不对称收缩，从而导致人工晶状体旋转。

飞秒激光可实施连续、环形、居中、固定大小的撕囊，以保证前囊口精准覆盖 Toric IOL 光学部边缘，从而保证 Toric IOL 植入后良好的居中性和旋转稳定性。同时，飞秒激光可进行晶状体预劈核操作，使整个白内障手术安全性提升，损伤更小，有利于手术的顺利实施。本团队研究表明，飞秒激光辅助白内障手术联合 Toric IOL 植入后的旋转稳定性、残留散光均显著低于常规超声乳化手术。Espaillat A 等研究表明，飞秒激光辅助白内障手术联合 Toric IOL 植入，较常规超声乳化手术具有更低的术后垂直彗差。随着 Toric IOL 材质、形状、设计的改良，IOL 度数计算精准性的提升，飞秒激光辅助白内障手术联合 Toric IOL 植入使白内障手术的屈光质量趋于精准。

（二）术前标记

准确的轴向标记是 Toric IOL 有效矫正角膜散光的最重要因素之一。每 1°的 Toric IOL 偏位会降低 3.3% 的散光矫正能力，即 30°的偏位将导致 Toric IOL 失去散光矫正能力，并产生散光轴向的改变，甚至导致视力下降。术前标记包括术前水平标记和术中标记两步。

1. 术前水平标记 目前最常用的是裂隙灯下水平标记法（图 4-5-6A）。

（1）标记人员与患者平齐，患者取端坐位，平视正前方，坐姿、头位、眼位均保持正位；

（2）表面麻醉滴眼液点眼，小瞳孔下调整裂隙灯光带至最长最细，并通过角膜中心；

（3）裂隙灯显微镜下用 4.5~5.0 号注射器针头和无菌极细医用手术记号笔（线宽 0.5mm）在 3:00 和 9:00 方位做精确水平标记，标记部位尽量干燥，标记点尽量细小。

2. 术中标记 包括手术切口标记和人工晶状体轴位标记。手术开始前使用带有刻度的标记环

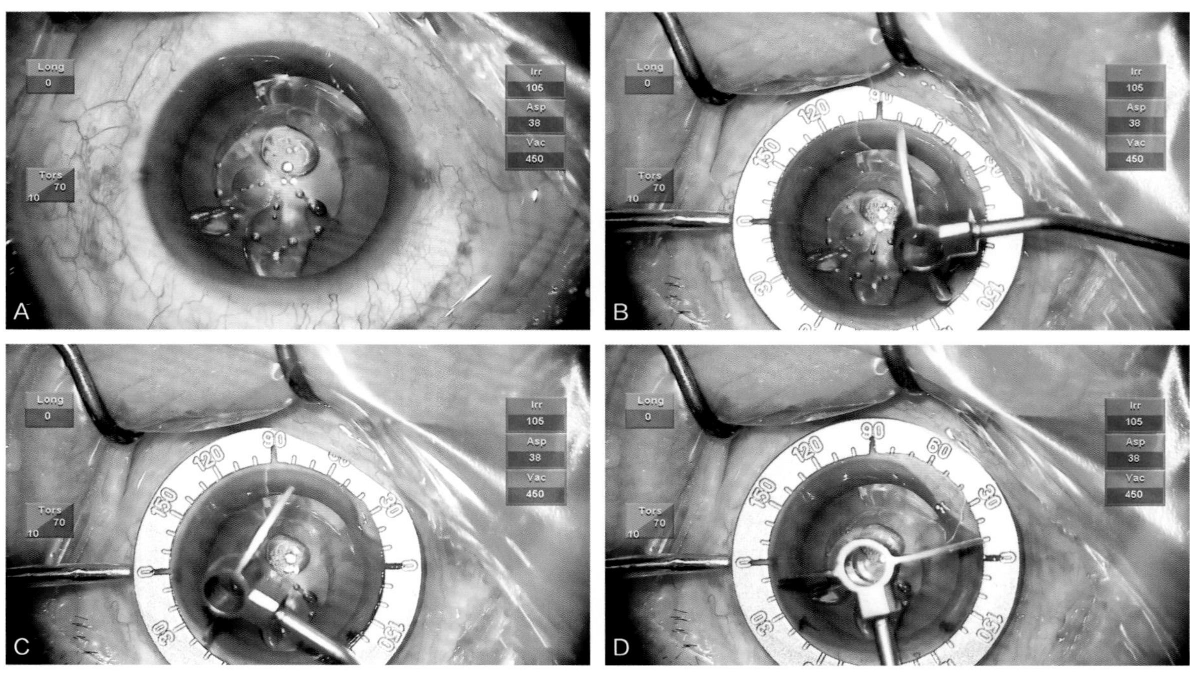

图 4-5-6
术前水平标记和术中标记
A. 术前水平标记；B. 术中 135°角膜主切口标记；C. 术中 45°角膜侧切口标记；D. 术中 Toric IOL 拟植入轴向标记。

（如 Mendez 量规），根据已标记的水平位置做手术切口标记和 Toric IOL 放置轴位标记，或可在准备植入 IOL 前做轴位标记（图 4-5-6B~D）。

手术数字导航系统（图 4-5-7），如 Verion、Callisto、SG3000 等，可通过记录并比对虹膜、角膜缘和巩膜血管，在术中对切口位置和散光轴位进行实时定位，对于正确识别陡峭轴、控制术中眼球旋转及引导人工晶状体精准植入均特别有效。可设置 1 条或 3 条目标轴位辅助线，置于预先计算好的 Toric IOL 拟放置轴位，植入过程中将 Toric IOL 上的轴位标记点与辅助线重合，精度可精确到 1°。此外，使用术中波前相差测量仪，如 Orange（WaveTec）等也可通过实时测定残留的柱镜屈光度数对 Toric IOL 轴位进行准确引导。

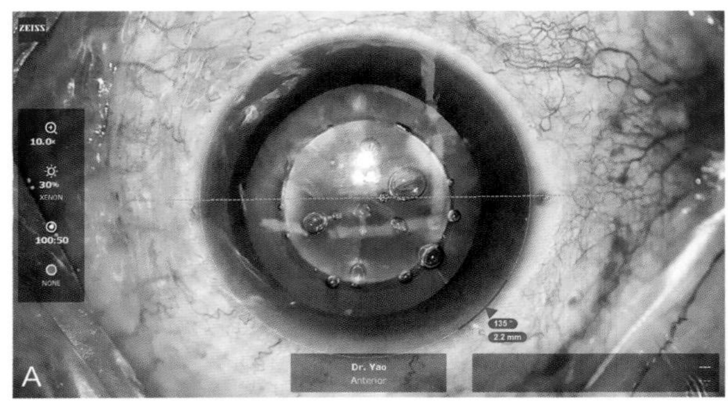

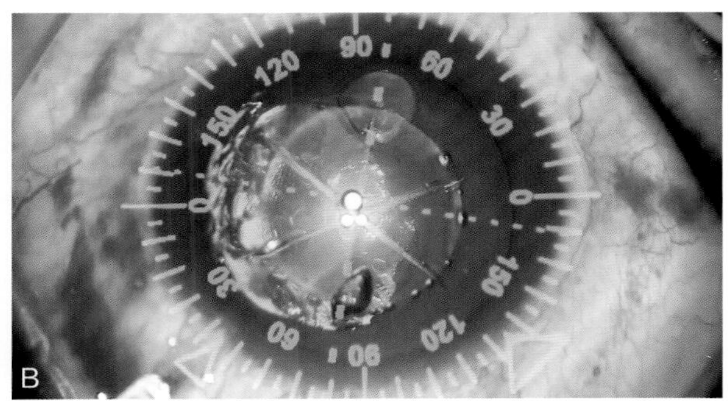

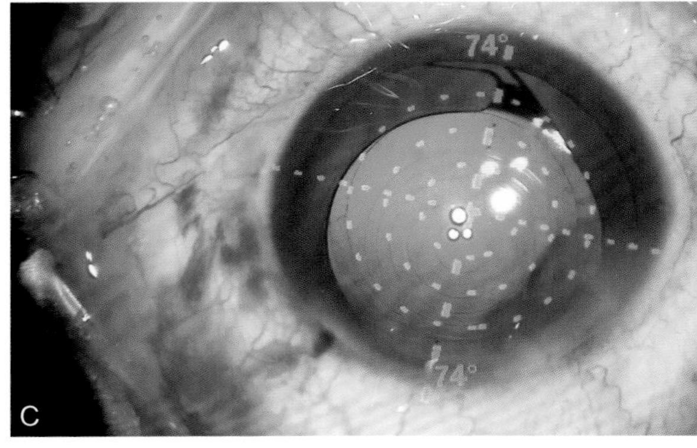

图 4-5-7
数字导航系统标记
A. Callisto 导航系统标记水平轴向、135° 角膜主切口和 45° 角膜侧切口；B. Verion 导航系统标记 135° 角膜主切口和 45° 角膜侧切口；C. Verion 导航系统标记 Toric IOL 植入轴向。

（三）Toric 人工晶状体植入步骤（图 4-5-8）

1. 参照前述非球面人工晶状体的植入步骤将 Toric IOL 植入囊袋内。

2. 顺时针初步调位至距目标轴位 10°~20° 范围内。

3. 先清除人工晶状体上方黏弹剂，再彻底清除人工晶状体下方所有黏弹剂。

4. 以 I/A 头顺时针调整人工晶状体轴位与标记轴位对齐，轻压人工晶状体光学部，使后表面尽量贴附后囊膜，避免前囊膜撕囊口边缘夹持，并保证人工晶状体襻完全伸展。

5. 角膜切口水密，精细旋转微调人工晶状体，确保人工晶状体位于瞳孔中心，晶状体散光轴标记与角膜缘陡峭轴标记完全对齐，如果使用术中像差测量，则可以根据屏幕上的覆盖轴标调整 Toric IOL 的轴位。

6. 取出开睑器，再次检查并核对人工晶状体位置和轴位。

（四）注意事项

1. 彻底吸除 Toric IOL 前、后所有黏弹剂，尤其是位于人工晶状体后方的黏弹剂，残留的黏弹剂可能增加 Toric IOL 的旋转。

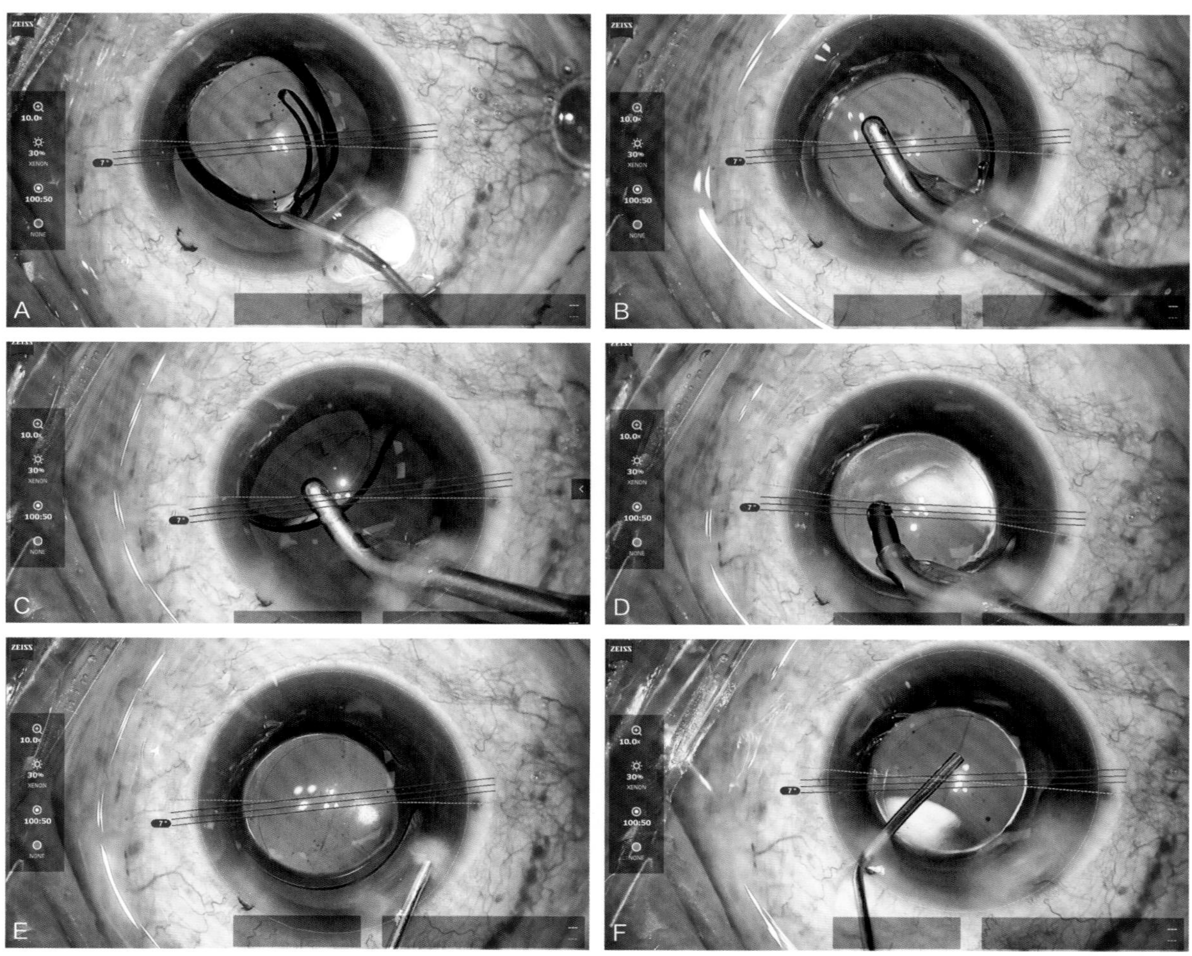

图 4-5-8
Callisto 导航引导下的 Toric IOL 植入步骤
A. 用冲洗针头将 IOL 顺时针初步调位至距目标轴位 10°~20°范围内；B. IA 吸除 IOL 上方黏弹剂；C. IA 吸除 IOL 下方黏弹剂；D. I/A 头顺时针调整人工晶状体轴位与标记轴位对齐；E. 角膜切口水密；F. 精细旋转微调人工晶状体。

2. 吸除黏弹剂时，用 I/A 头或辅助器械稳定人工晶状体，避免 Toric IOL 旋转。

3. Toric IOL 旋转调位应顺时针旋转，不能反向逆时针旋转，若人工晶状体位置越过目标轴位，须重新顺时针调位。

4. 术毕水密切口，不宜注水过急过量，以免到位的 Toric IOL 再次旋转。

5. 使用 BSS 形成前房时，应使眼压适中（10~15mmHg），眼球较软，促使 Toric IOL 与后囊膜有更多的贴合，有助于降低术后人工晶状体旋转的风险。

6. 手术结束取出开睑器后，须最终确认 Toric IOL 的轴位方向是否与术前标记一致，如有旋转、偏位，应及时调整。

四、老视矫正型人工晶状体植入

（一）设计原理及飞秒激光优势

老视矫正型人工晶状体可为白内障摘除术后患者提供相对较好的全程视力，提高术后脱镜率，从而提升白内障术后视觉质量和生活质量。根据设计原理，老视矫正型人工晶状体大致可分为多焦点人工晶状体（multifocal intraocular lens，MIOL）和景深延长型（extended depth of focus，EDOF）人工晶状体。多焦点人工晶状体基于同时知觉原理，使不同距离光线经过人工晶状体后，人眼还原较清晰图像，抑制模糊图像，从而解决了人工晶状体眼不同距离视物问题（图 4-5-9）。景深延长型人工晶状体又可根据设计原理，分为衍射光学设计、折射光学设计、波前像

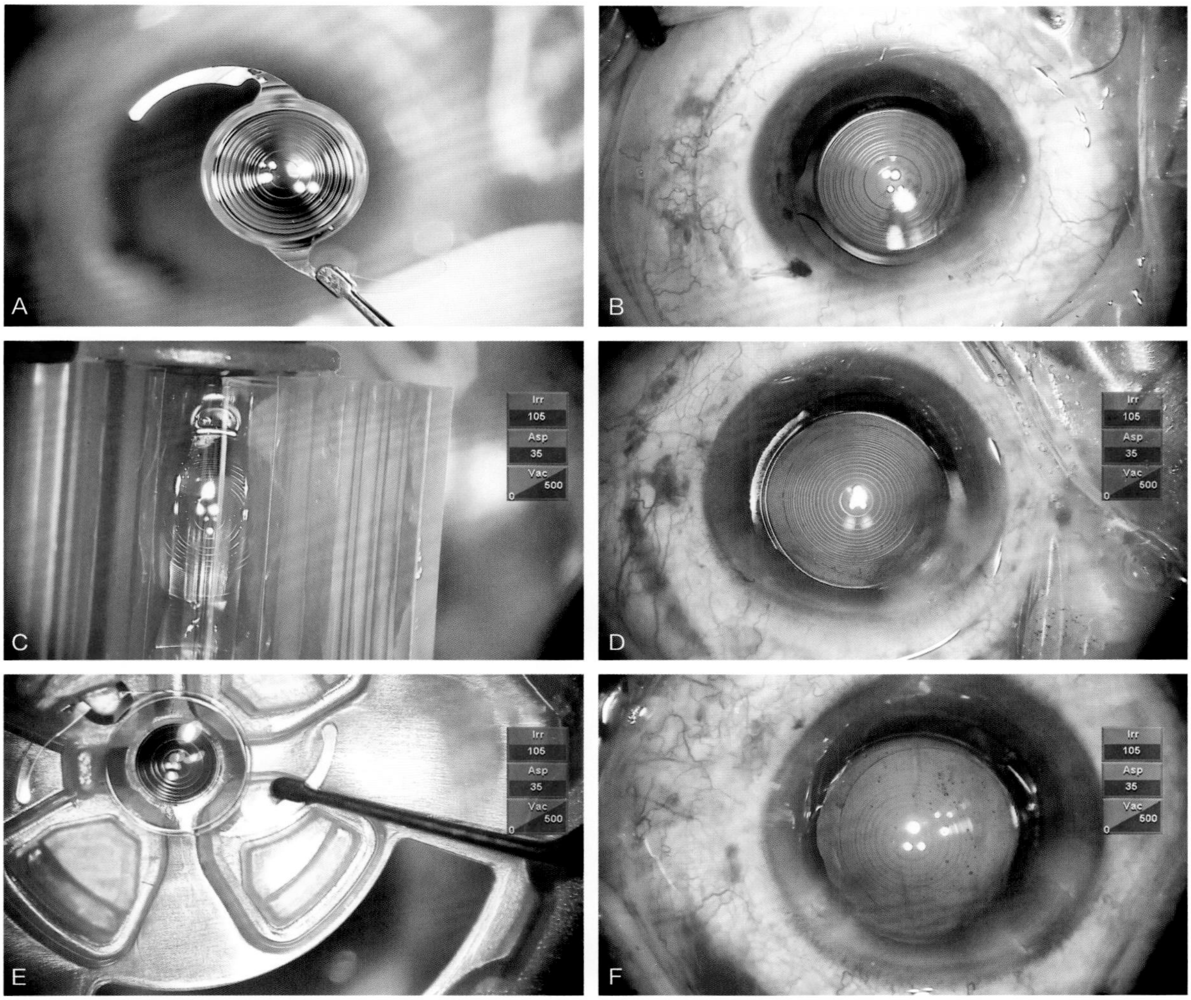

图 4-5-9
三种多焦点人工晶状体
A、B. TECNIS Synergy 人工晶状体实物图及眼内植入图；C、D. AT LISA tri 839MP 人工晶状体实物图及眼内植入图；E、F. 全视 Max 多焦点人工晶状体实物图及眼内植入图。

视频 4-5-1
TECNIS Synergy
人工晶状体植入术

视频 4-5-2
AT LISA tri 839MP
人工晶状体植入术

视频 4-5-3
全视 Max 多焦点人工
晶状体植入术

差、小孔成像的 EDOF 人工晶状体(图 4-5-10):基于衍射光学设计的 EDOF 人工晶状体采用小阶梯衍射原理,将入射光线聚焦在一个扩展的纵向平面上,从而达到扩展景深或延长焦深的效果,使物像清晰范围扩大(图 4-5-10A、B);基于折射光学设计的 EDOF 人工晶状体采用高阶渐进折射技术,使

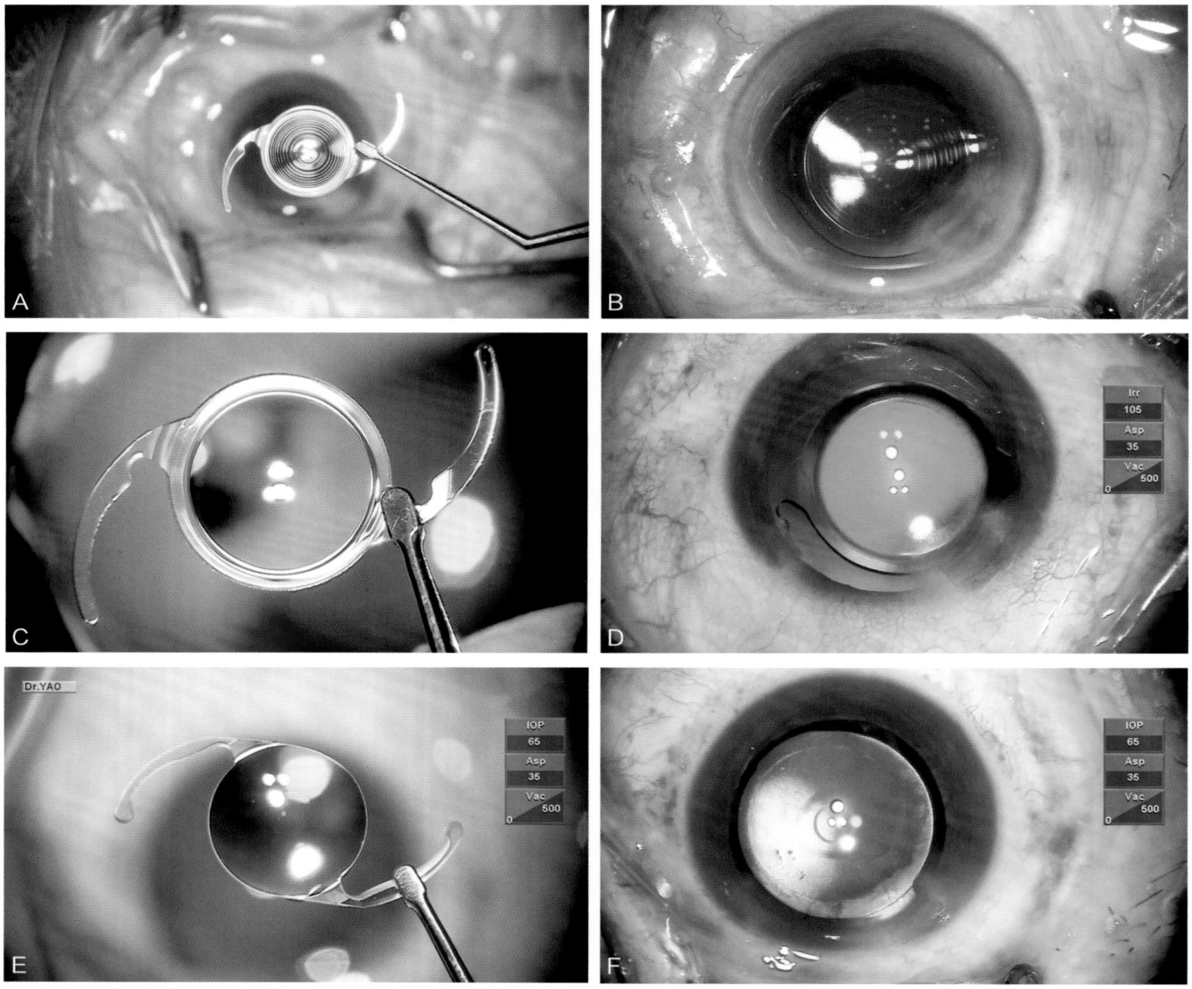

图 4-5-10
三种连续视程人工晶状体
A、B. TECNIS Symfony 人工晶状体实物图及眼内植入图;C、D. TECNIS Eyhance 人工晶状体实物图及眼内植入图;E、F. AcrySof IQ Vivity 人工晶状体实物图及眼内植入图。

视频 4-5-4
TECNIS Symfony
人工晶状体植入术

视频 4-5-5
TECNIS Eyhance
人工晶状体植入术

视频 4-5-6
AcrySof IQ Vivity
人工晶状体植入术

人工晶状体光学区的度数从周边向中央连续且平滑的细微增加，从而形成独特的前表面，延长了焦段（图 4-5-10C、D）；基于波前像差设计的 EDOF 人工晶状体则采用新一代波前重塑技术（X-WAVE），将光线重新分配/集中到狭窄的通道中，产生拉伸效应，从而形成一个连续的扩展焦距（图 4-5-10E、F）。

确保老视矫正型人工晶状体在眼内长期良好的居中性是实现精准视觉质量的关键。将飞秒激光技术用于 MIOL 和 EDOF 人工晶状体植入可体现以下优势：①飞秒激光可制作连续环形、居中正圆、精准大小的前囊口，保证囊口全周精准覆盖人工晶状体光学部边缘，从而确保 MIOL 和 EDOF 人工晶状体在囊袋内的长期居中性和稳定性，获得理想的有效晶状体位置（effective lens position，ELP），并减少人工晶状体倾斜、偏心及囊袋皱缩引起的不良视觉症状，使术后目标屈光度更加稳定可靠；②飞秒激光晶状体预劈核后可减少超声乳化能量的使用，缩短超声乳化操作时间，减少角膜内皮细胞的损失，从而提升人工晶状体植入手术的安全性；③飞秒激光选择性进行角膜缘松解切口制作，可降低角膜散光，拓展了 MIOL 和 EDOF 人工晶状体的使用范围，并提升了白内障手术的准确性、有效性和安全性。一项综述指出，飞秒激光辅助白内障吸除联合多焦点或连续视程人工晶状体植入术，可提升术后脱镜率，是极富前景的白内障手术方式。

（二）老视矫正型人工晶状体植入步骤

1. 首选有监护的局部或表面麻醉，可最大限度降低球后麻醉风险，并利于患者在术中跟随显微镜灯光转动，辅助人工晶状体居中。

2. 参照前述非球面人工晶状体的植入步骤将人工晶状体植入囊袋内。

3. 将人工晶状体调位至水平位，彻底清除人工晶状体前、后的所有黏弹剂，轻压人工晶状体使其贴附于后囊膜。

4. 嘱患者注视显微镜亮光中心，精调 MIOL 和 EDOF 人工晶状体的中央环或中心与显微镜反光点重合，如使用导航系统，将人工晶状体的中心置于十字光标位置，确保其居中性定位。

5. 水密切口，针头轻压角膜测试眼压。

6. 手术结束取出开睑器，再次确认人工晶状体稳定且居中。

（三）注意事项

1. 避免器械接触 MIOL 或 EDOF 人工晶状体光学部，以减少对人工晶状体光学部精细结构的损伤。

2. 人工晶状体前、后的黏弹剂应彻底清除，以保证 MIOL 或 EDOF 人工晶状体在囊袋内的稳定性，并保证人工晶状体与后囊膜紧密贴附以减少后囊膜混浊的发生。

3. 不建议眼内注射缩瞳剂来定位 MIOL 或 EDOF 人工晶状体的居中点，因其不能使瞳孔处于生理性收缩状态。

五、老视散光矫正型人工晶状体植入

（一）设计原理及飞秒激光优势

美国眼科临床指南（*Preferred Practice Pattern*，PPP）指出，15%~29% 的白内障患者伴有 1.50D 以上的角膜散光。我国流行病学调查数据显示，白内障摘除术眼术前角膜散光在 0.50~1.00D 者占 32.5%~36.4%，1.00~1.50D 者占 21.3%~22.4%，1.50~2.00D 者占 10.6%~12.4%，超过 2.00D 者占 8.2%~13.0%。根据《中国多焦点人工晶状体临床应用专家共识（2019 年）》，高于 1.00D 的角膜散光对于植入老视矫正型人工晶状体属相对禁忌。随着散光度数的增加，EDOF 人工晶状体或 MIOL 植

入后视觉质量相应下降，甚至比单焦点人工晶状体下降更加明显，因而单纯 EDOF 人工晶状体或 MIOL 无法满足伴有一定程度散光患者的功能性视力重建需求。

基于此，可同时矫正老视和角膜散光的老视矫正型环曲面人工晶状体应运而生（图 4-5-11）。

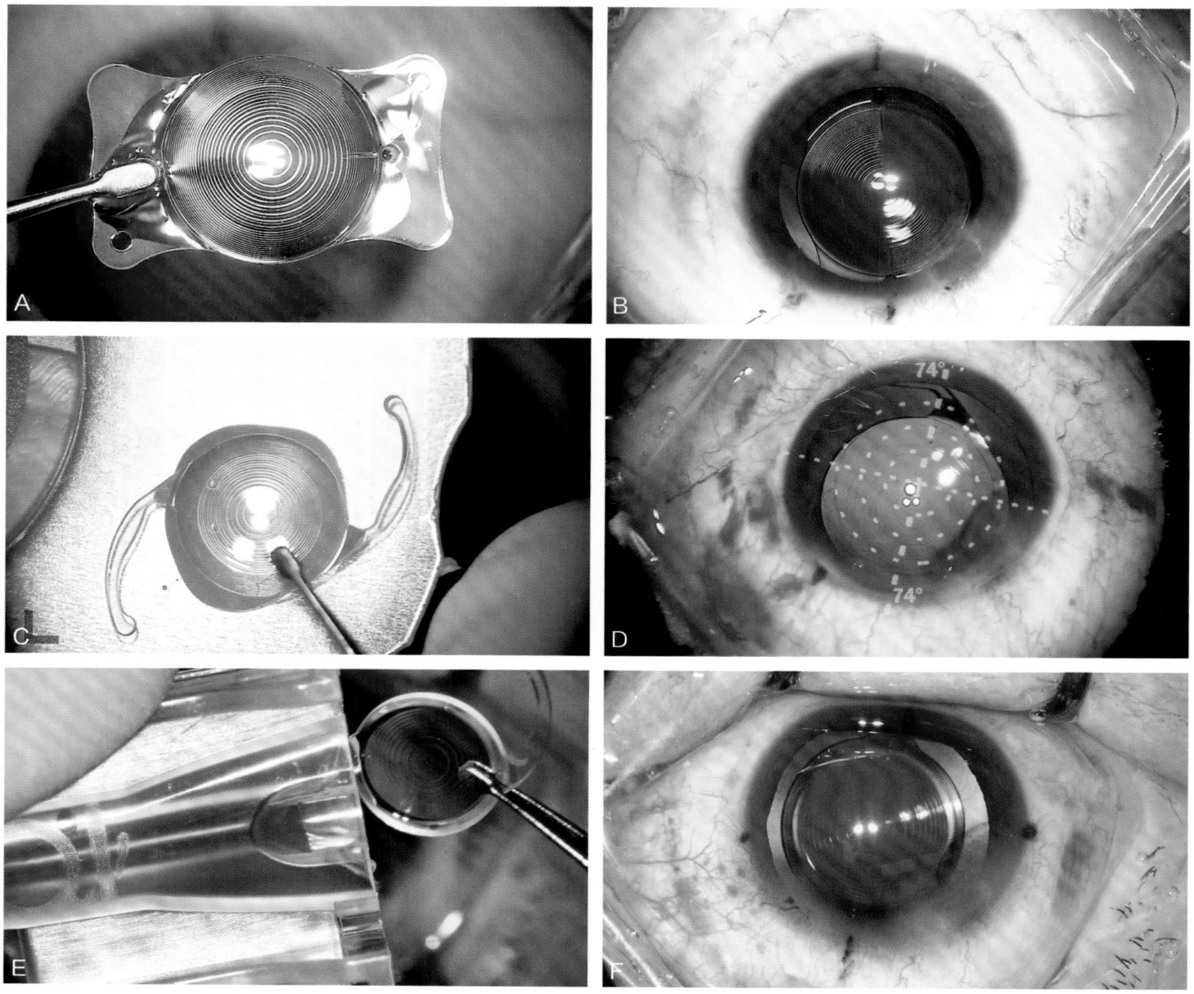

图 4-5-11

三种老视散光矫正型人工晶状体

A、B. AT LISA tri toric 939M/MP 人工晶状体实物图及眼内植入图；C、D. AcrySof IQ PanOptix Toric 人工晶状体实物图及眼内植入图；E、F. TECNIS Symfony Toric 人工晶状体实物图及眼内植入图。

视频 4-5-7
AT LISA tri toric 939M/MP
人工晶状体植入术

视频 4-5-8
AcrySof IQ PanOptix
Toric 人工晶状体植入术

视频 4-5-9
TECNIS Symfony Toric
人工晶状体植入术

该类人工晶状体整合了散光矫正和多焦点、连续视程的设计原理，对植入后的人工晶状体居中性、旋转稳定性均有较高要求。飞秒激光技术可制作精确大小、居中的连续环形撕囊，保证前囊口精准覆盖人工晶状体光学部边缘，辅以前囊口及后囊充分抛光，可减少后囊膜混浊的发生，从而保证人工晶状体光学部的透明性，以实现术后最佳的视觉质量。Oya Donmez 等的研究表明，PanOptix Toric 人工晶状体植入可有效降低散光，并为患者提供良好的视觉效果、脱镜率、满意度和旋转稳定性，同时，飞秒激光的使用可更加优化手术效果。

（二）多焦点散光和连续视程散光矫正型人工晶状体植入步骤

1. 参照 Toric IOL 植入步骤进行术前水平标记和术中标记。

2. 参照非球面人工晶状体植入步骤将 MIOL Toric 或 EDOF Toric IOL 植入囊袋内。

3. 初步调位至距目标轴位 10°~20°范围内。

4. 彻底清除人工晶状体前、后所有黏弹剂。

5. I/A 头顺时针调整人工晶状体轴位与标记轴位对齐，轻压光学部使后表面尽量贴附后囊膜，避免前囊膜撕囊口边缘夹持，并保证人工晶状体襻完全伸展。

6. 角膜切口水密，精细调位人工晶状体至标记轴位处，确保散光轴位对齐。

7. 嘱患者注视显微镜亮光中心，精调 MIOL Toric 或 EDOF Toric IOL 中央环与显微镜反光点重合。

8. 手术结束取出开睑器，再次确认 MIOL Toric 或 EDOF Toric IOL 轴位方向和居中性。

（三）注意事项

1. 减少对 MIOL Toric 或 EDOF Toric 人工晶状体光学面精细结构的损伤。

2. 人工晶状体前、后的黏弹剂应彻底清除，以保证人工晶状体在囊袋内旋转稳定性和居中性。

3. 术中保证襻充分舒展开，防止因襻未到位引起人工晶状体光学面假性正位，从而导致术后人工晶状体旋转。

六、其他种类人工晶状体植入

（一）可调节人工晶状体

随着年龄增长，人眼晶状体可表现为逐渐硬化、调节力减弱，从而无法聚焦近距离物体，即临床上表现为老视。如何恢复白内障术后患者的全程视功能，且无须戴镜是目前眼科临床研究的重点和难点。可调节人工晶状体（accommodative intraocular lens，AIOL）通过模拟人眼调节机制，调整人工晶状体光学部在囊袋内的前后位置来调节“节点”的位置，从而实现远中近距离视力变化（图 4-5-12）。根据其不同调节机制，目前 AIOL 可分为位移可调节人工晶状体、变形可调节人工晶状体、囊袋填充式可调节人工晶状体。

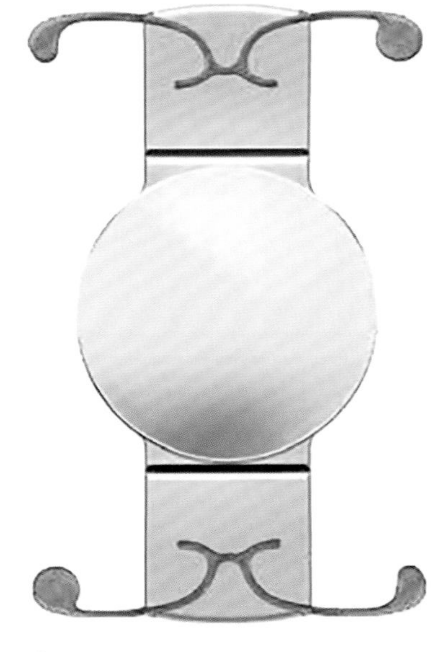

图 4-5-12
Crystalens AO 可调节人工晶状体

（二）Add-on 人工晶状体

也称 Piggyback 型人工晶状体，为人工晶状体眼矫正型人工晶状体，其可在白内障摘除人工晶状体植入术后二期睫状沟植入，用于矫正术后屈光不正。根据其不同的矫正目的，可分为白内障摘除手术后远视、近视、散光、老视矫正型人工晶状体。

(三) 带虹膜隔人工晶状体

适用于无虹膜、虹膜大部分缺损或瞳孔极度散大的白内障患者,可达到重建虹膜、美容和矫正视力的目的,同时在一定程度上解决患者畏光和眩光问题。

(四) 黄斑疾病专用人工晶状体

主要以透镜放大成像为基础,适用于伴有黄斑变性的白内障患者,如低视力可植入式微型望远镜人工晶状体,通过将物像放大 3 倍,为患者提供单眼放大的中心视力,提高生活质量。

(鱼音慧 徐雯)

参考文献

[1] XU J, LI W, XU Z, et al. Comparative visual outcomes of EDOF intraocular lens with FLACS vs conventional phacoemulsification. J Cataract Refract Surg, 2023. 49(1): p. 55-61.

[2] WANG Y, WANG W, ZHU Y, et al. Comparison study of anterior capsule contraction of hydrophilic and hydrophobic intraocular lenses under the same size capsulotomy. Transl Vis Sci Technol, 2022. 11(1): 24.

[3] LAI K R, ZHANG X B, YU Y H, et al. Comparative clinical outcomes of Tecnis toric IOL implantation in femtosecond laser-assisted cataract surgery and conventional phacoemulsification surgery. Int J Ophthalmol, 2020. 13(1): 49-53.

[4] ESPAILLAT A, PÉREZ O, POTVIN R. Clinical outcomes using standard phacoemulsification and femtosecond laser-assisted surgery with toric intraocular lenses. Clin Ophthalmol, 2016. 10: 555-563.

[5] BARNETT B P. FOCUSED (femtosecond optimized continuous uncorrected sight with EDOF and diffractive multifocal IOLs) - a review. Curr Opin Ophthalmol, 2021, 32(1): 3-12.

[6] American Academy of Ophthalmology Cataract and Anterior Segment Panel. Preferred practice pattern® guidelines: Cataract in the adult eye. San Francisco: American Academy of Ophthalmology, 2011.

[7] CHEN W, ZUO C, CHEN C, et al. Prevalence of corneal astigmatism before cataract surgery in Chinese patients. J Cataract Refract Surg, 2013. 39(2): 188-192.

[8] 中华医学会眼科学分会白内障及人工晶状体学组. 中国多焦点人工晶状体临床应用专家共识(2019年). 中华眼科杂志, 2019, 55(7): 491-494.

[9] DONMEZ O, ASENA B S, AYDIN AKOVA Y. Subjective and objective clinical outcomes of a new trifocal toric intraocular lens and effect of femtosecond laser cataract surgery. Eur J Ophthalmol, 2022, 32(4): 2225-2233.

第六节 导航引导下的飞秒激光辅助的白内障手术

在现代医学进程中,各种手术技术已经取得了巨大的发展。然而,即使是最有经验的医生,也可能遇到手术操作中的困难和挑战,这往往需要更高精度的仪器或设备,以及更可靠的方法来克服。

图像引导的手术导航系统(Image Guided Surgery System)是一种利用术前预先采集患者眼球的生物特征、生物测量等数据从而规划手术方案,再透过影像引导的手术方法,通过影像指示手术导航器等技术,帮助医生实现更准确、更精细的手术操作,从而提高手术效果的一致性。

在手术导航系统中,医生可以使用高清晰度的影像来精确定位手术部位,通过实时影像和手术导航器的协同作业,可以实现高精度、高度定制化的手术操作。这种技术不仅可以缩短手术时间,降低手术风险,还可以帮助医生实现更好的手术结果。

下面我们将介绍手术导航系统的工作原理、应用场景、优点和局限性等方面，并通过实例分析和案例研究，向读者展示手术导航系统的实际应用效果。希望能够帮助读者更深入地了解手术导航系统这一重要的医疗技术，同时为医疗行业的发展贡献自己的一份力量。

一、导航的背景和意义

在屈光性白内障手术时代，患者对术后视觉质量的期望越来越高，这就要求白内障手术技术亦需要精益求精。散光矫正型人工晶状体——Toric IOL 可矫正角膜散光，使患者达到正视状态，提高术后裸眼视力，因此，在临床上得到广泛应用。然而，目前 Toric IOL 植入主要应用手工标记，受主观因素影响大，小瞳孔下、坐位裂隙灯标记、标记笔的粗细等将影响标记的准确性，散瞳后标记可能颜色变淡或消失。Swami 等研究表明，患者由坐位到卧位眼位改变时，眼球旋转角度平均为 4.1° ± 3.7°，其中 8% 旋转角度超过 10°。标记流程也较为烦琐，需术前手工标记、术中目测标记线等。因此，Toric IOL 的标记方法仍存在很大的改进空间。在这样的时代背景下，白内障手术导航系统便应运而生，通过手术导航系统对眼球表面的解剖特征标记定位，从而引导 Toric IOL 的放置轴位。手术导航系统更加智能、准确。目前临床上常见的手术导航系统包括 VERION 数字导航系统、CALLISTO EYE 导航系统、TRUEVISION 3-D 计算机导航系统和 Zaldivar Toric 标尺系统。

二、目前应用于临床的导航系统及优势

(一) VERION 数字导航系统

VERION 数字手术导航系统通过测量、规划、导航三大模块，采用生物特征进行全程跟踪比对，与显微镜和 LenSx 模块相连，实现个性化屈光白内障手术。VERION 数字导航系统主要用于术前手术规划、术中导航定位和功能性 IOL 的定位导航，确保手术的一致性和优化视觉效果。其利用图形导航系统联合术中识别验证系统，用于功能性 IOL（散光、多焦点）植入和屈光术后白内障手术。VERION 数字导航系统独特的优势在于屈光性白内障手术全流程的管理，包括术前检查以制订手术方案、术中导航，以及术后结果评估，以减少整个流程中每个步骤的潜在误差，提高屈光性白内障手术的准确性和可重复性。

(二) CALLISTO EYE 导航系统

CALLISTO EYE 辅助定位导航系统是白内障术中一套无痕导航系统，它通过识别患者的巩膜或结膜血管，根据导航系统实时提供的散光轴的位置，可以实时动眼追踪定位，术前规划数据共享、术中个性化设计切口和连续环形撕囊（CCC）大小、功能性 IOL 定位导航等，减少了术源性因素造成的误差，给手术带来了便利。术者在手术时依据目镜中动眼的标记线来定位 Toric IOL 散光轴位，同时可个性化设置不同患者的角膜缘切口及植入 Toric IOL 时所需的辅助线，大大简化了手术流程，提升了屈光性白内障手术的质量。

(三) TRUEVISION 3-D 计算机导航系统

TRUEVISION 3-D 计算机导航系统以巩膜血管、角膜缘血管以及色素等为特征，对术前、术中所采集的图像进行校正，从而省去了人工标记的步骤。不同的是，它需要辅以 i-Optics Cassini 角膜地形图仪获取术前图像及角膜前表面曲率数据来完成整个导航过程。术者可通过显微镜观察到 Toric IOL 预置轴位及角膜缘分度器的实时叠加图像。

(四) Zaldivar Toric 标尺系统

Zaldivar Toric 标尺系统可以协助术者将 Toric IOL 放置于预定轴位。方法为术前用 iTrace 获取叠加有患者角膜曲率及角膜地形图的眼前节图片，Zaldivar Toric 标尺系统可识别角膜陡峭轴（Toric 人工晶状体预置轴位）与颞侧或鼻侧部虹膜、角膜缘特征性标志的角度差。

三、以 VERION 导航系统为例进行介绍

VERION 数字导航系统主要包括三大模块：参考模块（包括生物测量模块、手术规划模块及升降台三个主要部分）、数字标记 LenSx 模块和数字标记显微镜模块（图 4-6-1~图 4-6-3）。

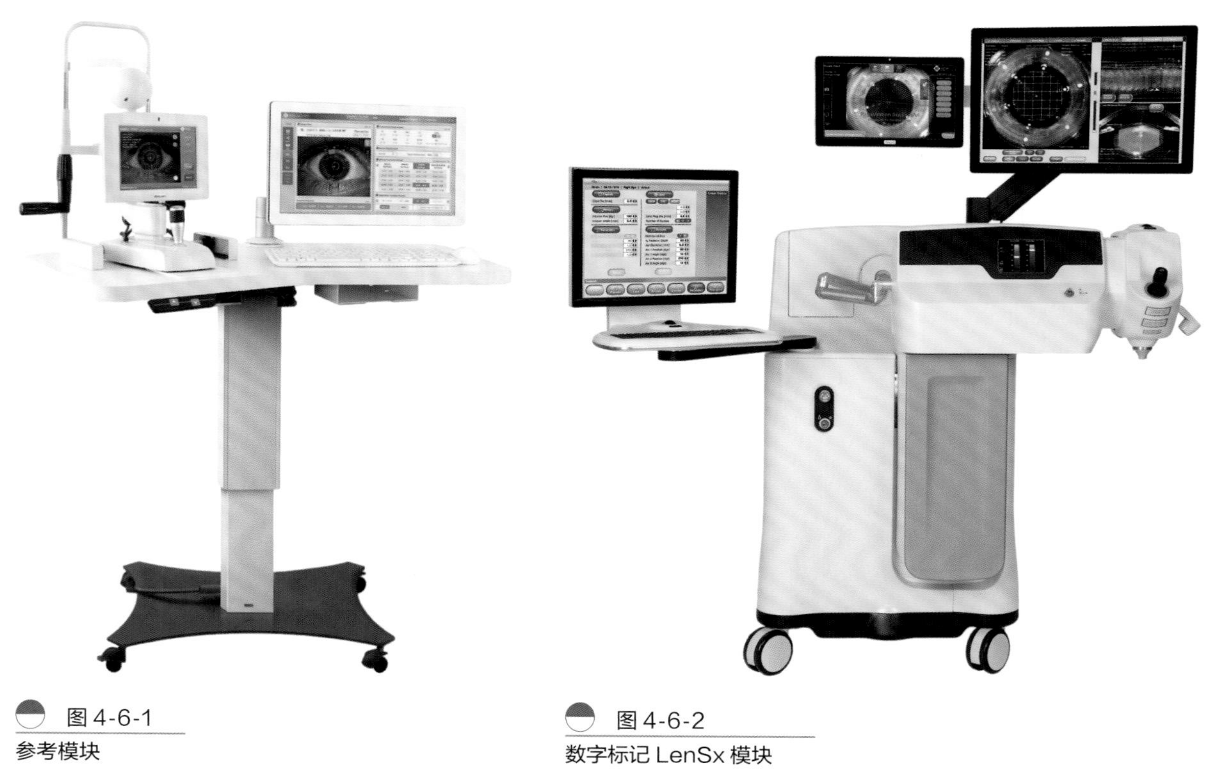

图 4-6-1
参考模块

图 4-6-2
数字标记 LenSx 模块

(一) 测量原理

VERION 导航系统的测量过程分为两部分：①角膜球镜度数的测量。在大约 20 秒的测量模块前后移动过程中，系统自动捕捉至少 300 张带有 3 个角膜反光点的眼前节图像，这就意味着在角膜中央 0.8~1.2mm 内，采集了至少 900 个角膜反光点的信息。②角膜散光度数和轴位的测量。在按下操作杆按钮的瞬间，系统捕捉 3~5 张带有 12 个角膜反光点的眼前节图像，采集了在角膜中央 2.8mm 范围内的大约 60 个角膜反光点的信息。经过系统内部计算得到最终结果。

(二) VERION 导航系统概述要点

1. 参考图像追踪 VERION Reference Unit 眼科生物测量及手术规划系统可以进行生物测量：动态角膜散光、角膜缘位置和直径、白到白（WTW）的水平距离、瞳孔大小和中心、角膜反射位置和视轴偏心等（图 4-6-4）。

除上述生物测量数据外，该系统还采集巩膜血管、角膜缘和虹膜等生物特征信息，并通过图像

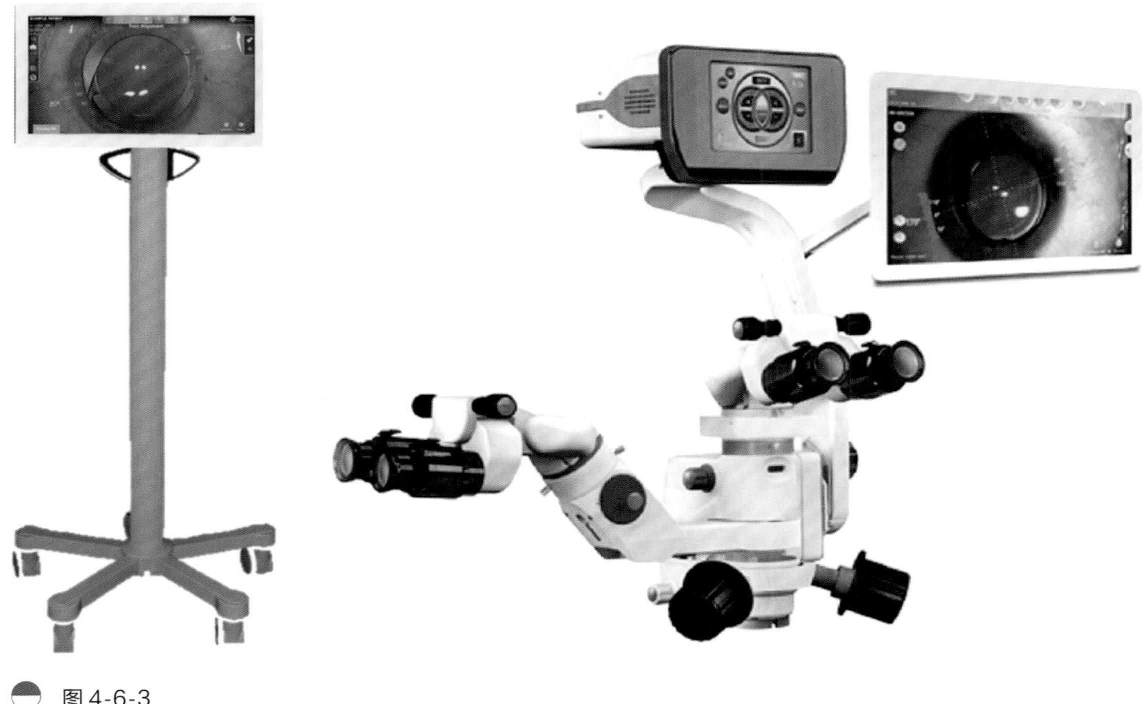

图 4-6-3
数字标记显微镜模块

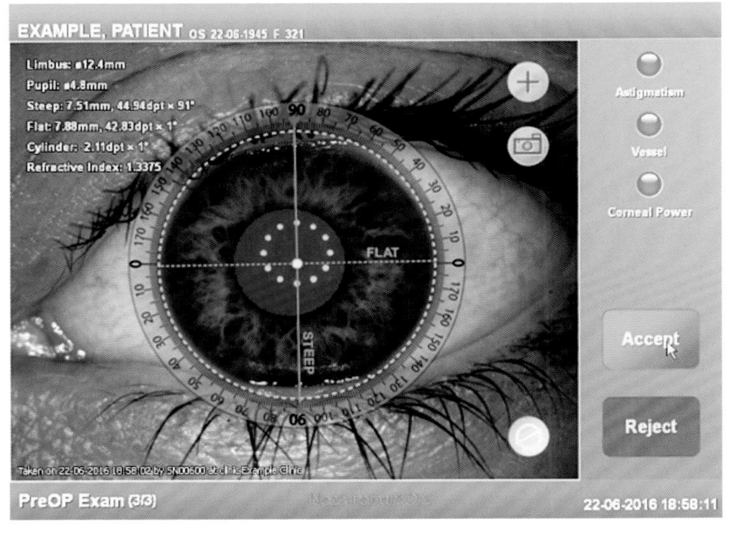

图 4-6-4
术中生物测量

比对实现 360°范围血管对应，在术中通过这些生物特征对眼部进行配准和追踪，采用生物特征进行全程跟踪比对。术中患者注视配准后自动生成轴位线，自动对位精准度高，可显示眼球旋转度（顺时针/逆时针）。

开始测量前，确保：

- 稳定和暗的照明条件，与校准期间类似。
- 患者注视红色固视灯：确保患者在测量过程中，全程固视。
- 睁大眼睛：血管/角膜缘完全可区分；可使用棉签辅助睁眼，但是不要对眼球施加压力。

- 眼球表面既不太湿也不太干：让患者在测量前眨眼。
- 测量头移动平稳缓慢：轻轻地并且稳定地移动测量模块。

在接受测量之前，请检查：

- 12 个角膜反射点在图像上清晰、正圆且分明。
- 患者在拍摄时固视固视灯：角膜反射环没有明显偏离瞳孔中心，角膜缘左右两侧可见血管结构。
- 确认角膜曲率测量：平均 *K* 值在 41.00~47.00D 范围内。

2. 制订手术计划 详细的手术规划视图，提供测量数据输入对话框，VERION 测量模块测量结果会自动填入。VERION Reference Unit 模块已预装 IOL 计算系统，还可进行多元公式计算、优化 A 常数，以预测最佳的 IOL 选择（图 4-6-5）。

VERION 导航系统可以直接进行 Toric IOL 度数计算和轴位规划，无须网上输入数据进行计算，大大简化了流程；可以进行散光管理，通过计算最佳切口位置、Toric IOL 度数、角膜松解切口位置、术源性散光等，帮助减少术后残留的散光。

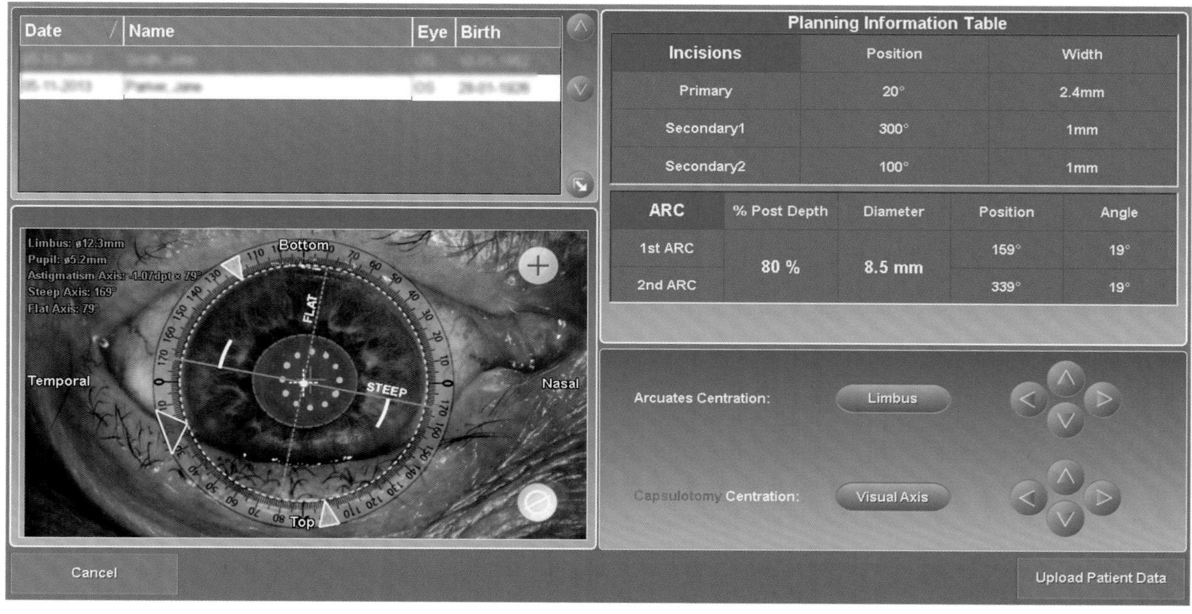

图 4-6-5
VERION 规划界面

3. 手术引导 VERION 数字导航系统和 LenSx 飞秒激光辅助的白内障手术系统同时使用，可简化数据输入，利用参照图像叠加预先定位手术切口，在手术计划信息表中了解已经计划好的切口的信息，设置松解切口的中心和撕囊的中心，从而进一步提升飞秒激光辅助的白内障手术的精确性。

VERION 数字导航系统和手术显微镜连接，可以进行精确的切口、撕囊和 IOL 定位。手术切口标记中心点，有轴位刻度标记；可以显示撕囊边界，进行直径精确到 0.1mm 的撕囊；Toric IOL 轴位对应一条对位线，显示轴向刻度；应用中心对位模块进行多焦点 IOL 定位，中心定位可选择术前瞳孔中心及视轴等（图 4-6-6~图 4-6-10）。

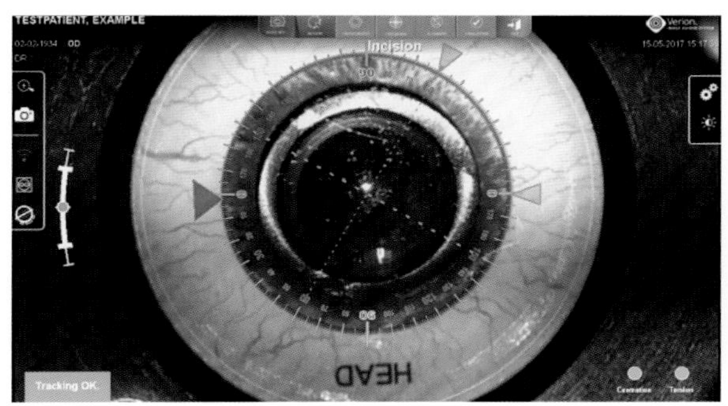

图 4-6-6
切口步骤显示

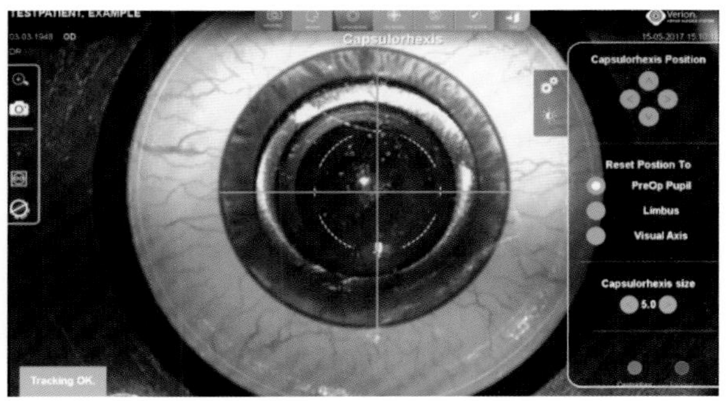

图 4-6-7
计划撕囊大小和位置

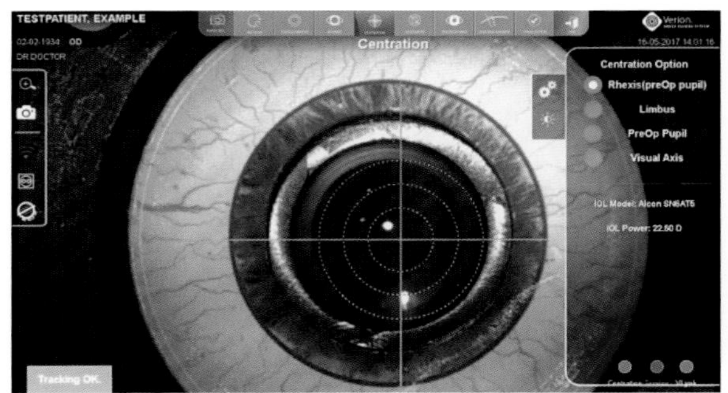

图 4-6-8
居中步骤显示

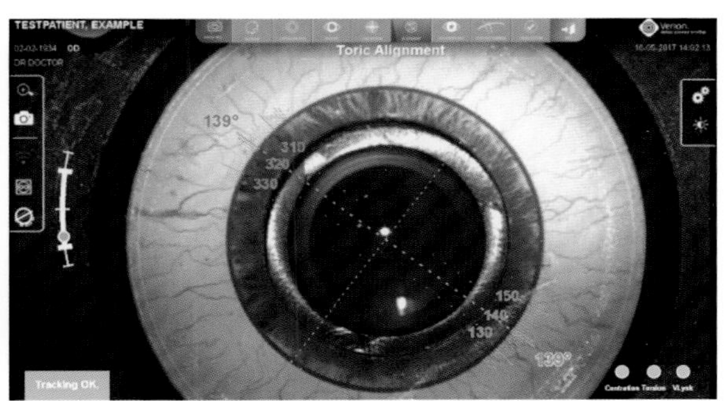

图 4-6-9
散光对齐步骤显示

（三）VERION 数字导航系统相关研究

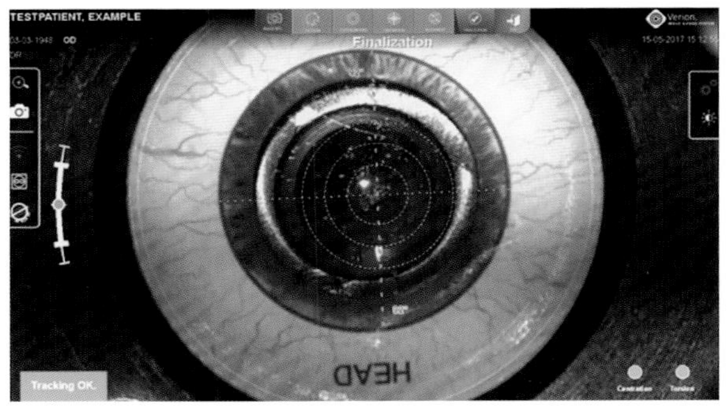

图 4-6-10
中心及植入轴的叠加显示标记用于确认人工晶状体的最终位置

Lauschke 等和 Nemeth 等的研究表明，VMM（VERION 测量模块）与 IOLMaster 的 *K* 值一致性良好，且差异无统计学意义；Asena 等认为两者虽然在 *K* 值上无法完全等同，但一致性良好，而在散光轴位的测量上，两者有一定的差异；Schultz 等的研究结果显示，两者之间陡峭轴的 *K* 值 VMM 大于 IOLMaster，且差异有统计学意义（P<0.001），其余一致性良好。也有研究显示，VMM 与 IOLMaster 只有陡峭轴位一致性良好，其余 *K* 值相关信息 VMM 普遍大于 IOLMaster 的结果。

Nemeth 等的研究显示，VMM 与 IOLMaster 在 WTW 的测量上差异无统计学意义。但是，Schultz 等认为，VMM 测量所得 WTW 值明显大于 IOLMaster 及其他测量设备。

Thomas 等对 VMM 测量过程的舒适度与 IOLMaster、Lenstar、Pentacam 进行了对比研究，结果显示测量时间、光标亮度、头位及主观感受评判舒适度，VMM 与其他各项测量设备差异无统计学意义。

通过对 VERION 和 CALLISTO EYE 两个白内障手术导航系统的眼球自动对位准确性的研究，结果显示两者自动对位的误差分别为 1.15°±0.91°和 0.73°±0.56°，均具有较高的准确性，而且两者间差异无统计学意义（P=0.127）。

与以往各式各样辅助撕囊的卡尺相比，白内障手术导航系统具有明显优势，如可以实时调整撕囊大小、无接触、无须行额外眼内操作等。

Elhofi 等比较了 VERION 数字化标记法与裂隙灯手工标记法植入 Toric IOL 的效果，结果显示，术后 Toric IOL 轴位与目标散光的偏差分别为 2.4°±1.96°和 4.33°±2.72°，且两者差异有统计学意义（P=0.003）。Krader 的术后 3 个月随访研究显示，使用 VERION 导航系统辅助植入 Toric IOL 能减少柱镜残留并获得更加完美的视觉质量。

（俞一波　姚克）

参考文献

[1] VISSER N, BAUER N J, NUIJTS R M. Toric intraocular lenses: Historical overview, patient selection, IOL calculation, surgical techniques, clinical outcomes, and complications. J Cataract Refract Surg, 2013, 39(4): 624-637.

[2] SWAMI A U, STEINERT R F, OSBORNE W E, et al. Rotational malposition during laser in situ keratomileusis. Am J Ophthalmol, 2002, 133(4): 561-562.

[3] 周星延, 王静, 赵江月, 等. 白内障手术导航系统研究进展. 中国眼耳鼻喉科杂志, 2017, 17(2): 101-104.

[4] THULASI P, KHANDELWAL S S, RANDLEMAN J B. Intraocular lens alignment methods. Curr Opin Ophthalmol, 2016, 27(1): 65-75.

[5] VENTURA B V, WANG L, WEIKERT M P, et al. Surgical management of astigmatism with toric intraocular lenses. Arq Bras Oftalmol, 2014, 77(2): 125-131.

[6] R AWDEH. Surgical Guidance System. ASCRS ASOA KIOSKS, Boston Convention and Exhibition Center, 2014.

[7] ELHOFI A H, HELALY H A. Comparison between digital and manual marking for toric intraocular lenses: A randomized trial. Medicine (Baltimore), 2015, 94(38): e1618.

[8] 姚克, 毕宏生. 屈光性白内障手术学. 北京: 人民卫生出版社, 2019.

[9] 王晴, 张红, 田芳, 等. VERION 数字导航系统测量角膜曲率和散光的可重复性及其与 iTrace、Lenstar LS900、手动角膜曲率计检测结果的一致性研究. 眼科新进展, 2017, 37(3): 267-270.

[10] 罗怡, 刘馨, 卢奕. 功能性人工晶状体定位导航的研究进展. 中国眼耳鼻喉科杂志, 2017, 17(2): 105-109.

[11] LAUSCHKE J L, LAWLESS M, SUTTON G, et al. Assessment of corneal curvature using verion optical imaging system: A comparative study. Clin Exp Ophthalmol, 2016, 44(5): 369-376.

[12] NEMETH G, SZALAI E, HASSAN Z, et al. Repeatability data and agreement of keratometry with the VERION system compared to the IOLMaster. J Refract Surg, 2015, 31(5): 333-337.

[13] ASENA L, GUNGOR S G, AKMAN A. Comparison of keratometric measurements obtained by the VERION image guided system with optical biometry and auto-keratorefractometer. Int Ophthalmol, 2017, 37(2): 391-399.

[14] SCHULTZ M, OBERHEIDE U, KERMANI O. Comparability of an imageguided system with other instruments in measuring corneal keratometry and astigmatism. J Cataract Refract Surg, 2016, 42(6): 904-912.

[15] MUELLER A, THOMAS B C, AUFFARTH G U, et al. Comparison of a new image-guided system versus partial coherence interferometry, Scheimpflug imaging, and optical low-coherence reflectometry devices: Keratometry and repeatability. J Cataract Refract Surg, 2016, 42(5): 672-678.

[16] THOMAS B C, MÜLLER A, AUFFARTH G U, et al. Duration of examination and patient comfort with a new biometric device, in comparison to three established devices. Klin Monatsbl Augenheilk, 2016, 233(8): 933-937.

[17] 周星延, 王静, 赵江月, 等. VERION 与 CALLISTO EYE 手术导航系统准确性的比较研究. 中华医学会第二十一次全国眼科学术大会, 中国苏州. 2016.

[18] LEE Y E, JOO C K. Open ring-shaped guider for circular continuous curvilinear capsulorhexis during cataract surgery. J Cataract Refract Surg, 2015, 41(7): 1349-1352.

[19] KAHOOK M Y, CIONNI R J, TARAVELLA M J, et al. Continuous curvilinear capsulorhexis performed with the VERUS ophthalmic caliper. J Refract Surg, 2016, 32(10): 654-658.

[20] ELHOFI A H, HELALY H A. Comparison between digital and manual marking for toric intraocular lenses: A randomized trial. Medicine, 2015, 94(38): e1618.

[21] KRADER C G. Image-guided planning system helps surgeon hit the mark with toric IOLs. Ophthalmology Times, 2015, 40(10): 25.

第七节 飞秒激光辅助白内障手术术中并发症及处理

一、瞳孔缩小

见第三章第七节飞秒激光的并发症。

二、角膜切口制作不全

见第三章第三节飞秒激光角膜切口制作策略与管理。

三、角膜后弹力层脱离

角膜后弹力层脱离(图 4-7-1)是白内障超声乳化手术的常见并发症之一。其常见原因为角膜切口尺寸与超乳针头不匹配,切口过小或器械进入前房角度不当,其尖端或边缘接触角膜创缘侧壁造成后弹力层撕脱。合并青光眼、葡萄膜炎、糖尿病等的患者内皮层和后弹力层存在病理性改变,很容易被分离开,也是后弹力层脱离的高危因素。在飞秒激光辅助白内障手术中,引起后弹力层脱离的除上述原因外,还见于角膜切口制作不全,内皮面局部未能被完全切穿的情况,在使用切口分离器钝性分离切口的过程中可形成内切口局部微小的撕裂,进而可导致角膜后弹力层脱离。术中在通过侧切口注射黏弹剂时,要避免黏弹剂注入角膜基质与后弹力层间,从而造成后弹力层脱离。同样,在水密阶段,经主切口和侧切口注水时,如水流进入后弹力层间,也可导致后弹力层脱离。

及时发现角膜后弹力层脱离是关键,及时发现后及时处理,可以避免造成角膜持续性水肿和永

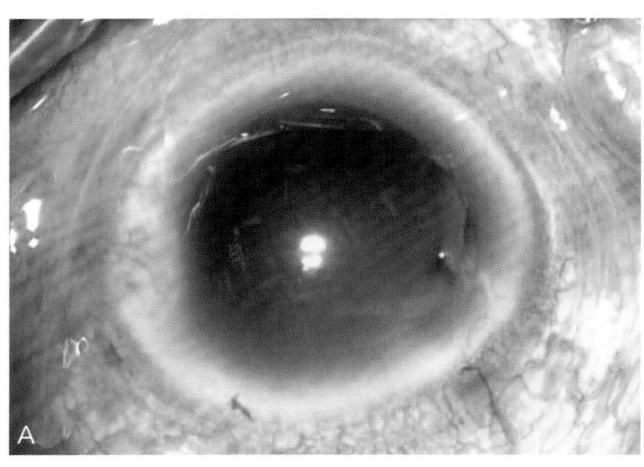

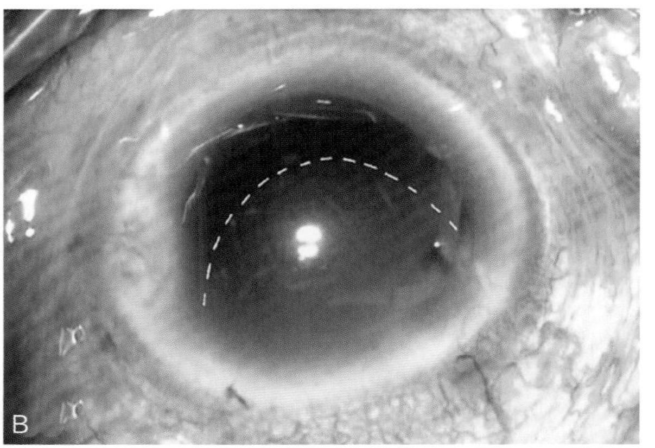

图 4-7-1
角膜后弹力层脱离(A、B),白色虚线示脱离范围(B)

久性损伤。在手术操作过程中,要密切观察切口部位及正确区分后弹力层与晶状体囊膜。术中后弹力层脱离可见内切口前面有类似囊膜样的透明膜状物,蒂部与角膜内层相连,贴附于角膜内皮反折至前房(图 4-7-2),可随前房液流漂动。

小于 1mm 范围的后弹力层脱离可自行恢复无须处理。术中一旦发现角膜后弹力层部分脱离,尽量避开脱离部位操作,从远离脱离部位的方向向前房内注入黏弹剂使后弹力层平展复位。若为小范围脱离(1/3 以下角膜面积),术毕可向前房注入空气顶压,使后弹力层与基质层贴附(图 4-7-3),并于术后去枕平卧 2 小时。如脱离范围较大,在使用空气或黏弹剂使后弹力层复位后,用 10-0 缝线做放射状缝合。

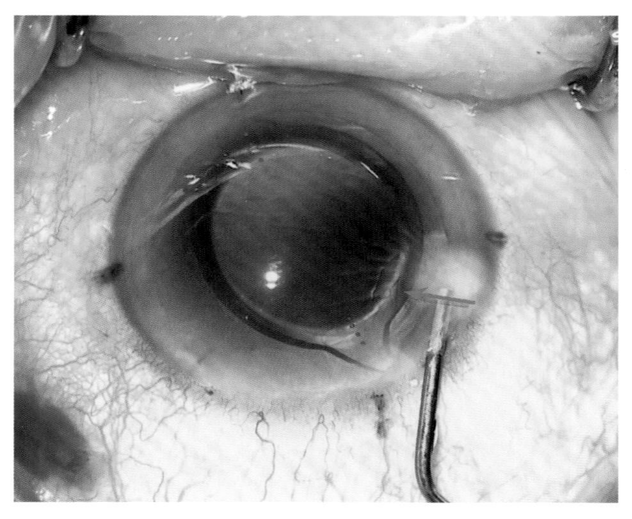

图 4-7-2

角膜后弹力层脱离

内切口前面有类似囊膜样的透明膜状物,蒂部与角膜内层相连,贴附于角膜内皮反折至前房(红色箭头)。

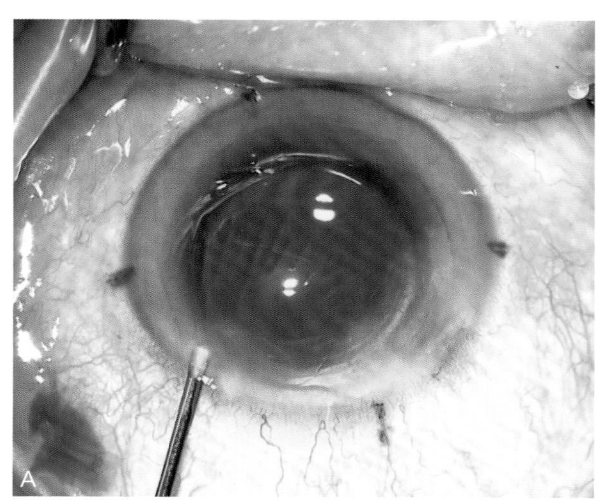

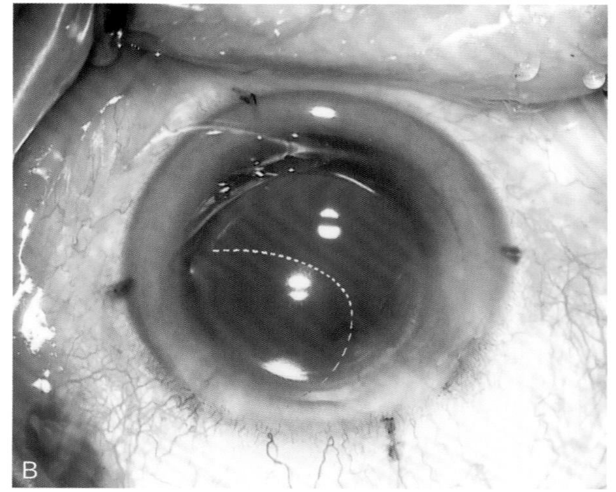

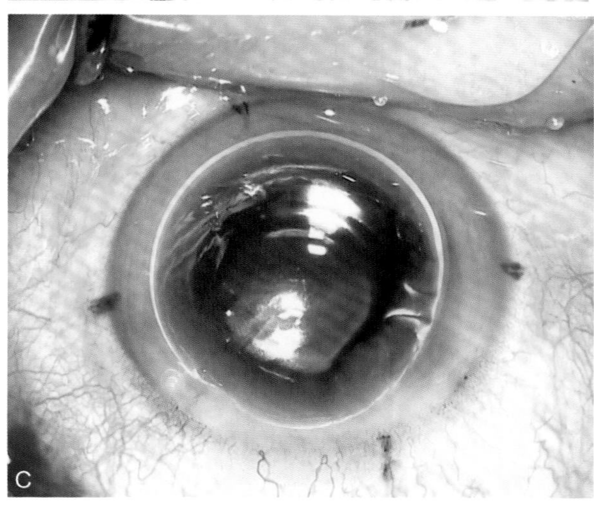

图 4-7-3

侧切口水密时见后弹力层脱离(A),白色虚线示脱离范围(B),术毕向前房内注入空气顶压(C)

若术中未能及时发现角膜后弹力层脱离，术后即出现角膜水肿，且呈进行性加重。可通过UBM和眼前节OCT（图4-7-4）确诊并定位后弹力层脱离范围，指导复位手术方案。

术中选择在后弹力层脱离部位的对侧角膜缘，用15°穿刺刀或1mL针头做斜行角膜穿刺孔，缓慢注射消毒空气，将后弹力层顶压复位（图4-7-5）。如脱位范围较大（>1/3角膜面积），采用前房注气治疗的同时行角膜缝线固定。

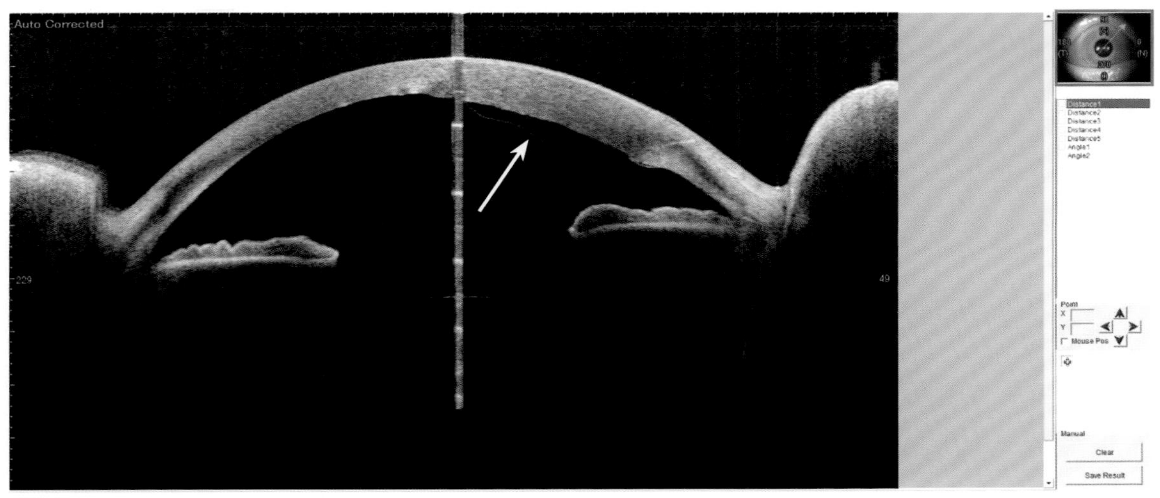

图4-7-4
前节OCT示后弹力层脱离（白色箭头），可通过拖动右上红框内绿色箭头进行全周角膜扫描，定位脱离范围

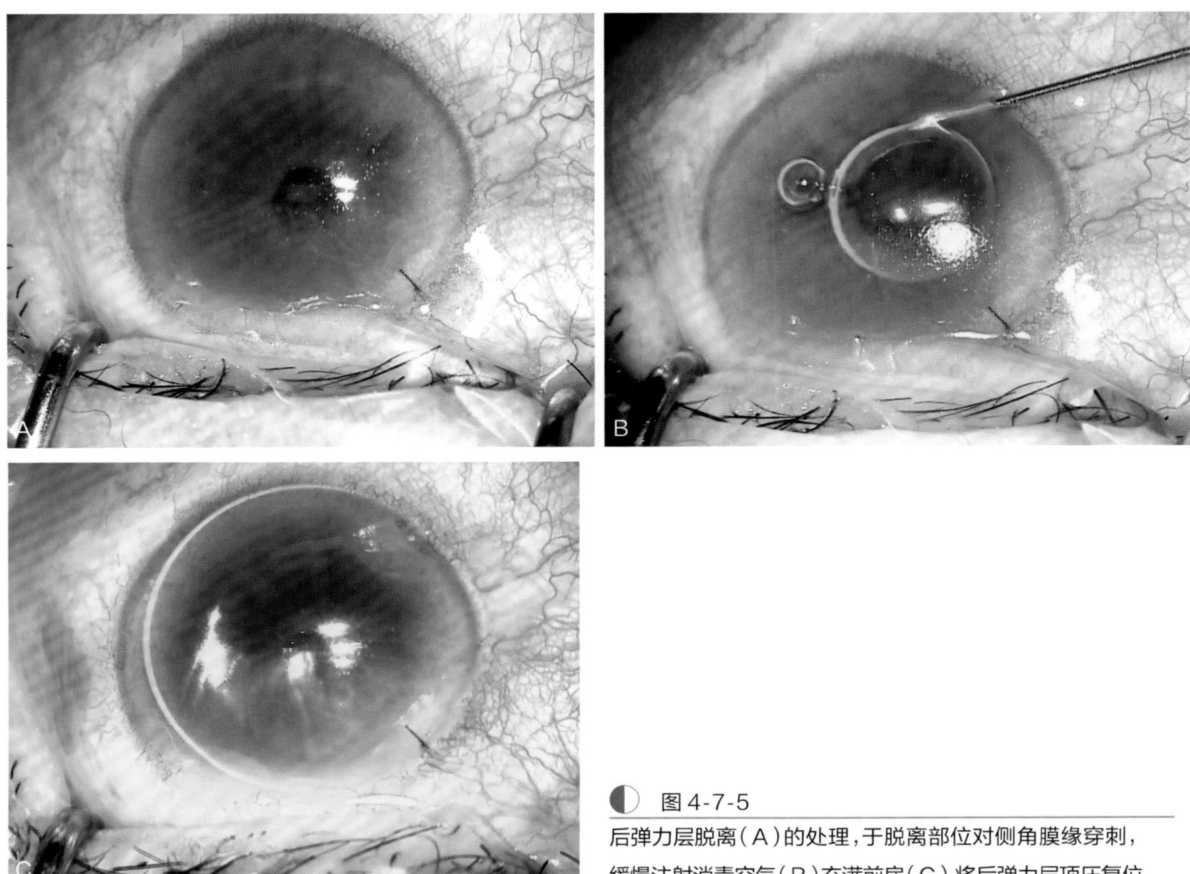

图4-7-5
后弹力层脱离（A）的处理，于脱离部位对侧角膜缘穿刺，缓慢注射消毒空气（B）充满前房（C），将后弹力层顶压复位

四、角膜松解切口穿孔

见第三章第六节飞秒激光辅助角膜散光矫正策略。

五、截囊不全和不规则截囊

见第三章第七节飞秒激光的并发症。

六、前囊膜撕裂

在飞秒激光辅助白内障手术中，前囊膜撕裂（图 4-7-6）的发生率为 0.31%~4.0%，严重者可延伸至后囊膜，导致坠核等严重并发症。随着术者操作熟练程度增加，前囊膜撕裂的发生率可降低至 0.1%~0.21%。

截囊不全是诱发飞秒激光辅助白内障手术超声乳化过程中前囊膜撕裂的主要原因。当截囊不全未能及时被识别，前囊膜取出时手法不当，囊膜局部被拉扯可使前囊膜撕裂（图 4-7-7）。截囊不全后的二次撕囊也容易在交接处形成切迹，在后续器械进出过程中，前房波动或塌陷时都可能导致前囊膜撕裂。当负压吸引不牢固，激光发射作用过程中有眼球旋转或运动时，可导致飞秒激光截囊口出现不规则区域，手术过程中前囊口在各个方向的受力不均，或器械进出眼内而导致眼压变化，前房深度波动时，易于引起前囊膜撕裂。另外，与常规超声乳化手术一样，术中器械操作不当也可能导致前囊膜撕裂。

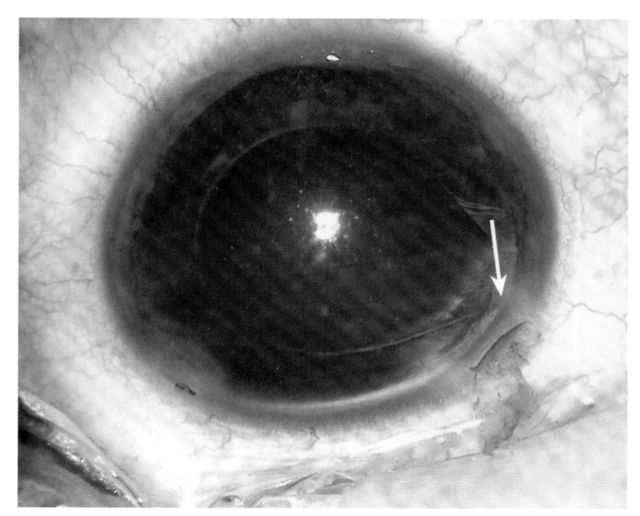

图 4-7-6
前囊膜撕裂

当术中观察到前囊膜撕裂时，应修改超声乳化参数为低灌注、低流量、低负压操作，水分离和后续的超声乳化操作尽量轻柔，避免形成较高囊袋内压力。如晶状体核较硬，可将核拨入前房在囊袋外虹膜表面进行掰核或劈核，尽量减少操作幅度。超乳或注吸针头退出前房前，应先从侧切口注入黏弹剂稳定前房，以防止因前房塌陷导致前囊膜撕裂向后延伸。在 IOL 植入环节，IOL 前襻应避开前囊口撕裂区域，避免推挤囊膜撕裂区域使之延伸。在 IOL 植入囊袋后，襻也应避开前囊膜撕裂区域，使 IOL 能较好地稳定于囊袋内，保障术后人工晶状体有效位置和屈光效果（图 4-7-8）。

七、囊袋阻滞综合征

见第三章第五节飞秒激光晶状体核预劈。

八、角膜切口正下方晶状体皮质吸除困难

见第四章第四节皮质移除。

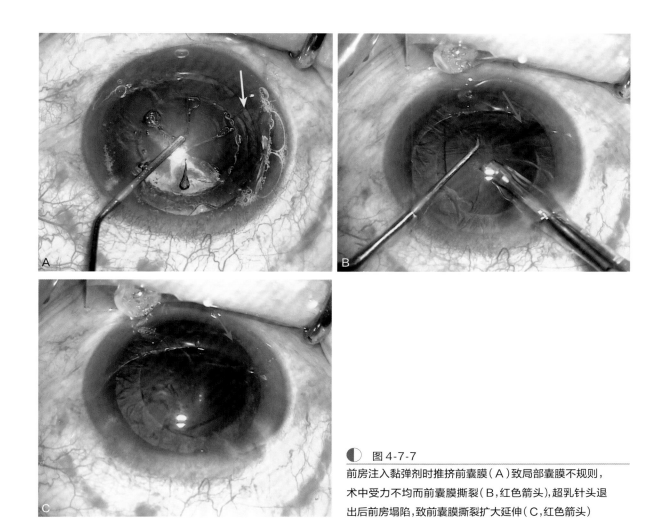

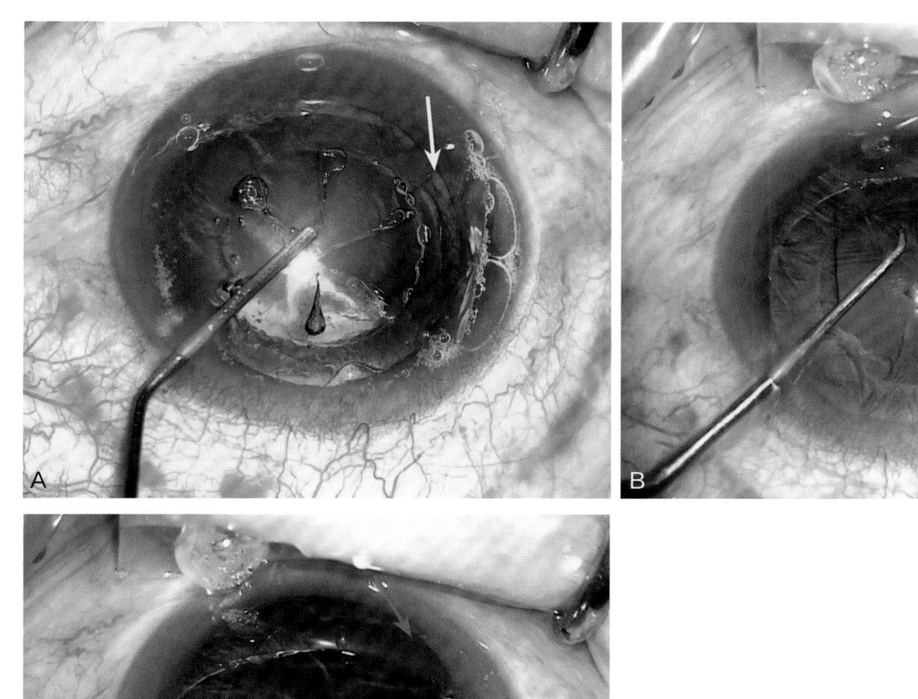

图 4-7-7
前房注入黏弹剂时推挤前囊膜（A）致局部囊膜不规则，术中受力不均而前囊膜撕裂（B，红色箭头），超乳针头退出后前房塌陷，致前囊膜撕裂扩大延伸（C，红色箭头）

九、后囊膜破裂

后囊膜破裂是白内障超声乳化手术过程中常见的并发症，其发生可伴有晶状体核碎片坠入玻璃体腔、黄斑囊样水肿、视网膜脱离等严重后果。飞秒激光在白内障手术的应用可有效提高手术安全性，尤其在经验欠丰富的新手术者中，可明显减少后囊膜破裂发生率。但除了在超声乳化过程中操作因素引起的后囊膜破裂，仍有一些与飞秒激光相关的特殊原因需要引起术者的重视。

飞秒激光预劈核下限设置如果与后囊膜过近而未能保持安全距离，激光作用时可切割到后囊膜，导致后囊膜破裂。尤其在晶状体倾斜，前节 OCT 扫描不清晰，晶状体后囊膜难以分辨等特殊情况时，应注意适当减少劈核深度以提高手术安全性。在飞秒激光预劈核产生的气体可积存于晶状体核与后囊膜之间，在水分离过程中，注入液体的压力加上原本存在于晶状体和囊膜间的气泡，使得囊袋内压力增高，气泡向后顶推后囊膜可产生囊袋阻滞，对于后极性白内障等本身后囊膜比较薄弱的情况，可以增加后囊膜破裂风险。另外，术中前囊膜撕裂如未能及时发现和妥善处理，继续使用高流量参数进行较大幅度操作，可导致裂口向后延伸（图 4-7-9），引起后囊膜破裂，尤其在不能维持前房灌注压相对稳定的情况下，眼压波动和前房深度大幅度变化可加剧裂口向后延伸。

术中后囊膜破裂的征象包括：

- 前房突然加深，瞳孔突然缩小或变形，囊袋突然出现皱褶。

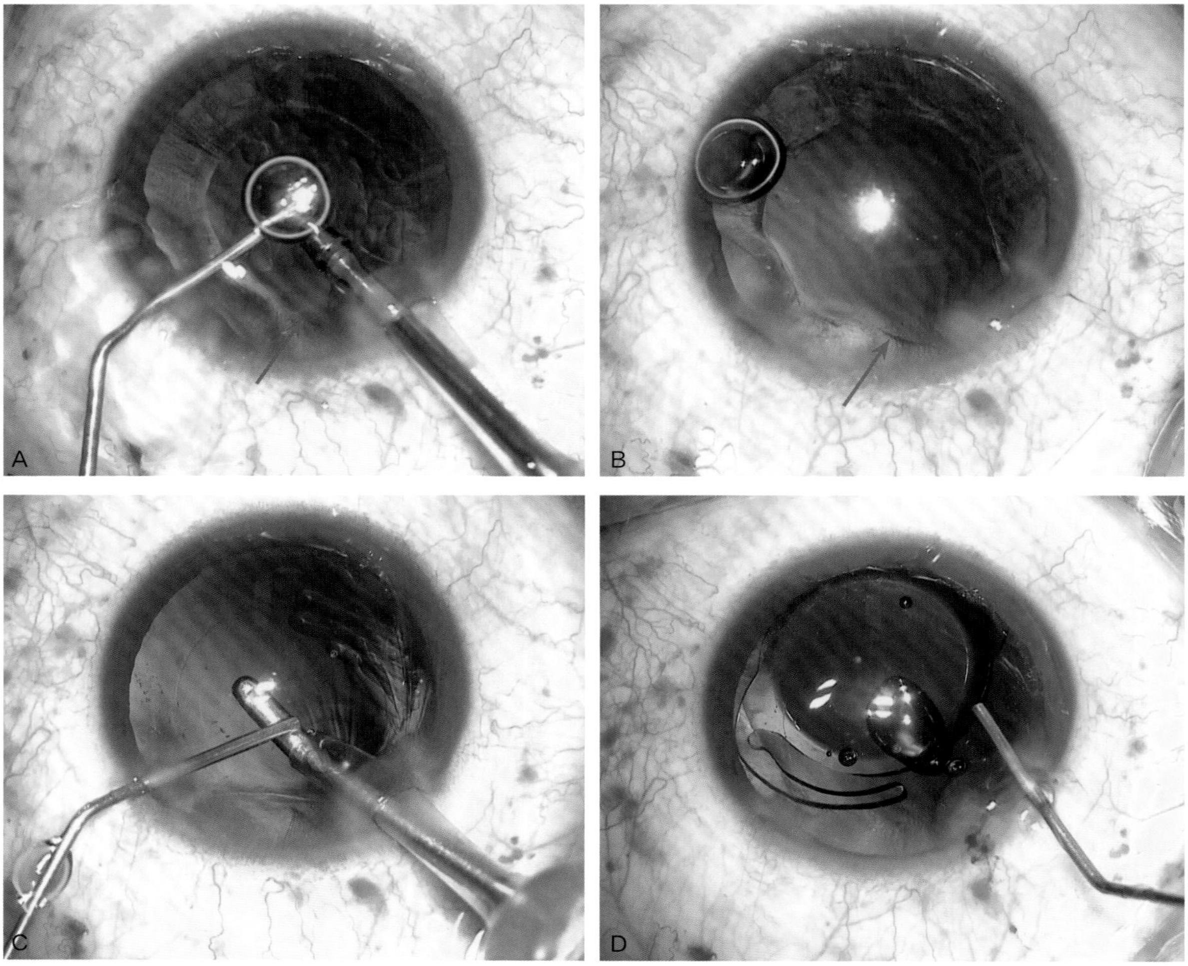

图 4-7-8

术中见前囊膜撕裂（A、B 红色箭头），超乳或注吸针头退出前房前，先从侧切口注入黏弹剂稳定前房（A、C），IOL 植入囊袋后，调整襻的位置，使其避开前囊膜撕裂区域（D）

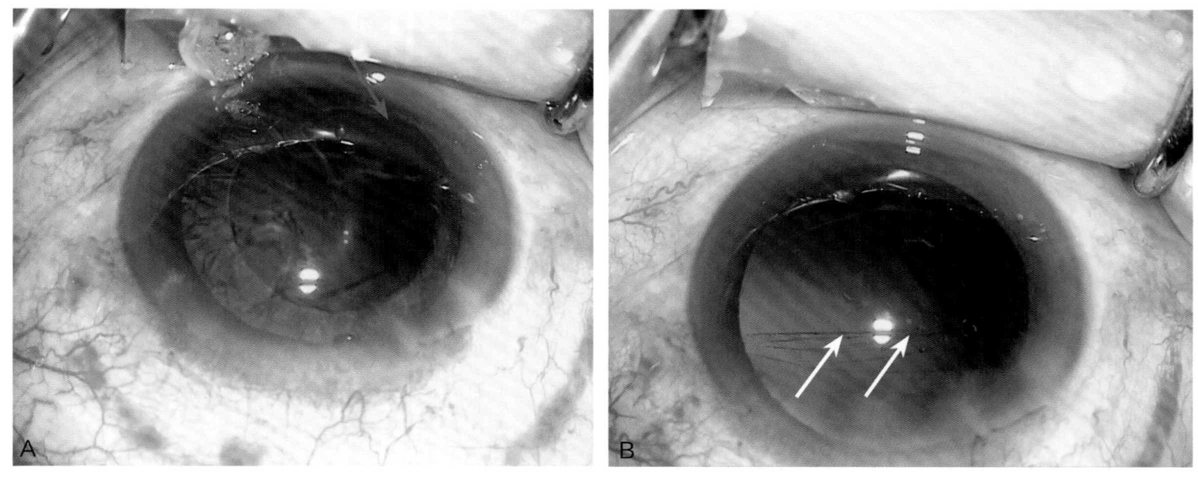

图 4-7-9

前囊膜撕裂（A，红色箭头）向后延伸致后囊膜破裂（B，白色箭头）

- 核向一侧倾斜或有下沉趋势。
- 核块对超乳头跟随力下降，核块活动性降低或下沉。

后囊膜破裂的处理：如破口较大，残留核块较多，建议扩大切口使用圈套器娩出晶状体核。操作时避免进一步扩大破口和减少玻璃体牵引。如破口不大，残留核块小，注入黏弹剂以封闭后囊膜破裂口，低灌注、低流量、低能量、高负压下继续乳化清除核块。尽可能多地全堵超声头，使用低能量完成操作。术中注意随时补充黏弹剂维持前房，避免前房塌陷后前后房压力不平衡而使裂口扩大。如发现有玻璃体脱出，将黏弹剂注于晶状体核碎块下方和周围，用前段玻璃体切除干切技术清除玻璃体。必要时可使用曲安奈德染色以判断玻璃体是否清除干净。

在屈光性白内障手术时代，飞秒激光辅助白内障手术因其精准、自动化、可重复性而得到越来越多临床医生的认可和推广，具有广阔的应用前景。然而，新技术的应用和掌握需要一定的学习曲线，眼科医生应充分了解术中潜在的并发症，重视术中并发症的预防和处理，对手术操作的选择做出合适的判断，尽量降低手术风险，最大程度地发挥其优势，更好地为患者服务。

（王玮 俞一波）

参考文献

[1] NAGY Z Z, TAKACS A I, FILKORN T, et al. Complications of femtosecond laser-assisted cataract surgery. J Cataract Refract Surg, 2014, 40(1): 20-28.

[2] NAGY Z Z, MASTROPASQUA L, KNORZ M C. The use of femtosecond lasers in cataract surgery: Review of the published results with the LenSx system. J Refract Surg, 2014, 30(11): 730-740.

[3] GREWAL D S, SCHULTZ T, BASTI S, et al. Femtosecond laser-assisted cataract surgery-current status and future directions. Surv Ophthalmol, 2016, 61(2): 103-131.

[4] AGARWAL A, JACOB S. Current and effective advantages of femto phacoemulsification. Curr Opin Ophthalmol, 2017, 28(1): 49-57.

[5] KANCLERZ P, ALIO J L. The benefits and drawbacks of femtosecond laser-assisted cataract surgery. Euro J Ophthalmol, 2020, 31(3): 1021-1030.

[6] BALI S J, HODGE C, LAWLESS M, et al. Early experience with the femtosecond laser for cataract surgery. Ophthalmol, 2012, 119(5): 891-899.

[7] ROBERTS T V, LAWLESS M, BALI S J, et al. Surgical outcomes and safety of femtosecond laser cataract surgery: a prospective study of 1500 consecutive cases. Ophthalmol, 2013, 120(2): 227-233.

[8] 中华医学会眼科学分会白内障及人工晶状体学组. 我国飞秒激光辅助白内障摘除手术规范专家共识(2018年). 中华眼科杂志, 2018, 54(5): 6.

[9] CHEN P Q, ZHU Y N, YAO K. Descemet membrane detachment in femtosecond laser-assisted cataract surgery: A case report. BMC Ophthalmol, 2017, 17(1): 169.

第五章 飞秒激光辅助白内障手术特殊病例

第一节 浅前房的飞秒激光辅助白内障手术

一、浅前房白内障手术的难点

短眼轴或浅前房白内障手术在白内障手术中具有一定的特殊性。首先，术前人工晶状体（IOL）的屈光度计算公式对短眼轴的计算准确性不如正常眼轴。高度远视眼的 IOL 屈光度计算可能不准确，因为测量短眼轴（AL）时产生的微小误差，代入计算公式后可能不成比例地会转化为更大的术后屈光误差。此外，由于手术操作空间受限，白内障手术本身在技术上难度更大。有研究报道，AL<20.0mm 的术眼，白内障手术中后囊膜破裂率显著增加；统计发现，AL<19.0mm 的术眼发生任意并发症的风险较正常眼轴高出 21 倍。尽管尚无公认的对“浅前房”的精确定义，但一般来说，当前房深度（ACD）小于 2.5mm 时，在进行白内障手术前需要特别计算，且在术中需要特别仔细管理。浅前房会导致白内障超声乳化过程中的一些操作方面的困难，因为它进一步缩减了眼前节本已狭窄的空间。另外，对于较浅的前房，平衡稳定性更容易被打破，一旦前房的稳定性破坏，那么角膜内皮和晶状体后囊都会受到不可修复的损害，同时，可能增加角膜切口结构不良、内皮细胞损失较多、虹膜损伤、虹膜脱垂、脉络膜上腔积液，以及其他并发症的风险。浅前房术中最大的困难之一为撕囊的过程。特别是在这些情况下，连续环形撕囊（CCC）过程中膨胀期的晶状体会使前囊膜更容易撕裂，因此这一点在手术中更加具有挑战性。

二、浅前房白内障手术应用飞秒激光辅助的优势

飞秒激光辅助白内障手术（FLACS）在准确性和可预测性方面优于传统超声乳化术（CPS），已成功地多次应用于疑难病例。早在 2014 年，Martin 等人就已经将短眼轴或浅前房归为可以考虑使用 FLACS 进行手术的复杂病例。研究发现，由于浅前房术中受限的手术空间会影响术中灵活性，浅前房白内障手术中最需要关注撕囊这一步骤，而该步骤运用飞秒激光辅助前囊膜切开后能够有效减少前囊膜撕裂的可能。此外，飞秒激光辅助前囊膜切开提供的更圆、更居中、更有预测性的前囊口，使得后续 IOL 植入更居中并更容易保持其位置，从而有助于改善术后视力和屈光结果。Kránitz 等人介绍了其在相关青光眼中的作用。FLACS 可以在前囊切开等困难步骤中提高安全性，并减少内皮损伤。因此，FLACS 在诸如浅前房的困难情况下可能更有优势。在最近的一项研究中，Vasavada 等人比较了 FLACS 和 CPS 在浅前房眼的术中表现和术后结果，得出结论认为：在浅前房白内障术中进行 FLACS 可降低超声乳化过程中的超声的使用；术后，FLACS 使得角膜水肿更轻，前房炎症更少，术后视力短期内也较好。Mencucci 等人研究发现，在浅前房白内障患者

手术后，飞秒激光辅助的白内障手术后角膜内皮丢失率更低，术后恢复速度更快，术中产生的损伤和炎症较小。这些结果证实，即使是在浅前房白内障中，与传统的超声乳化术相比，飞秒激光的辅助操作也能显著减少后续超声对眼组织的创伤影响，从而减少内皮细胞的损失。因此，FLACS 可以被认为是浅前房白内障传统超声乳化术的一种更优的替代方案。目前也有浅前房白内障患者接受 FLACS 联合高端人工晶状体的植入。Fernandez-Vega 等人研究发现，在浅前房白内障手术中，尤其是联合多焦点人工晶状体植入的情况下，撕囊的居中性、精确的尺寸、圆整的形状，这些特点能够通过飞秒激光辅助前囊膜切开完整实现，而在手工撕囊中却难以满足。在该研究中，59 个 ACD<1.95mm 的浅前房白内障手术后联合植入了多焦点 IOL，这些病例在晶状体囊切开居中性、IOL 稳定性、可预测的 IOL 位置和屈光结果方面都取得了更好的效果，且无术中并发症报告。

三、飞秒激光辅助浅前房白内障手术的注意事项

飞秒激光辅助白内障手术中可根据晶状体位置、核块大小、核硬度、术者习惯、飞秒激光设备等因素设计个性化的前囊膜切开和预劈核的参数和方案。当患者前房较浅时，飞秒激光工作距离缩短，术者在确认各结构辅助线的时候需要注意预留足够的安全距离，避免直接损伤后囊膜，尤其是劈核前部安全距离，避免因为前房过浅导致的更多反射损伤角膜内皮（图 5-1-1）。

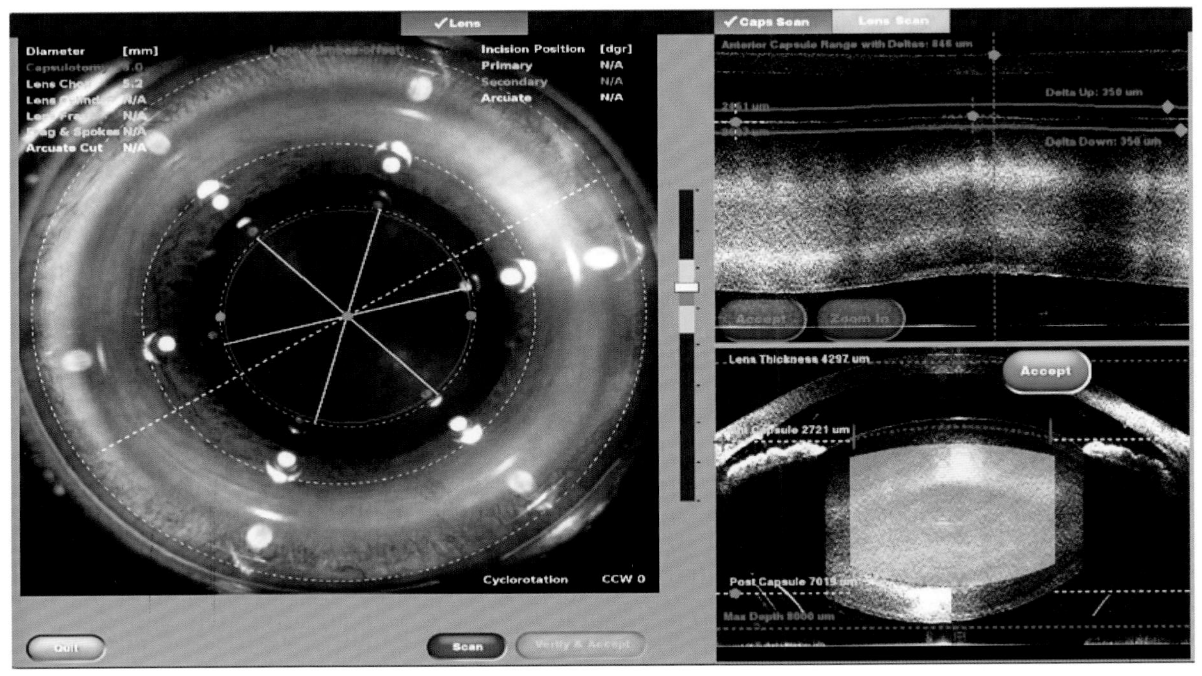

图 5-1-1
浅前房患者飞秒激光预处理前手动调整劈核深度

FLACS 在浅前房病例中是有效、可预测和安全的，也被证实联合植入三焦点 IOL 的并发症发生率较低。因此，在各方面条件允许的情况下，可以尝试联合植入功能性人工晶状体。同时，部分研究提示，在前房非常浅的情况下，可以考虑早期就采用飞秒激光辅助白内障手术。尽管在某些情况下，早期晶状体摘除可能被视为闭角型青光眼的首选治疗方法，但在前房非常浅的病例中，甚至在年轻患者中，需要尤其关注可能的长期并发症，包括视网膜脱离等。

在飞秒激光处理后的后续操作过程中，可以考虑采用较高黏度的黏弹剂以维持前房空间。对飞秒激光已经预先做好的前囊膜瓣进行取出时，应尤其注意避免角膜切口变形或张开，这可能会导致黏弹剂从切口处溢出从而引起前房塌陷。当前房变浅时，晶状体前囊变圆，内部核可能向前移动，从而导致撕囊呈放射状。在这种情况下，建议必要时随时使用黏弹剂重新填充前房，使得前房维持相对稳定的空间和深度。在后续超声乳化的过程中，可以考虑提高瓶高，以增加前房的灌注压力，从而加深前房。另外，可以通过降低流速来减少流出，从而增加前房内的工作空间。由于前房空间有限，不建议采用超声乳化翻转核的方式，这可能会对角膜内皮造成损伤。脉冲式超声可以最大限度地减少传递到角膜内皮的超声能量，从而减少对角膜内皮造成的不可逆的损伤。

（陈心怡 申屠形超 姚克）

参考文献

[1] FERNANDEZ-VEGA CUETO A, RODRIGUEZ-UNA I, RODRIGUEZ-CALVO P P, et al. Femtosecond laser-assisted cataract surgery in shallow anterior chamber cases. Int Ophthalmol, 2021, 41(2): 707-717.

[2] MENCUCCI R, DE VITTO C, CENNAMO M, et al. Femtosecond laser-assisted cataract surgery in eyes with shallow anterior chamber depth: Comparison with conventional phacoemulsification. J Cataract Refract Surg, 2020, 46(12): 1604-1610.

[3] VASAVADA V A, VASAVADA S, VASAVADA A R, et al. Comparative evaluation of femtosecond laser-assisted cataract surgery and conventional phacoemulsification in eyes with a shallow anterior chamber. J Cataract Refract Surg, 2019, 45(5): 547-552.

[4] COOKE D L, COOKE T L. Comparison of 9 intraocular lens power calculation formulas. J Cataract Refract Surg, 2016, 42(8): 1157-1164.

[5] MACLAREN R E, NATKUNARAJAH M, RIAZ Y, et al. Biometry and formula accuracy with intraocular lenses used for cataract surgery in extreme hyperopia. Am J Ophthalmol, 2007, 143(6): 920-931.

[6] DAY A C, DONACHIE P H, SPARROW J M, et al. Royal college of ophthalmologists' national ophthalmology D. The royal college of ophthalmologists' national ophthalmology database study of cataract surgery: Report 2, relationships of axial length with ocular copathology, preoperative visual acuity, and posterior capsule rupture. Eye (Lond), 2015, 29(12): 1528-1537.

[7] DAY A C, MACLAREN R E, BUNCE C, et al. Outcomes of phacoemulsification and intraocular lens implantation in microphthalmos and nanophthalmos. J Cataract Refract Surg, 2013, 39(1): 87-96.

[8] VIJAYA L, REWRI P, GEORGE R, et al. Cataract surgery in eyes with nanophthalmos and relative anterior microphthalmos. Am J Ophthalmol, 2012, 154(5): 913-914.

[9] JUNG K I, YANG J W, LEE Y C, et al. Cataract surgery in eyes with nanophthalmos and relative anterior microphthalmos. Am J Ophthalmol, 2012, 153(6): 1161-1168.

[10] CARIFI G. Cataract surgery in eyes with nanophthalmos and relative anterior microphthalmos. Am J Ophthalmol, 2012, 154(6): 1005.

[11] KRANITZ K, TAKACS A I, GYENES A, et al. Femtosecond laser-assisted cataract surgery in management of phacomorphic glaucoma. J Refract Surg, 2013, 29(9): 645-648.

[12] MARTIN A I, HODGE C, LAWLESS M, et al. Femtosecond laser cataract surgery: challenging cases. Curr Opin Ophthalmol, 2014, 25(1): 71-80.

[13] TENG C C. Phaco capsulotomy: A technique to prevent the argentinean flag sign. Clin Ophthalmol, 2017, 11: 1937-1940.

[14] GUPTA P C, RAM J. Femtosecond laser-assisted cataract surgery in complex cases. J Cataract Refract Surg, 2016, 42(11): 1693.

[15] TARAVELLA M J, MEGHPARA B, FRANK G, et al. Femtosecond laser-assisted cataract surgery in complex cases. J Cataract Refract Surg, 2016, 42(6): 813-816.

[16] FILKORN T, KOVACS I, TAKACS A, et al. Comparison of IOL power calculation and refractive outcome after laser refractive cataract surgery with a femtosecond laser versus conventional phacoemulsification. J Refract Surg, 2012, 28(8): 540-544.

[17] KRANITZ K, MIHALTZ K, SANDOR G L, et al. Intraocular lens tilt and decentration measured by Scheimpflug camera following manual or femtosecond laser-created continuous circular capsulotomy. J

Refract Surg, 2012, 28(4): 259-263.
[18] MIHALTZ K, KNORZ M C, ALIO J L, et al. Internal aberrations and optical quality after femtosecond laser anterior capsulotomy in cataract surgery. J Refract Surg, 2011, 27(10): 711-716.
[19] AGARWAL A, JACOB S. Current and effective advantages of femto phacoemulsification. Curr Opin Ophthalmol, 2017, 28(1): 49-57.
[20] DIAKONIS V F, YESILIRMAK N, SAYED-AHMED I O, et al. Effects of femtosecond laser-assisted cataract pretreatment on pupil diameter: A comparison between three laser platforms. J Refract Surg, 2016, 32(2): 84-88.
[21] AZUARA-BLANCO A, BURR J, RAMSAY C, et al. Effectiveness of early lens extraction for the treatment of primary angle-closure glaucoma (EAGLE): A randomised controlled trial. Lancet, 2016, 388(10052): 1389-1397.
[22] DAY A C, COOPER D, BURR J, et al. Clear lens extraction for the management of primary angle closure glaucoma: Surgical technique and refractive outcomes in the EAGLE cohort. Br J Ophthalmol, 2018, 102(12): 1658-1662.

第二节 硬核飞秒激光辅助白内障手术

一、白内障的分级及硬核白内障的流行病学特征

在临床上，一般根据 Emery-Little 核硬度分级标准对白内障的核硬度进行分级，通常可分为五级：Ⅰ级，晶状体呈现透明、无核、软性的特征；Ⅱ级，晶状体可见核呈黄白色或黄色，软核；Ⅲ级，晶状体核呈深黄色，中等硬度核；Ⅳ级，晶状体核呈棕色或琥珀色，硬核；Ⅴ级，晶状体核呈棕褐色或黑色，极硬核（图 5-2-1）。

近 5 年来，我国白内障手术率明显提高，手术技术取得重大进展，尤其是飞秒激光辅助白内障手术引入这几年，我国白内障领域各方面与国际先进水平逐步接轨，且随着人们对术后视觉质量要求的提高，白内障手术理念已逐渐转向屈光手术，并面临新的机遇和挑战。然而我国仍是世界上盲和视力损伤最严重的国家之一，还存在白内障手术率低，医疗资源总量不足、分布不均，基层技术薄弱等问题，根治白内障盲仍然面临巨大的挑战。硬核白内障的发病率在不同地理区域之间可能存在差异。由于早年对白内障"熟透"后才可手术的宣传深入人心，传统观念一时难以扭转，我国白内障患者仍有很多待其成熟时才进行治疗，导致手术时核硬度增加。这一现状导致了我国白内障核硬度分布特有的特点，即硬核白内障患者占总体白内障人群较大比例。我国的白内障病例特点鲜明，晶状体核硬度构成与西方国家不同，硬核白内障患者占较大比例。浙江大学眼科医院一项 2015—2017 年的回顾性大样本统计数据显示：我中心选择 FLACS 的患者中，Ⅳ级核白内障占 8.98%，Ⅴ级核白内障占 1.42%；选择 CPS 的患者中，Ⅳ级核白内障占 7.46%，Ⅴ级核白内障占 1.55%。

二、硬核白内障手术的难点及常见并发症

随着年龄的增加，晶状体成人核中晶状体纤维压缩、密集沉积，同时不溶性晶状体蛋白增加，晶状体核硬度越来越高。硬核白内障实质上都是固体实质的、坚固和抗压力的核心，不容易打破或者分离弯曲，像坚硬的岩石一样难以刺穿。使用现阶段主流手术方式传统超声乳化，即使长时间应用高能量设置，在处理硬核白内障时仍然是困难的。为了实现囊内乳化，必须将晶状体分成小块。然

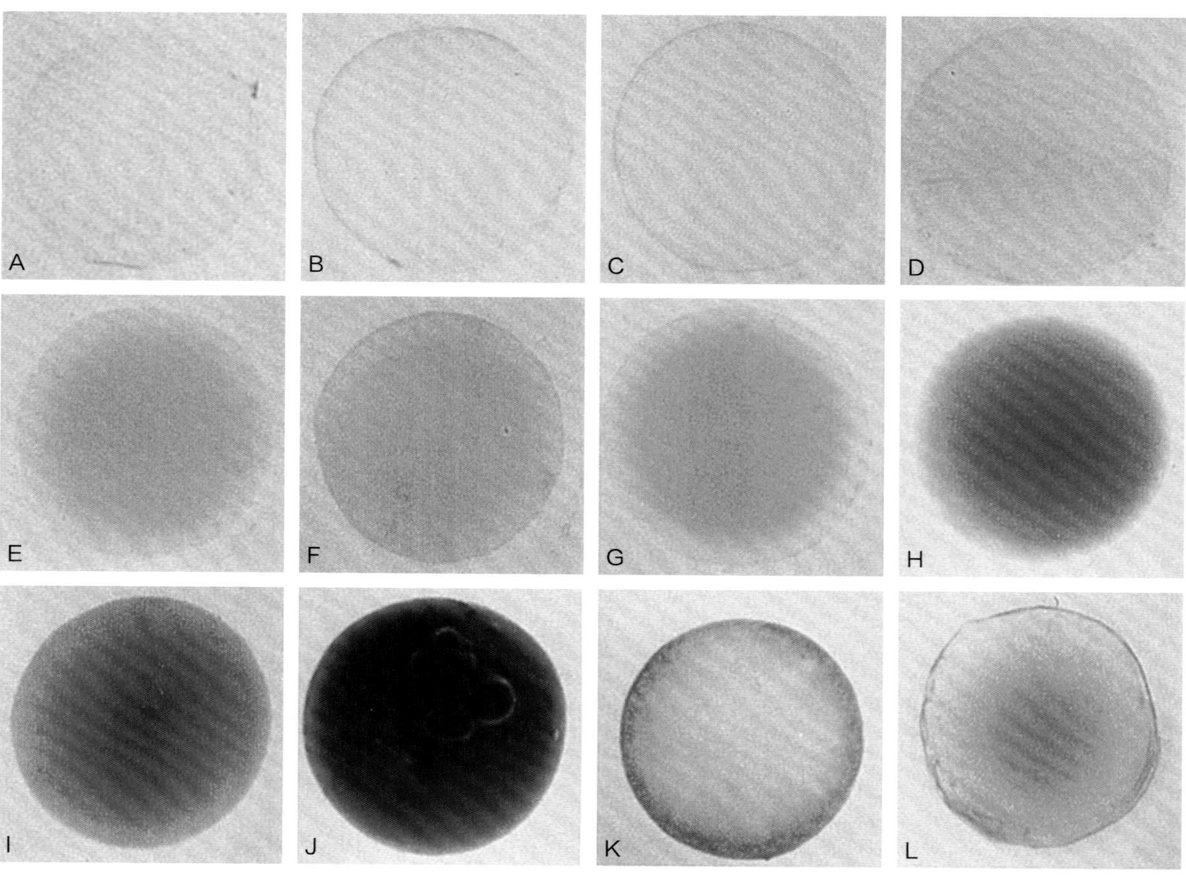

图 5-2-1
美国眼科学会（AAO）核硬度黄色～棕黑色人晶状体颜色示意图

而，在硬核白内障中，晶状体的放射状缝平面在后核上区具有较强的黏附性，形成致密的后核板，从而使得晶状体纤维粘连紧密，因此，使用常规技术完成硬核白内障的核分离是非常困难的。晶状体更深层面的部分会持续使核碎片彼此紧密附着黏合，在前部或赤道部劈核可能导致核分离不完全，当核分离不完全时，碎片像花瓣一样交错在中心附近，这使得囊袋内超声乳化困难且增大风险。同时，硬核白内障的晶状体囊膜大多变薄或缺乏韧性，缺乏外核层和皮质的保护，部分较为锋利的碎核块也可能会导致手术过程中意外出现不良事件或是术中并发症。因此，术中在分离核的过程中通常会需要更大的向外的分离核的力量，这可能会不经意间引起过度的囊袋变形和过大的悬韧带压力，从而增加了前囊膜撕裂、后囊膜破裂、悬韧带断裂等的风险，并且需要增加超声乳化的时间和能量，同时增加了超声相关损伤的可能性。因此，硬核白内障的超声乳化手术不仅用时比平均手术时间更长，也通常伴随着眼内灌注液的量的增加。另外，使用高负压吸引和流量设置可能导致前房不稳定，这也是术中并发症的另一个潜在来源。在可能需要 ECCE 的情况下，由此产生的较大切口会导致较高的术后散光以及可能的其他并发症，如切口渗漏或更多的角膜损伤。但是上述并发症是可以通过硬核后部的断裂、尽量减少纤维保持附着来从根本上避免的。并且如果能减少消耗的超声能量，可减少并发症和手术源性损伤。同时，由于致密晶状体核的遮挡，手术视野红光反射较差，传统白内障超声乳化手术（CPS）中手工撕囊时前囊膜边缘难以窥清，增加环行撕囊难度，降低成功率。传统超声乳化中超声能量的应用、有效超声时间（EPT）均与核硬度成正比。传统超声乳化应用于硬核白内障时普遍需要更高的超声能量，硬核白内障手术过程中超声乳化的时间过长而易致眼内组织损伤，如后囊膜破裂、玻璃体脱出和晶状体坠入玻璃体腔；严重时也可以造成角膜内皮的损伤而最终导致角膜内皮失代偿。因此，硬核白内障手术是白内障手术中最复杂的一种。

三、硬核白内障手术应用飞秒激光辅助的优势

尽管 CPS 问世多年来，不断有新技术结合 CPS 来减少术中损伤，如 Gimbel 首创的分而治之法（divide and conque），Nagahara 的乳化劈核法（phaco chop）或是 Koch 提出的拦截劈核法（stop and chop），但是相比于 FLACS 应用于核硬度较高的白内障上的结果，CPS 仍然造成更多的角膜内皮细胞的损失、更严重的角膜水肿、更大的前囊膜撕裂和后囊膜破裂概率。早期部分研究认为，对于达到Ⅳ级核的白内障，飞秒激光的治疗效果有限。在晚期核性白内障中，晶状体的含水量较低，激光吸收较少，难以完全做到高效的晶状体碎核。同样，黄旭东等人的研究认为，由于Ⅲ级核以上白内障患者晶状体核硬度高，在激光进行劈核的过程中对激光能量的吸收减少，导致反射增加，而反射的能量将对内皮细胞产生直接影响，因此反射增加对角膜内皮附加损伤增大，从而得出结论：Ⅲ级核以上白内障患者飞秒激光辅助白内障手术术后角膜内皮细胞丢失率明显高于传统超声乳化手术。在这种情况下，以往认为飞秒激光的作用仅限于前囊膜切开术和角膜切口。但是，Hatch 等人研究了 LOCS Ⅲ级、核混浊度 NO5 级的白内障患者，分组比较 FLACS 和 CPS 应用于此类核混浊度高的白内障的术中超声应用情况，结果显示，CPS 组有效超声时间（EPT）显著高于 FLACS 组 EPT，提出飞秒激光预处理后进行超声乳化能显著减少 EPT，但是其并未对术后效果和并发症的发生加以研究。并且，随着飞秒激光辅助白内障手术近年来的普及，临床应用经验的积累，飞秒激光辅助白内障手术的开展已达到相对成熟状态，这项新技术与 CPS 相比，临床效果和安全性结果可能会有所改善。浙江大学眼科医院陈心怡等人 meta 分析显示，相对于传统超声乳化白内障吸除术，FLACS 术中使用的超声时间更少、超声能量更低，可减少角膜内皮细胞丢失，减轻角膜水肿，并在撕囊质量方面显示优越性，同时不会增加术中和术后并发症风险，术中前囊膜撕裂、术后黄斑水肿、眼压升高等并发症的发生率并无显著差异。随着 FLACS 在硬核白内障病例中的更多尝试，一些随机对照最新研究发现，飞秒激光能显著降低硬核白内障手术的超声能化量、时间和有效超声时间。FLACS 术后 1 天角膜水肿程度、各时间点内皮损失率均显著低于 CPS 组。研究认为硬核白内障选择飞秒激光手术，可减少角膜创伤，加快术后恢复，是比 CPS 更适宜、伤害更小、恢复更快的手术选择。

从超声的应用来看，与 CPS 相比，使用 FLACS 治疗硬核白内障显著降低了平均超声乳化能量（AVE）、平均超声乳化时间（APT）和 EPT，减少了术中超声的使用，FLACS 应用于硬核白内障相比 CPS 具有显著优势。多项临床对照研究都发现，飞秒激光辅助能够显著降低对超声乳化的需求，甚至可将 LOCS Ⅲ级、核混浊度 NO4 级晶状体超声乳化中 EPT 降低到 1 秒以下，超声能量可以减少 43%~83.6%。但是对于核硬度较高的白内障来说，随着时间的推移，纤维黏附并沉积在晶状体上并向核内延伸，使得晶状体核越来越硬，这些由纤维粘连而成的晶状体的放射状缝平面倾向于在后核上区具有强黏附性，形成密集的后核板。后核板附近更深的层面紧密粘连并彼此能附着碎片，因此，使用常规技术来完成硬核白内障的核分离变得更加困难，从而需要更多的超声过程，这表现为 AVE 的增加和 EPT、APT 的延长。然而，利用飞秒激光预劈核，即使白内障核硬度较高，只要在术前飞秒激光设定时调整劈核深度，就能将核分离成六块交叉状，这允许手术者使用更少的超声能量来进行超声乳化和灌注抽吸，从而显著减少 AVE、APT 和 EPT。

角膜内皮丢失常常伴随着白内障手术发生，这一并发症被认为与术中操作导致角膜变形、碎核

块接触、IOL 的接触，以及自由基释放有关，同时，随着患者年龄的增加，机体的角膜内皮细胞密度不断降低。因此，白内障手术中的角膜内皮细胞损伤一直是眼科医生关注的问题。在手术过程中采取多种措施减少手术对内皮细胞的损伤是至关重要的。已有研究显示，手术中的超声会损伤角膜内皮细胞完整性，损伤严重程度与超声波能量、装置头部角度等有关，超声乳化时间和能量是影响内皮细胞损伤的最重要原因。超声乳化术中的超声应用会导致角膜内皮细胞因超声波机械创伤和热损伤而受损。手术中当晶状体核被压碎或是分离时，超声波产生大量的热量。当前房灌注液中断几秒钟时，这种热量会导致严重的角膜内皮灼伤。Mencucci 等人报道，标准超声乳化手术中内皮细胞损失为 4%~25%；然而，就我们所知，手术后超声能量对切口的损害在Ⅳ~Ⅴ级棕色和黑色核白内障中高于中等硬度的核性白内障，晶状体核也是导致角膜内皮细胞损伤的一大因素。Kim 等人报道，硬核白内障传统超声乳化手术后角膜内皮细胞丢失的平均比率更高，随访结束时最终角膜内皮细胞丢失率可达 42% 以上。因此，角膜内皮细胞丢失在硬核白内障中尤其成问题。浙江大学眼科医院陈心怡等人的研究发现，术后 3 个月 FLACS 组角膜内皮细胞损失率仅为 7.85%，Conrad-Hengerer 等人的病例对照研究中的 LOCS Ⅲ级、核混浊度 NO4/NO4+ 白内障人群亚组分析得到证实，他们发现对于这部分晶状体核高度混浊的患者，飞秒激光的预处理能够降低 41% 的角膜内皮细胞损失。相对于角膜内皮细胞的损失，后续的角膜水肿、视力恢复等也与此相关，FLACS 对于硬核白内障人群更能有效减少角膜水肿，该研究发现，与 CPS 相比，FLACS 术后角膜内皮能够同时甚至更快恢复到术前水平。

四、飞秒激光辅助硬核白内障手术的特殊处理

飞秒激光辅助白内障手术中可根据核块大小、核硬度、术者习惯、飞秒激光设备等因素设计个性化的劈核参数和方案，劈核时间可根据晶状体核硬度进行个性化调整，在飞秒激光辅助硬核白内障手术过程中，对于劈核模式的选择上，与十字交叉或六分模式相比，格栅模式使得Ⅲ、Ⅳ和Ⅴ级白内障的 EPT 最高，这可能与十字交叉或六分图案的中心交叉点更有助于完全劈核有关（图 5-2-2）。

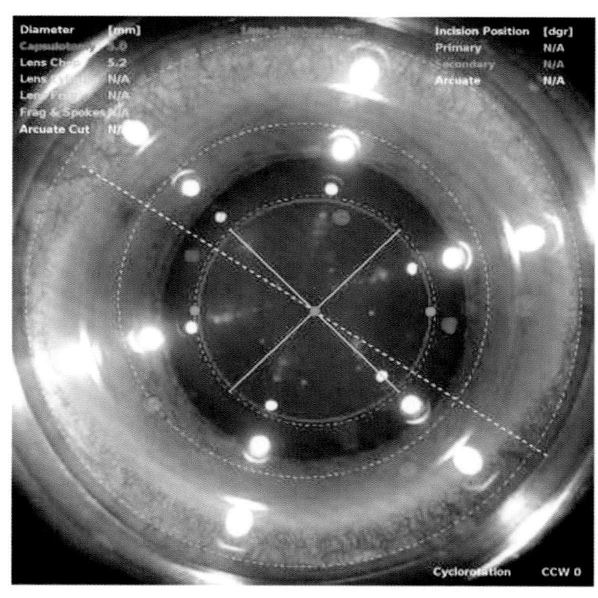

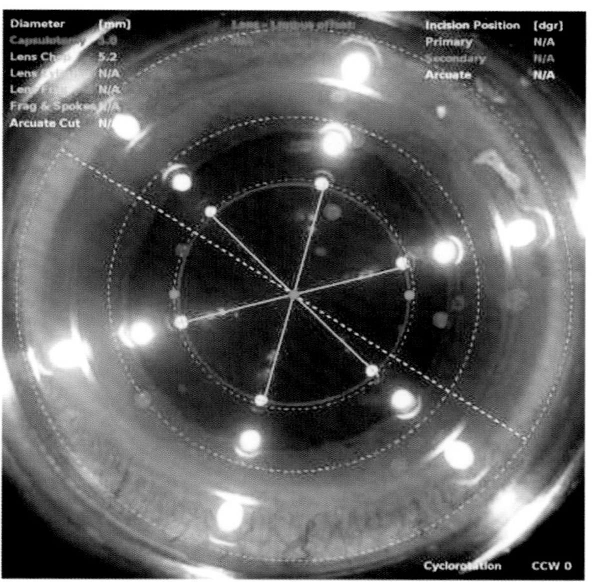

图 5-2-2
飞秒激光劈核十字交叉和六分模式图

另外,十字交叉模式在硬核(Ⅳ和Ⅴ级)处理时表现出显著的能耗降低。总结而言,十字交叉模式可以缩短超声乳化时间,并可能降低硬核(Ⅳ和Ⅴ级)的超声功率。在硬核白内障中,格栅模式往往会导致更大的暂时性眼压(IOP)升高,因此,青光眼患者或疑似青光眼患者应谨慎选择这种模式。另外,研究发现,350μm 分核参数的 EPT 和 AVE 均低于 500μm 分核参数,优化劈核参数和手术技巧能够有效降低超声乳化能量。同时,在硬核白内障的预劈核阶段,出于安全考虑,劈核深度一般会预留更大的安全距离(图 5-2-3),因此存在核块分离不彻底的可能性,但无论飞秒激光是否将核完全劈开,整个对核预处理的过程都对后续超声乳化过程中的刻槽劈核产生了积极影响,节约了后续刻槽劈核使用的超声能量。

视频 5-2-1
硬核飞秒激光辅助
白内障手术

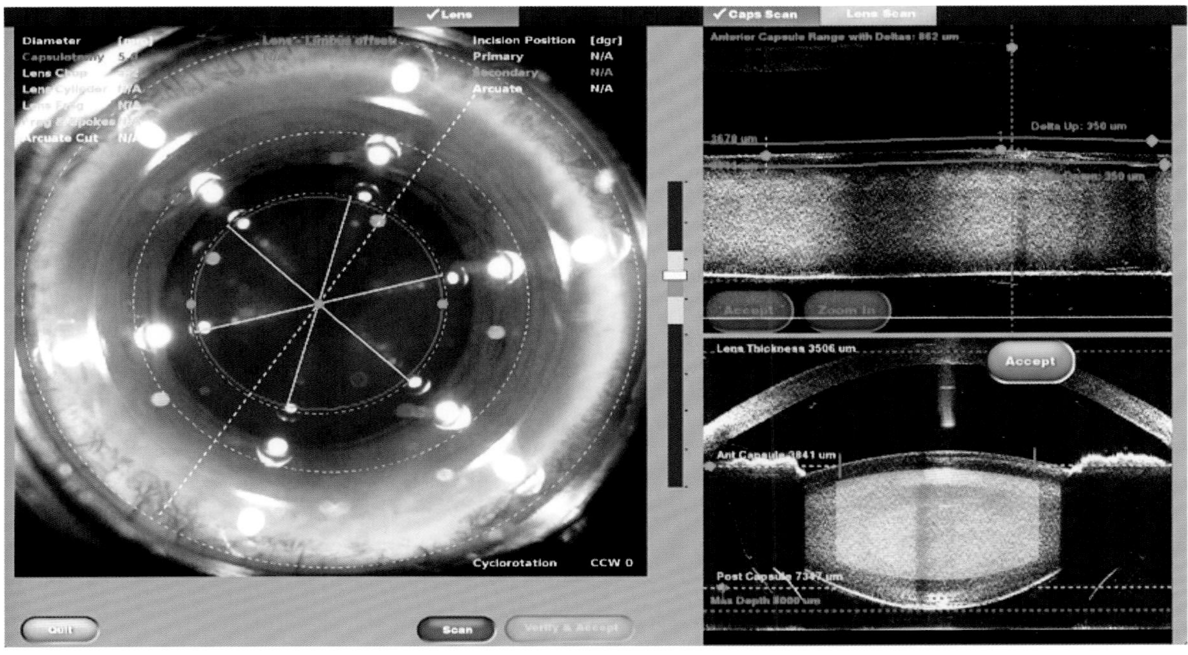

图 5-2-3
硬核白内障中劈核深度预留更大的安全距离

(陈心怡　申屠形超　姚克)

参考文献

[1] HWANG H S,KIM E C,KIM M S. Drill-and-crack technique for nuclear disassembly of hard nucleus. J Cataract Refract Surg,2010,36(10):1627-1630.

[2] KIM H K. Decrease and conquer:Phacoemulsification technique for hard nucleus cataracts. J Cataract Refract Surg,2009,35(10):1665-1670.

[3] SINGH R,VASAVADA A R,JANASWAMY G. Phacoemulsification of brunescent and black cataracts. J Cataract Refract Surg,2001,27(11):1762-1769.

[4] FALABELLA P,YOGI M S,TEIXEIRA A,et al. Retrochop technique for rock-hard cataracts. Journal of Cataract & Refractive Surgery,2013,39(6):826-829.

[5] MIYATA K,NAGAMOTO T,MARUOKA S,et al. Efficacy and safety of the soft-shell technique in cases with a hard lens nucleus. J Cataract Refract Surg,2002,28(9):1546-1550.

[6] GIMBEL H V. Divide and conquer nucleofractis phacoemulsification:development and variations. J Cataract

Refract Surg, 1991, 17(3): 281-291.

[7] PIRAZZOLI G, D'ELISEO D, ZIOSI M, et al. Effects of phacoemulsification time on the corneal endothelium using phacofracture and phaco chop techniques. J Cataract Refract Surg, 1996, 22(7): 967-969.

[8] KOCH P S, KATZEN L E. Stop and chop phacoemulsification. J Cataract Refract Surg, 1994, 20(5): 566-570.

[9] ARTZEN D, LUNDSTROM M, BEHNDIG A, et al. Capsule complication during cataract surgery: Case-control study of preoperative and intraoperative risk factors: Swedish Capsule Rupture Study Group report 2. J Cataract Refract Surg, 2009, 35(10): 1688-1693.

[10] NAGY Z Z. New technology update: femtosecond laser in cataract surgery. Clin Ophthalmol, 2014, 8: 1157-1167.

[11] 黄旭东, 姜雅琴, 马健利, 等. 飞秒激光辅助白内障超声乳化手术的临床疗效. 中华眼视光学与视觉科学杂志, 2015(2): 109-113.

[12] HATCH K M, SCHULTZ T, TALAMO J H, et al. Femtosecond laser-assisted compared with standard cataract surgery for removal of advanced cataracts. J Cataract Refract Surg, 2015, 41(9): 1833-1838.

[13] CHEN X Y, CHEN K L, HE J L, et al. Comparing the curative effects between femtosecond laser-assisted cataract surgery and conventional phacoemulsification surgery: A meta-analysis. Plos One, 2016, 11(3): e0152088.

[14] CHEN X Y, XIAO W, YE S B, et al. Efficacy and safety of femtosecond laser-assisted cataract surgery versus conventional phacoemulsification for cataract: A meta-analysis of randomized controlled trials. Sci Rep-Uk, 2015, 5: 13123.

[15] YE Z, LI Z, HE S. A meta-analysis comparing postoperative complications and outcomes of femtosecond laser-assisted cataract surgery versus conventional phacoemulsification for cataract. J Ophthalmol, 2017, 2017: 3849152.

[16] HE Y, WANG C, ZHOU X, et al. Comparison of clinical outcomes between cystotome-assisted prechop phacoemulsification surgery and femtosecond laser-assisted cataract surgery for hard nucleus cataracts. Eye (Lond), 2023, 37(2): 235-241.

[17] ASSAF A H, ALY M G, ZAKI R G, et al. Femtosecond laser-assisted cataract surgery in soft and hard nuclear cataracts: A comparison of effective phacoemulsification time. Clin Ophthalmol, 2021, 15: 1095-1100.

[18] GAMAL EBIDALLA ELGHOBAIER M, KHALIL IBRAHIEM M F, SHAWKAT ABDELHALIM A, et al. Clinical and surgical outcomes of femtosecond laser-assisted cataract surgery (FLACS) on hard cataracts in the egyptian population. Clin Ophthalmol, 2020, 14: 1383-1389.

[19] CHEN X, YU Y, SONG X, et al. Clinical outcomes of femtosecond laser-assisted cataract surgery versus conventional phacoemulsification surgery for hard nuclear cataracts. J Cataract Refract Surg, 2017, 43(4): 486-491.

[20] CONRAD-HENGERER I, HENGERER F H, SCHULTZ T, et al. Effect of femtosecond laser fragmentation on effective phacoemulsification time in cataract surgery. J Refract Surg, 2012, 28(12): 879-883.

[21] YU A Y, NI L Y, WANG Q M, et al. Preliminary clinical investigation of cataract surgery with a noncontact femtosecond laser system. Lasers in Surgery and Medicine, 2015, 47(9): 698-703.

[22] NAGY Z, TAKACS A, FILKORN T, et al. Initial clinical evaluation of an intraocular femtosecond laser in cataract surgery. J Refract Surg, 2009, 25(12): 1053-1060.

[23] ABELL R G, KERR N M, VOTE B J. Toward zero effective phacoemulsification time using femtosecond laser pretreatment. Ophthalmology, 2013, 120(5): 942-948.

[24] CAMERON M D, POYER J F, AUST S D. Identification of free radicals produced during phacoemulsification. J Cataract Refr Surg, 2001, 27(3): 463-470.

[25] NEMET A Y, ASSIA E I, MEYERSTEIN D, et al. Protective effect of free-radical scavengers on corneal endothelial damage in phacoemulsification. J Cataract Refr Surg, 2007, 33(2): 310-315.

[26] SHIMMURA S, TSUBOTA K, OGUCHI Y, et al. Oxiradical-dependent photoemission induced by a phacoemulsification probe. Investigative Ophthalmology and Visual Science, 1992, 33(10): 2904-2907.

[27] FARAMARZI A, JAVADI M A, KARIMIAN F, et al. Corneal endothelial cell loss during phacoemulsification: bevel-up versus bevel-down phaco tip. J Cataract Refract Surg, 2011, 37(11): 1971-1976.

[28] CHO Y K, CHANG H S, KIM M S. Risk factors for endothelial cell loss after phacoemulsification: Comparison

in different anterior chamber depth groups. Korean Journal of Ophthalmology:KJO,2010,24(1):10-15.

[29] WALKOW T,ANDERS N,KLEBE S. Endothelial cell loss after phacoemulsification:relation to preoperative and intraoperative parameters. J Cataract Refract Surg,2000,26(5):727-732.

[30] CONRAD-HENGERER I,AL JUBURI M,SCHULTZ T,et al. Corneal endothelial cell loss and corneal thickness in conventional compared with femtosecond laser-assisted cataract surgery:Three-month follow-up. J Cataract Refract Surg,2013,39(9):1307-1313.

[31] ERNEST P,RHEM M,MCDERMOTT M,et al. Phacoemulsification conditions resulting in thermal wound injury. J Cataract Refract Surg,2001,27(11):1829-1839.

[32] SUGAR A,SCHERTZER R M. Clinical course of phacoemulsification wound burns. J Cataract Refract Surg,1999,25(5):688-692.

[33] MENCUCCI R,PONCHIETTI C,VIRGILI G,et al. Corneal endothelial damage after cataract surgery:Microincision versus standard technique. J Cataract Refract Surg,2006,32(8):1351-1354.

[34] MENCUCCI R,AMBROSINI S,PONCHIETTI C,et al. Ultrasound thermal damage to rabbit corneas after simulated phacoemulsification. J Cataract Refract Surg,2005,31(11):2180-2186.

[35] BANSAL A. Endothelial cell damage with phacoemulsification techniques. J Cataract Refract Surg,2009,35(2):213.

[36] KIM E C,BYUN Y S,KIM M S. Microincision versus small-incision coaxial cataract surgery using different power modes for hard nuclear cataract. J Cataract Refract Surg,2011,37(10):1799-1805.

[37] SHAJARI M,KHALIL S,MAYER W J,et al. Comparison of 2 laser fragmentation patterns used in femtosecond laser-assisted cataract surgery. J Cataract Refract Surg,2017,43(12):1571-1574.

[38] LYU D,SHEN Z,ZHANG L,et al. Comparison of perioperative parameters in femtosecond laser-assisted cataract surgery using 3 nuclear fragmentation patterns. Am J Ophthalmol,2020,213:283-292.

[39] CONRAD-HENGERER I,HENGERER F H,SCHULTZ T,et al. Effect of femtosecond laser fragmentation of the nucleus with different softening grid sizes on effective phaco time in cataract surgery. J Cataract Refract Surg,2012,38(11):1888-1894.

第三节 飞秒激光应用于晶状体半脱位白内障手术

一、晶状体半脱位流行病学特征

晶状体异位是晶状体的错位或移位。当晶状体完全位于玻璃体隐窝之外、在玻璃体中自由漂浮、位于前房中或直接位于视网膜上时，即为晶状体脱位；当晶状体部分移位但仍保留在晶状体空间内时，为晶状体半脱位。

晶状体半脱位可由外伤、眼部疾病或全身性疾病引起，其中外伤是最常见的原因。单纯性晶状体异位、晶状体和瞳孔异位、无虹膜、先天性青光眼、假性囊膜剥脱综合征、色素性视网膜炎、眼内肿瘤、Axenfeld Rieger 综合征、过熟性白内障等眼部疾病均可能与晶状体脱位的发生有关。其中，单纯性晶状体异位为遗传性疾病，常由常染色体显性或隐性遗传。导致单纯性晶状体异位的突变包括位于 1 号染色体上的 *ADAMTSL4* 基因（常染色体隐性遗传）和位于 15 号染色体上的 *FBN1* 基因（常染色体显性遗传）突变。这些突变通常会导致悬韧带纤维不规则和变性，从而导致晶状体脱位。单纯性晶状体异位的遗传学与全身性疾病引起的晶状体异位存在部分重叠，例如 *FBN1* 基因突变也可导致马方综合征。马方综合征是遗传性晶状体半脱位的最常见原因，晶状体半脱位是马方综合征最常见的眼部表现，约 75% 的患者发生晶状体半脱位。全身性疾病又如同型半胱氨酸尿症，是遗传性晶状体半脱位的第二常见原因。同型半胱氨酸尿症是一种常染色体隐性遗传代谢性疾病，最常由胱硫醚b合成酶的缺失引起。它与智力障碍、骨质疏松症、胸部畸形和血栓形成风险增加有关。90% 的患者会发生晶状体半脱位，主要是因为酶缺失导致悬韧带完整性下降所造成的晶状体半脱位。同型半胱氨酸尿症中的晶状体脱位通常是双侧的，60% 的病例发生在下方或鼻侧。除此以外，与晶状体半脱位相关的其他全身性疾病还有如 Weill-Marchesani 综合征、亚硫酸氧化酶缺乏症、高赖氨酸血症、Ehlers-Danlos 综合征、Sturge-Weber 综合征、Crouzon 综合征、Pierre Robin 综合征、Sprengel 畸形等。晶状体半脱位的并发症包括继发性闭角型青光眼、瞳孔阻滞、瞳孔粘连、色素播散和青光眼性视神经病变。同时，在术前还应检查黄斑囊样水肿、视网膜前膜、玻璃体积血和视网膜断裂等后节并发症。

二、晶状体半脱位白内障手术的难点及常见并发症

根据晶状体半脱位的程度，晶状体半脱位白内障的摘除过程中难点较多。合并玻璃体脱出的严重晶状体半脱位通常会考虑通过后段手术进行玻璃体切除。当晶状体半脱位呈进展性、向后部脱位或玻璃体脱出时，手术难度大大增加，术后并发症较多，可考虑玻璃体切除术、白内障囊内摘除术；对于无玻璃体脱出的严重半脱位白内障，也有一些人主张进行囊内白内障联合前房型人工晶状体植入术。半脱位程度较轻时，近年来经巩膜缝线固定的后房型人工晶状体、虹膜夹型 IOL 或虹膜缝线固定 IOL 等手术方式使术后疗效大大提高，但并发症较多。囊袋辅助装置如囊袋拉钩、囊袋张力环、囊袋张力带、囊袋锚等可以稳定晶状体，以便后续进行常规超声乳化联合后房型人工晶状体植入术。囊袋辅助装置能够保留囊袋，从而最大限度地减少玻璃体损失，允许放置后房型人工晶状体，并降低并发症的风险，显著减少术中、术后尤其是玻璃体视网膜的并发症如视网膜脱离等，使得晶状体半脱位手术治疗更加安全和可控，患者术后视功能恢复良好。在术中众多挑战中，最困难的一步是制作完整的前囊口，这是此类病例的最关键部分。前囊膜撕裂、前囊口的任何不连续性都是放置囊袋张力环（CTR）的禁忌证，进而影响囊袋内 IOL 的放置。晶状体过度活动、晶状体倾斜和/或移位以及前房中存在玻璃体也可能是前囊膜撕裂的因素。此外，手工撕囊的过程可能导致进一步悬韧带的断裂。

三、晶状体半脱位白内障手术应用飞秒激光辅助的优势

相比之下，飞秒激光比手工撕囊术的优势在于，能够在不损害现有悬韧带的情况下，在悬韧带断裂的眼内进行完整的垂直撕囊，这是因为它不需要任何牵引力和撕扯。此外，飞秒激光能够预处理晶状体核，减少后续超声乳化所需的能量和操作过程，从而最大限度地减少对已经受损的悬韧带的力和扰动。

与手工撕囊相比，飞秒激光辅助前囊膜切开有着较大优势。首先，激光可以在短时间内完成完整的囊膜切开，同时避免对残余悬韧带产生任何因为手工撕囊导致的额外的应力。另外，飞秒激光辅助前囊膜切开可以调整预期前囊切开的大小和位置；在飞秒激光操作过程中，飞秒激光系统能够对前房和晶状体进行扫描，同时显示的辅助线条（图 5-3-1）可以帮助我们手动或自动调节位置以适应晶状体的倾斜，因而在激光处理的阶段，飞秒激光可将晶状体囊切开的能量集中在晶状体前囊上（图 5-3-2）。此外，激光能够穿透脱出到前房中的玻璃体。有研究显示，在接受 FLACS 的 47 例严重半脱位白内障中，43 只眼（91.5%）的晶状体囊袋均得以保留，得益于飞秒激光成功地对晶状体前囊进行垂直切开，而不对剩余的悬韧带施加过度的侧向力。因此，只要晶状体没有过度倾斜，就可以考虑飞秒激光辅助前囊膜切开。

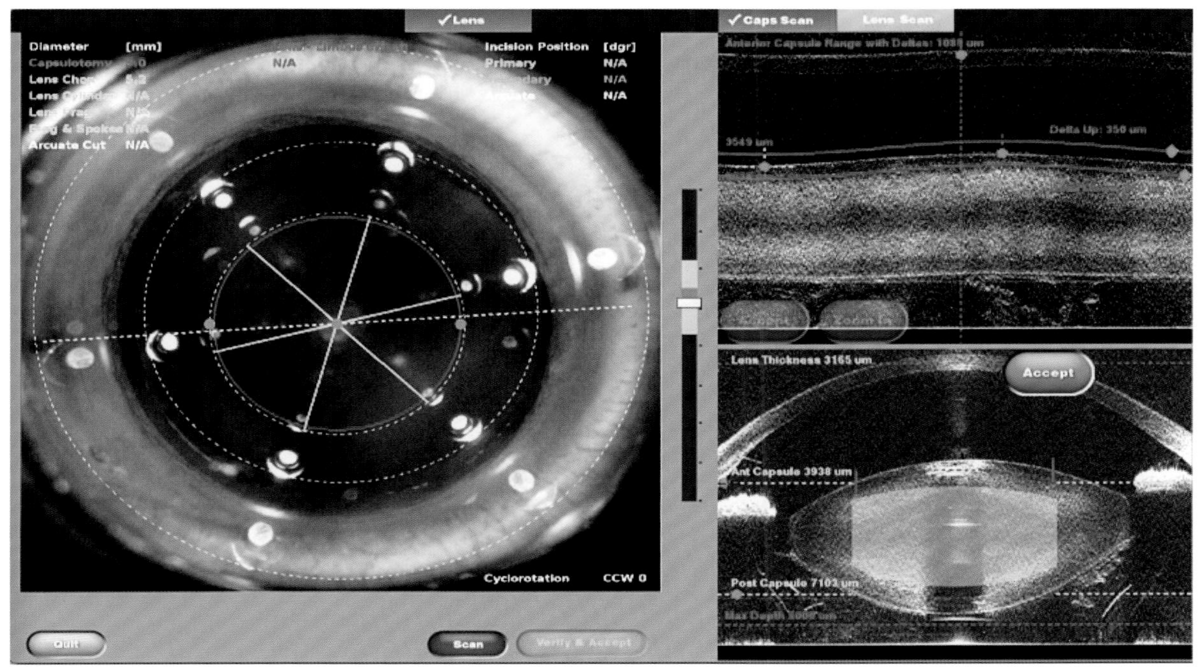

图 5-3-1

半脱位白内障进行飞秒激光处理前根据辅助线条协助手动调节位置以适应晶状体的倾斜

四、飞秒激光辅助晶状体半脱位白内障手术的注意事项

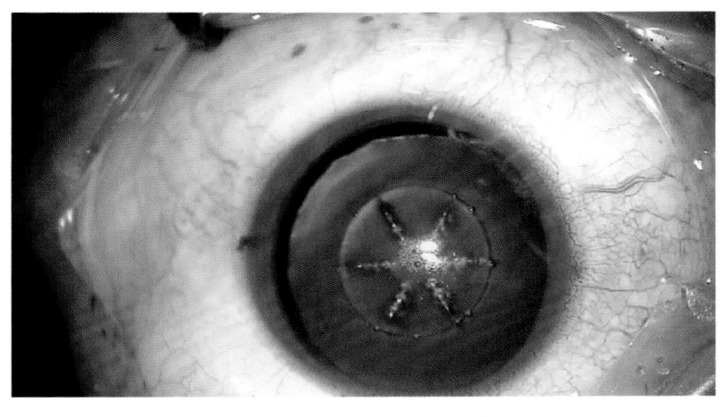

图 5-3-2

半脱位白内障飞秒激光处理后

飞秒激光辅助晶状体半脱位白内障手术前需要进行更详细的病史询问和体格检查，尽可能明确晶状体半脱位的原因以及筛查是否适合行飞秒激光辅助晶状体半脱位白内障手术。病史中的任何外伤史都需要引起警惕，外伤性晶状体异位通常表现为继发于外伤的眼睛发红、疼痛。对于无创伤性和轻度创伤性的表现，需要详细的家族史，建议特别询问患者或其家属的视力障碍、心血管疾病或骨骼异常情况。晶状体半脱位最显著的症状是视力下降，其他常见的视力障碍包括由于调节能力丧失导致的近视力不佳、由于散光或近视导致的远视力不佳，以及晶状体半脱位后的单眼复视。视力下降的程度将随着晶状体脱位的程度、脱位的类型及其他并发情况而变化。另外，晶状体半脱位的眼部检查应更详细，其中包括视力检查、外眼检查、裂隙灯检查、验光，以及散瞳眼底检查。同时注意应测量角膜直径（大角膜与马方综合征）。如果存在散光，角膜曲率测量可能有助于确定散光是否主要是角膜造成的，或者是否晶状体位置改变的结果。由于瞳孔阻滞或外伤后房角后退，眼压可能会升高。另外，散瞳眼底检查也是必要的。

还需要特别注意的是，飞秒激光可能无法应用于晶状体严重倾斜或向后位移过大的半脱位。相反，在晶状体向前移位过多的情况下进行飞秒激光辅助晶状体前囊膜切开可能会导致前房内结构的损伤，所有当前的飞秒激光平台都具有前囊膜切开所需的最小前房深度要求，比如对于 Victus

平台而言，该深度为 1.5mm。此外，部分机器可能需要注意手动增加半脱位晶状体的实际操作空间和激光治疗区域。曾有研究报告，在半脱位晶状体致使前房深度不足的情况下，飞秒激光辅助晶状体前囊膜切开的过程中激光会灼伤角膜内皮，但后续该相关软件和设备平台都因此得到了改进，能够自动检测和调整操作区域，以尽可能避免这种并发症，但是在实际操作过程中还应尽可能对前房和角膜进行关注。同时，在晶状体偏心和/或瞳孔散不大的情况下，需要在扫描阶段后评估预计的飞秒激光前囊切开的位置是否被瞳孔缘遮盖，如遇遮盖情况，及时调整撕囊口大小；如严重偏心，前囊口切开位置被瞳孔缘严重遮挡，建议及时放弃飞秒激光辅助前囊膜切开。

飞秒激光辅助前囊膜切开需要注意的另一个问题是撕囊口存在不规则性和不连续性，这种不规则性在更高的能量设置下更为明显。飞秒激光辅助前囊膜切开是采用激光进行密集的点状切开，因此囊口边缘是邮票式的排列，并不连续光滑。在晶状体半脱位中，对囊膜缘施加任何一个方向的大的力造成的风险相比普通白内障高，在这种情况下，囊膜口的任何潜在弱点都会被放大。此外，由于这些半脱位晶状体的悬韧带无力，晶状体也有微小移动的风险，这可能会增加囊膜缘的不规则性。在后续手术过程中，不规则用力可能发生在手术的任何阶段，尤其是虹膜钩的应用过程、囊袋张力环植入过程或超声乳化过程，都更容易将前囊膜撕裂，这些撕裂随后具有向后延伸的潜力，从而造成整个囊袋的无法保留。相反，手工撕囊的边缘是光滑的。因此，在后续虹膜拉钩的使用中需要尤其注意用力均匀，减少前囊膜撕裂的可能（图 5-3-3）。

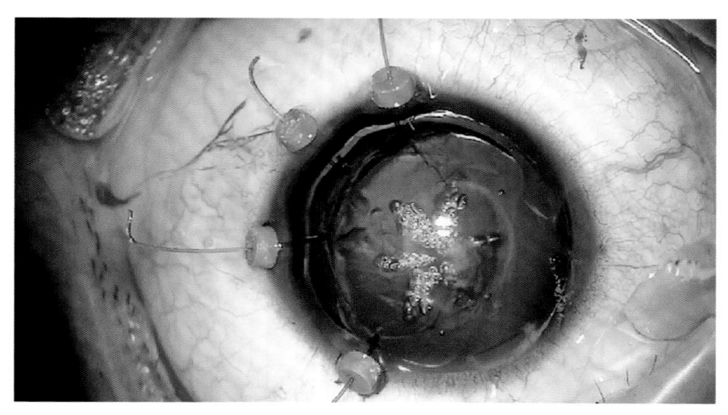

图 5-3-3
半脱位白内障超声乳化过程中使用虹膜拉钩辅助

视频 5-3-1
晶状体半脱位的飞秒激光辅助白内障手术

（陈心怡　申屠形超　姚克）

参考文献

[1] NELSON L B, MAUMENEE I H. Ectopia lentis. Surv Ophthalmol, 1982, 27(3): 143-160.

[2] CHANDRA A, ARAGON-MARTIN J A, HUGHES K, et al. A genotype-phenotype comparison of ADAMTSL4 and FBN1 in isolated ectopia lentis. Invest Ophthalmol Vis Sci, 2012, 53(8): 4889-4896.

[3] WAKITA M, RYU E, NAKAYASU K, et al. Statistical analysis of Marfan's syndrome. Nippon Ganka Gakkai Zasshi, 1989, 93(6): 682-690.

[4] KEMMANU V, RATHOD P, RAO H L, et al. Management of cataracts and ectopia lentis in children: Practice patterns of pediatric ophthalmologists in India. Indian J Ophthalmol, 2017, 65(9): 818-825.

[5] NEELY D E, PLAGER D A. Management of ectopia lentis in children. Ophthalmol Clin North Am, 2001, 14(3): 493-499.

[6] CHEE S P, TI S E, CHAN N S. Management of the subluxated crystalline lens: A review. Clin Exp

Ophthalmol,2021,49(9):1091-1101.

[7] GREWAL D S,BASTI S,SINGH GREWAL S P. Femtosecond laser-assisted cataract surgery in a subluxated traumatic cataract. J Cataract Refract Surg,2014,40(7):1239-1240.

[8] SCHULTZ T,EZEANOSIKE E,DICK H B. Femtosecond laser-assisted cataract surgery in pediatric Marfan syndrome. J Refract Surg,2013,29(9):650-652.

[9] CREMA A S,WALSH A,YAMANE I S,et al. Femtosecond laser-assisted cataract surgery in patients with Marfan syndrome and subluxated lens. J Refract Surg,2015,31(5):338-341.

[10] DICK H B,SCHELENZ D,SCHULTZ T. Femtosecond laser-assisted pediatric cataract surgery:Bochum formula. J Cataract Refract Surg,2015,41(4):821-826.

[11] CHEE S P,WONG M H,JAP A. Management of severely subluxated cataracts using femtosecond laser-assisted cataract surgery. Am J Ophthalmol,2017,173:7-15.

[12] ABELL R G,DAVIES P E J,PHELAN D,et al. Anterior capsulotomy integrity after femtosecond laser-assisted cataract surgery. Ophthalmology,2014,121(1):17-24.

[13] MANNING S,BARRY P,HENRY Y,et al. Femtosecond laser-assisted cataract surgery versus standard phacoemulsification cataract surgery:Study from the European Registry of Quality Outcomes for Cataract and Refractive Surgery. J Cataract Refract Surg,2016,42(12):1779-1790.

[14] ABELL R G,DARIAN-SMITH E,KAN J B,et al. Femtosecond laser-assisted cataract surgery versus standard phacoemulsification cataract surgery:outcomes and safety in more than 4000 cases at a single center. J Cataract Refract Surg,2015,41(1):47-52.

[15] AL HARTHI K,AL SHAHWAN S,AL TOWERKI A,et al. Comparison of the anterior capsulotomy edge created by manual capsulorhexis and 2 femtosecond laser platforms:Scanning electron microscopy study. J Cataract Refract Surg,2014,40(12):2106-2112.

第四节　乳白核白内障手术

一、乳白核白内障的流行病学特征

(一) 简介

Jacob 将乳白核白内障定义为晶状体完全混浊且眼底红光反射完全消失的白内障(图 5-4-1)。在这种情况下,乳白核白内障手术尤其是其中的连续环形撕囊操作对于白内障手术医生来说极具挑战性。对于大多数手术医生来说,乳白核白内障病例的前囊膜撕裂率要显著高于非乳白核白内障病例。

(二) 分类

乳白核白内障共分为三型。Ⅰ型乳白核白内障:指的是存在具有高囊内压力,且皮层高度液化的乳白核白内障,又称膨胀型乳白核白内障。Ⅱ型乳白核白内障:指具有体积庞大的晶状体核,但仅含有少量白色固体皮层,往往伴有囊膜钙化。Ⅲ型乳白核白内障:指具有Ⅴ级核及极少量白色固体皮质的白内障(根据 Emery Little 分类),很难用超声乳化术治疗,而且更容易出现手术并发症。

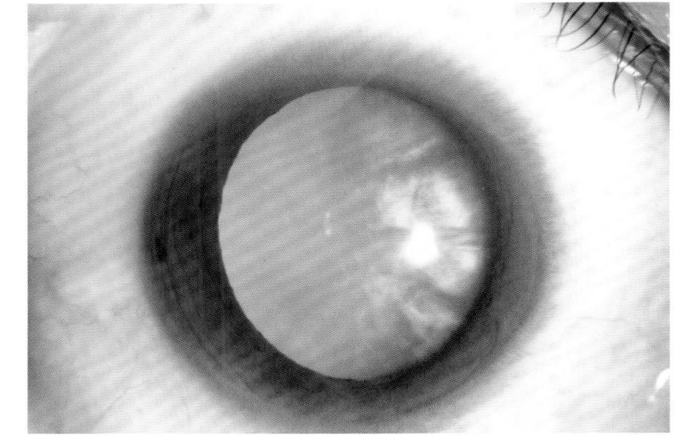

图 5-4-1
乳白核白内障

二、乳白核白内障手术的难点及常见并发症

（一）手术难点

1. 囊膜难分辨　由于乳白核白内障致密，导致没有红色反射，术者难以区分前囊边缘和下面的白色晶状体皮质，导致撕囊过程中，起瓣、换手，甚至撕囊路径偏倚时都难以辨别囊膜，导致撕囊失败。

2. 囊内压高　在Ⅰ型乳白核白内障中，由于晶状体皮质高度液化，导致囊内压明显增加，在撕囊过程中，液化皮质会随着囊内外压力差大量涌出，可导致晶状体前囊不规则撕裂。此外溢出的皮质混淆囊膜，进一步增加撕囊失败率。

3. 囊膜钙化　在Ⅱ型和Ⅲ型乳白核白内障中，撕囊过程中前囊膜的钙化灶容易干扰撕囊路径，也可能出现前囊膜撕裂的发生。

（二）常见并发症

前囊膜撕裂是最常见的术中并发症，目前常规超声乳化手术中，国内外术者采用了多种措施来避免前囊膜的撕裂，如应用台盼蓝染色、二阶段撕囊、液化皮质频繁抽吸，以及使用囊膜剪和高分子量黏弹剂等。但根据研究，仍有 3.85%~28.3% 的乳白核白内障患者在术中出现了前囊膜撕裂，甚至有 1.4% 的患者出现了阿根廷国旗综合征。阿根廷国旗综合征指在台盼蓝染色的背景下，横向裂开的前囊膜暴露出白色的皮质，形似阿根廷国旗（图 5-4-2，相关视频见二维码视频 5-4-1）。一旦发生前囊膜撕裂，白内障手术可能会变得极其困难，因为撕囊口不规则，在超声乳化的过程中，前囊撕裂口极有可能向后囊延伸，出现后囊膜破裂。在阿根廷国旗综合征发生时，前囊膜撕裂可能与后囊膜破裂一前一后紧接出现。当出现后囊膜破裂时，若未及时应对，极有可能出现核块坠落至玻璃体腔的并发症。

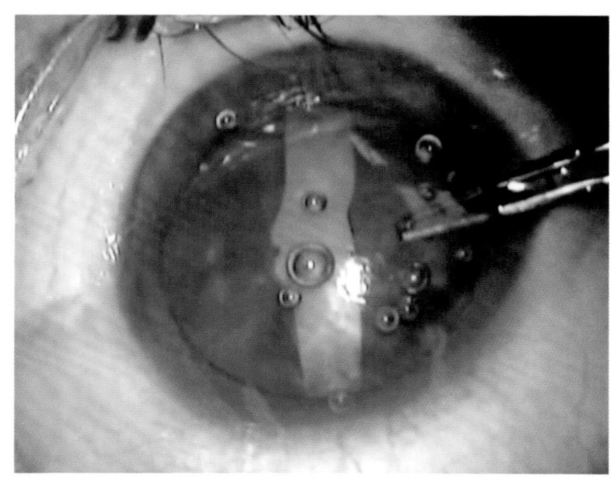

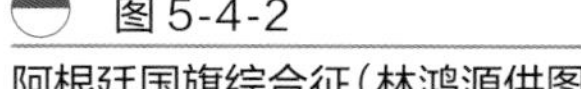
图 5-4-2
阿根廷国旗综合征（林鸿源供图）

视频 5-4-1
阿根廷国旗综合征

三、乳白核白内障手术应用飞秒激光辅助

（一）囊膜切开

飞秒激光运用在乳白核白内障中，由于其速度快、能量高可以迅速切开前囊膜。对于Ⅰ型乳白

核白内障来说，由于短时间大量皮质涌出，可以很好地避免发生以阿根廷国旗综合征为代表的前囊膜撕裂，可以大大降低前囊膜撕裂率（图 5-4-3，相关手术操作见二维码视频 5-4-2）。而对于Ⅱ型及Ⅲ型乳白核白内障来说，钙化灶可以被高效地切开。有研究报道，飞秒激光应用于乳白核白内障可实现前囊膜零裂囊率。需要注意的是，因为乳白核白内障患者往往注视不良，负压吸引困难，可能造成眼位偏移或明显的角膜皱褶，同时由于激光时皮质的快速涌出，乳白色皮质可能会阻碍飞秒激光的路径，而且囊内压的降低可能会导致前囊膜平面的位置发生轻微变化，这些因素都会影响飞秒激光囊膜切开的过程，所以在飞秒激光应用在乳白核白内障时需要注意截囊不全的可能性（图 5-4-4）。

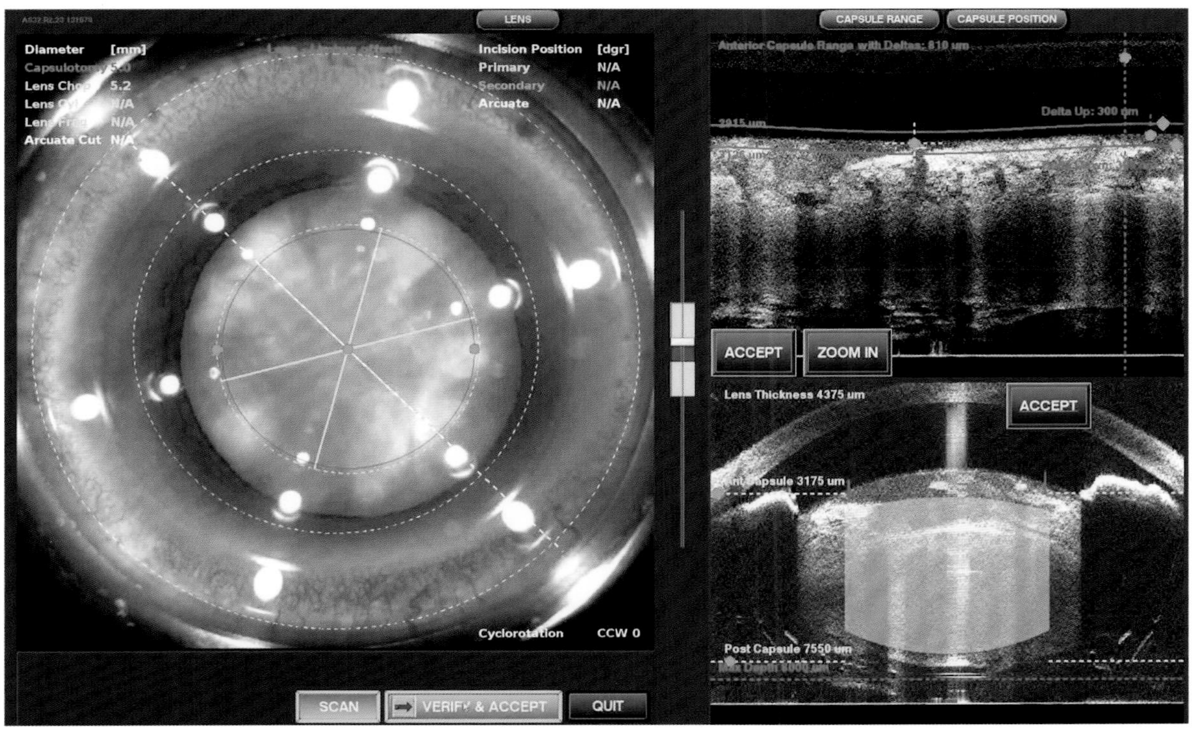

图 5-4-3
飞秒激光辅助乳白核白内障手术

视频 5-4-2
乳白核白内障飞秒激光过程

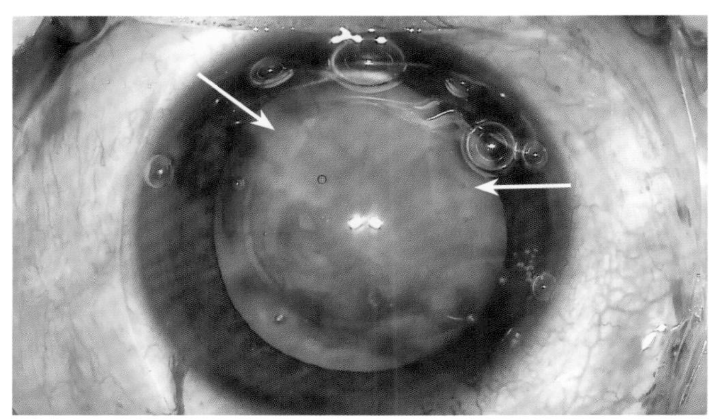

图 5-4-4
乳白核白内障行飞秒激光发生截囊不全两处（箭头所指）

2016 年，Titiyal 等人在乳白核白内障中应用飞秒激光，97.5% 的乳白核白内障患者顺利完成飞秒激光，但其中不完全性截囊的发生率为 47.5%，其中包括两种截囊不全：微粘连占 37.5%，桥状不全占 10%。截囊不全在Ⅰ型乳白核白内障中发生率更高。

2019 年，Chee 等人进行了一项连续的病例前瞻性观察性研究，评估了 FLACS 在乳白核白内障中的应用。纳入的样本多样化，包括 48.3% 的膨胀性白内障、10.3% 的 Morgagnian 白内障、31% 的前囊钙化和 20.6% 的悬韧带病变。该研究发现，飞秒激光病例截囊不全发生率为 17.2%，并认为白内障类型可能是截囊不全的影响因素，其中 Morgagnian 白内障是一个主要因素。

2019 年晚些时候，Zhu 等人的一项前瞻性研究评估了Ⅰ型和Ⅱ型乳白核白内障，并比较了 FLACS 和传统撕囊的囊膜相关并发症。作者指出，FLACS 组中未发生前囊膜撕裂，但 9.1% 的病例出现了截囊不全，并都发生在Ⅰ型乳白核白内障。

但要注意的是，飞秒激光造成的截囊不全需要正确处理，否则截囊不全可能发展为前囊膜撕裂，甚至后囊膜破裂。

（二）后囊膜破裂

由于应用飞秒激光可以降低前囊膜撕裂的发生率，所以相应地可以降低因为前囊膜撕裂延伸而引起的后囊膜破裂发生率。据 Chee 等人报道，在膨胀性白内障的常规超声乳化术中，后囊膜破裂（PCR）的发生率为 11.4%，而 FLACS 术中发生率为 2.9%。

（三）超声能量、超声时间

由于激光不能穿透乳白核块，研究对比乳白核白内障 FLACS 和常规超声乳化手术，发现两种术式在超声能量、超声时间上没有显著性差异。

四、飞秒激光辅助乳白核白内障手术的注意事项

1. 乳白核白内障患者往往伴有注视困难，应耐心进行负压吸引，保证飞秒激光过程中的良好眼位，避免因眼球在负压过程中移动产生角膜皱褶。
2. 大量皮质溢出于前房时，可先做主切口，谨慎地前房冲洗直到前房相对清澈，可看清前囊膜。
3. 黏弹剂注射时注意将针头放置于前囊上方后再注射黏弹剂，避免将囊膜推至一侧。
4. 建议取出囊膜前常规用台盼蓝或吲哚菁绿进行染色，染色可在气泡下染色或黏弹剂下进行。

五、飞秒激光辅助乳白核白内障手术的特殊并发症及其处理

据报道，飞秒激光导致截囊不全的发生率为 9.1%~47.5%。若未及时发现截囊不全或二次撕囊操作不当，可能会导致前囊膜的放射状撕裂。前囊膜撕裂最主要的潜在风险在于，若撕裂口向后延伸，可引起后囊膜破裂甚至玻璃体脱出，严重影响手术效果及手术安全性，因此，确保前囊口完整避免撕裂在保持囊袋稳定性、保证手术效果及安全性上具有重要意义。

对于乳白核白内障 FLACS 中，强烈建议取出囊膜前先行囊膜染色，后仔细观察，判断是否存在截囊不全的情况（相关手术操作见二维码视频 5-4-3）。针对截囊不全的病例，确定不全位置后，用撕囊镊进行二次撕囊。二次撕囊时如果向撕囊口内侧施力撕开会使囊膜边缘出现小切迹，后续水分离、超声乳化、灌注/抽吸，以及人工晶状体植入等操作都会向撕囊口边缘施加压力，就非常容易引起前囊膜的放射状撕裂。所以，二次撕囊时，我们推荐遵循“宁大勿小”的原则，即应向撕囊口外侧方向施力将囊膜连接处缓慢谨慎地撕开，虽然这样操作会使撕囊口比预先设置的稍大，但可以有

效避免囊袋放射状撕裂的发生(相关手术操作见二维码视频 5-4-4)。因撕囊口处有些微小连接点很容易被术者忽视,所以必须强调的是,用撕囊镊取出前囊膜之前,应反复检查前囊膜周边是否完全游离。即使看似完全游离甚至全漂浮的前囊膜,我们也建议避免快速牵拉取出,而是应使用连续环形撕囊的手势沿着飞秒激光的撕囊轮廓缓慢地将其取出。使用过囊膜染料的患者囊袋的脆性会有所增加,所以手法应更加小心谨慎。学习曲线期间,前囊膜放射状撕裂的发生率相对较高,因此,掌握正确的处理方式可有效降低其发生率。

若不慎出现前囊膜放射状撕裂,须在后续步骤中注意谨慎轻柔操作,避免对囊口进一步施压,以免前囊膜撕裂向后延伸,导致后囊膜破裂。由于手术过程中的前房变浅或塌陷也会导致前囊膜放射状撕裂进一步扩大,为避免此现象的发生,须在取出操作器械或退出灌注前在前房注入适量黏弹剂以稳定前房。

后囊膜破裂是白内障手术中最严重的并发症之一,对人工晶状体是否能安全稳定地植入囊袋有很大的影响,因此与术后视觉质量密切相关。后囊膜破裂的发生多源自前囊膜撕裂的向后延伸,我们也在临床操作中发现,只要遵循正规手术步骤并合理设定飞秒激光参数,飞秒激光不会直接对后囊膜造成损伤,因此,在飞秒激光辅助白内障手术操作过程中,尽量避免不完全截囊与前囊膜撕裂的发生仍是至关重要的一环。

视频 5-4-3
乳白核染色取囊膜

视频 5-4-4
乳白核白内障飞秒截囊不全处理

(朱亚楠　申屠形超　姚克)

参考文献

[1] JACOB S,AGARWAL A,AGARWAL A,et al. Trypan blue as an adjunct for safe phacoemulsification in eyes with white cataract. J Cataract Refract Surg,2002,28(10):1819-1825.

[2] BRAZITIKOS P D,TSINOPOULOS I T,PAPADOPOULOS N T,et al. Ultrasonographic classification and phacoemulsification of white senile cat-aracts. Ophthalmology,1999,106(11):2178-2183.

[3] KARA-JUNIOR N,DE SANTHIAGO M R,KAWAKAMI A,et al. Mini-rhexis for white intumescent cataracts. Clinics,2009,64(4):309-312.

[4] Phacoemulsification in eyes with white cataract. Chakrabarti A,*(1) singh S,krishnadas R. J Cataract Refract Surg 2000;26:1041-1047. Am J Ophthalmol,2000,130(6):864-865.

[5] ZHU Y,CHEN X,CHEN P,et al. Lens capsule-related complications of femtosecond laser-assisted capsulotomy versus manual capsulorhexis for white cataracts. J Cataract Refract Surg,2019,45(3):337-342.

[6] TITIYAL J S,KAUR M,SINGH A,et al. Comparative evaluation of femtosecond laser-assisted cataract surgery and con-ventional phacoemulsification in white cataract. Clin Ophthalmol,2016,10:1357-1364.

[7] CHEE S-P,CHAN NS-W,YANG Y,et al. Femtosecond laser-assisted cataract surgery for the white cataract. Br J Ophthalmol,2019,103(4):544-550.

[8] REAL L. White Cataracts—Tips,Techniques and New Perspective. Current Ophthalmology Reports,2020,8:93-98.

第五节 ‖ 角膜内皮细胞减少的飞秒激光辅助白内障手术

一、角膜内皮细胞减少合并白内障

正常的角膜内皮细胞是维持角膜透明性的重要条件，损伤后不能再生，只能依靠邻近细胞的扩张、移行填充。一般认为角膜内皮细胞计数 1 500 个/mm^2 为临床白内障超声乳化手术的相对禁忌证。无论何原因导致角膜内皮细胞计数下降至 1 000 个/mm^2 时，为内眼手术后发生角膜内皮失代偿的临界值。角膜内皮细胞计数下降至 500 个/mm^2 时，角膜内皮细胞将难以维持正常生理功能，导致持续性角膜水肿及大泡性角膜病变。根据相关文献报道，白内障术前检查发现，角膜内皮细胞减少主要原因包括：角膜内皮营养不良、青光眼、糖尿病、角膜内皮炎、过熟期白内障、晶状体半脱位、眼外伤等。

传统白内障超声乳化手术能量的释放和眼内器械接触及晶状体碎片等机械性损伤，不可避免会对角膜内皮细胞造成损伤，引起不同程度的角膜水肿，极端情况下甚至会出现角膜内皮失代偿。白内障超声乳化手术后角膜水肿可能与超声乳化的时间及能量、晶状体核硬度、角膜的基础生理特性、眼轴长度、既往眼部外伤史、术者的经验及术中黏弹剂的使用等相关。超声乳化术后角膜水肿的发生会引起一过性或永久性视物模糊及视觉障碍，是影响白内障患者术后满意度的重要原因之一。

二、围手术期管理

针对角膜内皮减少合并白内障的患者，首先要注重术前角膜内皮的检查，明确术前角膜内皮细胞计数。若角膜内皮显微镜发现暗区，或裂隙灯显微镜下发现角膜中央存在金箔样反光等体征，应行共聚焦显微镜进一步筛查，明确角膜内皮相关诊断，详细告知患者病情及预后。根据患者角膜内皮细胞密度、暗区形态及角膜体征，结合白内障核的硬度选择不同的手术切口位置及超声乳化模式，尽量选择对角膜内皮损伤小，并且适合患者的手术方式。术后患者出现角膜上皮水肿，应及时给予高渗滴眼液促进角膜水肿的恢复，缩短角膜水肿的恢复时间，不仅可有效提高术后视力，还可以减少水肿引起的角膜内皮功能的进一步损伤。

三、飞秒激光辅助角膜内皮细胞减少合并白内障手术的优势及注意事项

根据相关文献报道，白内障手术相关角膜内皮细胞计数减少常与平衡液质量、黏弹剂质地、机械损伤、超声引起的热损伤，以及手术引起的炎症反应和产生的自由基等因素有关。飞秒激光辅助白内障手术由于在白内障超声乳化前进行了预劈核操作，术中可以明显降低超声乳化能量，并减少超声能量作用的时间，对角膜内皮具有一定的保护作用。根据相关文献报道，飞秒激光辅助白内障手术术后早期角膜内皮细胞丢失明显减少，减少术后角膜水肿的发生，更加适用于角膜内皮细胞计数较少的患者，并在术后 6 个月角膜内皮细胞逐渐趋于稳定。针对相对正常的轻中度白内障手术，研究报道，FLACS 角膜内皮细胞丢失率在 4%~17%，较传统手工撕囊白内障手术差异无统计学意义。然而，对于 Fuch 综合征的患者，FLACS 可减少角膜内皮细胞丢失率至 6.5%，可有效减少术后角膜内皮失代偿可能。

另外，对于硬核白内障合并角膜内皮细胞减少的患者，飞秒激光的使用可减少超声能量和时间，有效减少内皮损伤。研究报道，白内障手术角膜内皮细胞丢失最关键的因素是超声时间。FLACS 的预劈核功能，可使硬核白内障手术有效超声时间（EPT）减少 51%~81%。FLACS 硬核白内障手术的角膜内皮细胞丢失可控制在 4%~10%，有助于减少患者术后角膜水肿、角膜容积的变化，有效提高术后视力恢复进程（图 5-5-1）。在手术操作中，术者应注重保护角膜内皮，合理使用弥散型黏弹剂，超声乳化时尽量选择低能量模式，操作远离角膜内皮，要尽可能避免在前房内进行过多操作，减少超乳头及手术器械对角膜内皮的损伤。

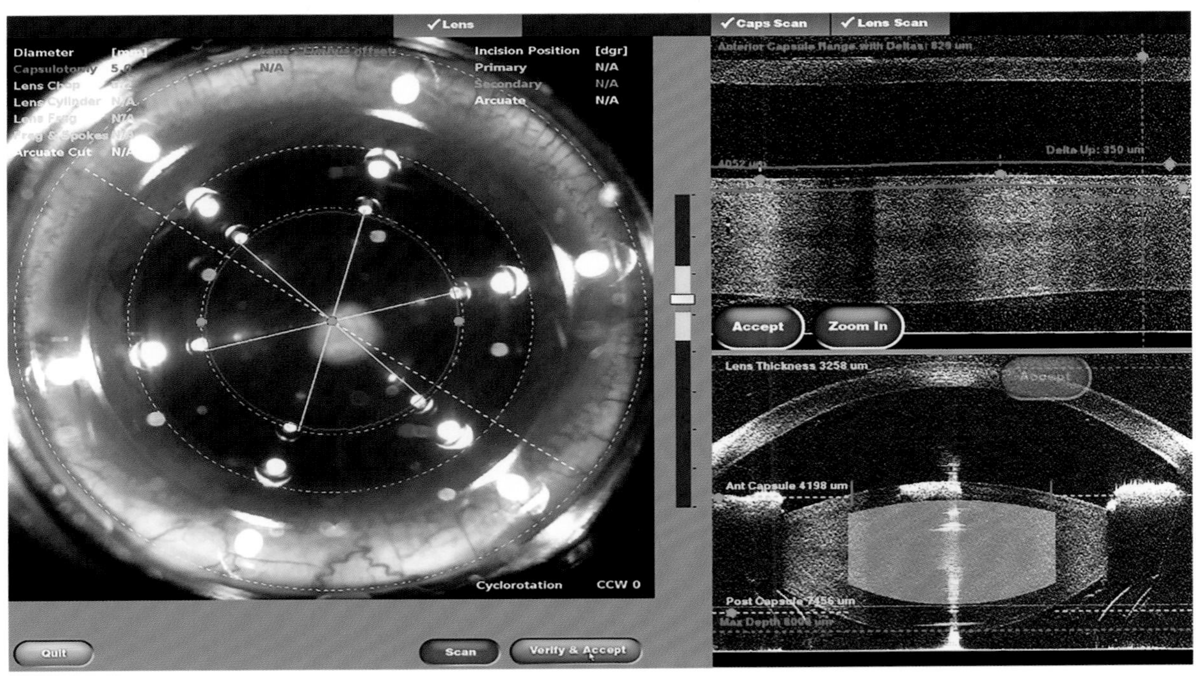

图 5-5-1
角膜内皮细胞减少合并白内障飞秒激光锚定（Docking）后撕囊界面手动调整预撕囊深度

四、飞秒激光辅助角膜内皮细胞减少合并白内障手术的特殊并发症及其处理

（一）角膜水肿

若飞秒激光辅助角膜内皮细胞减少合并白内障手术后，出现角膜水肿情况，需要及时给予高渗滴眼液，缩短角膜水肿的恢复时间，促进角膜水肿恢复，减少水肿引起的角膜内皮功能的进一步损伤。

（二）角膜内皮失代偿

角膜内皮细胞减少合并白内障超声乳化术后角膜内皮失代偿，且角膜状态很差，可考虑穿透性角膜移植或角膜内皮移植，进而改善角膜状态。

（许哲　申屠形超）

参考文献

[1] YU Y, CHEN X, HUA H, et al. Comparative outcomes of femtosecond laser-assisted cataract surgery and manual phacoemusification: A six-month follow-up. Clin Exp Ophthalmol, 2016, 44(6): 472-480.

[2] TAKÁCS A I, KOVÁCS I, MIHÁLTZ K, et al. Central corneal volume and endothelial cell count following femtosecond laser-assisted refractive cataract surgery compared to conventional phacoemulsification. J Refract Surg, 2012, 28(6): 387-391.

[3] CHEE S P, YANG Y, WONG M H Y. Randomized controlled trial comparing femtosecond laser-assisted with conventional phacoemulsification on dense cataracts. Am J Ophthalmol, 2021, 229: 1-7.

[4] KANCLERZ P, ALIO J L. The benefits and drawbacks of femtosecond laser-assisted cataract surgery. Eur J Ophthalmol, 2021, 31(3): 1021-1030.

[5] DAY A C, BURR J M, BENNETT K, et al. Femtosecond laser-assisted cataract surgery compared with phacoemulsification cataract surgery: Randomized noninferiority trial with 1-year outcomes. J Cataract Refract Surg, 2020, 46(10): 1360-1367.

[6] DZHABER D, MUSTAFA O, ALSALEH F, et al. Comparison of changes in corneal endothelial cell density and central corneal thickness between conventional and femtosecond laser-assisted cataract surgery: A randomised, controlled clinical trial. Br J Ophthalmol, 2020, 104(2): 225-229.

[7] GAMAL EBIDALLA ELGHOBAIER M, KHALIL IBRAHIEM M F, SHAWKAT ABDELHALIM A, et al. Clinical and surgical outcomes of femtosecond laser-assisted cataract surgery (FLACS) on hard cataracts in the Egyptian population. Clin Ophthalmol, 2020, 14: 1383-1389.

[8] YONG W W D, CHAI H C, SHEN L, et al. Comparing outcomes of phacoemulsification with femtosecond laser-assisted cataract surgery in patients with Fuchs endothelial dystrophy. Am J Ophthalmol, 2018, 196: 173-180.

第六节 准分子激光原位角膜磨镶术（LASIK）后的飞秒激光辅助白内障手术

一、准分子激光原位角膜磨镶术（LASIK）后并发白内障

激光角膜屈光手术是指应用准分子激光等激光技术进行角膜屈光矫正手术，通过切削角膜基质改变角膜曲率半径达到矫正屈光不正的目的。准分子激光原位角膜磨镶术（laser in site keratomileusis，LASIK）作为板层切削角膜屈光手术，其手术方式主要先通过制作角膜板层瓣，将其掀开后再行激光切削。LASIK 相较于传统表层手术愈合反应小，恢复迅速，目前已成为较为主流的角膜屈光手术。随着 LASIK 术后患者年龄逐渐增加，白内障的患病率也快速增加，需白内障手术治疗的患者对于术后视力恢复及术后视觉质量的关注度也逐渐增加。

二、围手术期管理

LASIK 术后并发白内障患者术后视力恢复以及视觉质量的改善受到很多因素的影响。其中，最关键的影响因素就是 IOL 度数的计算，由于 LASIK 术后患者角膜切削，造成角膜曲率平坦。如果直接使用 LASIK 术后角膜测量的结果获得 IOL 的度数，会导致实际低矫正而造成远视，因而会有较差裸眼视力。LASIK 术后患者一般对脱镜裸眼全程视觉要求较高，功能性 IOL（多焦点 IOL、连续视程 IOL）在该类人群中的应用有较为迫切需求，术前生物测量与 IOL 屈光度计算精准十分重要。LASIK 术后行白内障手术的患者，须采用角膜地形图分析患者角膜表面切削情况，分析是否存在切削偏心、术后角膜扩张等情况。术前角膜曲率可采用中央 3.0mm 直径范围，尽可能采用

计算角膜 True-*K* 值，避免直接使用 Sim*K* 用于 IOL 屈光度计算。采用 IOL Master 700 晶状体生物测量仪准确测量中央角膜范围前、后表面曲率，计算角膜 True-*K* 值，并结合 Barrett-TK 公式、Haigis-L 公式或相关人工智能公式，将有助于 IOL 屈光度准确性。

三、飞秒激光辅助准分子激光原位角膜磨镶术后白内障手术的优势及注意事项

由于 LASIK 术后患者眼部本身的屈光不正状态，易形成核性白内障，造成超声乳化能量增加和有效时间延长。飞秒激光辅助白内障手术的预劈核过程，可在超声乳化前对晶状体核进行处理，有效减少超声乳化能量增加和有效时间，降低超声对角膜内皮等组织的损伤（图 5-6-1）。相关文献报道，LASIK 术后的 FLACS 相较于传统超声乳化手术，其术后残余散光度数较小。该现象原因主要是由于 FLACS 预撕囊更为有效地保证 IOL 的居中性，且减少 IOL 倾斜等影响术后残余散光因素。同时，由于 IOL 倾斜减少，引起的彗差也可减少，更有效减少术后视觉质量干扰，提高术后视力。LASIK 术后的 FLACS 术中并发症发生率为 0~5.9%，其中最常见的是截囊不全，其次为术中瞳孔缩小。LASIK 术后的 FLACS 其后囊膜破囊率相较于传统超声乳化手术并无统计学差异。LASIK 术后的 FLACS 术后并发症发生率为 1%~12.5%，其中最常见的是术后并发虹膜睫状体炎，术后糖皮质激素滴眼液局部规范使用可有效减少该并发症的发生。

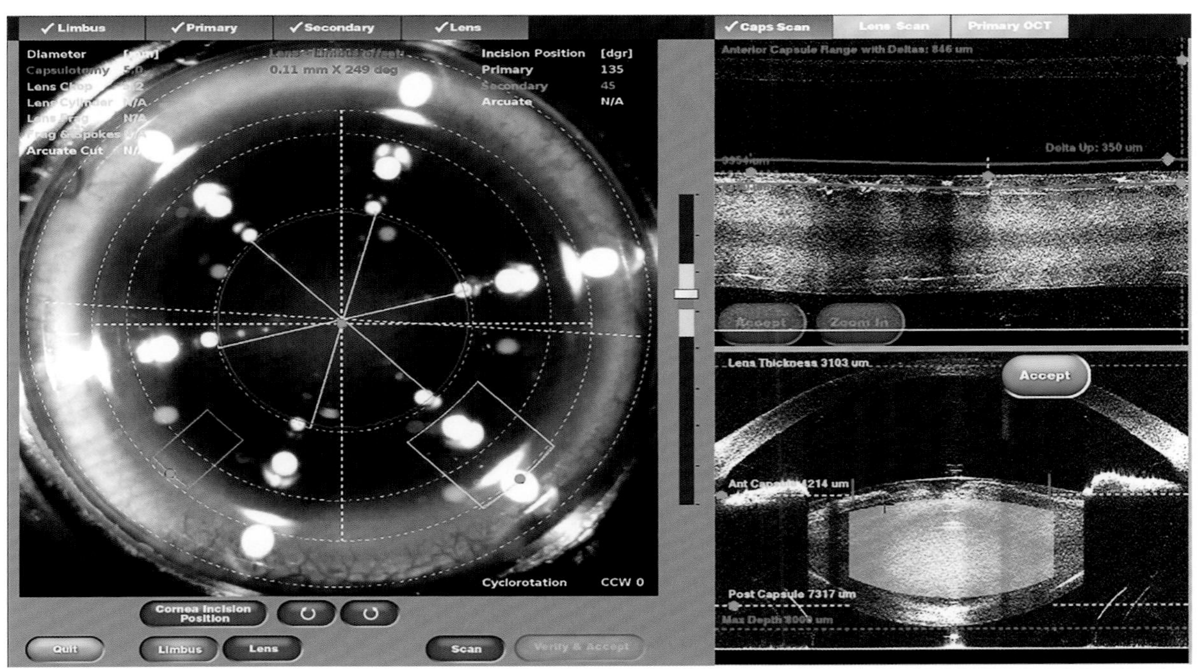

图 5-6-1
LASIK 术后白内障患者飞秒激光 Docking 及撕囊、切口制作参数调整过程

另外，LASIK 术后患者对术后脱镜要求较高，功能性 IOL（多焦点 IOL、连续视程 IOL）的选择性使用，对白内障术中操作的精准性，尤其是撕囊的居中性提出更高的要求。飞秒激光辅助白内障手术可精准完成连续环形撕囊。同时，飞秒激光辅助白内障手术完成手术主、侧切口的制作，可视下完成切口位置和隧道长度设置，排除了切口与角膜瓣相连或重叠的可能性，保证了手术的安全距离可以在保证LASIK 角膜瓣安全的基础上，有效控制 SIA，减少术后散光的影响（图 5-6-2）。然而，

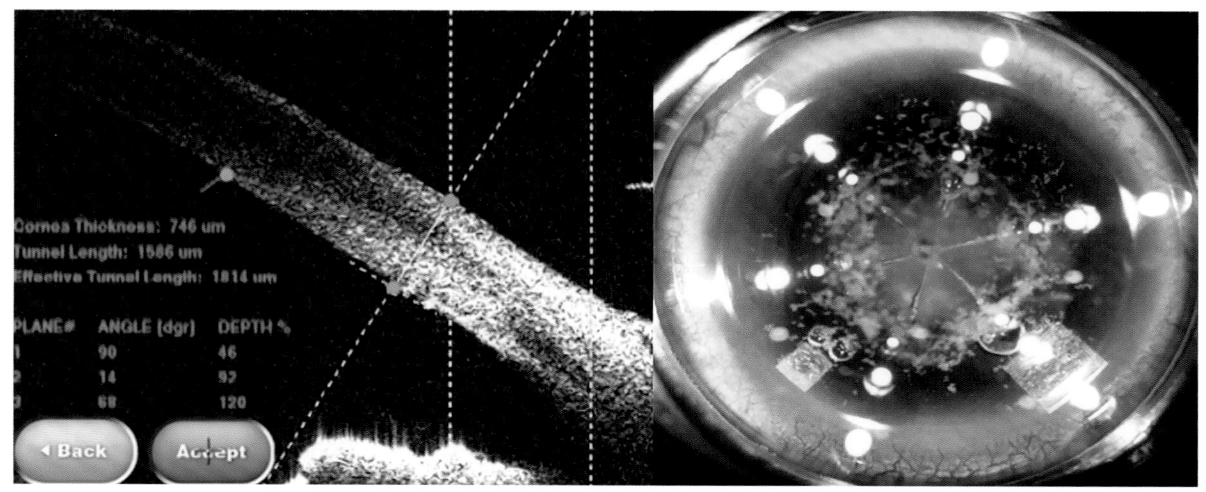

图 5-6-2
LASIK 术后白内障患者飞秒激光辅助切口制作

目前飞秒激光辅助制作切口仍存在定位准确性问题，建议使用时谨慎定位。相关术者指出，可在LASIK术后患者角膜缘行术前标记，以标记飞秒激光辅助制作切口位置，该类方法有效性需在进一步临床应用中验证。

四、飞秒激光辅助准分子激光原位角膜磨镶术（LASIK）后白内障手术的特殊并发症及其处理

（一）角膜瓣再移位

飞秒激光的负压锚定（Docking）为接触式，理论上会对原角膜瓣产生再移位的作用。Docking过程中，于负压吸引环的中央放置有一片直径大于角膜平均直径和角膜瓣直径（约19.8mm）的软性角膜接触镜，使得负压吸引环对角膜及部分巩膜进行整体吸引，减少对角膜瓣的直接负压吸引。操作前与患者进行充分的沟通，鼓励操作过程中患者积极配合，减少眼球移动，可有效避免负压吸引突然丢失使角膜瓣掀开的风险。

（二）角膜褶皱和负压吸引环脱落

LASIK术后患者角膜前表面曲率会不同程度缩小，而飞秒激光Docking装置及角膜接触镜的曲率相对固定，易出现患者角膜与接触镜不匹配的现象，导致负压吸引过程中角膜褶皱和负压吸引环脱落。目前，LenSx飞秒操作系统的Docking接口软镜基弧有三种规格，分别为7.2mm、7.6mm、8.1mm，对应角膜曲率 >46D、41~46D、<41D 三种情况使用。不同规格的Docking接口软镜，可以更为有效维持负压吸引，并减少角膜褶皱和负压吸引环脱落等情况。飞秒激光操作过程中，保持Docking的居中和正位，减少角膜与接触镜间存留气泡，使得角膜整体负压均衡，是保证LASIK术后患者飞秒激光操作安全性的有效保障。

（许哲　申屠形超）

参考文献

[1] ROHLF D, LA NASA A, TERVEEN D, et al. Outcomes of LASIK vs PRK enhancement in eyes with prior cataract surgery. J Cataract Refract Surg, 2023, 49(1): 62-68.
[2] JIN H, HOLZER M P, RABSILBER T, et al. Intraocular lens power calculation after laser refractive surgery: Corrective algorithm for corneal power estimation. J Cataract Refract Surg, 2010, 36(1): 87-96.
[3] BLAYLOCK J F, HALL B J. Refractive outcomes following trifocal intraocular lens implantation in post-myopic LASIK and PRK eyes. Clin Ophthalmol, 2022, 16: 2129-2136.
[4] GREWAL D S, SCHULTZ T, BASTI S, et al. Femtosecond laser-assisted cataract surgery--current status and future directions. Surv Ophthalmol, 2016, 61(2): 103-131.
[5] WANG W, NI S, LI X, et al. Femtosecond laser-assisted cataract surgery with implantation of a diffractive trifocal intraocular lens after laser in situ keratomileusis: A case report. BMC Ophthalmol, 2018, 18(1): 160.
[6] ALIO J L, ABDELGHANY A A, ABDOU A A, et al. Cataract surgery on the previous corneal refractive surgery patient. Surv Ophthalmol, 2016, 61(6): 769-777.

第七节　放射状角膜切开术（RK）后的飞秒激光辅助白内障手术

一、放射状角膜切开术（RK）后并发白内障

放射状角膜切开术（radial keratotomy，RK）是在角膜光学区外的旁周边部做若干条（8~20条）非穿透性放射状松解切口，一般达 80%~90% 的角膜深度，间接改变中央角膜曲率，在眼压的作用下，使得角膜中央前表面相对变平，降低角膜屈光力，从而达到矫正近视的目标。RK 自 1974 年开始首次应用于临床，我国于 1978 年开始普及 RK。然而，由于 RK 其角膜放射状切开的性质，决定了其屈光度数矫正有限、术后屈光度不稳定、预测性和准确性较差，且角膜切口存在潜在破裂的危险性。随着准分子激光角膜屈光手术的普遍开展，RK 已基本被取代。早年接受 RK 的患者，随着年龄的增长，逐渐出现白内障并影响视力，且需要接受白内障手术治疗。

二、围手术期管理

由于 RK 非穿透性放射状松解切口在眼压的作用下发生膨隆，使周边的角膜曲率半径缩小，中央角膜前、后表面都变平坦，但角膜前、后表面曲率的变化不是平行等量的。由此，RK 术后行白内障手术的患者，IOL 屈光度须更为慎重。术前角膜曲率可缩小至中央 2.6mm 直径范围，准确测量中央角膜范围前、后表面曲率，计算角膜 True-*K* 值，并结合 Barrett-TK 公式、Haigis-L 公式或相关人工智能公式，将有助于IOL屈光度准确性。根据文献报道，相较于SRK/T和Holladay 1公式，Barrett-TK 公式可有效减少 RK 术后白内障手术的术后残余屈光度，40%~69.2% 的患者术后残余等效球镜可在 ±0.5D 范围内。

RK 使角膜表面形成瘢痕，且切开角膜基质达 80%~90%，改变了角膜的整体生物力学结构，生物力学强度小于正常角膜的一半，增加了手术白内障摘除的难度。白内障超声乳化过程既要考虑术式的安全，又要顾及不能改变角膜表面整体的屈光状态，以免造成术后散光加大。主、侧切口建议在两条放射状角膜切开的切痕之间，避免切口跨越 RK 切痕，可制作透明角巩膜隧道切口或巩膜隧道切口，采用反眉弓状弧形切口，隧道外口远离 RK 切痕的同时，保证隧道内口与 RK 切痕之间有一定安全距离。若患者 RK 放射状切口较为密集，可考虑巩膜隧道切口，RK 切痕若裂开可先用

10-0 缝线缝合加固。手术过程中镊子、超乳手柄进出主、侧切口时，动作应轻柔。必要时，术者可使用球后麻醉，使眼球相对固定，减少器械对主、侧切口产生压力。超声乳化过程，应控制灌注压力，降低瓶高，避免灌注产生眼压升高导致 RK 切痕破裂。相关文献报道，FLACS 预撕囊和预劈核的操作可有效减少 RK 术后白内障手术角膜切口器械压力和影响，可更为有效保证 RK 切痕稳定性和减少角膜切口裂开可能性。

三、飞秒激光辅助放射状角膜切开术后白内障手术的优势及注意事项

由于 RK 术后患者角膜生物力学强度缩小，且 RK 切痕之间生物力学强度不一致，应注意保证患者 Docking 的居中和正位，使得角膜整体均匀受力，减少 RK 切痕裂开穿透可能。PI 可根据角膜曲率进行匹配性选择，针对角膜曲率 >46D、41~46D、<41D，LenSx 飞秒操作系统的 Docking 接口软镜有三种规格可供选择（图 5-7-1）。

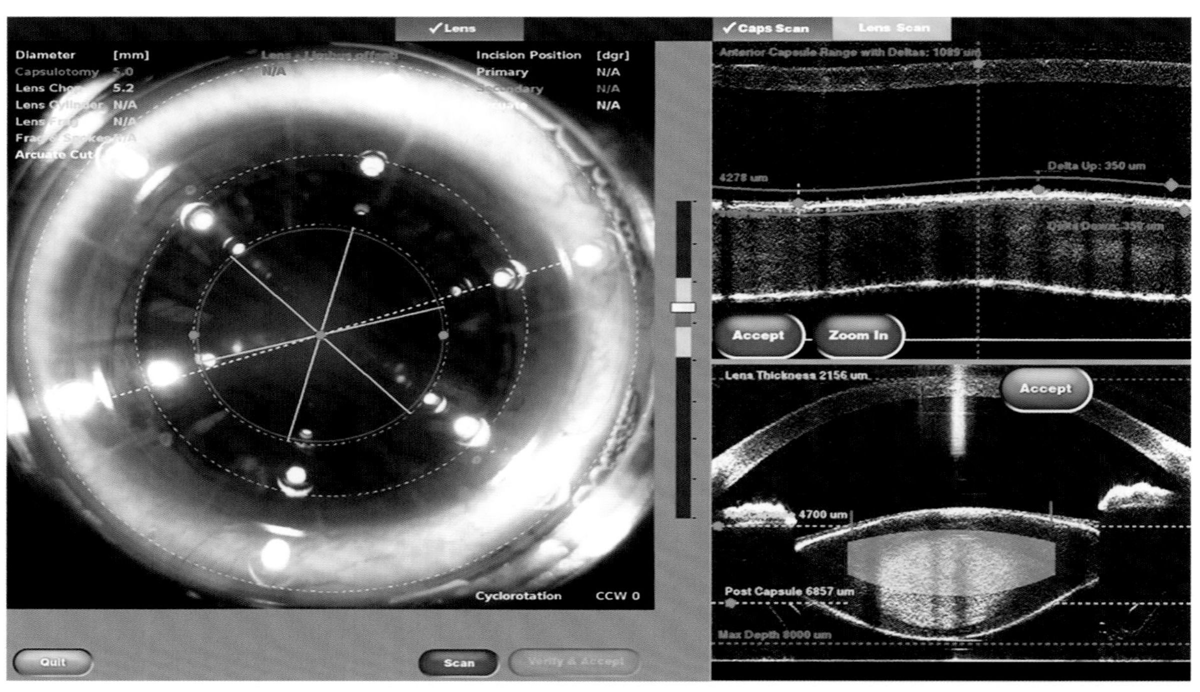

图 5-7-1
RK 术后白内障患者飞秒激光 Docking 过程

RK 术后角膜生物力学结构变化，建议手工制作主、侧切口，并使得在两条放射状角膜切开的切痕之间，可采用巩膜反眉弓状弧形切口。主切口过度水密也可能造成 RK 切痕裂开，主切口可采用 10-0 缝合，降低 RK 切痕裂开可能。由于飞秒激光制作切口边缘呈锯齿状，不建议于 RK 术后患者采用飞秒激光制作切口。术者手工制作主、侧切口，切口边缘更为平整，灵活控制切口隧道位置，减少主、侧切口与 RK 切痕相连、裂开可能（图 5-7-2）。

四、飞秒激光辅助放射状角膜切开术后白内障手术的特殊并发症及其处理

（一）RK 切痕裂开

飞秒激光操作过程中的接触和负压吸引不均衡，可能造成薄弱的 RK 切痕裂开。首先，飞秒激

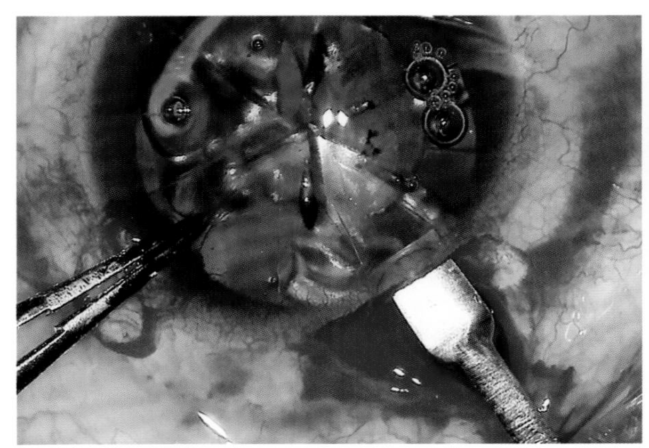
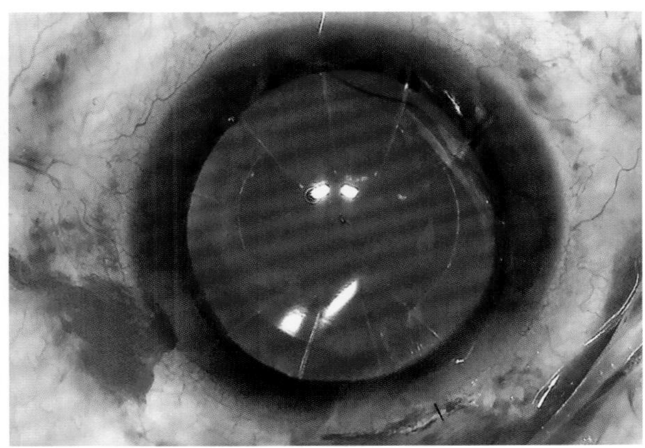

图 5-7-2
飞秒激光辅助 RK 术后白内障手术角巩膜隧道主切口及 10-0 缝合主切口

光操作过程尽量注意动作轻柔,尽可能保证 Docking 的居中和正位,减少 RK 术后患者角膜不均衡受力。如出现飞秒激光操作过程 RK 切痕裂开、前房消失情况,应尽快使患者脱离飞秒激光操作负压吸引和激光操作,将患者尽快转移至手术显微镜下,完成消毒、麻醉后,行角膜清创缝合。术者在恢复角膜密闭、维持前房稳定后,观察晶状体情况,并决定下一步白内障手术方案。

(二) 截囊不全

由于 RK 切痕上皮内生和瘢痕形成,阻碍飞秒激光点阵穿透,降低飞秒激光穿透效率,造成晶状体前囊膜截囊不全。针对 RK 术后的白内障患者,飞秒激光的点阵设置可更为密集,并增加飞秒激光能量及穿透深度。

(三) 囊膜劈裂

由于 RK 术后患者飞秒激光可能留存截囊不全可能,囊膜劈裂往往出现在术者取出前囊膜的过程中。由此可见,RK 术后患者完成飞秒激光操作后,在取出晶状体前囊膜前,术者可通过囊膜染色,同时提高手术显微镜放大倍率,仔细观察晶状体前囊膜预截囊情况(包括撕截不全和齿状标签 Tag),明确后行前囊膜取出。

(许哲 王玮 申屠形超)

参考文献

[1] JIN H, ZHANG Q, ZHAO P. Modification of the wound construction to prevent dehiscence of radial keratotomy incision in cataract surgery: Wave-shaped scleral incision. J Cataract Refract Surg, 2017, 43(4): 449-455.

[2] WANG L, TANG M, HUANG D, et al. Comparison of newer intraocular lens power calculation methods for eyes after corneal refractive surgery. Ophthalmology, 2015, 122(12): 2443-2449.

[3] ZHANG J S, LIU X, WANG J D, et al. Outcomes of phacoemulsification using different size of clear corneal incision in eyes with previous radial keratotomy. PLoS One, 2016, 11(12): e0165474.

[4] FRAM N R, MASKET S, WANG L. Comparison of intraoperative aberrometry, OCT-based IOL formula, Haigis-L, and Masket formulae for IOL power calculation after laser Vision correction. Ophthalmology, 2015, 122(6): 1096-1101.

[5] BEHL S, KOTHARI K. Rupture of a radial keratotomy incision after 11 years during clear corneal phacoemulsification. J Cataract Refract Surg, 2001, 27(7): 1132-1134.

[6] SOT M, DA COSTA M, BAUDOT A, et al. Rupture of two radial keratotomy incisions 20 years later during clear corneal cataract surgery: A case report. J Fr Ophtalmol, 2019, 42(8): e349-e350.

第八节 飞秒激光辅助白内障手术联合有晶状体眼后房型人工晶状体（ICL）取出术

一、有晶状体眼后房型人工晶状体（ICL）植入术后并发白内障

眼内屈光手术典型术式为有晶状体眼后房型人工晶状体（posterior chamber phakic implantablecollamer lens，ICL）植入术，因其具备安全性、可逆性、稳定性、高度可预测性、良好的视觉质量等优势广泛应用于临床。拱高是指 ICL 光学区后表面中央至自然晶状体前表面的垂直距离，是评价 ICL 植入术后安全性的重要指标之一。理想的拱高范围是 250~750μm。拱高过高可能会导致 ICL 与虹膜机械摩擦，引起虹膜色素播散、瞳孔阻滞、房角狭窄或关闭，导致继发性青光眼。拱高过低会导致 ICL 与自然晶状体机械接触，ICL 与自然晶状体之间房水流通受阻，引起晶状体前囊下混浊导致白内障。根据文献报道，为避免术后出现相应并发症，在 ICL 与自然晶状体不接触的前提下，拱高的下限应为 50μm。临床工作中，大部分患者术后可以获得理想的拱高和视力矫治效果，然而仍有少部分患者因术后拱高过低并发白内障等，应行 ICL 取出和/或行白内障手术治疗。

二、围手术期管理

ICL 植入术后，中央拱高常用的检查方法主要有超声生物显微镜（ultrasound biomicroscopy，UBM），Pentacam 三维眼前节全景分析仪和眼前节相干光断层扫描（anterior segment optical coherence tomography，AS-OCT）技术。UBM 利用超高频超声获得高分辨率的图像，可清晰显示眼前节结构的解剖关系，充分显示人工晶状体与自然晶状体之间的距离，但 UBM 是接触性检查，存在损伤角膜上皮、感染等风险，不适用于术后早期检查。Pentacam 三维眼前节全景分析仪采用 Scheimpflug 技术进行断层扫描和三维分析，采用非接触式检查方式，可测量眼前节组织及术后拱高的相关数值。AS-OCT 主要运用低相干光断层扫描技术获取横断面图像，可清晰显示眼前节结构，精准测量术后拱高，具有操作简便、成像速度快等显著特点。ICL 植入术后并发白内障患者，应持续监测视力、晶状体混浊程度及拱高变化。拱高的测量值将成为飞秒激光辅助过程中撕囊深度调整的依据。

另外，术前监测 ICL 植入术后患者角膜内皮细胞计数、眼压、房角结构等变化，也是飞秒激光辅助 ICL 植入术后白内障手术过程中，减少角膜内皮、虹膜损伤等手术并发症的重要参考指标。

三、飞秒激光辅助有晶状体眼后房型人工晶状体（ICL）植入术后白内障手术的优势及注意事项

选择 ICL 植入矫治屈光不正患者，往往术前均为高度近视状态，且对手术矫治视觉质量有一定要求。飞秒激光辅助 ICL 植入术后白内障手术，可在飞秒激光辅助下，精准完成预撕囊操作，为囊袋内 IOL 植入提供更好的居中性，保障术后的视觉质量。

飞秒激光辅助 ICL 植入术后白内障手术过程中，首先应注意保证患者 Docking 的居中和正位。在调整飞秒激光预撕囊深度时，参考术前拱高测量结果及飞秒 OCT 图像显示，手动调整飞秒激光

预撕囊位置和深度。根据相关文献报道，飞秒激光辅助 ICL 植入术后白内障手术的预撕囊深度设置至少为 250μm（常规普通白内障预撕囊深度设置为 300μm），应尽可能保证预撕囊完整性，且不过度破坏 ICL 后表面完整性（图 5-8-1）。

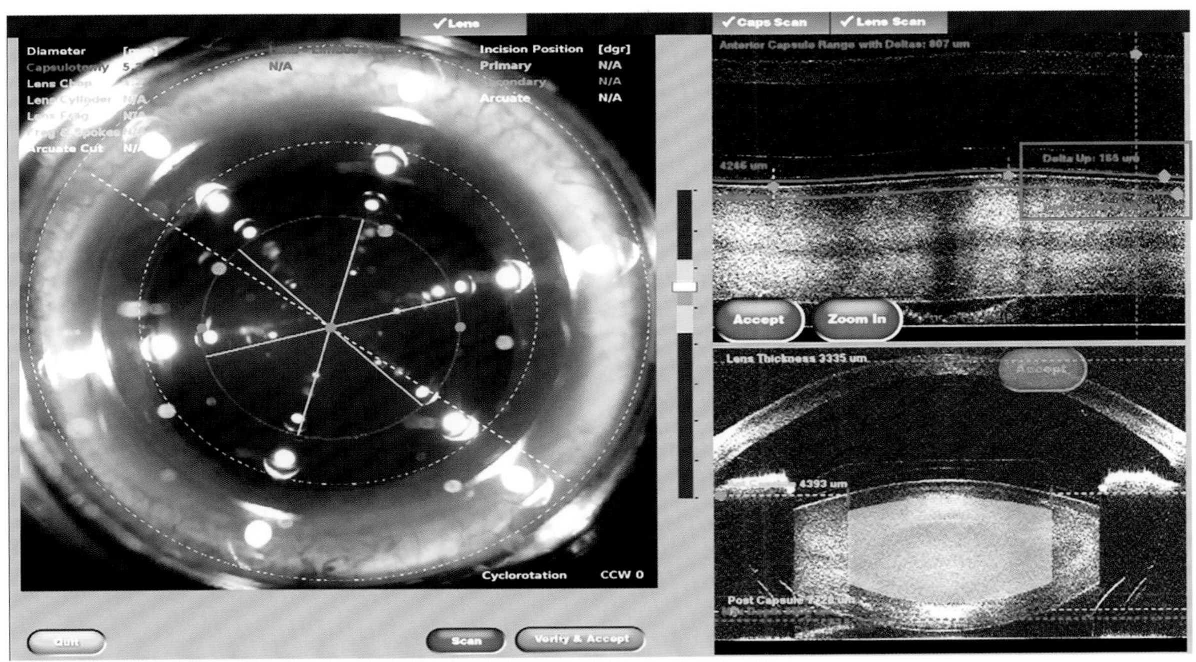

图 5-8-1
ICL 植入术后飞秒激光 Docking 后撕囊界面手动调整预撕囊深度

四、飞秒激光辅助有晶状体眼后房型人工晶状体（ICL）植入术后白内障手术的特殊并发症及其处理

（一）ICL 下气泡聚积

由于飞秒激光行预撕囊和预劈核过程中，超短脉冲引起光裂解爆破以及产生等离子体，最终产生主要含二氧化碳和微小气泡，易聚积于 ICL 表面下。尤其是“0 拱高”的 ICL 植入患者，气泡聚积更为严重，且不易消散（图 5-8-2）。相反，中央孔型 ICL 由于中央孔的存在，可缓解气泡聚积情况。由于 ICL 下大量气泡聚积，将进一步阻碍飞秒激光穿透晶状体组织，易造成截囊不全和劈核不全的现象。

（二）囊膜劈裂

ICL 植入术后并发白内障患者，常常合并低拱高状态。同时，已由飞秒激光行预撕囊的晶状体前囊膜，易在 ICL 取出过程中产生摩擦，造成前囊膜劈裂。因此，在 ICL 取出前，应采用黏弹剂充分分离晶状体前囊膜和 ICL 后表面。在 ICL 取出后，术者应补充黏弹剂，在仔细观察明确前囊口及飞秒激光预撕囊情况后，进行下一步操作。

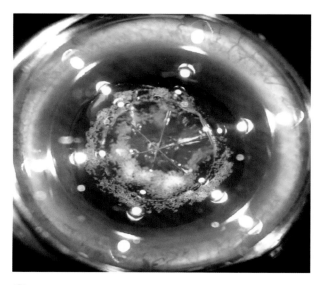

视频 5-8-1
飞秒激光辅助白内障手术联合有晶状体眼后房型人工晶状体取出术

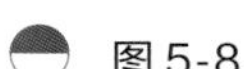

图 5-8-2
飞秒激光造成 ICL 下气泡聚积

（许哲 姚克）

参考文献

[1] YU Y, ZHANG C, ZHU Y. Femtosecond laser assisted cataract surgery in a cataract patient with a "0 vaulted" ICL: A case report. BMC Ophthalmol, 2020, 20(1): 179.

[2] LI S, CHEN X, KANG Y, et al. Femtosecond laser-assisted cataract surgery in a cataractous eye with implantable collamer lens in situ. J Refract Surg, 2016, 32(4): 270-272.

[3] KAUR M, SAHU S, SHARMA N, et al. Femtosecond laser-assisted cataract surgery in phakic intraocular lens with cataract. J Refract Surg, 2016, 32(2): 131-134.

[4] KOHNEN T, STEINWENDER G. Femtosecond laser-assisted cataract surgery in eyes with foldable anterior or posterior chamber phakic intraocular lenses. J Cataract Refract Surg, 2018, 44(2): 124-128.

[5] NATH M, GIREESH P. Challenges during femtosecond laser assisted cataract surgery with posterior chamber phakic intraocular lens. Indian J Ophthalmol, 2019, 67(10): 1744-1746.

第九节 玻璃体切除术后的白内障手术

一、玻璃体切除术后的流行病学特征

经平坦部玻璃体切除术（PPV）于 1971 年首次报道，到目前已有 50 多年的历史。随着微创玻璃体手术的发展，PPV 越来越多地应用于玻璃体视网膜疾病的治疗，已成为目前眼科最常见手术方式之一。PPV 术后会引起白内障的发生或加重已有白内障，尤其是加快核硬化的速度。研究指出，黄斑部视网膜前膜玻璃体切除术后核性白内障的发生率为 12.5%~68%；糖尿病视网膜病变行玻璃体切除术后白内障的发生率达 88%；玻璃体切除联合硅油填充术后白内障的发生率据报道可高达 100%，即使取出硅油后白内障的发生亦不可避免。

白内障作为 PPV 术后的常见并发症之一，目前认为可能与患者年龄、术中光毒性、填充物的成分、PPV 术中机械性损伤、灌洗液、术后高眼压及葡萄膜炎等多种因素密切相关。常见的发病机制有手术过程中玻切头等眼内器械直接接触晶状体后囊，导致机械性损伤，引起晶状体混浊。也有研究认为 PPV 术后，气体、硅油取代原有玻璃体成分使晶状体所处的环境变化，影响了晶状体营养代谢，使得晶状体上皮细胞变性、凋亡，加速了白内障的进程。对于玻璃体切除术后的白内障患者，白内障手术不仅可以改善患者的视觉质量，同时也可以提供清晰的屈光间质以便医生更好地观察眼底情况，尤其是对于一些需要进行眼底激光治疗、眼底病变的动态观察及治疗有着重要价值。

二、玻璃体切除术后白内障手术的难点

由于 PPV 术后玻璃体缺失以及眼部其他结构的改变，白内障手术面临的复杂性及危险性均显著增加（图 5-9-1）。

1. 因受视网膜功能的影响，患者术后视力难以预测，部分患者还可能存在视网膜脱离复发的风险，术者应对患者视功能进行充分全面的评估，并与患者在术前进行充分沟通。

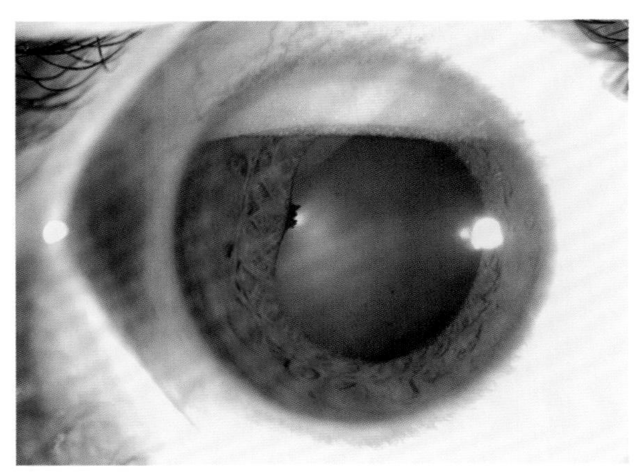

图 5-9-1
PPV 术后白内障，可见虹膜后粘连、前房乳化的硅油

2. 瞳孔散大困难　既往 PPV 手术导致术眼因手术机械刺激，引起前列腺素的合成和释放，前列腺素具有强烈的生物活性，能够引起局部动脉血管扩张，使毛细血管充血，血流量增加，微血管通透性升高，破坏血—房水屏障，从而导致血浆内渗出物进入前房，引起瞳孔缩小，甚至瞳孔后粘连。部分患者合并糖尿病，长期高糖环境导致虹膜组织弹性降低，散瞳困难。小瞳孔下可见度差、增加了囊膜撕裂、虹膜损伤和脱出的风险。

3. 硬核　由于患者对 PPV 术后白内障手术的视功能恢复不良等担忧和对再次手术的害怕心理，往往会延迟白内障的手术时间，拖延成大硬核。也有学者指出，PPV 术后若硅油填充时间越久，术后发生白内障的核越硬。硬核术中红光反射差，极大地增加了手术难度。

4. 晶状体悬韧带损伤　在晶状体悬韧带中，一部分纤维组织会与玻璃体的前界膜相接触，在 PPV 过程中，这部分悬韧带会出现不同程度的损伤和离断。同时，也有学者指出术后填充的气体或硅油的长期顶压也会造成悬韧带损伤，这部分病变较为隐匿，在术前检查中不易发现，但在术中操作时发现，悬韧带损伤易导致囊袋不稳定、玻璃体脱出。要在术前做好充分准备，包括囊袋张力环植入、人工晶状体悬吊固定和玻璃体切除等准备。

5. 后囊损伤　PPV 术中囊膜误切，如不慎切破囊膜，术后白内障发展迅速，极大影响视力，很快需要进行白内障手术；如擦碰到囊膜引起囊膜部分损伤，白内障发展相对缓慢，在 PPV 术中和白内障术前检查中不易发现，但可能导致后续白内障手术中核下沉风险增加，大大增加了手术的不可预测性和手术难度。

6. "水眼"　PPV 术后，玻璃体最终被液体取代，术中易引起眼内液流失造成眼压降低。眼压下降可导致瞳孔缩小，影响术中操作，并使复位的视网膜受到刺激，使得脉络膜脱离及脉络膜上腔出血的机会大大增加。其次，晶状体术中失去了后方玻璃体的支撑，易出现深前房，同时灌注液易

通过异常的悬韧带在前房及玻璃体腔之间流动,出现虹膜-晶状体隔前后异常移动,导致前房的异常涌动、后囊膜的上下波动等现象,增加了手术操作难度。

7. 硅油填充术后 硅油填充术后、晶状体的囊膜很坚韧,撕囊困难。

三、手术时机和术前准备

(一) 手术时机

近年来,玻璃体切除术和白内障超声乳化吸除并人工晶状体植入术相结合的方式所带来的成功率越来越高,大部分术者采用联合手术,一期植入人工晶状体。但也有少部分学者认为联合手术存在时间长、恢复慢、手术难度大、术后并发症多等不足之处,更提倡在玻璃体切除术后,待患者病情稳定后予以白内障手术。多数报道中玻璃体手术和白内障手术的间隔时间较长,一般在半年以上,术者此时眼球已得到充分修复,视网膜病变亦趋于稳定,可以考虑接受白内障手术。

由于 PPV 术后白内障患者存在视功能恢复不良、术后视力预后欠佳的问题,同时该手术难度也相对普通白内障手术难度大,出现后囊膜破裂、视网膜脱离复发、脉络膜脱离等并发症风险高,对术者手术适应证掌控要求更高。但总体原则与其他白内障一致,能够在通过白内障手术改善患者视功能的情况下,在风险可控范围内给予手术。需要注意的是,PPV 术后白内障如拖延过久,易引起大硬核,术中超声乳化时间长、术后并发症多,手术难度指数增加,建议应在全面充分评估后尽早进行手术。

(二) 术前准备

玻璃体切除术后患者白内障手术前的评估内容和其他白内障手术并无不同,但对于 PPV 术后的白内障患者来说,白内障手术前难以判断患者的低视力是由于本身的玻璃体视网膜疾病,或者加重的白内障所导致。因此,详细的术前准备对降低手术风险、预评估患者术后视力至关重要。

1. 全身及眼部病史 详细回顾既往玻璃体视网膜疾病病史和手术细节,包括进行过几次眼底手术,术中是否打气、置入硅油,是否行激光、冷冻、眼底病灶范围大小等,全面评估眼底愈合和瘢痕机化情况,预测术中眼压波动对眼底血管破裂的影响,排除驱逐性出血的风险。还需要了解 PPV 手术前后视力变化,如果之前的视功能记载并不详细,而且白内障的混浊程度已经严重影响经瞳孔对视网膜直接的观察,一些辅助性检查,如 B 超、OCT 等必不可少。

2. 眼部的检查 包括裸眼视力、最佳矫正视力、验光。瞳孔检查:正常光下瞳孔大小以及使用散瞳药物后瞳孔能否散大、是否有瞳孔粘连等。裂隙灯检查:仔细检查眼前节结构,尤其应注意虹膜是否有震颤,以此辅助判断悬韧带功能。其次,还应该注意上方球结膜情况,是否存在 PPV 术后的结膜瘢痕,评估结膜瘢痕是否会干扰白内障手术的切口密闭。评估眼底:眼底情况是决定白内障术后视力的关键,通过散瞳后仔细的眼底检查及黄斑部 OCT 等,预评估患者眼底情况。

3. 人工晶状体度数的计算 PPV 术后眼部结构的改变、玻璃体腔不同的填充物以及玻璃体视网膜疾病的恶化,都会影响白内障术前人工晶状体计算的精确性。文献报道,人工晶状体测量的误差有 54% 来源于眼轴测量的误差。PPV 术后患者,由于不同视网膜疾病的影响,可能会造成视网膜解剖结构出现不同程度的改变,如黄斑水肿、裂孔等,从而导致超声生物(A 超)测量眼轴的方法误差较大。因此在 PPV 术后眼轴测量时,更推荐使用 IOL Master。IOL Master 相比 A 超具有以下优势:PPV 患者中,很大一部分可能是高度近视伴后巩膜葡萄肿的患者,甚至部分曾行巩膜环扎术,在这种情况下,A 超测得的眼轴有时候在后巩膜葡萄肿突起的侧壁上,有时位于后巩膜葡萄肿的顶部，容易产生较大的误差。需要注意的是，对于PPV术后硅油眼患者，因硅油眼的特殊声阻抗，会导致眼轴的测量结果假性延长。虽然IOL Master对硅油填充眼患者眼轴测量明显优于A超，但仍会存在较大误差。

4. 人工晶状体选择 PPV术后患者眼部解剖结构的变化，使得在人工晶状体选择上也应该有所考虑。人工晶状体材料的生物相容性和人工晶状体的设计都很重要。材料方面，对于PPV术后患者，不建议使用硅胶材料的人工晶状体，部分患者曾经眼内置入硅油，同时，PPV术后患者发生视网膜再次脱离等眼底疾患风险高，后期置入硅油可能性相对普通白内障患者高，硅油黏附于硅胶材料人工晶状体造成屈光介质混浊无法观察眼底，甚至不得不取出人工晶状体。有证据显示，亲水性材料具有较好的生物相容性，建议植入亲水性材料的人工晶状体。在人工晶状体形状选择方面：建议植入大光学部的后表面直角方边人工晶状体，利于术后检查者对眼后节的观察。人工晶状体必须固定牢固，如果已有囊膜和悬韧带的损伤，选择板状襻人工晶状体是不合适的，可选用襻为PMMA材料的三片折叠式人工晶状体，损伤严重者最好采用囊袋张力环进行内固定或人工晶状体缝合固定。

四、玻璃体切除术后白内障手术应用飞秒激光辅助的优势

1. 撕囊上的优势 硅油填充术后晶状体的囊膜很坚韧；部分年轻的PPV术后白内障患者，晶状体的囊膜也相对坚韧，手工撕囊相对困难。飞秒激光可帮助撕囊。因飞秒激光作用时间短，可瞬间释放囊袋内的压力，从而使囊膜撕裂的风险大大降低。此外，飞秒激光可瞬间气化组织，撕囊及碎核时不会对囊袋和悬韧带造成机械牵拉，减少了晶状体脱位等风险。

2. 预劈核的优势 由于PPV术后“水眼”缺乏玻璃体支撑，悬韧带脆弱，在超声乳化过程中，需要尽量避免使用高负压、高流量，以免增加后囊的波动，从而降低后囊膜破裂的机会。飞秒激光通过等离子气化作用，在计算机程序控制下完成预设深度和形状的晶状体预劈核，可减少手工刻槽和劈核等多步眼内操作，减少眼内器械进出，避免过多晶状体核转动对囊袋和悬韧带的牵拉。再配合遵循流体动力学设计的灌注和抽吸，可简化超声乳化的步骤、缩短超声乳化的时间和降低超声能量，显著降低术中对眼前后节的骚动。飞秒激光辅助的预劈核最大限度地减轻晶状体悬韧带的术源性损伤，降低了后囊膜破裂、晶状体核坠落等严重并发症发生的风险。

3. 高端人工晶状体植入 考虑到PPV术后白内障患者合并眼底病变，不推荐植入多焦点人工晶状体。但是对于悬韧带以及后囊无病变的患者，在全面充分评估视功能后，可以考虑植入Toric人工晶状体。飞秒激光辅助白内障手术可完成标准化撕囊及有效的预劈核，可以显著降低术中对内眼和前后节的骚动，降低PPV术后“水眼”的白内障手术难度，提高了手术的安全性，同时术后IOL位置、术后屈光度具有更为精准的预测性。因此，飞秒激光辅助白内障手术是PPV术后“水眼”白内障患者植入高端人工晶状体的优选手术方式。但术前应该严格进行术前检查，充分评估并与患者充分沟通。

五、飞秒激光辅助玻璃体切除术后白内障手术的手术方法和注意事项

飞秒激光辅助PPV术后眼白内障手术方法与常规飞秒激光辅助白内障手术基本一致，但要注意以下几点。

1. 切口 可采用巩膜或角膜缘切口，切口和边孔的隧道可适当长一些，以免术中漏水或撕囊时黏弹剂漏出，造成前房的波动，切口漏水造成眼压低而引起眼球塌陷。

2. 撕囊和预劈核　设置合适直径大小的撕囊口。PPV 术后白内障常见硬核，对于硬核白内障，可以考虑略扩大撕囊口，建议可扩大撕囊直径到 5.1~5.2mm。预劈核时，对于硬核，建议使用 chop 模式四分核或六分核，有利于术中抓核。硬核不建议使用 Frag 模式和 Cylinder 模式，避免留下软壳后后续操作更为困难。

3. 水分离　应进行彻底的水分离和水分层，动作轻柔且充分以减轻对后囊的压力，尽可能减少对悬韧带的压力，避免对可能已有病变悬韧带雪上加霜。尽量减少器械进出前房，造成反复眼压的骤变，避免驱逐性出血；器械进出前房时尽量避免前房的波动。

4. 超声乳化　在超声乳化过程中，尽量避免使用高负压、高流量，皮质清除时也尽量采用低灌注吸引，以免增加后囊的波动，从而降低后囊膜破裂的机会。灌注瓶的高度不宜过高，以免前房波动过大；此类患者悬韧带的支持性往往较弱，手术过程中尽量避免对悬韧带施加压力。皮质清除后尽量彻底地小心抛光后囊膜，以减少术后 Nd：YAG 激光后囊切开率，避免激光后囊膜切开术的并发症发生。

5. 植入人工晶状体　尽量将人工晶状体植入在囊袋内，如果后囊膜破口较大，可以考虑植入睫状沟或行人工晶状体悬吊固定。如果合并悬韧带断裂，可联合植入囊袋张力环以增强囊袋的稳定性，必要时可联合缝合。应避免植入前房型人工晶状体，因为这会增加术后前节并发症的发生，并加重某些后节病变。

6. 放置灌注（图 5-9-2）　关于 PPV 术后白内障患者行超声乳化术时是否行玻璃体腔灌注各专家观点不一。有研究报道，无灌注组患者术中低眼压及脉络膜上腔出血的概率高于有灌注组，同时，眼内灌注组的患者并未增加手术并发症的发生，所以对于白内障手术经验尚不丰富的术者或者

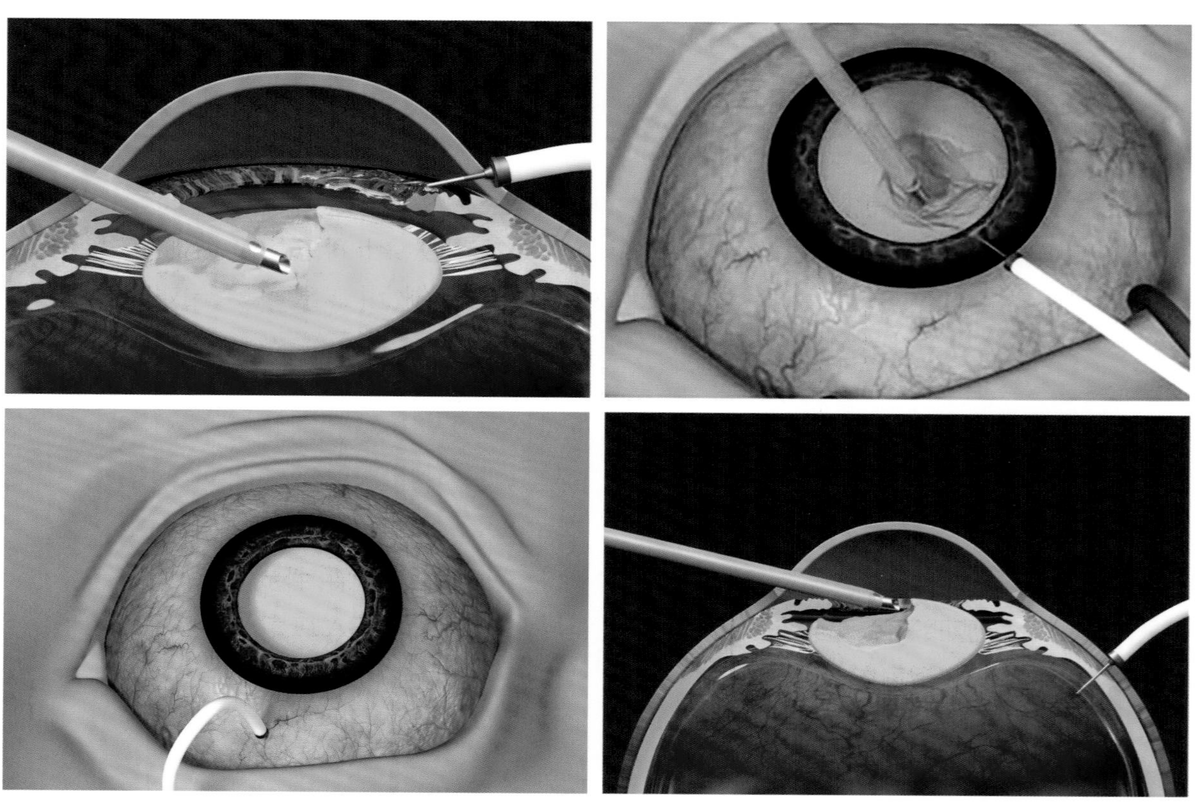

图 5-9-2
眼内灌注下白内障超声乳化示意图，上图为前房灌注，下图为玻璃体腔灌注

经历多次玻璃体切除手术的患者，可考虑增加眼内灌注，根据术中眼压情况随时调整灌注液，可更好地控制眼压，稳定前房，避免眼球塌陷。但也有学者认为，眼后节灌注系统的应用不是必要条件，研究表示，在灌注组中围手术期并发症发生略高于非灌注组。特发性黄斑裂孔、黄斑前膜 PPV 术后的白内障术中可不要求玻璃体腔液体灌注，因为这类病例较少出现前房过深、巩膜塌陷的现象，这可能与黄斑手术不要求进行完全的玻璃体清除有关。

六、飞秒激光辅助玻璃体切除术后白内障手术的并发症及其处理

飞秒激光辅助玻璃体切除术后白内障的常规并发症有负压环固定困难及脱落、结膜下出血、后发性白内障、黄斑水肿等，处理方式参考其他章节。

1. 术中低眼压　玻璃体切除术后白内障患者由于玻璃体的缺如，失去了支撑作用，术中玻璃体腔的液体溢出，造成眼压下降、前房加深、晶状体下陷，使得白内障手术的难度进一步增加。角膜切口的内口不宜过大；可行玻璃体腔液灌注，根据术中眼压情况随时调整灌注液，控制眼压，避免眼球塌陷。

2. 瞳孔缩小　PPV 术后术眼可有瞳孔后粘连、散大困难的问题。飞秒激光脉冲能量形成气泡造成的前房内组织扰动、虹膜刺激以及经环氧合酶通路合成的前列腺素等也会引起瞳孔缩小。术前可频点前列腺素抑制剂，术中可采用药物（前房注射 1：50 000~1：10 000 肾上腺素）、眼用黏弹剂及机械扩瞳装置单用或联合使用等方法帮助散大瞳孔。

3. 后囊膜破裂　是术中常见的并发症，由于超声乳化以及吸皮质过程中后囊波动过大时器械碰破所致，由于 PPV 术后患眼无玻璃体支撑，更容易出现晶状体核坠入玻璃体腔，术中应采用各种方法避免后囊膜起伏过大。

4. 晶状体脱位　患眼悬韧带脆弱，无玻璃体支撑，当术者术中用力不当时，可引起晶状体脱位至玻璃体腔。研究指出，打气和打油患者因气/油持续顶压，更容易出现悬韧带病变，有时病变隐匿或仍在代偿期，术前不易发现，但在术中操作时发现，要在术前做好充分准备，包括囊袋张力环/IOL 缝合固定、前段玻璃体切除/甚至后段玻璃体切除等准备。

5. 房水反流综合征（图 5-9-3）　PPV 术后部分患者可伴有悬韧带病变，术中偶见房水反流综合征，即房水通过病变处悬韧带反流到玻璃体腔。由于玻璃体切除术后玻璃体完全被液体取代，容易在手术中前房灌注开始前出现前房加深、瞳孔散大，进而出现前房迅速变浅或消失，造成晶状体悬韧带和后囊膜松弛且不稳定。此前房变浅，此时增加灌注瓶的高度只会使情况更糟，应使用黏弹

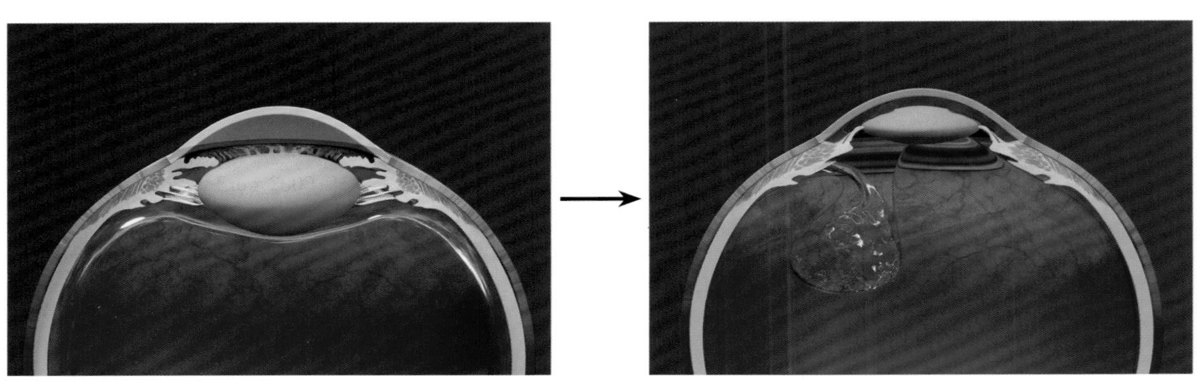

图 5-9-3
房水反流综合征示意图

剂来维持前房深度。

6. 脉络膜脱离 正常情况下脉络膜上腔内生理性压力较前房及玻璃体内压力大约低 2mmHg，当眼压突然下降，脉络膜血管扩张，从脉络膜血管壁渗出的浆液导致脉络膜上腔积液而发生脱离。PPV 术后白内障患者手术时易出现术中低眼压或眼压相对波动较大，发生脉络膜脱离风险增高。此外与术后的切口密闭性不佳也有关联。脉络膜脱离可在手术当时发生，但多出现在术后数天之内。而术后数日或数年后迟发也有少量报道。经皮质激素和高渗剂治疗，可获得良好的预后。如经药物保守治疗无效者，可行手术治疗。

7. 视网膜脱离复发 视网膜脱离复发与术前视网膜的状况密切相关。因此，术前应充分了解视网膜的复位情况。如这一并发症发生，应及时行视网膜复位手术治疗。

（石珂昕 申屠形超）

参考文献

[1] HERNANDEZ-BOGANTES E, ABDALA-FIGUEROLA A, OLIVO-PAYNE A, et al. Cataract following pars plana vitrectomy: A review. J Pediatr Ophthalmol Strabismus, 2021, 58(2): 126-131.

[2] MARKATIA Z, HUDSON J, LEUNG E H, et al. The postvitrectomy cataract. Int Ophthalmol Clin, 2022, 62(3): 79-91.

[3] ABOU SHOUSHA M, YOO S H. Cataract surgery after pars plana vitrectomy. Curr Opin Ophthalmol, 2010, 21(1): 45-49.

[4] OZDEMIR YALCINSOY K, OZDAMAR EROL Y, TEKIN K, et al. An objective evaluation of lens transparency after vitrectomy surgery with different intravitreal tamponades. Int Ophthalmol, 2022, 42(4): 1289-1297.

[5] SCHINDLER P, MAUTONE L, BIGDON E, et al. Lens densitometry for assessment and prediction of cataract progression after pars plana vitrectomy with C3F8-gas for retinal detachment. PLoS One, 2021, 16(7): e0254370.

[6] BAYRAMLAR H, KARADAG R, AYDIN B, et al. A reasonable option in vitrectomized eyes: Manual small incision cataract surgery. Int J Ophthalmol, 2014, 7(1): 181.

[7] LAMSON T L, SONG J, ABAZARI A, et al. Refractive outcomes of phacoemulsification after pars plana vitrectomy using traditional and new intraocular lens calculation formulas. Cataract Refract Surg, 2019, 45(3): 293-297.

[8] DU J, LANDA G. Impact of prior pars plana vitrectomy on development of cystoid macular edema after uneventful cataract surgery. J Cataract Refract Surg, 2023, 49(3): 266-271.

[9] ROUHETTE H, CONTE M, GUILLEMOT F. Successful phacoemulsification in vitrectomized eyes: technical considerations. J Fr Ophtalmo, 2014, 37(3): 245-249.

[10] SOLIMAN M K, HARDIN J S, JAWED F, et al. A database study of visual outcomes and intraoperative complications of postvitrectomy cataract surgery. Ophthalmology, 2018, 125(11): 1683-1691.

[11] CAI L, MA D, XU X, et al. Comparative study of FLACS vs conventional phacoemulsification for complex cataracts in vitrectomized eyes. J Cataract Refract Surg, 2022, 48(12): 1381-1387.

第十节 高度近视眼白内障

一、高度近视眼白内障的流行病学特征

高度近视通常定义为屈光 >-6D 或眼轴长度 >26.0mm。在过去的几十年中，高度近视的患病率明显增加。根据目前的视力筛查和普查结果，全球估计大约有 3 亿人患有高度近视。据估计，到

2050 年，全球高度近视的患病率将增加到约 10%。高度近视眼患者不仅会出现视远不清，还常伴有夜间视力差、飞蚊症、眼前漂浮物、闪光感等视觉质量的下降，严重者会影响患者日常生活。高度近视会引起一系列并发症，如并发性白内障、视网膜裂孔、孔源性视网膜脱离以及黄斑病变等，其中发病率以并发性白内障居首。研究发现，亚洲人群的高度近视眼水平比较高，且随着高度近视眼发病率的增加，高度近视眼白内障的发病率也随之增加。目前，由于高度近视眼白内障的具体发病机制尚不清楚，其发生发展可能是多因素共同作用的结果。有研究发现，高度近视眼患者随着眼轴增长，玻璃体过早液化，会使晶状体暴露在高氧环境中，导致晶状体氧化损伤，这可能是高度近视眼容易并发白内障，且发病较早，对视力影响较大的原因。高度近视眼并发白内障常以晶状体核性混浊为主，也可见到后囊下中央区混浊。核性白内障早期可出现晶状体性近视，引起远视力下降，晚期由于晶状体核的严重混浊会造成视力极度减退；后囊下白内障由于混浊位于视轴，早期就会出现明显视力障碍，严重影响患者生活质量。目前，通过药物方式改善或延缓高度近视眼白内障的发生和进展比较困难，仍然需要进行白内障手术改善患者视力和视觉质量。合适的手术方式选择尤为重要。

二、高度近视眼白内障手术的难点

高度近视眼的特殊解剖结构及其白内障形成的特点，决定了伴发高度近视眼的白内障超声乳化手术有其特殊性。

1. 角膜 近视眼的角膜中心曲率半径较小，K 值大，前房较深。有文献提示，高度近视眼容易伴发散光，进而对眼睛的成像质量有很大影响。

2. 前房 高度近视眼常有深前房。前房过深，手工撕囊时倾斜度过高，增加撕囊操作难度；同时，前房过深，对以瞳孔直径为参照的前囊口大小判断和撕囊操作难度有明确影响。如经验不足，容易撕囊偏位，进而影响后续人工晶状体稳定性。

3. 虹膜与瞳孔 术中由于灌注液压力及液流方向变化，造成虹膜骚动，易引起瞳孔忽大忽小，对手术视野产生影响。

4. 晶状体悬韧带 高度近视眼患者存在悬韧带松弛的表现，在传统白内障手术中会面临前房过深，玻璃体支撑较少，容易造成虹膜-晶状体隔前后移动等问题，易出现前房涌动，带来操作难度。也会使得患者在手术中容易出现后囊膜破裂等诸多并发症。部分文献提到悬韧带松弛会易发生晶状体不全脱位，同时高度近视眼伴较大的囊袋，合并悬韧带松弛的情况会增加术后囊内人工晶状体脱位的风险，可在术中植入囊袋张力环预防人工晶状体脱位的发生。但此观点目前存在争议。也有部分学者认为，悬韧带松弛并不会增加术中晶状体半脱位和术后人工晶状体脱位的风险。

5. 晶状体 混浊多以晶状体核心或中心部后囊下起始混浊。近视眼患者的晶状体相对比较大，内核较硬。

6. 巩膜 巩膜壁薄，特别是合并后巩膜葡萄肿时，后巩膜壁紧贴眶后壁，球后间隙极小甚至消失，进行球后麻醉操作时，针头易扎破眼球造成眼球穿孔。目前，表面麻醉的运用大大降低了眼后节并发症。

7. 玻璃体 由于眼轴拉长、玻璃体腔增大，玻璃体可发生变性、液化、混浊和后脱离，术中囊袋缺乏玻璃体支撑，造成晶状体隔的移动，术中引起前房涌动。术后因玻璃体液化可表现为飞蚊症或因玻璃体牵引所引起的闪光感等视网膜刺激症状。由于玻璃体液化和变性，如合并视网膜变性，高度近视眼易发生黄斑裂孔、视网膜脱离等病变。

8. 眼底 高度近视眼眼轴增长，眼球后极部向后扩张，产生后巩膜葡萄肿，可见以下眼底改变：脉络膜萎缩弧（即近视弧）、Fuchs 斑、漆裂纹样病变、中心凹下出血及脉络膜新生血管，患者可因黄斑出血出现视力明显下降、视物变形或中心暗点。周边区可见视网膜玻璃体变性，主要包括格子样变性、蜗牛迹样变性及非压迫变白区，格子样变性区内易发生圆形萎缩孔，合并玻璃体牵引形成马蹄形裂孔（图 5-10-1）。

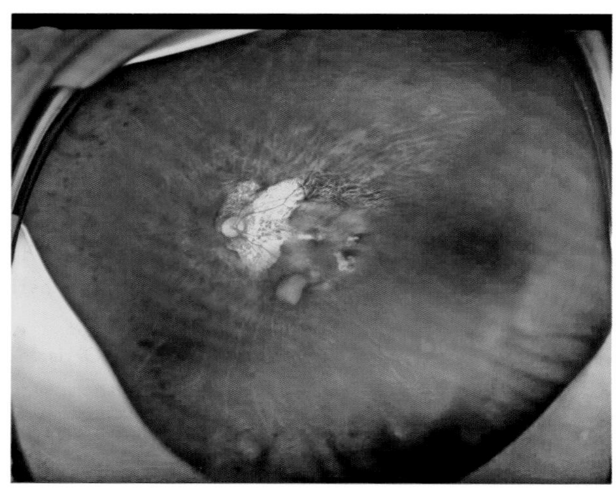

图 5-10-1
眼底照相图，高度近视眼眼底改变

9. 眼轴 高度近视眼眼轴增长，眼球壁后凸，形成的后巩膜葡萄肿常使眼轴测量造成误差，进而让人工晶状体度数计算产生误差。眼轴长度测量相差 0.1mm 时，屈光误差可达 0.28D。研究发现，随着眼轴增长，后巩膜葡萄肿的发生率增加，同时发生脉络膜视网膜萎缩的风险增加。

三、手术时机和术前准备

（一）手术时机

1. 高度近视眼合并白内障，原则上应早期手术。一方面，高度近视眼并发白内障常以晶状体核性混浊为主，因而在早期即开始影响视力，尽管配戴眼镜可保留一定的矫正视力，但仍严重影响视觉质量和生活质量。白内障手术在恢复高度近视眼患者透明屈光介质的同时，还可以矫正屈光不正。大量临床病例证实，高度近视眼植入人工晶状体手术不增加视网膜脱离的发生率。目前认为，当手术有利于改善患者生活质量和视觉质量时，即可进行白内障手术。对于没有病理性眼底病变的高度近视眼患者，还可以适当放宽手术适应证。

2. 对于超高度近视眼，角膜屈光手术很难完全避免术后度数回退等问题，会影响疗效，有晶状体眼人工晶状体植入术虽然是目前首选治疗方式，但也存在损伤角膜内皮或晶状体的危险。有学者提出，透明晶状体摘除联合人工晶状体植入术也是可采用的一种治疗方式，但由于它会导致术眼丧失调节功能，目前争议较大，因而仅在年龄 40 岁以上的患者中谨慎采用。

（二）术前准备

1. 眼压 高度近视眼的筛板明显薄于正常眼睛，是发生青光眼视神经损伤的一个重要危险因素，这可能也是导致术后视力差的一个重要原因。由于高度近视眼的巩膜壁薄、软，当合并青光眼时，眼压不一定在异常范围，故易漏诊。应查压平眼压计或测校正眼压，排除合并青光眼的可能。

2. 角膜内皮 高度近视眼并发白内障，核偏大、偏硬，术中易出现前房涌动，超声乳化时间偏长，并发症多，对角膜内皮损耗大，需要在术前进行角膜内皮显微镜检查，以保证术中安全。

3. B 型超声检查 是了解玻璃体状态、排除视网膜脱离等病变的必需手段，对于白内障眼诊断后巩膜膨隆和后巩膜葡萄肿也具有重要价值。

4. 眼底检查 由于高度近视眼白内障患者的特殊性，患病理性高度近视眼底病变（包括后巩膜葡萄肿、黄斑部改变、脉络膜新生血管等一系列疾病）的风险增加，术前应该充分散瞳，结合仪器包括间接检眼镜仔细观察眼底的细微改变，必要时可联合三面镜检查视网膜周边部情况。当存在小裂孔以及散在变性区时，应该积极进行激光封闭治疗，以免引起严重并发症进而对视力造成损害。高度近视眼白内障患者术前都应行 OCT 检查，及时发现黄斑区的细微病变。

5. 角膜曲率测量　角膜曲率半径较小者，角膜屈折力则相对较大，且多伴有角膜散光。术前应进行角膜地形图检查。对于规则角膜散光，白到白距离（WTW）不超过 11mm 的患者，有条件者可以考虑植入 Toric 人工晶状体。

6. 眼轴测量　IOL Master 测量精度最高，且为非接触式，减少操作过程中由于压迫角膜所造成的误差及角膜损伤。相比传统 A 超，因为是非接触，损伤更小，测量更简易，且对于合并后巩膜葡萄肿患者仍适用。然而并非对于所有患者都适合应用 IOL Master 测量，对于任何引起视觉通路的致密混浊，如白核、黑核、角膜瘢痕以及眼球震颤等注视功能不好、配合不良的患者都会导致测量失败，必须借助超声生物测量的方法进行测量。A 超测量眼轴长度时，易发生误差，尤其是伴发后巩膜葡萄肿者，由于眼轴测量不准确容易造成人工晶状体植入后严重的屈光不正，因此需要熟练的检查者反复测量完成，结合 B 超检查有益于了解眼球后极部的形态，帮助提高人工晶状体屈光度选择的准确性。必要时 IOL Master 和 A 超两个测量方法互补。

7. 前房深度测量　前房深度在预测白内障术后屈光不正方面有着重要的价值。当术后人工晶状体位置靠前时会造成近视漂移，而当人工晶状体的位置靠后时会造成远视漂移。当前房深度存在测量误差时，会影响患者术后裸眼视力。

8. 人工晶状体屈光度测算　在准确的角膜屈折力和眼轴测量的前提下，选择合适的人工晶状体屈光度的计算公式是提高准确度的基础。但由于高度近视眼白内障患者眼轴测量难度以及存在眼底黄斑部疾病时其固视能力变差，人工晶状体度数的测量会有所影响。因此，植入的人工晶状体最佳度数很难预测，无论使用哪种人工晶状体度数计算公式（目前 Hagis、Hollday 2、Barrett 公式应用较多），都存在术后出现屈光漂移等情况。已行角膜屈光手术矫正高度近视眼的患者，可考虑用 Hagis 或 Barrett 公式进行计算。除根据公式计算的结果外，人工晶状体屈光度的选择还应参考患者的年龄、职业和另一只眼的屈光状态，一般原则是：如植入单焦点人工晶状体，术后留低度近视，阅读时可不戴矫正眼镜满足视近需求。若无病理性眼底病变，也有越来越多的患者选择植入多焦点人工晶状体，达到术后脱镜的目的。如果对侧眼也为高度近视眼，即使晶状体无明显混浊，也建议对侧眼早期手术以达到双眼平衡。

四、高度近视眼白内障手术应用飞秒激光辅助的优势

（一）更精准的撕囊和更好的人工晶状体稳定性

撕囊口的形状和位置极大地影响了术后人工晶状体在囊袋里的位置，进而影响人工晶状体的光学折射结果。完美圆形、适当大小、居中的撕囊口可以让囊袋完全包围人工晶状体光学部，覆盖人工晶状体边缘 0.25mm，提供更可预测的有效人工晶状体位置，并实现最佳的术后屈光状态。如果撕囊口太大，人工晶状体光学部可能发生倾斜或偏移，导致术后屈光漂移、散光或视网膜成像受损。如果撕囊口太小，囊袋极有可能收缩并引起并发症，如人工晶状体卷曲和移位。高度近视眼是囊内人工晶状体移位的最常见危险因素，高度近视眼的患者可能伴有晶状体囊袋扩大，悬韧带松弛，增加了术后囊袋内人工晶状体偏位或脱位的风险。研究表明，高度近视眼的白内障患者术后人工晶状体倾斜和移位发生率都明显高于非高度近视眼的白内障患者。传统白内障手术中连续环

形撕囊容易不规则、偏心，易引起前囊口不平衡收缩，同时受到近视的影响，通过角膜及白到白距离（WTW）判断撕囊口大小会更容易撕出过大的撕囊口，更增加了术后囊袋内人工晶状体偏位或脱位的风险。而飞秒激光撕囊则没有这种撕囊误差。研究表明，飞秒激光能够实现更精确的撕囊，同时，飞秒激光产生大小、形状合适、居中的撕囊口，能够使人工晶状体保持合适的位置（图 5-10-2）。笔者团队研究指出，撕囊操作的角度和深度主要取决于前房深度（图 5-10-3），先前的研究表明，在高度近视眼的患者中，前房深度和瞳孔直径以及白到白角膜直径之间具有统计学上的显著相关性。深前房对高度近视眼白内障手术的撕囊判断和操作难度有明确的影响。当前房深度 <3mm 时，经验丰富的眼科医生可以根据他们的经验矫正进行完美撕囊操作。当前房深度≥3mm 时，因为瞳孔参考和操作角度的显著差异，会导致手动撕囊的困难。而飞秒激光此时有绝对的优势，能带来更好的囊袋-IOL 重叠和更精确的撕囊，保证人工晶状体有更好的长期稳定居中性，使患者具有更好的视觉质量。因此，对于高度近视眼的白内障且前房深度大于 3mm 的患者，飞秒激光是更理想的手术选择。研究中没有发现飞秒激光会更易引起囊袋皱缩综合征（CCS）的发生，有学者甚至指出，在

人工撕囊

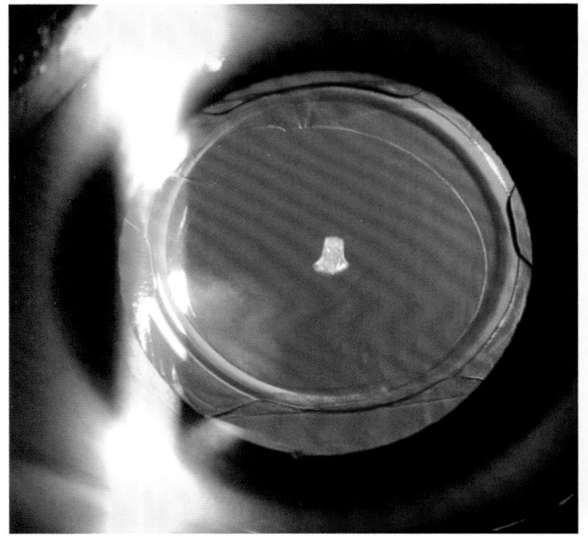

飞秒激光撕囊

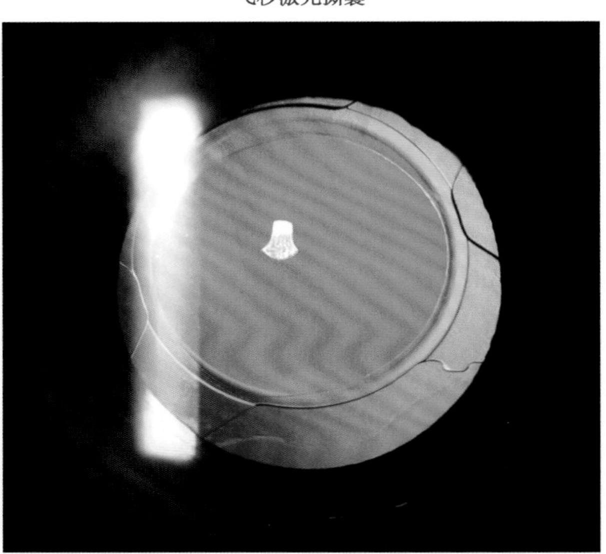

图 5-10-2
手工撕囊前囊口与飞秒激光撕囊前囊口对比

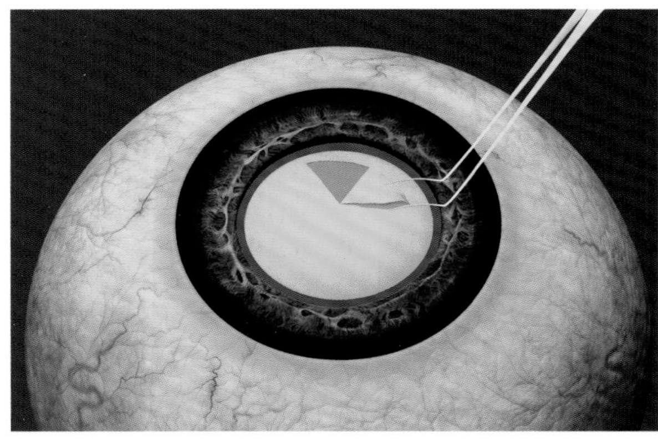

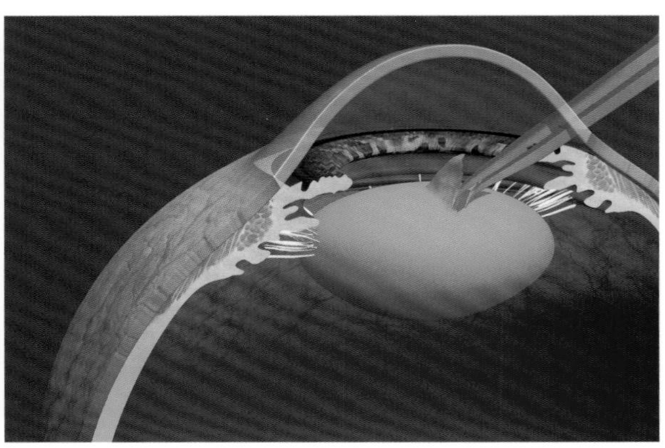

图 5-10-3
手工撕囊与前房深度关系

高度近视眼并发白内障人群中，飞秒激光辅助白内障手术减少前囊膜收缩程度，增强人工晶状体在囊袋内的稳定性。

（二）植入高端人工晶状体的优势

高度近视眼并发白内障患者由于眼轴长、前房深、悬韧带松弛等特殊改变，以往术后预留屈光度准确性不高，多采用单焦点人工晶状体植入，术后预留 -3D 左右的屈光度保持一定近视力，但术后远视力欠佳，仍需配戴眼镜矫正。现代由于光学生物测量、视功能检测等仪器的应用以及人工晶状体计算公式的不断优化，人工晶状体度数计算更加精准，减少了术后屈光度的误差，增加术后视力的可预测性，在不合并病理性近视眼底改变的高度近视眼并发白内障患者中，高端人工晶状体应用逐渐普遍。曾有学者认为，高度近视眼白内障患者因为囊袋过大，术后易出现人工晶状体旋转、偏心，不建议植入 Toric IOL。近年来，随着飞秒激光手术的发展，居中、正圆、大小合适的前囊口避免了术后囊袋不对称的收缩，减少了人工晶状体在囊袋内旋转。一般认为在 WTW 小于 11mm 的高度近视眼患者中，可以植入 Toric IOL 来获得更好的矫正视力。近年来，也有许多报道提到对无病理性近视眼底改变的高度近视眼白内障患者植入多焦点人工晶状体，能获得良好的全程视力、视觉质量和脱镜率，患者满意度高；术中使用飞秒激光辅助环形撕囊，实现连续、环形、居中、大小一致的撕囊口结果，保证了多焦点人工晶状体的居中性及术后视觉效果。

（三）更少的术中损伤和术后并发症

高度近视眼并发白内障具有前房深、悬韧带松弛的特点，使白内障手术中撕囊和劈核困难、术后囊膜收缩及 IOL 倾斜和偏心的发生率高。囊袋皱缩综合征（CCS）是指白内障术后前囊口及赤道部囊袋直径的过度缩小，是由于残留晶状体上皮过度增生所导致的，产生前囊膜混浊，人工晶状体倾斜、脱位和变形，以及影响视觉质量、降低对比敏感度等一系列问题。CCS 通常发生在白内障术后 3~6 个月。高度近视眼患者前房以及玻璃体中有大量炎症因子，会促使 CCS 的发生，患者术后随访要关注 CCS 的发生。一旦发生，可采用 Nd：YAG 前囊放射状切开。白内障术中合适的撕囊直径、撕囊的连续性、术中对前囊膜下进行彻底抛光以及选用 CCS 发生率低的人工晶状体，都可以减少术后 CCS 的发生。有研究指出，飞秒激光的精准撕囊使得 CCS 发生率降低。飞秒激光前囊膜切开更为规则、居中、正圆、大小合适，可避免术后前囊口机化拉力不均衡的产生，进而减少术后导致的 IOL 倾斜及偏位。同时，飞秒激光的预劈核技术降低了术中超声乳化需要的能量、有效超声乳化时间，能使患者前房压力更加稳定，能够减轻术中对悬韧带损伤、减少手术对内皮的刺激，降低了术后角膜水肿的发生率，使得患者的整体手术风险降低。

五、飞秒激光辅助高度近视眼白内障的手术方法和注意事项

飞秒激光辅助高度近视眼白内障的手术方法与常规飞秒激光白内障手术一致，但要注意以下几点。

1. 手术切口 可采用飞秒激光制作角膜切口，也可以选择手工制作透明角膜切口或巩膜隧道切口。曾做过 RK 的术眼，建议巩膜隧道切口为首选；对于曾做过 LASIK 的术眼，术中注意对角膜的保护，避免损伤角膜瓣；对于合并散光的高度近视眼白内障患者，术前评估又不适合 Toric IOL 植入，可行飞秒激光角膜弧形松解切口矫正角膜散光。

2. 撕囊 在飞秒激光步骤中选定设置合适大小的撕囊口，撕囊口太小不利于术后眼底周边部的检查，撕囊口太大会增加术后晶状体后囊膜混浊的发生率。

3. 水分离 使用过多的水及过猛注水可造成晶状体悬韧带的损伤；同时，也可因晶状体核突然

浮起填塞环形撕囊口，形成囊袋阻滞综合征，造成囊袋内压力过高导致后囊膜破裂，核沉入玻璃体腔。

4. 超声乳化 由于高度近视眼前房深，晶状体偏大、偏硬，可能出现预劈核达不到理想位置或预劈核不完全的情况。须在飞秒激光步骤中设计个性化的劈核方案（图 5-10-4），并在进行彻底的水分离和水分层后进行超声乳化，勿使用过大吸力，避免过度牵拉晶状体囊袋进一步损伤松弛的悬韧带而引发晶状体脱位。超声乳化会出现瞳孔忽大忽小、前房涌动情况，增加手术难度，灌注时要避免液流的乱流。

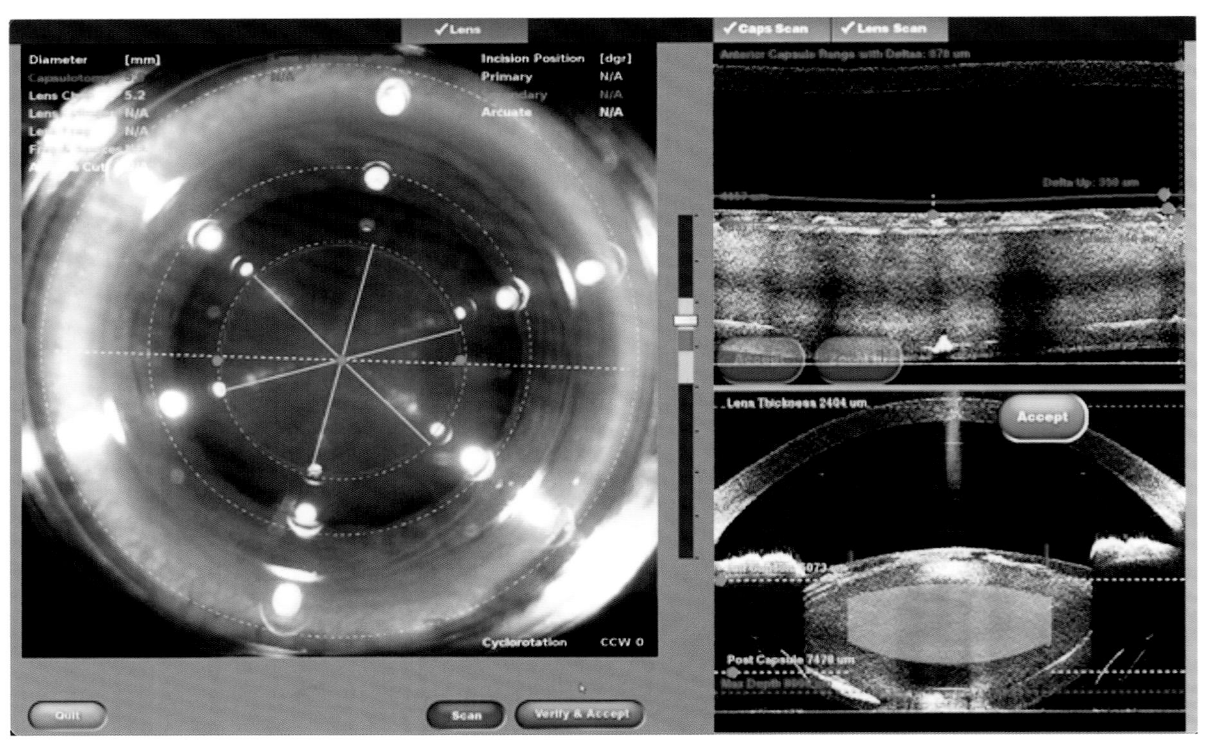

图 5-10-4

高度近视眼白内障飞秒激光，Docking 后 OCT 显示深前房、大硬核，手动调整预劈核深度

5. 人工晶状体植入 选择大直径光学部的人工晶状体有利于高度近视眼眼底病变的诊断和治疗。

六、飞秒激光辅助高度近视眼白内障手术的并发症及其处理

飞秒激光辅助高度近视眼白内障手术的常规并发症有负压环固定困难及脱落、结膜下出血、后发性白内障、前囊膜撕囊不完整等，处理方式参考其他章节。

1. 角膜切口靠内 高度近视眼并发白内障患者年龄相对较小，术中易紧张，尤其是年轻的男性患者，Docking 时配合较差，易造成切口靠内。操作前，应与患者充分沟通，获得良好的配合；此外，也考验术者的手术熟练程度，术中操作时确保眼球水平位负压环准确、稳定锚定。

2. 激光发射后瞳孔缩小 飞秒激光气化眼内组织经环氧合酶通路合成的前列腺素以及激光脉冲能量形成气泡造成的前房内组织扰动、虹膜刺激等均可能为飞秒激光治疗后瞳孔缩小的原因。由于高度近视眼并发白内障患者相对年轻，对前列腺素更为敏感。术前使用非甾体抗炎药、激光操

作时尽可能降低能量以及行激光后立即点用散瞳药均为有效的预防措施。若术中发生不可避免的瞳孔缩小,可采用药物(前房注射 1∶50 000~1∶10 000 肾上腺素)、眼用黏弹剂及机械扩瞳装置单用或联合使用等方法帮助散大瞳孔。

3. 预劈核不完全(图 5-10-5) 高度近视眼并发白内障患者核偏大、偏硬,易出现预劈核未达到理想位置或劈核不彻底,仍需借助超声乳化。

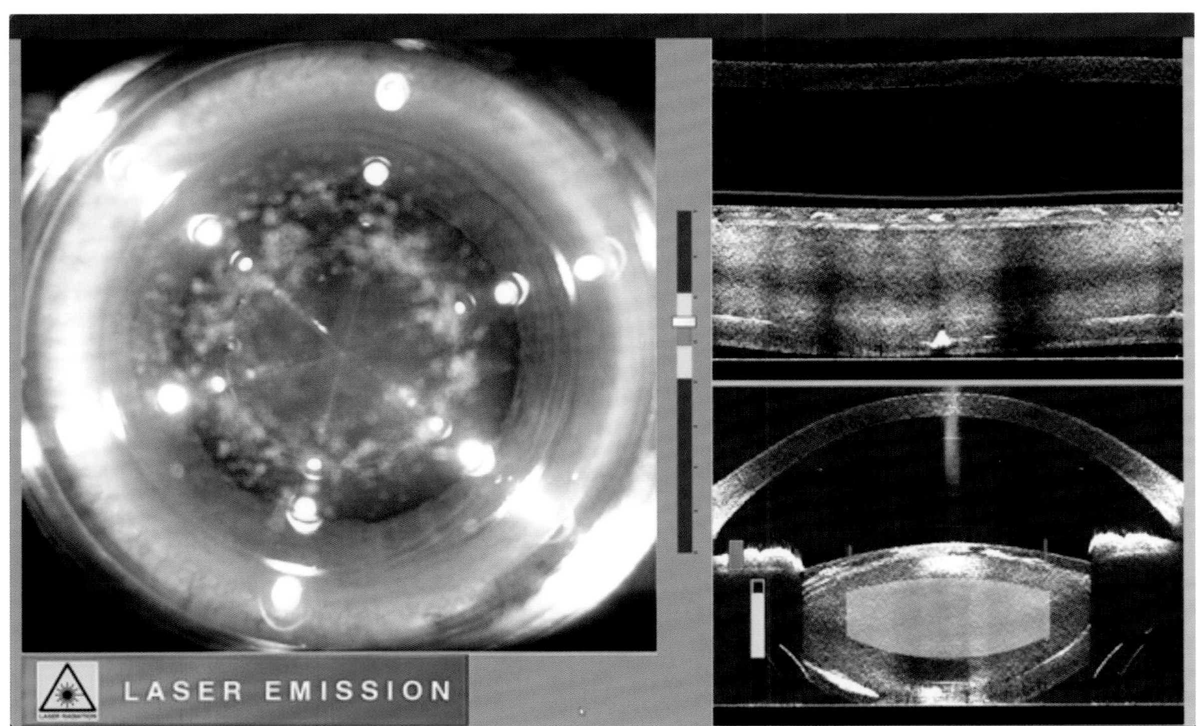

图 5-10-5

高度近视眼白内障飞秒激光撕囊和预劈核。前房深,晶状体偏大,后囊膜扫描不完全,出现预劈核未达到理想位置情况

4. 后囊膜破裂 高度近视眼白内障患者由于术中瞳孔忽大忽小、前房涌动、虹膜上顶,比普通白内障更容易发生后囊膜破裂,可同时合并玻璃体脱出或悬韧带断裂。伴有玻璃体脱出时宜使用前玻璃体切除,降低灌注和吸力,加快玻璃体切除频率,以避免因过度切除而引起眼内容过多流失。

5. 晶状体半脱位 部分学者认为,高度近视眼的松弛晶状体悬韧带在术中易发生部分断裂并导致晶状体半脱位,植入囊袋张力环有助于晶状体脱位小于半周的术眼囊袋内一期植入人工晶状体。但也有部分学者不认为晶状体悬韧带松弛会增加术中晶状体半脱位的风险。

6. 视网膜脱离 高度近视眼患者发生玻璃体液化、后脱离和视网膜变性(如格子样变性以及视网膜裂孔等)的概率高于正视眼,这些都会导致视网膜脱离。要在术前完善检查,发现裂孔和变性灶及时进行激光封闭治疗,如这一并发症发生,应行视网膜复位手术治疗。

7. 人工晶状体脱位 高度近视眼是囊内人工晶状体移位的最常见危险因素,高度近视眼伴随的囊袋大、晶状体悬韧带松弛增加了术后囊袋内人工晶状体偏位或脱位的风险。飞秒激光产生的大小、形状合适、居中的撕囊口,能够使人工晶状体保持合适、稳定的位置,相对脱位风险小。但一旦发生脱位,必须取出脱位的人工晶状体并重新悬吊固定。关于是否在术中植入囊袋张力环预防人工晶状体脱位的发生，目前存在不同观点。部分学者认为术中植入囊袋张力环有助于避免人工晶状体脱位，但也有学者不赞成此观点。

8. 眼压高 眼压高通常分为两种。一种为一过性眼压升高，即在白内障手术中使用黏弹剂，由于高度近视眼前房深、囊袋容量大、术中瞳孔大小改变，黏弹剂的彻底清除相对困难。由于少量黏弹剂残留，导致这些物质在小梁网沉积，堵塞房水引流通道，造成眼压一过性升高。另外一种可能为高度近视眼是原发性开角型青光眼的危险因素。同时也有研究指出，高度近视眼患者对激素更敏感，局部或全身使用糖皮质激素可引起继发性开角型青光眼，术前应排除高度近视眼并发白内障的患者同时合并青光眼。对于术后发生的持续性高眼压应予重视。视野和有关的青光眼检查有助于明确诊断，以便及早治疗。

（石珂昕 申屠形超）

参考文献

[1] WU P C, HUANG H M, YU H J, et al. Epidemiology of myopia. Asia-Pac J Ophthalmol, 2016, 5(6): 386-393.

[2] HOLDEN B A, FRICKE T R, WILSON D A, et al. Global prevalence of myopia and high myopia and temporal trends from 2000 through 2050. Ophthalmology, 2016, 123(5): 1036-1042.

[3] OHNO-MATSUI K, WU P C, YAMASHIRO K, et al. IMI pathologic myopia. Invest Ophthalmol Vis Sci, 2021, 62(5): 5.

[4] ZHU Y N, SHI K X, YAO K, et al. Parameters of capsulorrhexis and intraocular lens decentration after femtosecond and manual capsulotomies in high myopic patients with cataracts. Frontiers in Medicine, 2021: 8: 640269.

[5] ZHU X, LI D, DU Y, et al. DNA hypermethylation-mediated downregulation of antioxidant genes contributes to the early onset of cataracts in highly myopic eyes. Redox Biology, 2018, 19: 179-189.

[6] YAO Y, LU Q, WEI L, et al. Efficacy and complications of cataract surgery in high myopia. J Cataract Refract Surg, 2021, 47(11): 1473-1480.

[7] MARENCO M, MANGIANTINI P, SCUDERI L, et al. A modified femtosecond laser technique for anterior capsule contraction syndrome. Ophthalmol, 2020, 2020: 9423267.

[8] YUAN J, WU S, WANG Y, et al. Inflammatory cytokines in highly myopic eyes. Scientific Reports, 2019, 9(1): 3517.

[9] ZHAO J, LI Z, LIU Y, et al. Application of prechop technique in phacoemulsification for cataract patients with highly liquefied vitreous: A retrospective study. BMC Ophthalmol, 2022, 22(1): 167.

[10] ELHUSSEINY A M, SALIM S. Cataract surgery in myopic eyes. Curr Opin Ophthalmol. 2023, 34(1): 64-70.

[11] SHEN J, HUA Z, ZHANG L, et al. Comparison of astigmatism correction and visual outcomes in mix-and-match implantations of trifocal intraocular lenses with femtosecond laser-assisted arcuate keratotomy and contralateral bifocal Toric intraocular lenses. Front Med (Lausanne), 2023, 10: 1237319.

第十一节 穿透性角膜移植术（PKP）后飞秒激光辅助的白内障手术

一、穿透性角膜移植术后白内障的流行病学特征

角膜病变合并白内障是角膜病医生经常遇到的问题。据报道，一期穿透性角膜移植术（penetrating keratoplasty，PKP）后 24%~60% 的患者会导致白内障的形成，并且多在移植术后第一年便发生，成为影响患者 PKP 术后视力的重要因素之一。白内障的形成或进展被认为是由手

术创伤或正常晶状体生理结构破坏以及严重的眼内炎症和长期使用局部皮质类固醇引起的。研究表明，过度使用皮质类固醇和术中虹膜操作是 PKP 术后白内障形成的主要危险因素。对于已成熟的白内障，可以考虑二期施行白内障吸除和人工晶状体植入术。

二、穿透性角膜移植术后白内障手术的难点和风险

穿透性角膜移植术后二期白内障手术都会对角膜内皮细胞造成一定程度的损伤，可引起角膜植片内皮损伤及失代偿，而且白内障手术治疗的机械刺激和眼部炎症可能会增加角膜植片免疫排斥反应等的风险，手术操作难度大。角膜移植术后白内障超声乳化手术导致角膜内皮细胞丢失的发生率远高于非角膜移植眼。先前研究报道，常规 PKP 术后 1 年角膜内皮细胞数量迅速下降，而患者的平均角膜内皮细胞损失率为每年 4.2%~7.8%。许多术前和术后因素会大大增加继发性白内障手术的难度。复杂角膜疾病本身和术后类固醇药物的使用常导致硬性白内障。同时，角膜移植片和植床间的瘢痕使得角膜缺乏应有的弹性和柔软性，边缘瘢痕遮挡也会影响白内障手术操作。PKP 术前原发疾病及术后眼内炎症反应，常造成瞳孔后粘连或虹膜前粘连。因此，PKP 术后的二期白内障手术往往具有挑战性。

三、白内障手术时机的选择

穿透性角膜移植联合白内障吸除及人工晶状体植入的三联手术，是目前角膜病变合并白内障的主流手术方式。但目前，仍有许多临床医生倾向于先行穿透性角膜移植术，二期行白内障超声乳化手术。二期白内障手术的主要优势是由于角膜移植术后角膜曲率不稳定且角膜形态不规则，导致三联手术后的屈光状态难以预测；而角膜缝线完全拆除后二期白内障吸除及人工晶状体植入，则可以精准测算人工晶状体的度数以减少术后的屈光误差。研究表明，角膜拆线后其散光度数及轴向均会发生很大的改变，而且其改变不可预测。因此，在全部角膜缝线拆除 6 个月后散光度数基本稳定，在角膜曲率稳定的状态下行人工晶状体度数的测量，可能提高结果的准确性。对于 PKP 术后植片内皮少的白内障，提倡早行手术，以免在白内障成熟后，晶状体核硬度增加，而使超声能量大，使内皮细胞在术后损失率更高。对于膨胀期白内障，眼压有升高趋势者，在角膜无免疫排斥反应发生情况下可提前手术。

随着手术技术的提高，PKP 术后白内障手术时机的选择不必拘泥于传统的时间限制，越来越多的文献报道对于一些特殊高危 PKP 术后白内障患者早期行白内障吸除术，患者不仅可及早恢复有用视力，而且手术安全，角膜内皮细胞损失率和排斥反应的发生率无明显上升。

四、飞秒激光辅助穿透性角膜移植术后白内障手术应用的优势

在过去的几十年里，白内障手术随着新技术和手术技巧的发展而发生了巨大变化。飞秒激光辅助白内障手术（femtosecond laser-assisted cataract surgery，FLACS）与传统的超声乳化术相比具有更多的优势。由于 FLACS 应用于 PKP 术后白内障手术的文献数据极少，国内外学者尚处于不断摸索尝试的阶段。因此，结合我们眼科医院 PKP 术后白内障手术经验简要论述。

1. 超声能量相对小，保护角膜内皮。以往观点认为，当角膜内皮细胞密度低于 1 500 个/mm^2 时，应慎行白内障手术。然而，临床上 PKP 术后白内障患者角膜内皮密度低于 1 500 个/mm^2 甚至低于 1 000 个/mm^2 的非常多见。近年来，由于白内障手术设备的快速发展及手术技术的提高，超声乳化术后角膜内皮细胞损失率从常见的 10%~30% 降低到 8% 以下，而兴起的飞秒激光辅助白

内障超声乳化使白内障术后角膜内皮细胞丢失率更低。FLACS 采用预劈核技术，可使晶状体的超声乳化能量减少 33%~70%。我们之前的研究表明，FLACS 组的角膜内皮细胞损失率明显低于传统超声乳化手术，在 FLACS 硬核组最后一次随访中角膜内皮细胞损失率仅为 7.85%。笔者所在的团队也尝试用 FLACS 技术应用于数例不同复杂程度的 PKP 术后白内障患者，均取得了较为满意的结果。在一例Ⅳ级硬核（根据 Emery-Little 分类）PKP 术后白内障患者中采用了 FLACS 技术，术后 3 个月角膜内皮细胞损失率为 12.05%；在另一例角膜内皮计数仅为 837 个/mm^2 的Ⅲ级硬核 PKP 术后白内障患者中，FLACS 术后 1 周角膜内皮细胞损失率为 4.06%。这两例 PKP 术后白内障患者在 FLACS 术后均取得了较为满意的视力（图 5-11-1、图 5-11-2）。

2. 飞秒激光精准可重复的连续环形撕囊术可使人工晶状体的居中度和囊膜重叠度更好，有利于散光矫正型人工晶状体等植入。近年来，散光矫正型人工晶状体已被设计用于矫正 PKP 术后角膜散光伴白内障，飞秒激光辅助前囊截开技术确保了散光矫正型人工晶状体术中及术后精确的对准和旋转稳定性，保证良好的散光矫正。传统来说，散光矫正型人工晶状体用于矫正规则散光。而 PKP 术后患者往往表现为高度不规则散光，是患者术后视力不佳的主要因素。研究表明，PKP 术后 8%~20% 的患者有屈光不正，且不能用眼镜或接触镜有效的消除，传统的角膜表面手术（弧形角膜切开术、屈光角膜切开术、激光原位角膜磨镶术）用于减少角膜散光，但可能会影响角膜移植片的结构完整性，并具有内在的不可预测性。因此，国内外学者广泛尝试植入散光矫正型人工晶状体矫正 PKP 术后患者高度散光（图 5-11-3）。大量研究表明，手术植入 Toric 人工晶状体安全有效，显著提高患者术后视力，且稳定性高。姚克教授团队也成功应用飞秒激光辅助白内障超声乳化联合 Toric 人工晶状体植入矫正数例 PKP 术后白内障患者散光，患者术后视力提高，FLACS 后 Toric 人工晶状体

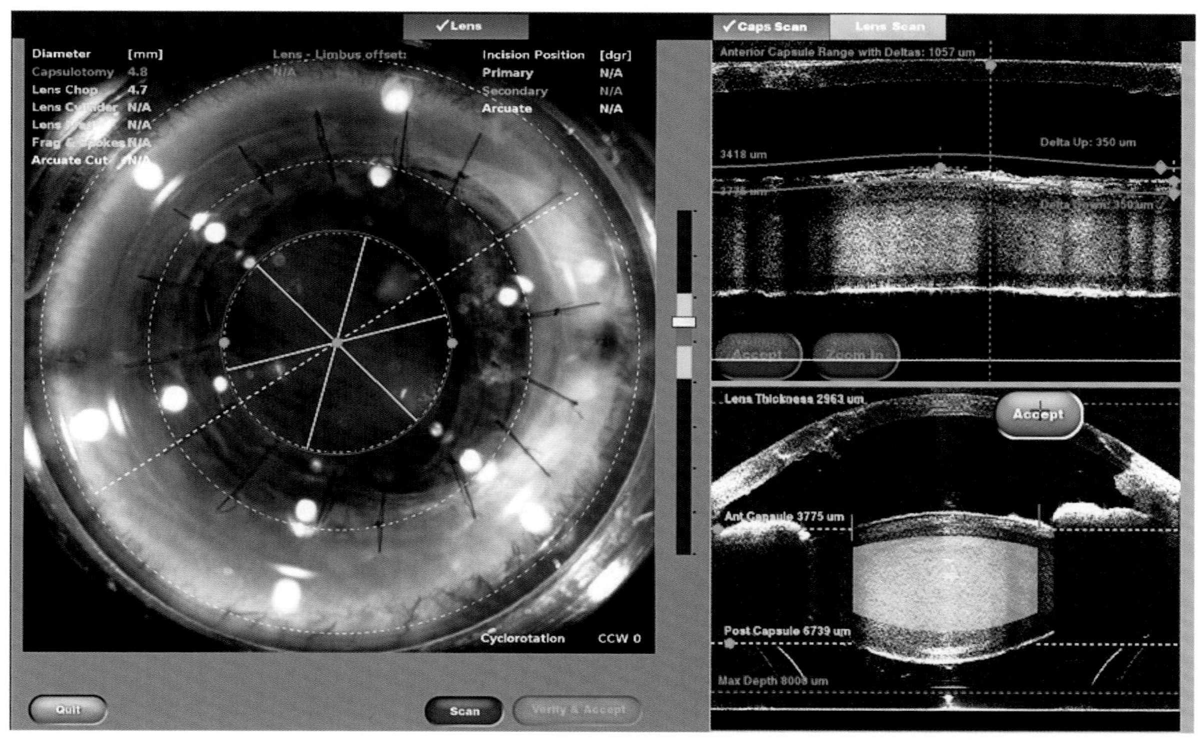

图 5-11-1
一例Ⅳ级硬核 PKP 术后白内障患者飞秒激光撕囊、预劈核等参数调整截图

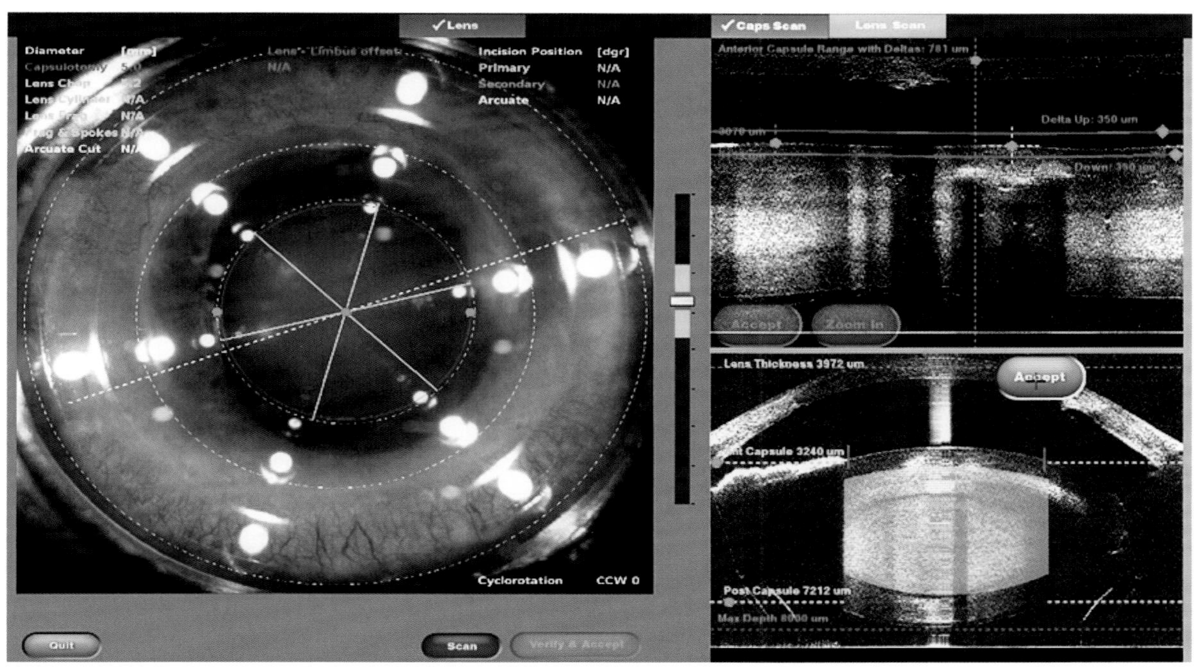

图 5-11-2
一例角膜内皮极少 PKP 术后白内障患者飞秒激光撕囊、预劈核等参数调整截图

稳定性高。因此,在患者条件合适的情况下,建议 PKP 术后白内障患者可以考虑植入散光矫正型人工晶状体,但是这方面还需要大量工作来进一步总结临床经验。

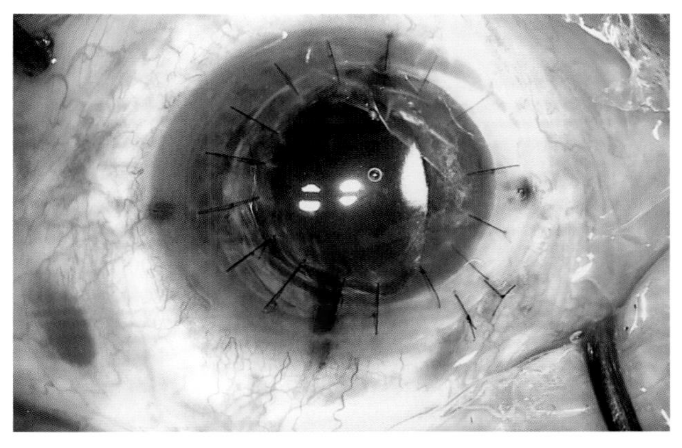

图 5-11-3
Toric 人工晶状体植入矫正 PKP 术后白内障患者散光

目前,Nagy 等和 Danmin Cao 等分别报道了飞秒激光辅助白内障技术用于 PKP 术后患者二期白内障手术的病例,认为此种术式能够减少超声乳化中的能量,保护角膜内皮,术后屈光误差小,患者视觉质量高。我们眼科医院也开展了一系列飞秒激光辅助白内障手术用于 PKP 术后白内障患者的治疗,均取得了较为满意的结果。因此,飞秒激光辅助白内障手术是一种有效、可预测、安全的方法,可以改善穿透性角膜移植术后患者的视力恢复并获得最佳屈光结果。

五、穿透性角膜移植术后飞秒激光辅助的白内障手术方法和注意事项

(一) 手术方法

1. 围手术期管理 对于 PKP 术后白内障患者,首先观察角膜移植片透明度,是否有瘢痕遮挡可能影响后续白内障手术的情况。同时注重术前角膜内皮的检查,明确术前角膜内皮细胞数量、细胞密度和形态等。PKP 术后角膜移植片前、后表面曲率发生改变,术前角膜曲率测量应根据实际情况适当缩小测量直径范围,计算角膜 True-*K* 值,并结合 Barrett-TK 公式、Haigis-L 公式或相关

人工智能公式，将有助于 IOL 屈光度计算的准确性。同时，PKP 术后患者往往由于原发复杂的角膜病变及手术的刺激导致眼内炎症反应较重，虹膜前粘连或后粘连，这类患者术前散瞳过程中可能会导致散瞳不完全、瞳孔小等问题，不适合飞秒激光辅助截囊。此类患者可用常规物理扩张瞳孔下超声乳化手术处理。

2. 飞秒激光辅助囊膜切开 PKP 术后患者瞳孔可能不规则，在手动调整囊膜直径时应谨慎观察选择的囊膜范围与角膜及瞳孔边缘的居中性，原则上撕囊的直径为 4.8~5.2mm。部分 PKP 术后患者角膜移植片和植床间的瘢痕遮挡、偏位等会导致飞秒激光截囊不全，手术者须细心观察并提前作出预判。飞秒激光辅助截囊在角膜瘢痕遮挡等情况时也可适当调大截囊能量。

3. 飞秒激光辅助预劈核 在 PKP 术后患者飞秒激光辅助预劈核时，密切关注角膜移植片是否有瘢痕遮挡，如在操作时观察到有角膜斑翳、瘢痕等遮挡时，在后续超声乳化时应谨慎分离及碎核。

4. 切口的制作 建议用手工方法制作透明角膜或角巩膜切口（图 5-11-4）。主切口建议选在远离角膜移植片靠近角膜缘制作，避免切口在移植片与宿主角膜吻合处，造成角膜生物力学的改变。同时，在整个手术过程中，进出主、侧切口时动作轻柔，仔细观察。因飞秒激光辅助切口较靠近透明角膜，因此在 PKP 术后白内障患者中原则上不选择飞秒激光辅助切口制作。

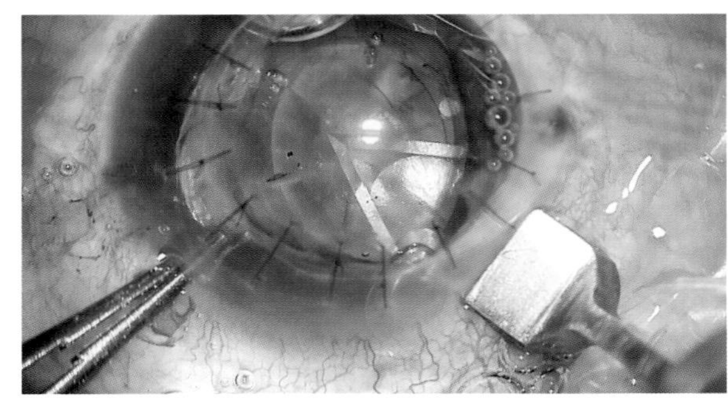

图 5-11-4
PKP 术后白内障患者飞秒激光截囊和预劈核后手工超声乳化手术切口的制作

5. 取出激光截开的前囊膜 若有截囊不全时（图 5-11-5），用手工撕囊并取出游离的囊膜。

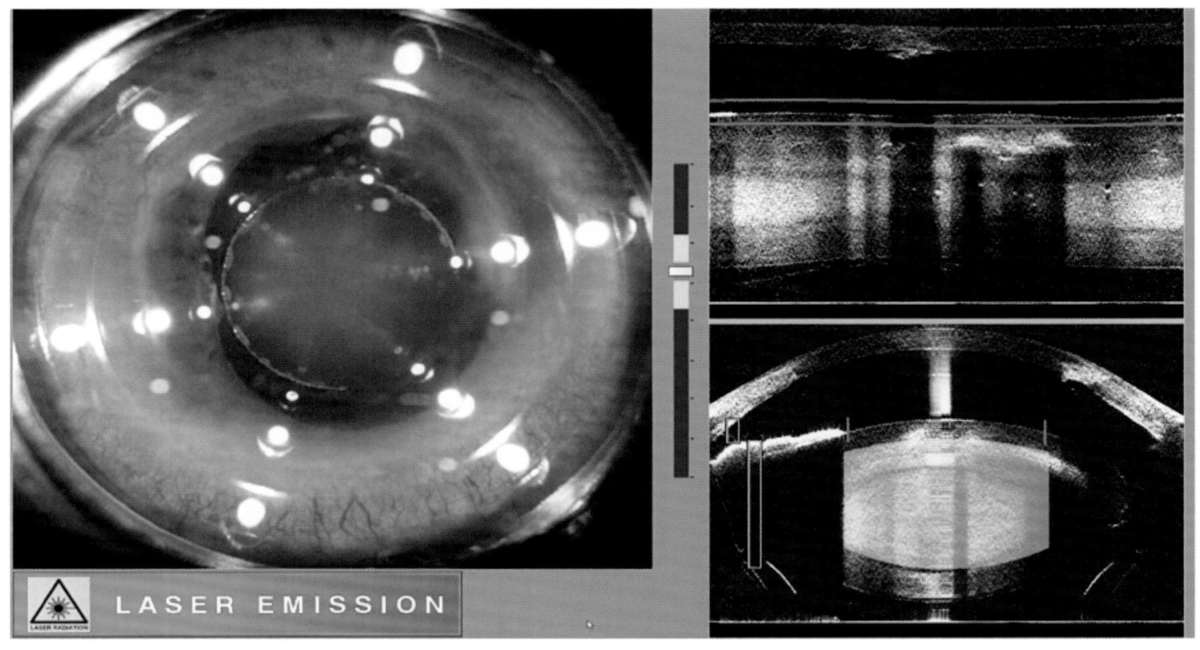

图 5-11-5
PKP 术后白内障患者角膜移植片瘢痕遮挡导致飞秒激光截囊不全

6. 水分离与水分层　通过将生理平衡盐溶液注入囊袋内使晶状体囊与皮质或核分开,在前囊膜与皮质之间液体的冲力使整个囊袋分离。在水分离之后,用生理平衡盐溶液将晶状体皮质与核再分离,轻轻转动核。操作过程中动作轻柔,控制注水量。若显微镜下见到瞳孔部分后粘连,可用水分离针头分开虹膜后晶状体囊膜。

7. 碎核的处理　在超声乳化吸除晶状体时,一般采取预劈核分块吸除法,轻柔而彻底地分离每个预劈核后的核块,再逐一吸除,详见第四章第三节。

8. 皮质吸除及囊膜抛光　I/A 头在 1 挡进出前房,抽吸口始终保持朝上。靠近皮质启动抽吸,堵塞后将 I/A 头牵引皮质到中央,加大负压,快速吸除。小瞳孔患者须彻底散瞳或用虹膜拉钩拉开虹膜后再吸除皮质。皮质吸除后如发现前/后囊膜仍残存少量皮质,可做抛光处理。

9. 人工晶状体植入　在 PKP 术后患者微切口植入软式折叠式后房型人工晶状体。如有高度散光,在围手术期评估可植入散光矫正型人工晶状体,在飞秒激光技术辅助下提倡使用散光矫正型人工晶状体。人工晶状体植入手术操作技巧及注意点同常规 FLACS 手术。

10. 手术切口的水密　前房形成后,在切口两侧加压注水使角膜基质水肿密闭切口,如在水密后仍有漏水或前房形成困难时推荐切口缝合密闭切口。

(二) 注意事项

1. 飞秒激光截囊不全　对于飞秒激光截囊不全患者,术中可通过前囊膜染色和手工撕囊来处理。具体操作方法可参考飞秒激光辅助白内障手术术中并发症及处理。

2. 飞秒激光负压吸引环脱落　PKP 术后患者角膜移植片表面曲率会有不同程度的改变,易出现与飞秒激光负压锚定及角膜接触镜曲率不匹配,从而导致飞秒激光过程中负压吸引环脱落。因此,飞秒激光操作过程中,操作者须仔细观察,保持锚定居中,减少角膜与接触镜之间的气泡,使得角膜整体负压均衡。对特殊角膜曲率半径的患者可采用特殊匹配的 PI 完成锚定。与此同时,操作前与患者充分沟通,减少患者术中眼球移动,从而保证 PKP 术后患者飞秒激光操作安全有效地进行。

视频 5-11-1
穿透性角膜移植术后飞秒激光辅助的白内障手术

3. 瞳孔粘连,散瞳不完全　穿透性角膜移植术后患者往往由于原发复杂的角膜病变及手术的刺激导致眼内炎症反应较重,虹膜前粘连或后粘连,这类患者在施行二期白内障手术术前散瞳过程中会导致散瞳不完全、瞳孔小等问题,不适合飞秒激光辅助截囊。此类患者可用常规小瞳下超声乳化手术处理,在手术过程中应注意操作轻柔,小心分离粘连虹膜,避免刺激虹膜,也可尝试前房注射盐酸肾上腺素以及虹膜拉钩、虹膜扩张环等机械扩瞳装置扩大瞳孔,以保证后续手术的顺利进行。

4. 依前面所提及,一般情况下,PKP 术后 6 个月缝线拆除后行白内障手术,但若患者角膜内皮细胞少、晶状体核硬度大或晶状体膨胀等一些特殊情况,可以考虑拆除缝线前行白内障手术。

(唐俏梅　姚克)

参考文献

[1] RATHI V M,KRISHNAMACHARY M,GUPTA S. Cataract formation after penetrating keratoplasty. J Cataract Refract Surg,1997,23(4):562-564.

[2] MARTIN T P,REED J W,LEGAULT C,et al. Cataract formation and cataract extraction after penetrating keratoplasty. Ophthalmology,1994,101(1):113-119.

[3] KIM E C,KIM M S. A comparison of endothelial cell loss after phacoemulsification in penetrating

keratoplasty patients and normal patients. Cornea, 2010, 29(5): 510-515.

[4] ACAR B T, UTINE C A, ACAR S, et al. Endothelial cell loss after phacoemulsification in eyes with previous penetrating keratoplasty, previous deep anterior lamellar keratoplasty, or no previous surgery. J Cataract Refract Surg, 2011, 37(11): 2013-2017.

[5] 王镇, 谢立信. 角膜病变合并白内障手术疗法的研究进展. 中华实验眼科杂志, 2017, 35(11): 1043-1046.

[6] AGARWAL K, HATCH K. Femtosecond laser assisted cataract surgery: A review. Seminars in Ophthalmology, 2021, 36(8): 618-627.

[7] CHEN X, YU Y, SONG X, et al. Clinical outcomes of femtosecond laser-assisted cataract surgery versus conventional phacoemulsification surgery for hard nuclear cataracts. J Cataract Refract Surg, 2017, 43(4): 486-491.

[8] LOCKINGTON D, WANG E F, PATEL D V, et al. Effectiveness of cataract phacoemulsification with toric intraocular lenses in addressing astigmatism after keratoplasty. Journal of Cataract and Refractive Surgery, 2014, 40(12): 2044-2049.

[9] BILGIHAN K, OZDEK S C, AKATA F, et al. Photorefractive keratectomy for post-penetrating keratoplasty myopia and astigmatism. J Cataract Refract Surg, 2000, 26(11): 1590-1595.

第十二节 前囊膜机化的白内障

一、前囊膜机化的流行病学特征

部分白内障患者中可见前囊膜机化，其特征是前囊膜的纤维变性和钙盐沉积，导致前囊膜部分不透明和僵硬，从而影响晶状体的透明度和形态。目前笔者团队发现部分中青年白内障患者中存在前囊膜机化的情况，相关发病原因和病理机制并不明确，缺乏相关文献资料，亟待进一步研究。由于前囊膜机化白内障手术操作难度大，术中和术后风险高，在此特别阐述。

二、前囊膜机化白内障手术的难点

前囊膜机化严重影响撕囊，囊口不易撕开，过度牵扯会损伤悬韧带，也易造成囊口放射状撕开或者出现撕囊口锐角（成为后续可能出现放射状裂开的薄弱点）。一旦发生前囊膜撕裂或撕囊口不规则，在超声乳化的过程中，前囊撕裂口极有可能向后囊延伸，后囊膜破裂的风险急剧增加。

同时，在手工撕囊过程中，前囊膜的机化灶干扰了撕囊路径，医生为尽可能避开机化部分，会造成撕囊口偏大或撕囊口偏位，引起晚期人工晶状体偏位。在这种情况下，前囊膜机化白内障手术中的连续环形撕囊操作对于医生来说极具挑战性。

三、手术时机和术前准备

前囊膜机化白内障手术时机和术前准备与普通白内障手术一致，无特殊。

四、前囊膜机化白内障手术应用飞秒激光辅助的优势

飞秒激光由于其速度快、能量高可以迅速切开前囊膜，其可不受前囊膜机化条索的影响，确保了撕囊口的正中、规则和正圆。在前囊膜机化白内障中手工撕囊操作难度大，有时需要扩大撕囊口以避开机化部分，撕囊口直径大小难以把握，同时也无法完全避开撕囊口放射状裂开的风险，术中

后囊膜破裂、人工晶状体无法一期植入的风险高。而飞秒激光可以完美切开机化囊膜，撕囊口完整、光滑、居中、正圆，没有后续操作风险，囊口的抗牵拉能力不受任何影响，不会引起囊口放射状裂开的潜在风险。

五、飞秒激光辅助前囊膜机化白内障的手术方法和注意事项

飞秒激光辅助前囊膜机化白内障手术方法与常规飞秒激光白内障手术一致，但要注意以下几点：在撕囊设置时，笔者团队认为一般无须增加撕囊激光能量，无须特意避开机化部分撕囊（图5-12-1），飞秒激光可以完美的切开机化的前囊膜，且囊口连续、光滑、抗牵拉力正常。注意，在取出前囊膜之前，应注意观察是否有截囊不全，飞秒激光造成的截囊不全需要正确处理，否则截囊不全也可能发展为前囊膜撕裂。

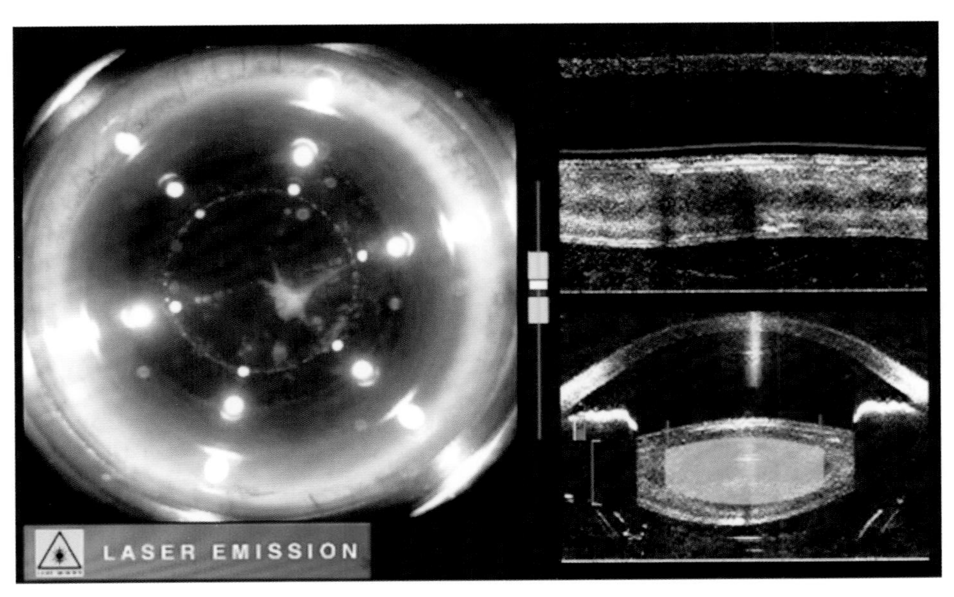

视频 5-12-1
前囊膜机化白内障
飞秒激光操作

图 5-12-1
前囊膜机化白内障飞秒激光撕囊：前囊膜机化条索，激光正中、正圆、完整切开前囊膜

六、飞秒激光辅助前囊膜机化白内障手术的特殊并发症及其处理

飞秒激光辅助前囊膜机化白内障手术的常规并发症处理方式请参考其他章节。

截囊不全：前囊膜截开不完整与角膜皱褶、气泡或眼动所致的激光焦点改变和移位、眼球倾斜及激光能量低等相关；弯曲的接触界面较液体界面隐形眼镜接口更易出现角膜皱褶，进而导致前囊切开不完全。术中应及时发现囊膜边缘赘片，如发现截囊不全，则使用撕囊镊沿切线方向进一步撕开囊膜。因撕囊口处有些微小连接点很容易被术者忽视，应反复检查前囊膜周边是否完全游离。无法判断囊膜是否完全切开时，可进行前囊膜染色后再取出。笔者团队建议，应避免快速牵拉取出前囊膜，而应使用连续环形撕囊的手势沿着飞秒激光的撕囊轮廓缓慢地将其取出。

（石珂昕　申屠形超）

参考文献

[1] SHARMA B, ABELL R G, ARORA T, et al. Techniques of anterior capsulotomy in cataract surgery. Indian J Ophthalmol, 2019, 67(4): 450-460.
[2] MOSHIRFAR M, SKANCHY D F, SHAH T S, et al. Intraoperative management of anterior capsular tear. Curr Opin Ophthalmol, 2017, 28(1): 42-48.
[3] 姚克, 鱼音慧. 重视飞秒激光辅助白内障手术的新认识. 中华眼科医学杂志, 2017, 7(03): 97-102.
[4] ROBERTS T V, LAWLESS M, SUTTON G, et al. Anterior capsule integrity after femtosecond laser-assisted cataract surgery. J Cataract Refract Surg, 2015, 41(5): 1109-1110.

第六章 不同品牌飞秒激光白内障手术设备简介

世界上最早使用的是 LenSx 飞秒激光仪。2008 年，Nagy 等人于匈牙利布达佩斯森梅威斯大学使用 LenSx 飞秒激光仪实行了第一例人飞秒激光辅助白内障手术（femtosecond laser-assisted cataract surgery，FLACS）。之后，美国食品药品管理局（the United States Food and Drug Administration，FDA）在 2010 年批准 LenSx 上市。同时欧洲食品和药物管理局（Conformité Européene，CE）标志也被批准用于 FLACS。我国国家食品药品监督管理总局（CFDA）于 2013 年首次批准飞秒激光的临床应用。

目前可用于白内障手术的飞秒激光系统主要有 LenSx、LenSAR、Catalys 和 Victus，2014 年，又有新的操作平台 FEMTO LDV Z8 获批应用于白内障手术。

第一节 LenSx 飞秒激光辅助白内障手术系统

飞秒激光辅助白内障手术系统 LenSx 是 2010 年在全球上市的第一款飞秒激光使用在白内障手术的商品化医疗设备，至今保持软件升级与硬件升级，且不断导入精准屈光性白内障手术技术，已成为精准屈光性白内障手术中重要的一环。

（一）设备组成（图 6-1-1）

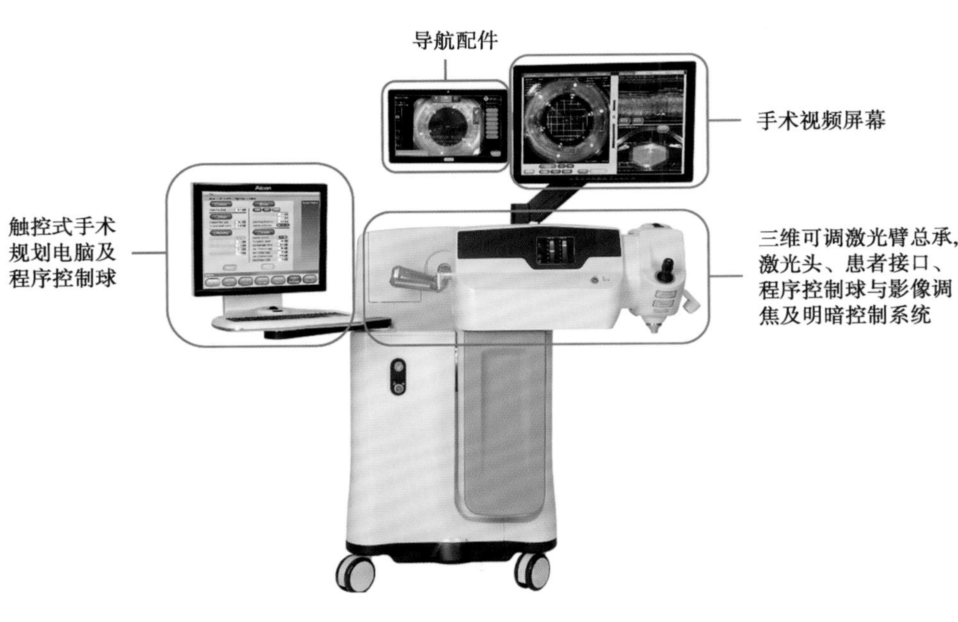

图 6-1-1
LenSx ASCEND Technology 第三代飞秒激光辅助白内障手术设备

1. 手术视频屏幕 提供给术者实时视频监控与OCT定位确认功能。

2. 触控式手术规划电脑及程序控制球 作为患者基础信息输入与手动参数设置，技术人员可以在获得手术医生指导下透过控制球进行激光设备的操作。

3. 可调维度的激光臂总承 激光头、患者接口、程序控制球与影像调焦及明暗控制系统，实现以臂就眼，减少患者因移动床造成的紧张感。

4. 导航配件 可升级LenSx飞秒激光具备导航功能。

（二）临床适应证

LenSx ASCEND Technology的临床适应证除了常规的飞秒激光辅助白内障手术中应用的角膜切口、角膜散光松解、前囊膜预切开、晶状体预碎核等功能，在飞秒激光硬件升级后额外提供4.0μm激光光斑及最高150kHz的激光发射频率与软件的升级下，同时具备应用于角膜屈光手术的飞秒角膜制瓣、飞秒激光角膜囊袋口制作、飞秒激光角膜基质环隧道（备注：飞秒激光角膜囊袋口制作与飞秒激光角膜基质环隧道未获国家药品监督管理局审批）（图6-1-2）。

（三）性能特点

包括以下几方面：

1. 可变光斑技术VARIABLE BEAM PROFILE 飞秒激光辅助白内障手术系统可分别针对角膜、前囊、晶状体三个不同眼前节组织进行组织分离，但每层组织的分离精细度、激光的穿透要求不同。LenSx激光在前两代版本提供了5.3μm与6.9μm的可变光斑，而第三代提供了用于角膜飞秒激光技术的4.0μm光斑作为切口制作时的光斑大小，补齐了角膜、前囊、晶状体各取所需的精准飞秒激光技术要求（图6-1-3）。姚克教授研究示，全白核白内障使用LenSx飞秒激光手术设备飞秒激光组与普通超声乳化组相比，前囊膜撕裂发生率较低（0% vs 12.1%，P=0.007）。

2. 360° 8 500μm扫描深度OCT定位技术 飞秒激光辅助白内障手术另一个重要的关键技术是前节组织定位的360° OCT 8 500μm的扫描技术，其特点包含如下关键要素：①采集时间短；②组织扫描无死角、成像快速。该技术减少了切片式资料采集的数量，避免了OCT扫描深度不足所致的拼接时长，只需一次扫描就可以同时呈现角膜、前囊膜、晶状体的形态。该技术有效提升了囊口定位居中性及晶状体倾斜的后囊保护机制（图6-1-4、图6-1-5）。角膜表面与前房有异物时，如前房近视矫正人工晶状体、玻璃体切除手术后硅油等可能造成的前囊切割不全的风险都能被完整无死角地呈现与提示。

3. 一步式水凝胶对接技术 LenSx ASCEND Technology是目前唯一采用一步式对接技术的飞秒激光系统。第一代LenSx采用的是硬式一步式患者接口，其容易造成角膜内皮的皱褶，进而影响飞秒激光前进方向而造成前囊撕裂不全。而第二代对接技术则是透过加上74%含水量的水凝胶透镜及把接口缩小至19.8mm，使飞秒激光过程中角膜不变形，治疗范围也进一步扩大到12.5mm，对眼睛较小的患者可轻易进行对接。该技术对术中眼压影响较小，研究表明，其对接时眼压仅上升16mmHg，青光眼患者也可进行LenSx飞秒激光辅助白内障手术。第三代对接技术考虑到角膜过平或过陡的患者，从而分别提供不同型号的水凝胶软镜，可减少不必要的加水、移床、对接等动作。从负压吸引到结束不到100秒（图6-1-6），大大提升了患者的术中舒适度。研究表明，LenSx SoftFit既没有出现没有硬式接口界面造成的前囊膜撕裂情况，也没有浸润式接口界面造成的激光脉冲错位现象，与手动撕囊相比，边缘平滑度和均匀性无统计学意义差异。

4. 生物导航下的飞秒激光辅助白内障手术技术 LenSx除了是第一款飞秒激光辅助白内障手

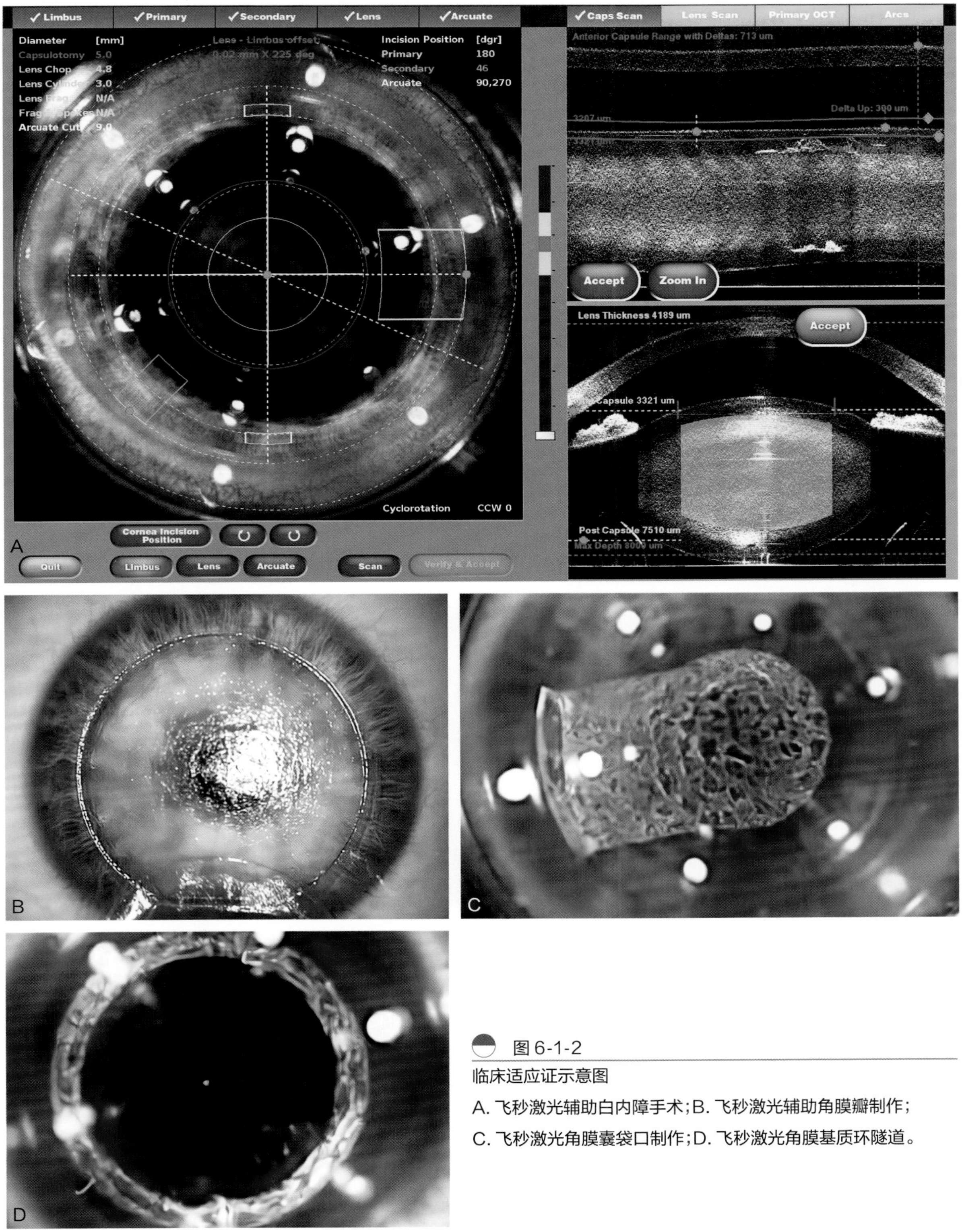

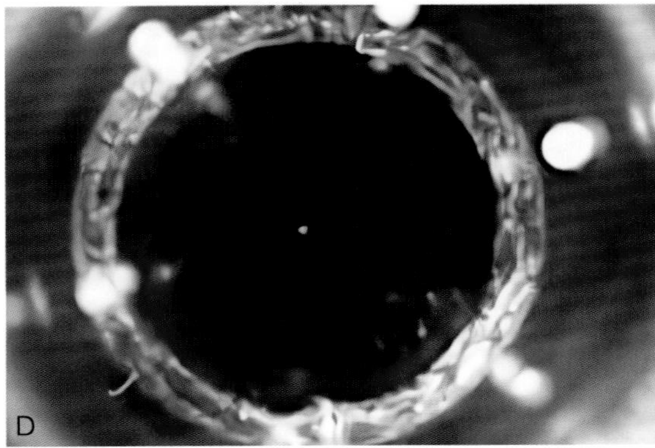

图6-1-2
临床适应证示意图
A. 飞秒激光辅助白内障手术；B. 飞秒激光辅助角膜瓣制作；C. 飞秒激光角膜囊袋口制作；D. 飞秒激光角膜基质环隧道。

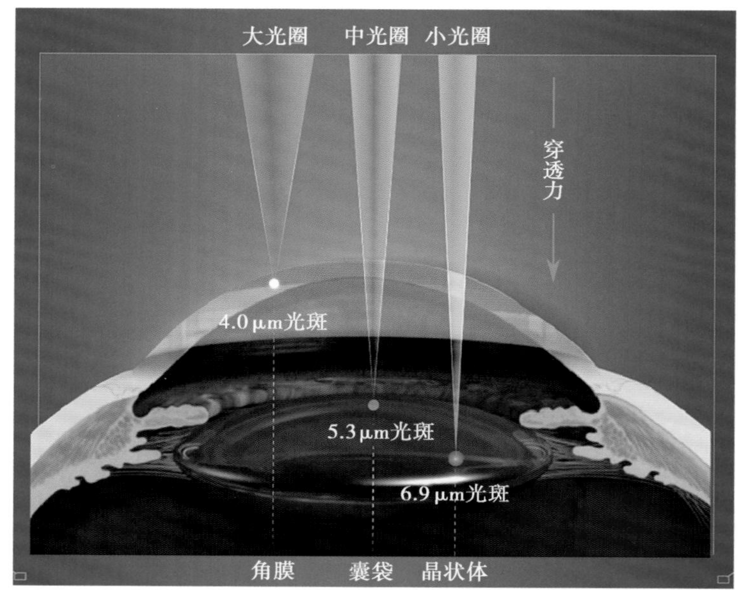

图 6-1-3
LenSx ASCEND Technology 核心变焦技术

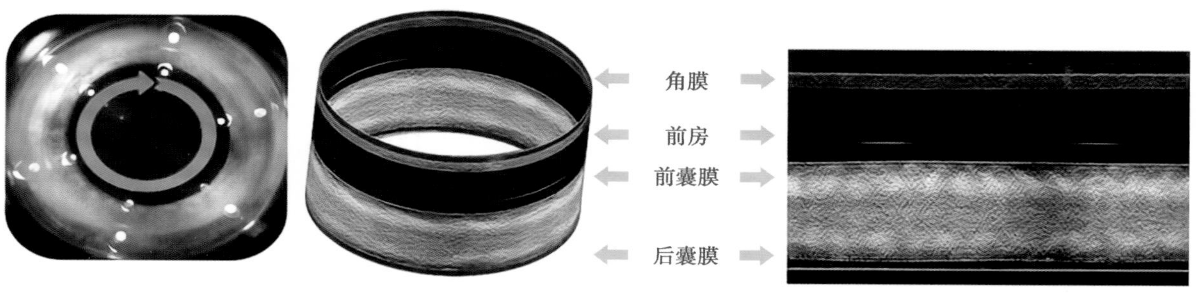

图 6-1-4
LenSx 360° 8 500μm 环形扫描图

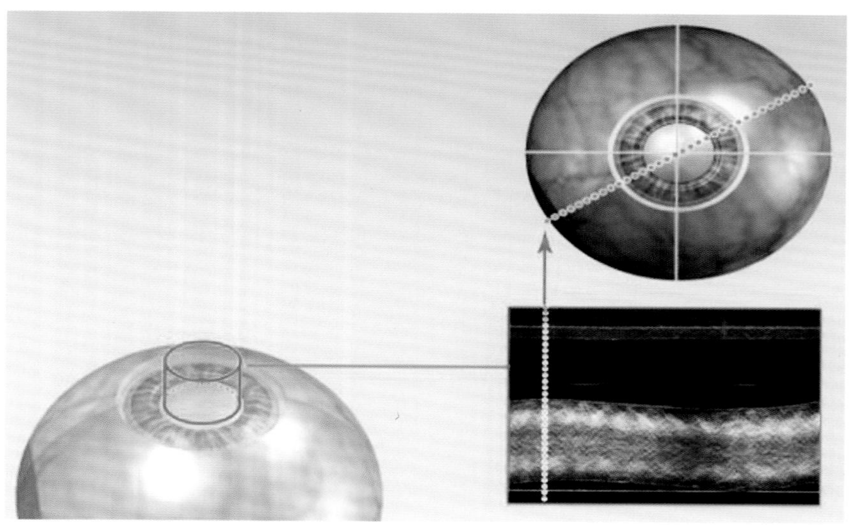

图 6-1-5
LenSx 防倾斜与后囊保护机制

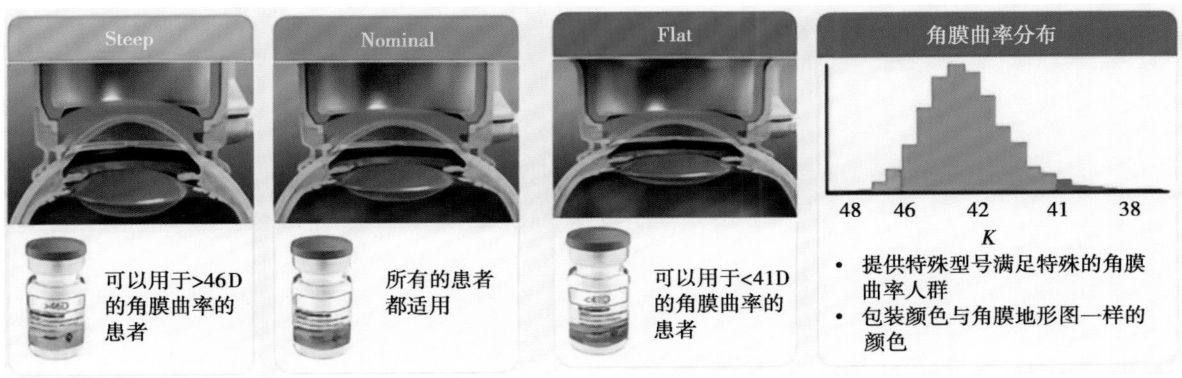

图 6-1-6
LenSx 专利式水凝胶技术提供三种范围角膜曲率使用

术设备，也是第一款有搭配自主研发的生物导航技术的飞秒激光设备，通过术前采集眼前节生物信息，如再结合角膜曲率与眼轴长等数据可以进行个性化的屈光性白内障手术规划，从而进行屈光性个性化飞秒激光手术。飞秒激光辅助白内障手术完成后，再由 Verion 导航提供显微镜下的晶状体散光对位与中心对位功能。Cionni RJ 的研究提示，使用 Verion 导航其术后 94% 患者散光矫正型人工晶状体轴向偏差小于 5°（图 6-1-7）。

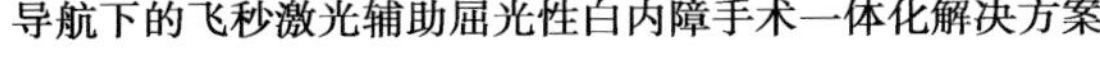

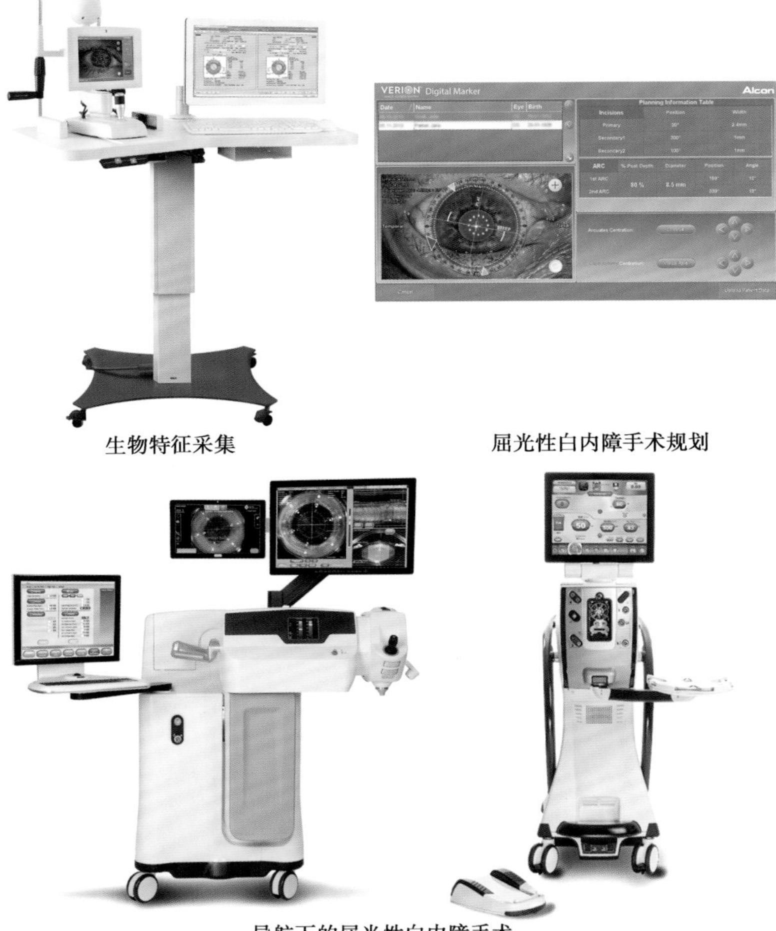

图 6-1-7
飞秒激光辅助屈光性白内障手术一体化解决方案

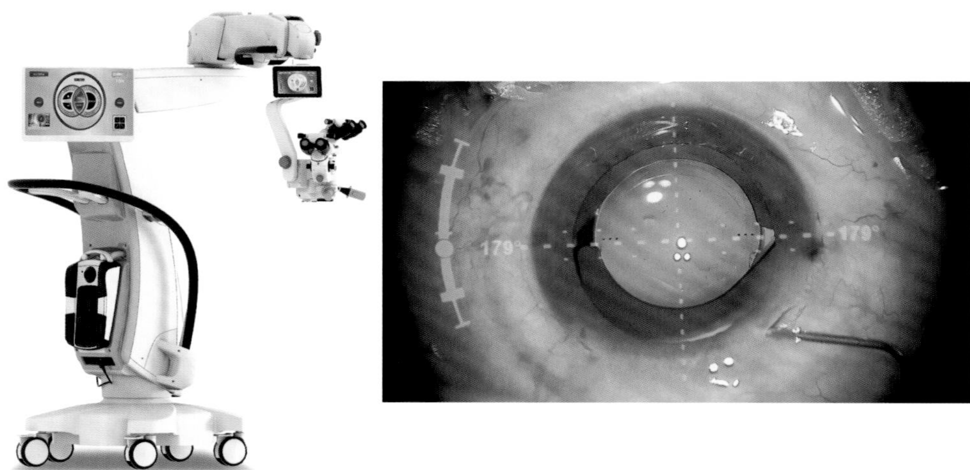

屈光性白内障手术导航系统

图 6-1-7(续)
飞秒激光辅助屈光性白内障手术一体化解决方案

(陈心怡　姚克)

参考文献

[1] NAGY Z, TAKACS A, FILKORN T, et al. Initial clinical evaluation of an intraocular femtosecond laser in cataract surgery. J Refract Surg, 2009, 25(12): 1053-1060.

[2] ZHU Y, CHEN X, CHEN P, et al. Lens capsule-related complications of femtosecond laser-assisted capsulotomy versus manual capsulorhexis for white cataracts. J Cataract Refract Surg, 2019, 45(3): 337-342.

[3] DE GIACINTO C, D'ALOISIO R, BOVA A, et al. Intraocular Pressure Changes during Femtosecond Laser-Assisted Cataract Surgery: A Comparison between Two Different Patient Interfaces. J Ophthalmol, 2019, 2019: 5986895.

[4] YEOH R. Practical differences between 3 femtosecond phaco laser platforms. J Cataract Refract Surg, 2014, 40(3): 510.

[5] BALA C, XIA Y, MEADES K. Electron microscopy of laser capsulotomy edge: Interplatform comparison. J Cataract Refract Surg, 2014, 40(8): 1382-1389.

第二节 LENSAR 3D 飞秒激光辅助白内障手术系统

(一) 仪器组成与布局

采用一体化设计,可自由移动,主要部件包括基于共聚焦结构照明技术的 Scheimpflug 眼前节测量系统、受控力对接系统、触控显示器和医生观察显示器(图 6-2-1)。

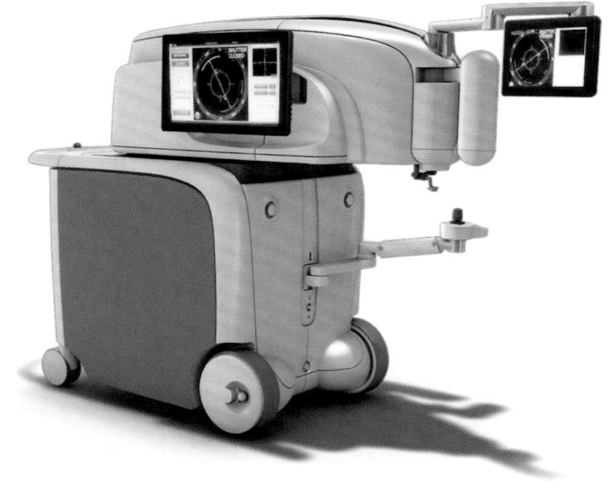

图 6-2-1
LENSAR 3D 飞秒激光辅助白内障手术系统

LENSAR 有四种手术床和医生手术操作的空间摆放布局,可以根据手术室的实际环境与医生的手术习惯进行选择(图 6-2-2)。LENSAR 的可移动性使得整个手术过程不需要挪动患者,为全麻手术带来了便利。

(二) 性能特点

包括以下几方面:

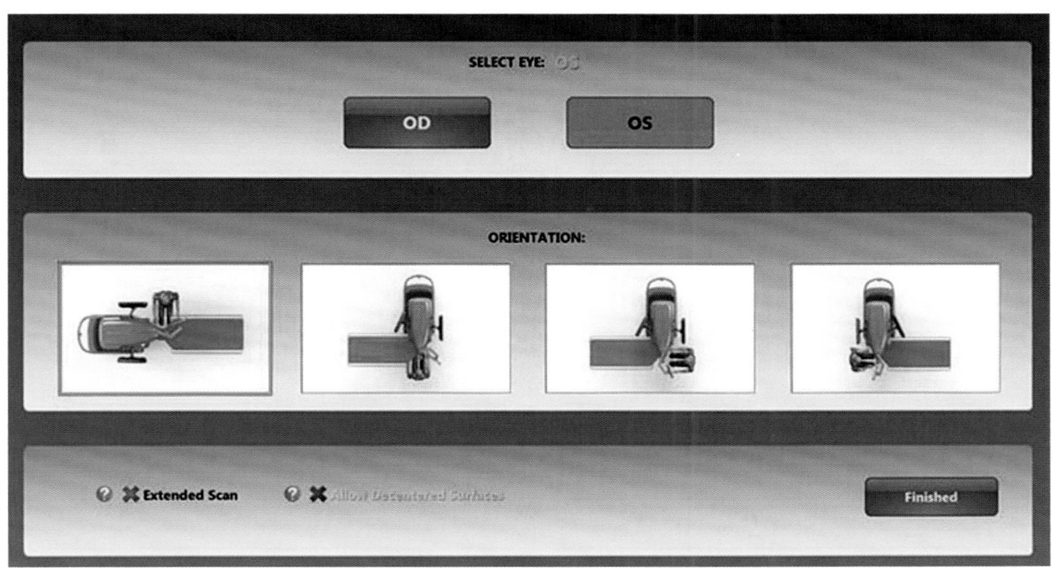

图 6-2-2
LENSAR 设备的四种摆放模式

1. 眼前节 3D 重建 LENSAR 3D 飞秒激光辅助白内障手术系统采用 Scheimpflug 相机,基于共聚焦结构照明技术(confocal structured illumination,CSI)从不同角度获得飞秒激光辅助白内障手术中高清晰度、高分辨率的眼前节图像(图 6-2-3)。Scheimpflug 相机采用超级发光二极管提供照明,具有良好的穿透力,可以对不同成熟程度的晶状体进行清晰成像。在获取眼前节 10~16 幅不同角度图像的基础上,LENSAR 利用光迹追踪技术和增强现实技术进行分析,重建包括角膜和晶状体在内的眼前节 3D 结构,并在此基础上导入连续环形撕囊、晶状体碎核、角膜切口,以及散光松解切口手术设计。

在获得眼前节 3D 实时重建结果的同时,LENSAR 可自动监测晶状体的倾斜(图 6-2-4),并以此为依据调整激光连续环形撕囊和晶状体碎核的参数设置,因此,术者可自主选择瞳孔中心或晶状体中心(即晶状体 3D 重建的立体中心)作为撕囊中心。

2. IntelliAxis-L 散光晶状体飞秒激光囊膜标记技术 LENSAR 首创了 IntelliAxis-L 散光晶状体囊膜标记功能,这一功能可在撕囊边缘形成一对微小凸起,用于散光矫正型人工晶状体(Toric

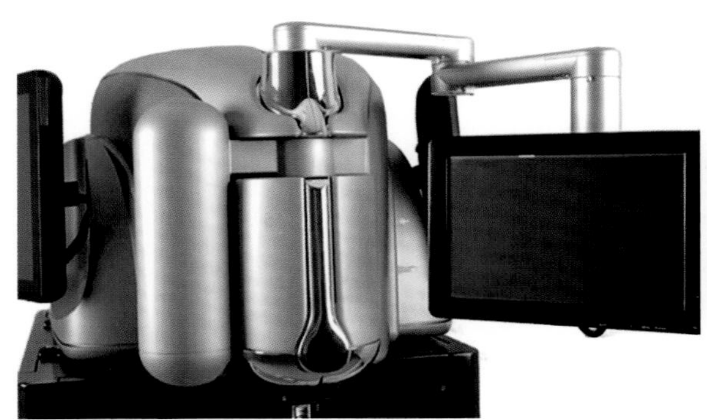

图 6-2-3
LENSAR 系统集成 Scheimpflug 旋转式摄像头

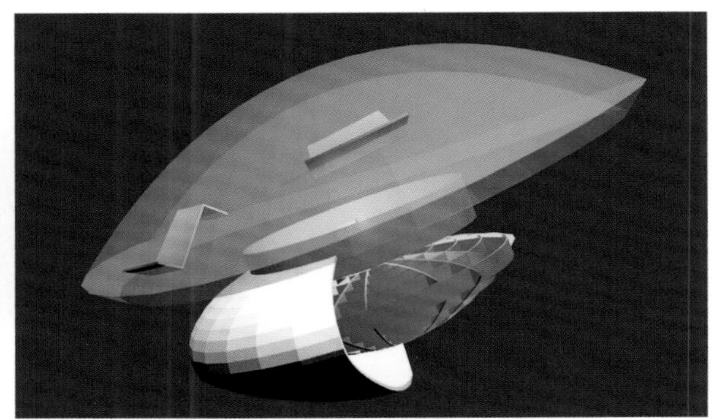

图 6-2-4
术中眼前节 3D 重建示意图,判断晶状体的实际倾斜并导入激光治疗参数

IOL）放置轴位的术中校准。囊膜标记和散光矫正型人工晶状体在同一平面，减少术者观察的主觉误差。同时，该囊膜标记在术后持久存在，为医生术后评估人工晶状体的旋转稳定性提供可靠的判断依据（图 6-2-5、图 6-2-6）。研究表明，囊膜标记后的囊膜延展性和抗张强度与标准的飞秒激光撕囊相似，同时可以显著降低轴位校准的误差，并提高 Toric IOL 的术后旋转稳定性，其术后未矫正远视力更好，残余散光更小，具有更高的精准性和更好的术后视力。

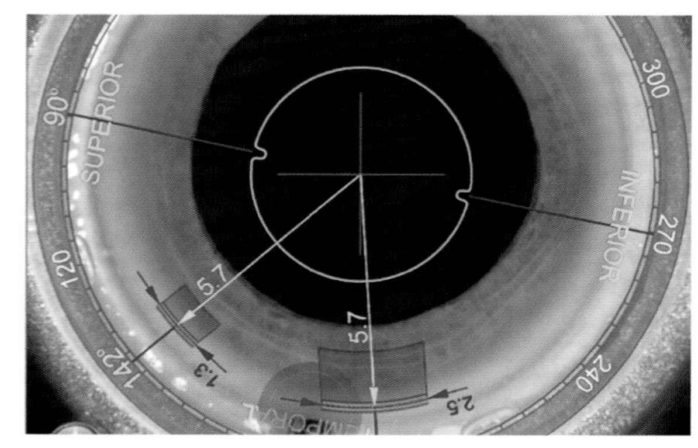

图 6-2-5

飞秒激光囊膜标记在实际术中的外观和设计

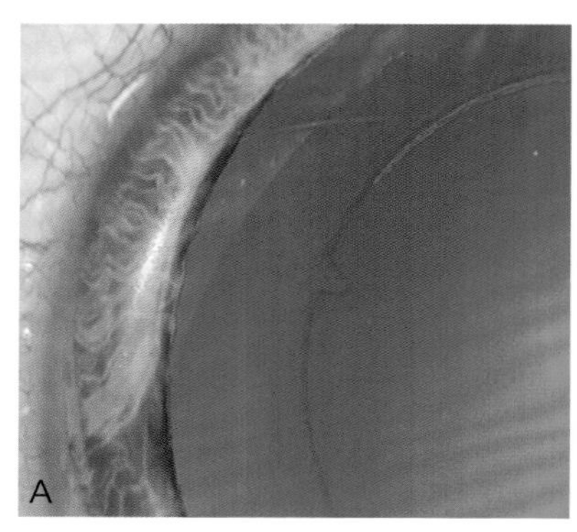

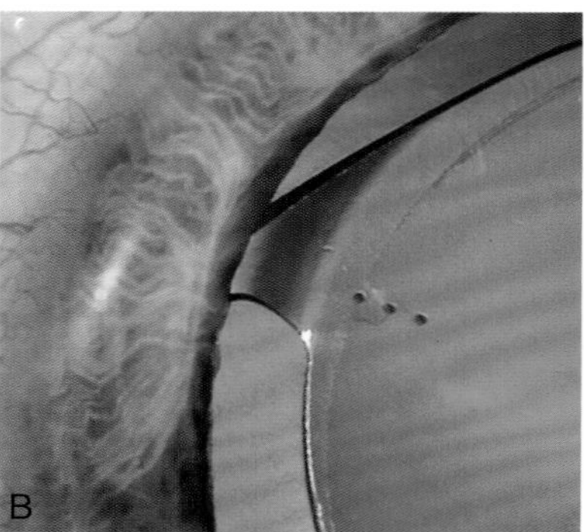

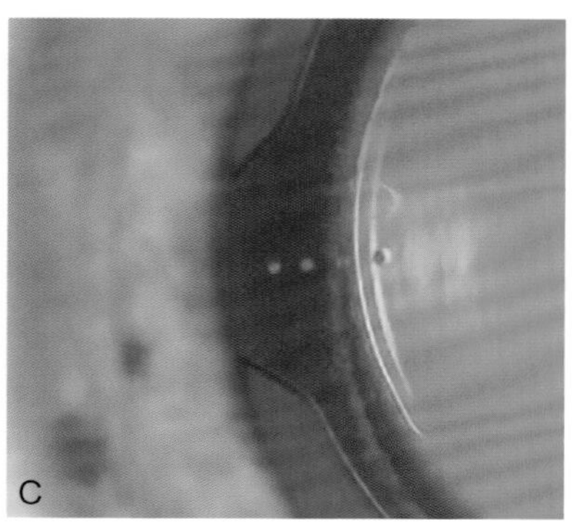

图 6-2-6

放置人工晶状体前，飞秒激光囊膜标记的外观（A），人工晶状体放置后校准轴位（B），术后 1 天，人工晶状体发生旋转（C）

LENSAR 还可以在角膜基质内做一对深度为 50% 角膜厚度的标记，以辅助散光矫正型人工晶状体的轴位校准，减少手工角膜缘标记的人为误差，与上述飞秒激光囊膜标记不同，角膜标记术后几乎不可见，因此不能用于辅助判断术后人工晶状体的旋转稳定性（图 6-2-7）。

3. 自动化辅助

（1）晶状体核密度自动分级：可自动依据晶状体核的密度将核分为Ⅰ~Ⅴ五个级别（cataract density imaging，CDI），然后代入针对不同核密度的劈核参数，从而实现个性化的治疗以及飞秒激光辅助白内障手术参数设置优化（图 6-2-8）。

（2）瞳孔与角膜位置自动实时计算：激光发射前，LENSAR 自动根据术中实时的瞳孔直径将撕囊和劈核直径限制在瞳孔边缘内 250μm，避免误伤虹膜；激光撕囊和碎核完成后，角膜的

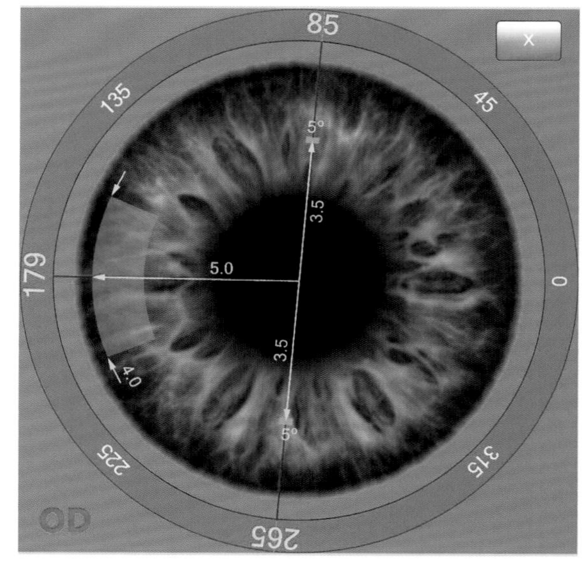

图 6-2-7

飞秒激光角膜标记示意图，标记弧长为 5°，半径为 3.5mm

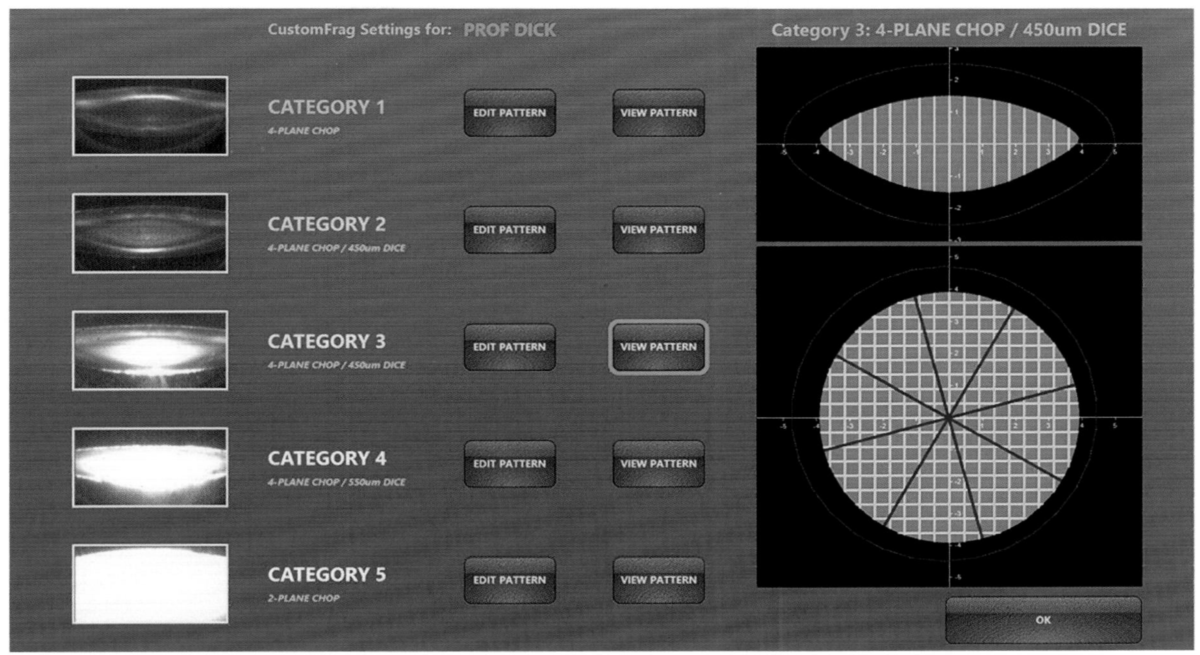

图 6-2-8
术中自动识别白内障核块的形状和密度，自动代入个性化劈核激光参数

实际位置相较于之前眼前节扫描时可能会发生微小改变，因此 LENSAR 在制作激光角膜切口前，会实时测量角膜位置的变化，并根据测量数据自动矫正切口的制作位置。

（3）实时眼球运动监测：实时监测眼球运动，即时提示眼球移位，确保激光发射的精准性和安全（图 6-2-9）。

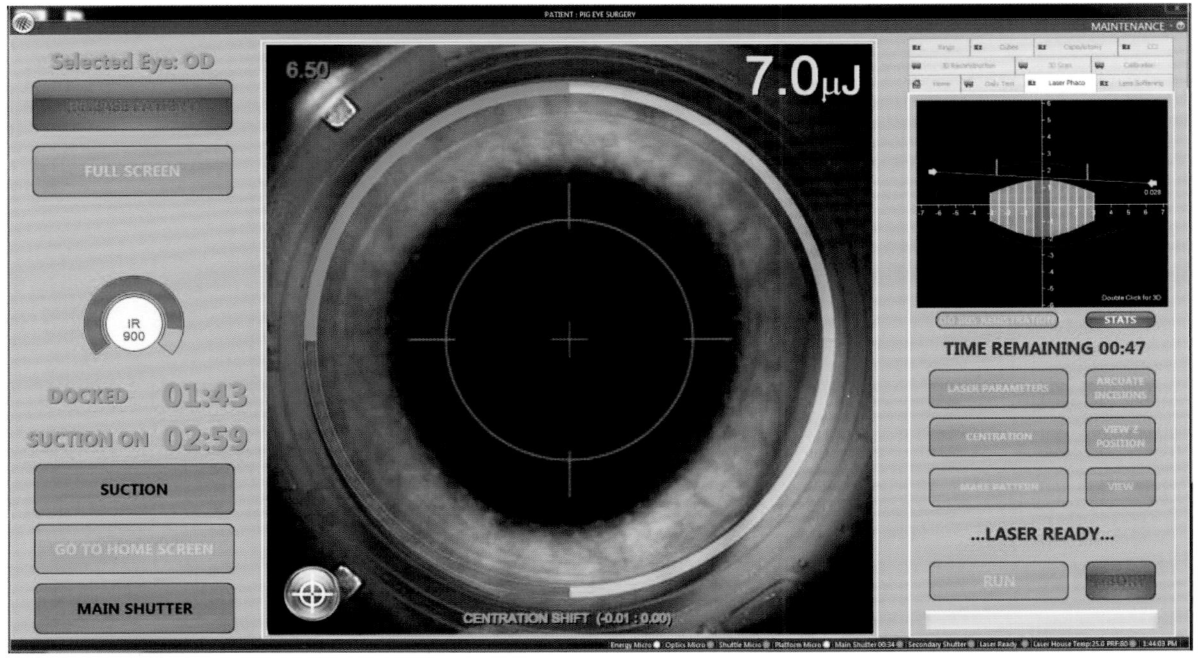

图 6-2-9
LENSAR 手术界面上的指示环，分别以绿色、黄色和红色表示眼位正常、轻微移动和明显移动，辅助医生判断患者眼球移动情况

（4）全自动眼球旋转的代偿功能：LENSAR 可以将 Pentacam HR/AXL、Nidek OPD Scan-Ⅲ、Cassini 角膜分析仪以及 Topcon Aladdin 的术前检查数据导入，通过虹膜比对技术在飞秒激光辅助白内障手术中完成全自动眼球旋转的代偿功能。虹膜比对技术参考的特征标志是虹膜根部而非中央部位的纹理，因而无须保持术前检查和术中瞳孔大小的一致，与参考结膜血管的比对技术不同，不受术前和术中结膜血管形态改变的影响（图 6-2-10）。

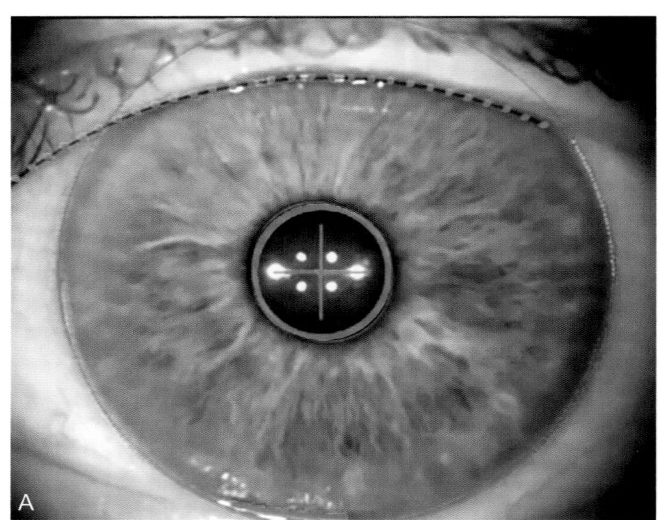

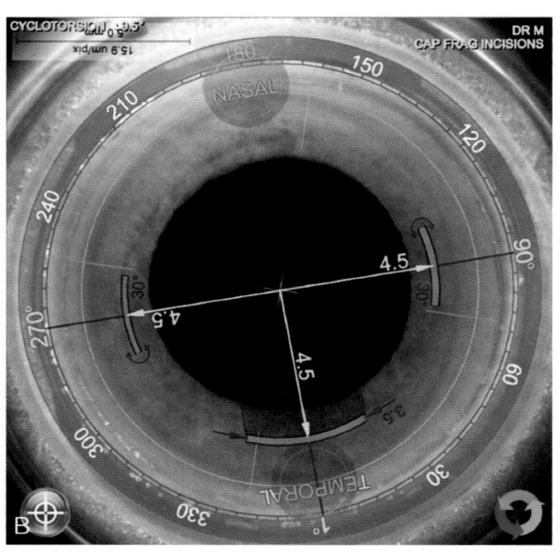

图 6-2-10
术前检查设备获取的术前检查图像（A），LENSAR 在飞秒激光辅助白内障手术中，通过术前和术中图像比对自动代偿眼球旋转（B）

4. 非接触式患者接口　LENSAR 采用两片、非接触、水润式的患者接口设计，两片包括负压环和镜片，其中镜片安装在患者接口装置臂（patient interface device arm，PID Arm）上（图 6-2-11），并与飞秒激光辅助白内障手术设备连接。由于 LENSAR 的患者接口是通过液体间接接触角膜（图 6-2-12、图 6-2-13），而不是将镜片直接压在角膜上，对角膜的挤压作用相对较小，术后结膜出血率较低。

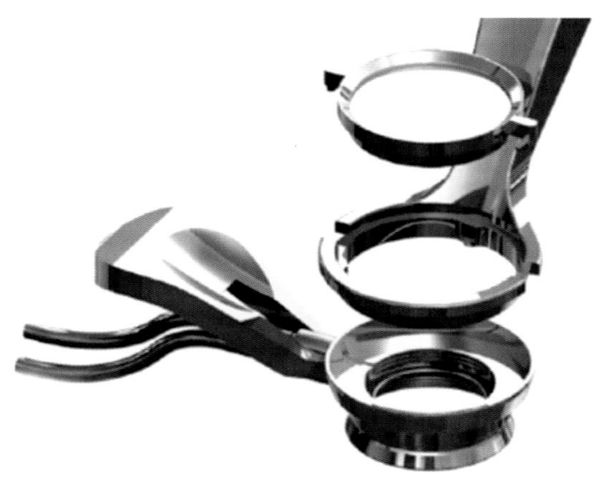
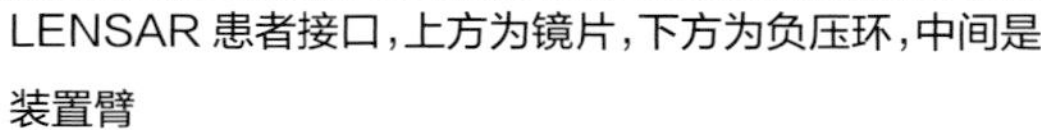

图 6-2-11
LENSAR 患者接口，上方为镜片，下方为负压环，中间是装置臂

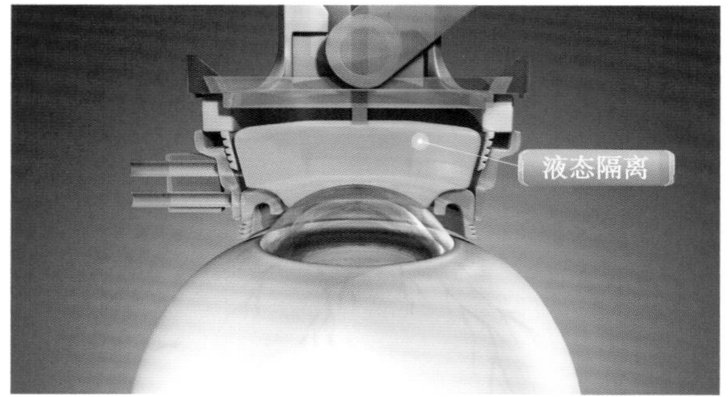

图 6-2-12
通过液体与角膜表面间接接触，实现液态隔离保护

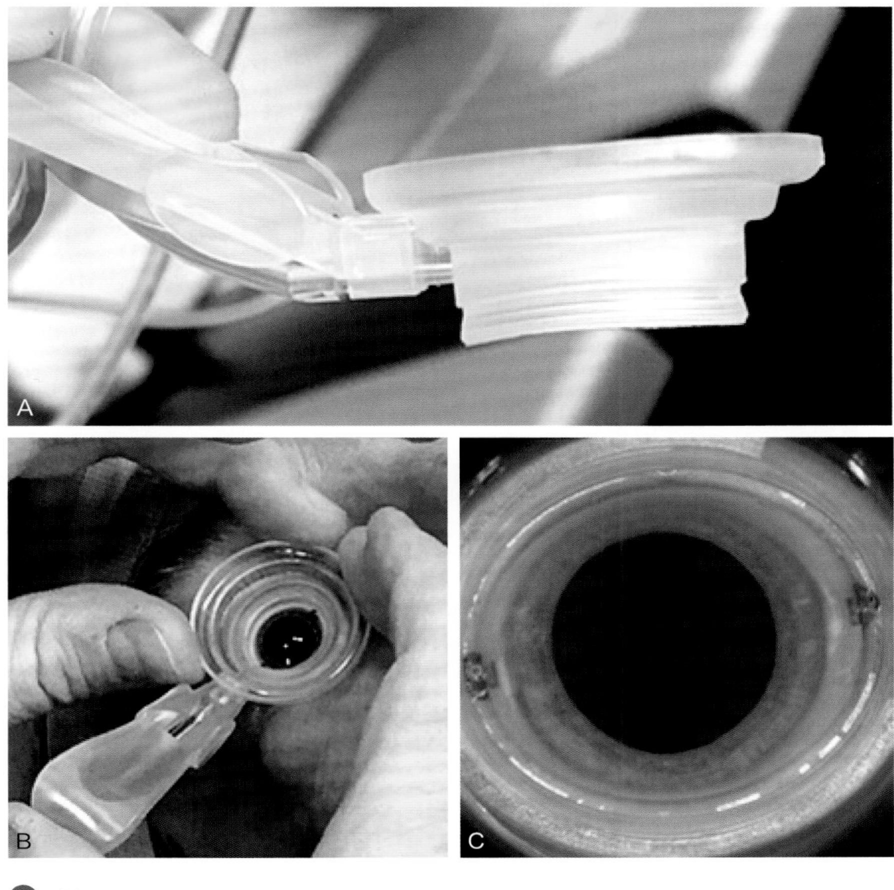

图 6-2-13
椭圆形患者接口的底面呈弧形（A），椭圆形患者接口长径与睑裂方向一致（B），术中所见患者接口椭圆形边缘（C）

（陈心怡 姚克）

参考文献

[1] KALRA N, AGARWAL R, AGARWAL T, et al. Portable femtosecond laser assisted cataract surgery in a child with bilateral ectopia lentis with microspherophakia. Am J Ophthalmol Case Rep, 2022, 26: 101442.
[2] TEUMA E V, GRAY G, BEDI R, et al. Femtosecond laser-assisted capsulotomy with capsular marks for toric IOL alignment: Comparison of tensile strength with standard femtosecond laser capsulotomy. J Cataract Refract Surg, 2019, 45 (8): 1177-1182.
[3] CAO D, XU Y, WANG Y. Comparison of Toric intraocular lens alignment between femtosecond laser-assisted capsular marking and manual corneal marking. J Refract Surg, 2020, 36 (8): 536-542.
[4] CHEN Q, ZHANG G. Iris registration capsulotomy marking versus manual marking for Toric intraocular lens alignment in cataract surgery. Am J Ophthalmol, 2021, 221: 97-104.
[5] TALAMO J H, GOODING P, ANGELEY D, et al. Optical patient interface in femtosecond laser-assisted cataract surgery: contact corneal applanation versus liquid immersion. J Cataract Refract Surg, 2013, 39 (4): 501-510.
[6] 徐艳雪，王勇，孙明，等．两种不同飞秒激光辅助白内障摘除手术操作平台的临床应用对比分析．中华眼科杂志，2020，56（7）：6.

第三节 CATALYS Precision Laser System 眼科飞秒激光辅助白内障手术系统

CATALYS Precision Laser System 是 2021 年 1 月 21 日获批上市的飞秒激光辅助白内障手术系统，是我国首个真实世界研究暨国家药品监督管理局创新路径引入的大型设备（图 6-3-1）。该产品用于白内障手术进行晶状体摘除，包括晶状体前囊膜切开术、晶状体碎核术，以及角膜内单平面和多平面弧形切割 / 切口的制作，该设备采用非压平式水性患者接口，独有睿智 Integral Guidance 技术，可获得更好的撕囊效果。

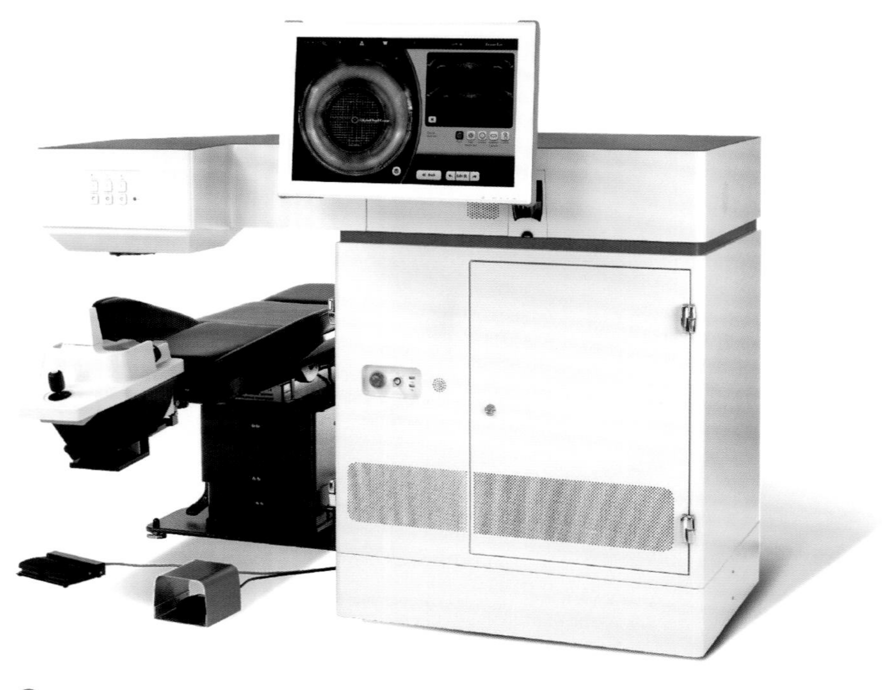

图 6-3-1
CATALYS Precision Laser System

（一）性能特点

1. 1 秒快速撕囊 该设备可在 1 秒 360°完成撕囊。研究表明，CATALYS 系统 120kHz 的脉冲频率，99.9% 患者能够 360°完成晶状体囊膜完全切开术，定位精准。

2. 非压平式水性患者接口 CATALYS 采用非压平式水性患者接口，提供两种尺寸（14.5mm 和 12.0mm）患者接口（图 6-3-2），可以适用于更多患者，甚至是睑裂较小的患者。与压平式接口相比，术中眼压更加平稳，患者术后对眼压感知更少，术中角膜褶皱发生率几乎没有，术后结膜下出血发生率低。

（二）睿智 Integral Guidance（睿智 IG）技术

CATALYS 通过执行 >10 000 次单独 A 扫描，可快速、准确地获取眼前节三维全景、高清、流式 OCT 图像。可通过自动表面映射算法，自动识别角膜前后表面、虹膜、晶状体前后表面，使得引

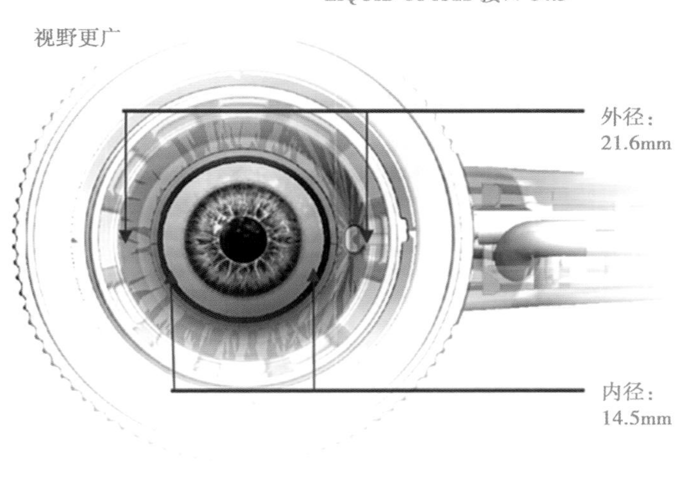

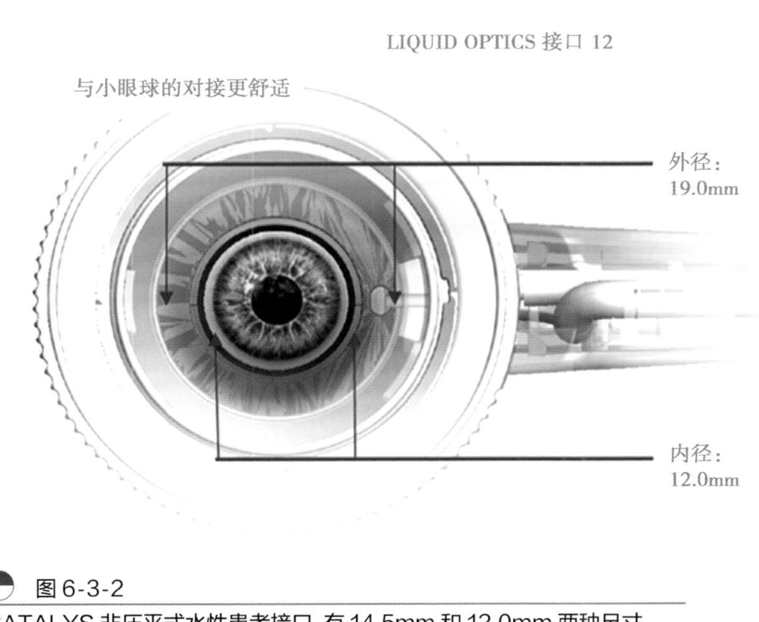

图 6-3-2
CATALYS 非压平式水性患者接口，有 14.5mm 和 12.0mm 两种尺寸

导激光可进行更加精准、安全的治疗（图 6-3-3）。主要优势有如下四点：

1. 更大的劈核体积　可以检测到晶状体的倾斜程度，根据晶状体倾斜程度，调整劈核边界的角度实现飞秒激光劈核深度最大化，劈核体积最大化，使得 I/A 吸除时残余皮质少，皮质更容易被吸除，并降低了超声乳化手术能量。

2. 可实现囊袋为中心的撕囊　睿智 IG 技术可以 360° 扫描晶状体的前后囊膜，可实现以囊袋为中心的撕囊，相比于以瞳孔为中心的撕囊，对于眼位不正、有轻微的晶状体脱位、瞳孔散大不均匀的患者可以更好地保证撕囊口的居中性。

3. 更好的 FLACS 切口制作　睿智 IG 技术在调整角膜切口位置时，可以同时在实时平面图像和断层 OCT 图像上调整切口位置，可将切口置于透明角膜最外侧，切口密闭性好。流式传输 OCT，以 0.5~2.0Hz 的频率不断刷新 OCT 图像，可实现术中实时可视化，以监测患者的轻微眼动，及时调整激光扫描位置，增加角膜切口分离成功率，降低因眼动导致截囊不全或后囊膜破裂风险。

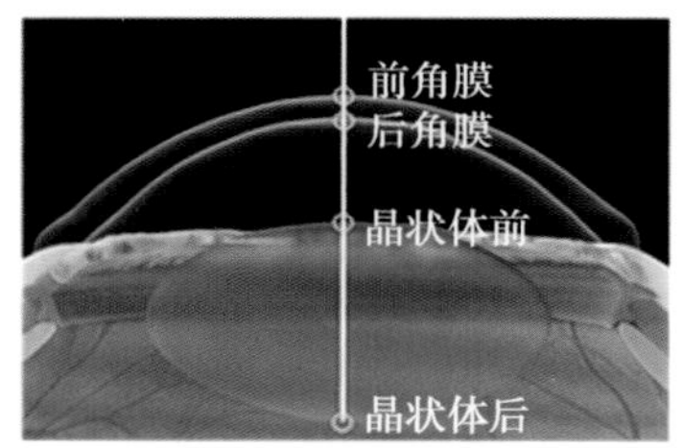

单独的A扫描

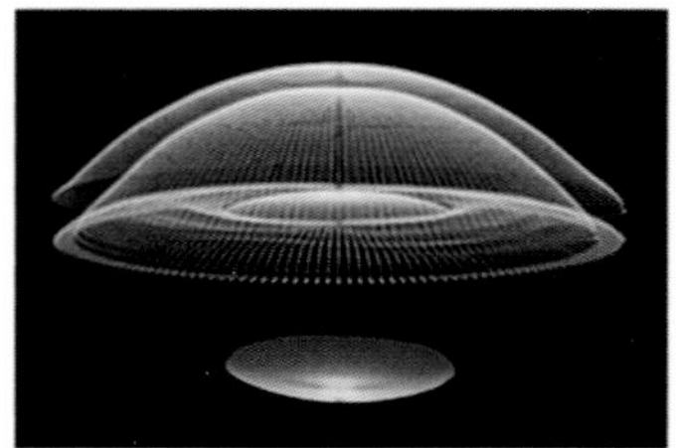

>10 000次的A扫描

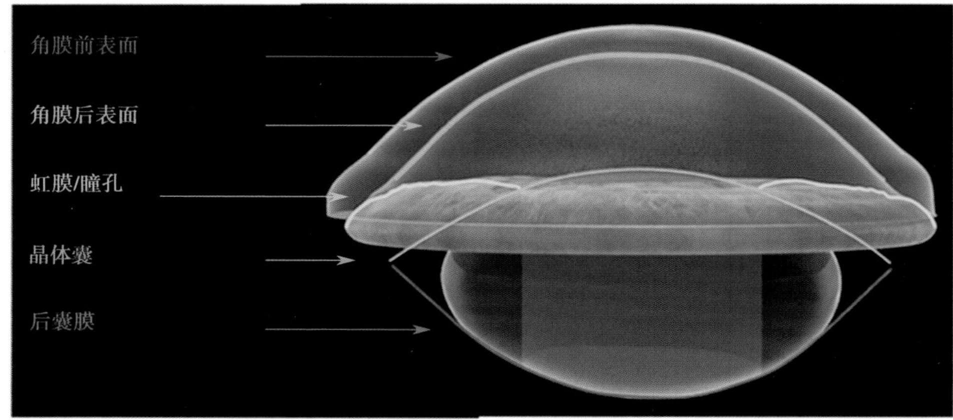

表面识别线

图 6-3-3
CATALYS 独有睿智 IG 技术

4. **更好地保证撕囊和劈核的足够安全余量** 睿智 IG 技术可以 360°识别角膜前后表面、虹膜、晶状体前后表面，并根据这些识别线自动设置与角膜内皮、虹膜、晶状体前后囊膜的安全距离，最大程度保证手术的安全性(图 6-3-4)。

撕囊的安全余量

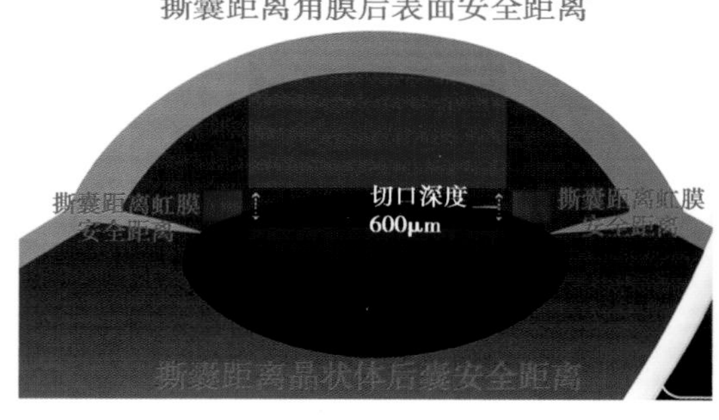

劈核的安全余量

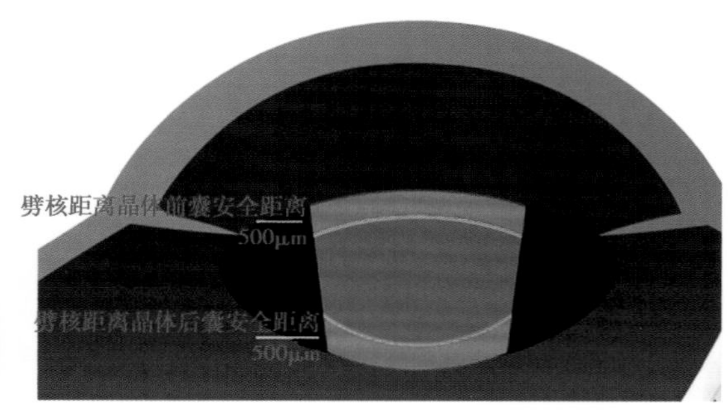

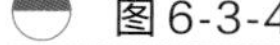
图 6-3-4
睿智 IG 技术可更好地保证撕囊和劈核的足够安全余量

(陈心怡 姚克)

参考文献

[1] DAY A C, GARTRY D S, MAURINO V, et al. Efficacy of anterior capsulotomy creation in femtosecond laser-assisted cataract surgery. J Cataract Refract Surg, 2014, 40(12): 2031-2034.

[2] DONALDSON K E, BRAGA-MELE R, CABOT F, et al. Femtosecond laser-assisted cataract surgery. J Cataract Refract Surg, 2013, 39(11): 1753-1763.

[3] KHODABAKHSH A J, HOFBAUER J. Contralateral eye comparison of the phacoemulsification metrics, patient experience and clinical outcomes in patients undergoing bilateral cataract surgery with two commonly used femtosecond laser systems. Clin Ophthalmol, 2018, 12: 1391-1398.

[4] RIVERA R P, HOOPES P C, Jr, LINN S H, et al. Comparative analysis of the performance of two different platforms for femtosecond laser-assisted cataract surgery. Clin Ophthalmol, 2016, 10: 2069-2078.

第四节　VICTUS 飞秒激光系统

VICTUS 飞秒激光系统于 2014 年在我国注册上市（图 6-4-1），旨在提高眼科手术中关键手动部分的精度和可重复性，为患者提供了更好的术后屈光结果。高精度的囊切开术的大小、形状和中心以及人工晶状体的精确居中，使患者的术后屈光稳定性及视觉效果均较传统的手术方式有了显著的提升。且其高效碎核的能力，在眼内对硬核亦有显著的碎核作用，能够减少超声乳化的能量和时间，减少角膜内皮细胞的损失。VICTUS 飞秒激光系统经历了数次更新，最新一代设备具有术中全程高清实时动态 OCT 引导，可在术中对后囊膜上浮进行监测，其拥有 80/160kHz 两种可切换的工作模式。

（一）仪器组成与布局

VICTUS 由主机、与压力传感器联动的可旋转手术床和软件等部件组成。主机包括：激光光源、电源、控制组件、冷却系统、负压吸引控制器、剪切力传感器、相干光断层扫描装置、视频显示系

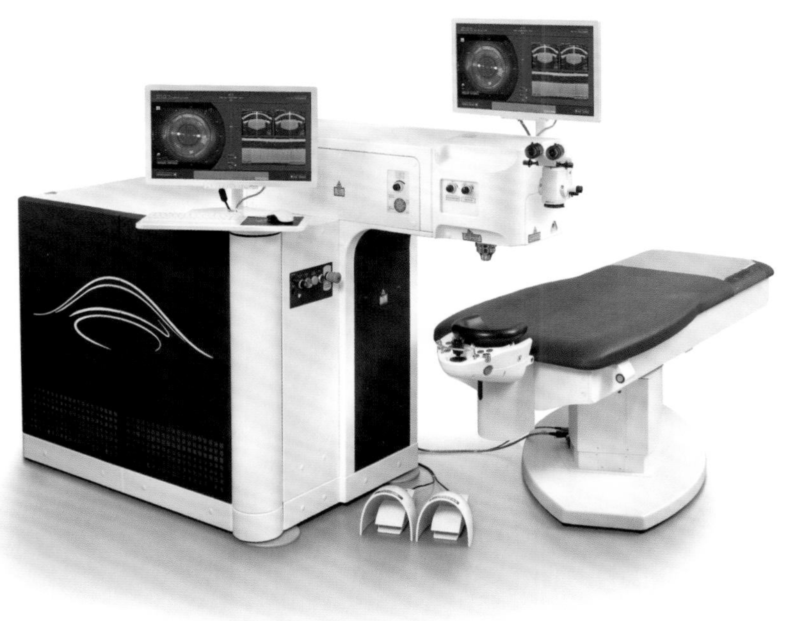

图 6-4-1
VICTUS 飞秒激光系统图

统和计算机等。

（二）性能特点

1. 高清术中全程实时动态OCT(图6-4-2) 囊膜切开前晶状体囊膜及晶状体存在一定的张力，在多数手术观察囊膜切口打开后，其内容物的溢出或囊袋张力的释放会使晶状体在手术过程中出现囊袋后囊膜位置前移的情况，根据观察年轻患者中囊膜上浮的比例较成熟白内障数量更高，但此现象并未见文献报道及相关分析。我们在美国 FDA 不良事件记录中对飞秒激光囊膜手术导致的后囊膜损伤的情况进行了搜索，并整理了相关数据，其中，无术中 OCT 实时检测的设备均有后囊膜在术中被错误识别的情况发生。在整理的文献中也有对此类后囊膜被错误切削的分析，对手术前生物测量中晶状体厚度测量及位置测量，以便作为手术中晶状体切削位置的参考，在术中可以检测囊膜上浮（图 6-4-3），避免激光按照术前规划进行碎核期间囊膜上浮导致的激光作用于后囊膜而导致后囊膜破裂情况的发生，可在无术前生物测量晶状体厚度的情况下，防止 FLACS 术中对后囊膜的错误切削。

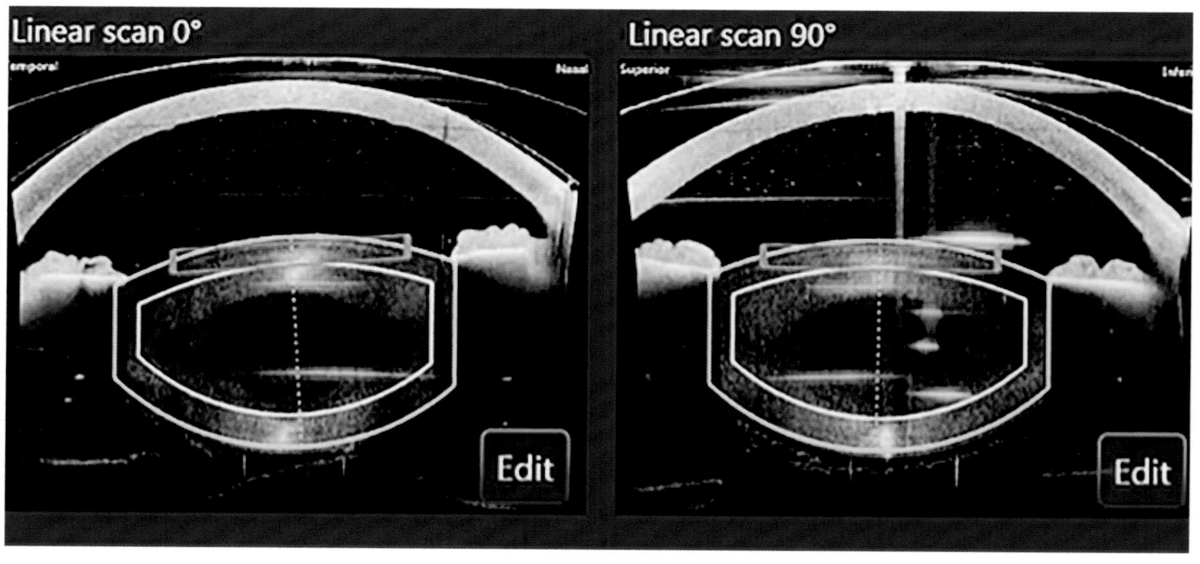

图 6-4-2
术中高清全程实时动态 OCT

2. 多种碎核模式 VICTUS 飞秒激光系统可以针对不同类型白内障选择更合适的碎核模式（图 6-4-4），格栅模式的超声乳化手术时间、术中超声波时间、吸力时间和总时间均显著少于放射模式，可以有效降低超声能量对角膜内皮的损伤。而在飞秒激光手术时间方面，放射模式优于格栅模式，同时对更硬的白内障，chop 模式可以更好地帮助超声乳化吸除。但总体来说，chop 模式和 matrix 模式之间的差异很小，两种模式都是可行的选择。因此，选择何种模式应根据医生的个人经验和偏好以及患者的具体情况来决定。

3. 两片式 PI 与浮动式负压吸引 VICTUS 飞秒激光系统采用两片式 PI 固定患者眼球，用于眼位固定的负压环，负压可以在 350~550mbar 调节，在稳定眼位固定的同时降低高负压吸引带来的不良影响（图 6-4-5）。

VICTUS 飞秒激光系统的负压环与对接锥体尺寸亦较小，因此，更容易应用于较小的眼睛（在

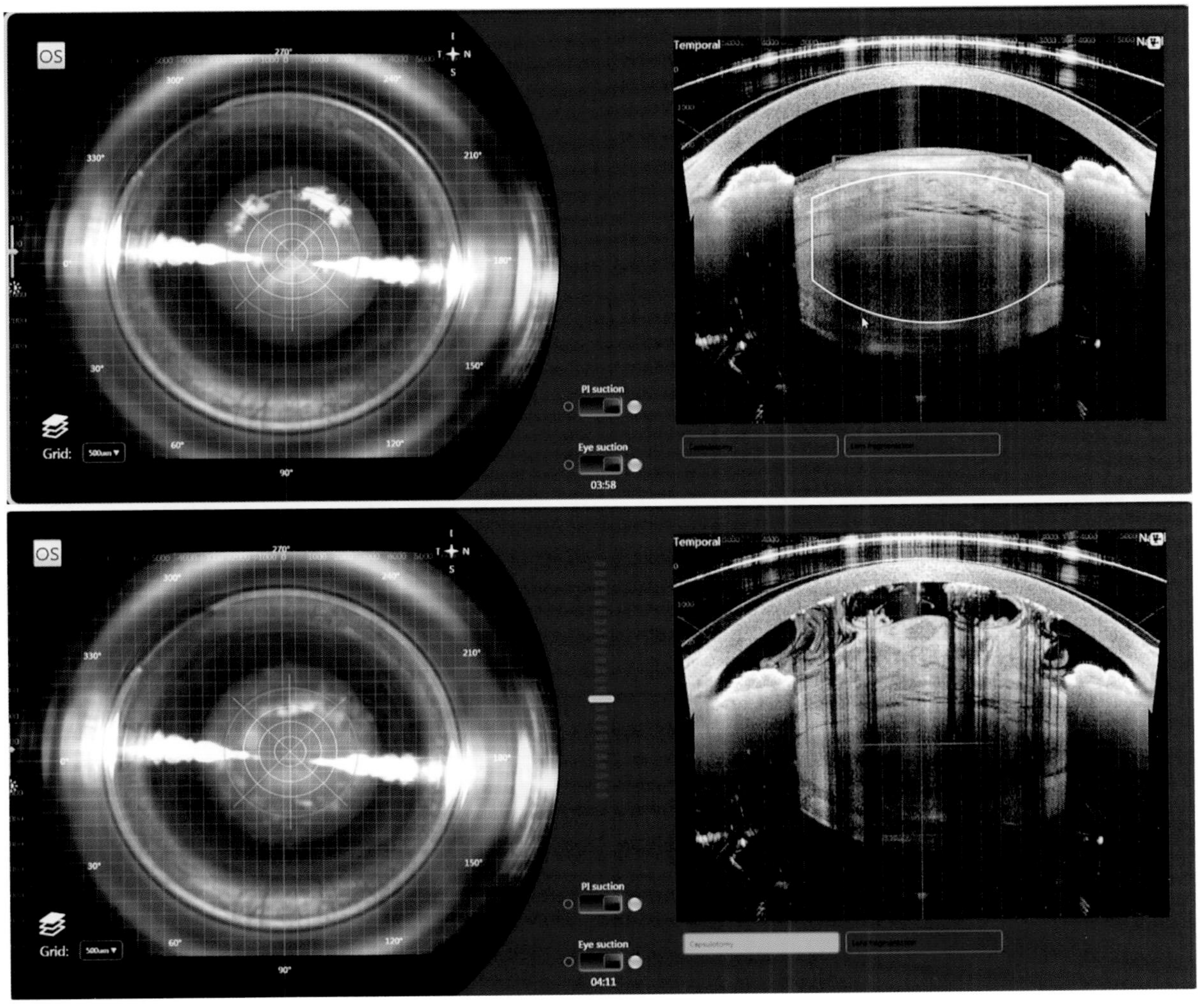

图 6-4-3
术中实时动态 OCT 显示囊膜上浮

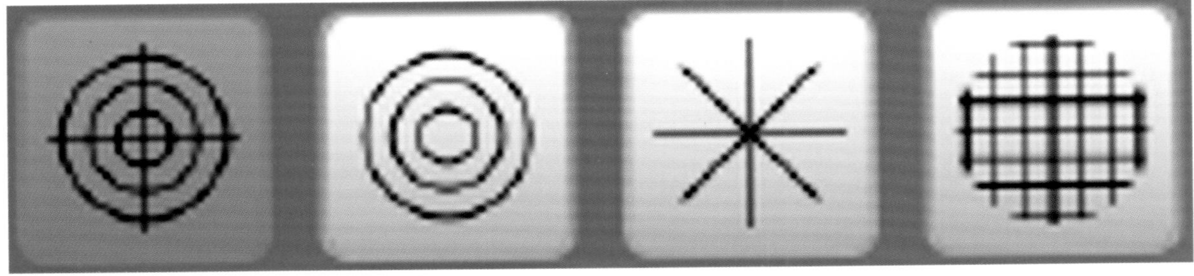

图 6-4-4
VICTUS 多种碎核模式

我国患者中很常见)。VICTUS 飞秒激光系统具有软对接及标准对接两种对接模式。在第一阶段，通过软对接进行前囊切开术和晶状体碎裂，其中在锥体和角膜之间有一个液体层，以避免角膜褶皱并确保准确的激光投射，以提高激光精度与撕囊成功率。在第二阶段，施加更大的压力使角膜变平并进行准确的角膜切口制作和散光性角膜切开术（如果需要）。

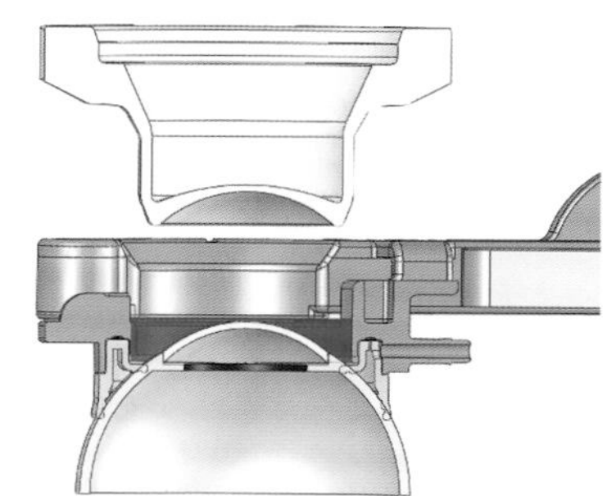
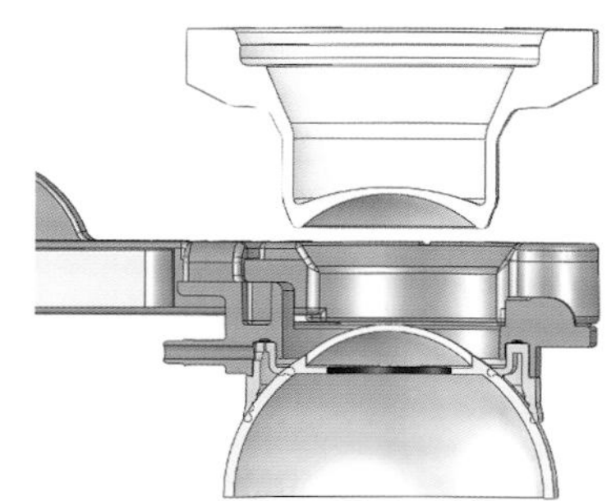

图 6-4-5
两片式 PI 与浮动式负压吸引

（陈心怡　姚克）

参考文献

KUROSAWA M, HORIGUCHI H, SHIBA T, et al. Inspection of the lens thickness with preoperative biometric measurements prevents an erroneous interpretation of posterior capsule during FLACS. Sci Rep, 2021, 11(1): 9702.

第五节 FEMTO LDV Z8 飞秒激光辅助白内障手术系统

（一）仪器组成与布局

FEMTO LDV Z8 其前几代飞秒激光（FEMTO LDV Z6、Z4、Z2 及之前版本）无白内障手术应用。FEMTO LDV Z8 白内障手术应用于 2014 年获欧盟 CE 认证，2015 年获美国 FDA 批准上市，在中国大陆进行多中心随机临床试验后于 2022 年获批。

该飞秒激光系统由基站、固定镜关节臂、激光手柄、脚踏开关、触屏显示器和手术包图组成（图 6-5-1）。

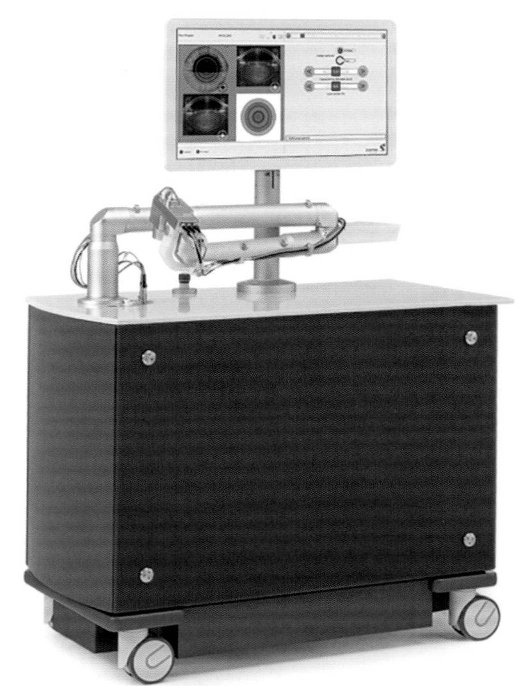

图 6-5-1
FEMTO LDV Z8 眼科飞秒激光系统

（二）功能特点

1. 低能量纳焦飞秒激光技术　得益于具有高数值孔径的聚焦光学器件，FEMTO LDV Z8 是唯一工作于纳焦（nJ）级低脉冲能量的眼科手术飞秒激光。图 6-5-2 展示了高低脉冲能量手术激光切割过程的区别。如图 6-5-2A 所示，高脉冲能量激光的切割过程由膨胀气泡产生的机械力驱动。这些膨胀气泡在比激光焦点处产生的等离子体更宽的半径内造成组织破坏。相比之下，低脉冲能量激光器使用的光斑

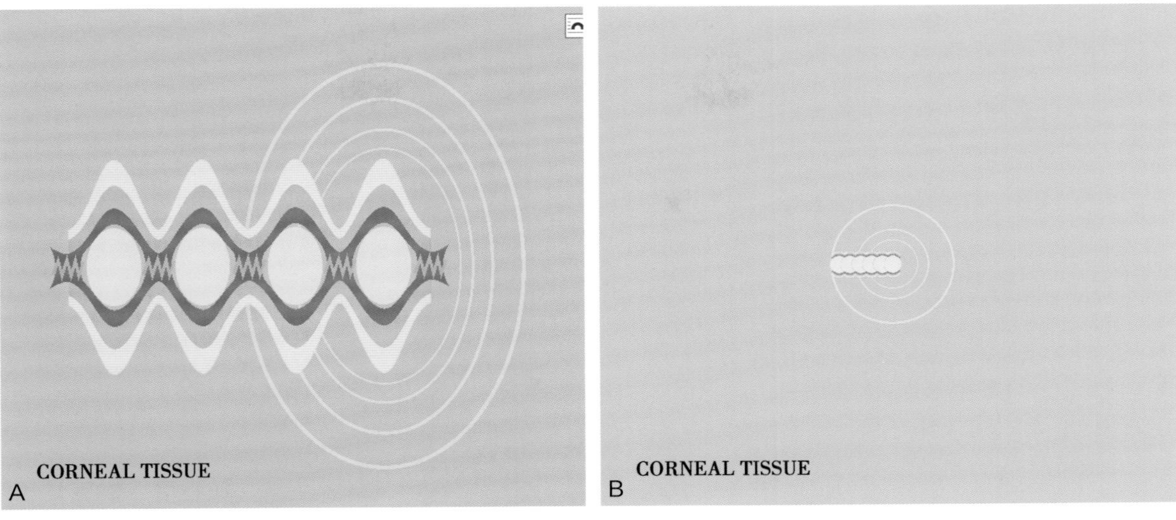

图6-5-2

(A)高脉冲能量、低脉冲频率(大光斑间距)激光,颜色标识组织分离诱导气泡周围的组织应变水平;(B)低脉冲能量、高脉冲频率(小光斑间隔,重叠等离子体相互作用区)激光。

间距小于光斑尺寸,等离子体相互作用区域在空间上重叠。所产生的等离子体内的组织蒸发可分离组织,无须二次机械撕裂效应,如图6-5-2B所示。此低脉冲能量纳焦飞秒激光技术在囊切开术方面具有直接的相应临床优势:更健康的切割边缘和较少的细胞凋亡,平滑的边缘质量(图6-5-3),高囊边缘强度,术中更好保持,以及极小的炎症反应。

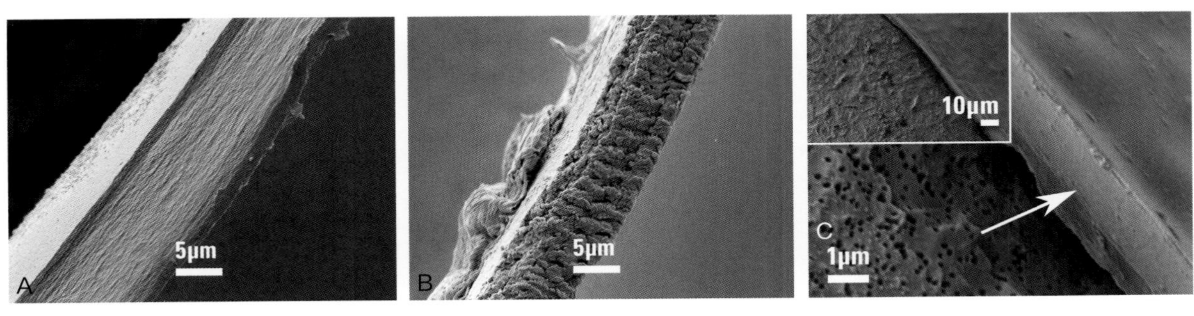

图6-5-3

(A)手动撕囊,(B)高脉冲能量飞秒激光与(C)FEMTO LDV Z8低脉冲能量飞秒激光在人眼囊切开术后的边缘质量对比

2. 多功能可移动飞秒平台 FEMTO LDV Z8不仅可执行白内障手术的所有步骤,还可进行其他多种角膜和屈光手术(LASIK、角膜基质透镜取出术、板层角膜移植术、穿透性角膜移植术及其他需要角膜板层切除的治疗)。多个手术室或诊疗机构可共享一台激光设备,从而具有更高的成本优势。

同时,FEMTO LDV Z8便于移动,且在所有眼科飞秒激光设备中具有最小的占地面积。它可以方便移出或移入手术室、在走廊中移动,甚至可以在同一天共享于各个诊疗机构。通过具有专利的自校准系统,在系统启动时自动重新调整,以纠正运输过程中内部组件可能产生的小幅运动。可移动性设计,可避免手术过程中患者的移动需要,从而提高了患者的安全性、舒适度和满意度。由于患者无须在术中移动，因此不会影响无菌性，避免在移动过程中可能发生的瞳孔大小改变。可在无菌条件下和尽可能短的全身麻醉下对儿童白内障患者进行囊切开术。

3. 手持式激光手柄和高效手术流程集成 FEMTO LDV Z8 可在无菌和半无菌条件下，用于侧面及上侧手术位，适应各种手术室设置，搭配不同的超声乳化平台，且无须在激光手术步骤后转移患者。因此，可以高效整合入白内障手术流程。

FEMTO LDV Z8 是唯一具有手持式手术接口（激光手柄）的飞秒激光辅助白内障手术系统。激光手柄允许外科医生直接与患者接触。对接患者后，手柄会随患者移动，即使在激光治疗期间发生如咳嗽等意外活动，也能确保完美的囊切开术。由于带有患者接口的手柄位于可活动激光臂上，因此，可采用多种对接角度，与任何体型的患者（如脊柱异常或肥胖）在任何方向进行灵活对接。

（三）临床表现

FEMTO LDV Z8 可用于执行白内障手术的以下步骤：透明角膜切口、囊切开术、晶状体碎核，以及弧形切口（以矫正散光）。可选择在术中进行所有步骤或部分手术步骤。

1. 囊切开术 FEMTO LDV Z8 囊切开术可在直径、位置和深度上进行定制，并可根据医生的偏好进行对中调整。与飞秒激光辅助白内障手术的所有步骤一样，囊切开术根据 OCT 和彩色顶视图图像自动进行，并在手术医生确认后执行。在实验室中进行的囊强度和边缘质量研究表明，使用 FEMTO LDV Z8 进行的囊切开术轮廓光滑，无组织硬结或组织桥，且抗囊撕裂。

在大型真实世界病例系列中，使用 FEMTO LDV Z8 的前囊撕裂发生率非常低。其中 1 131 名患者的 1 806 只术眼中，只有 5 只术眼出现并发症，其中 3 只前囊膜撕裂（0.17%）和 2 只后囊膜破裂（0.11%）。本研究中没有发生其他并发症。Kolb 等人在荟萃分析中报道了高脉冲能量激光导致 1% 的前囊膜撕裂和 0.43% 的后囊膜破裂；Wang 等人的研究结果分别为 1.77% 和 0.62%。因此，文献中报道的使用低脉冲能量 FEMTO LDV Z8 的囊膜撕裂发生率最低，表明其具有很高的手术安全性。研究表明，细胞凋亡反应也取决于激光脉冲能量设置，且当施加较低激光脉冲能量时，细胞凋亡反应可以降低至手动撕囊术中观察到的水平。一项使用低脉冲能量 FEMTO LDV Z8 的研究发现，18 个月时飞秒激光组的后囊膜混浊评估（EPCO）评分显著低于手工组（分别为 0.050 ± 0.081 和 0.122 ± 0.239，$P=0.03$）。在 18 个月观察期内，FEMTO LDV Z8 组的囊切开形状呈现更高的稳定性和圆度。

2. 晶状体碎核和对角膜内皮细胞的保护 FEMTO LDV Z8 可实现多种碎核模式。根据手术技术倾向、白内障硬度或其具体特征，可以调整碎核深度或直径，并可选择预劈核数量（4~16 个）或环及其组合。与所有专门针对飞秒激光辅助白内障手术的研究一致，FEMTO LDV Z8 可缩短超声乳化时间和有效超声乳化时间（EPT），从而减少角膜内皮损伤。在不同的白内障密度下，都发现了飞秒激光辅助白内障手术对超声乳化时间的缩短和角膜内皮细胞的保护。

3. 角膜切口 FEMTO LDV Z8 可切割最多 3 个角膜切口，其切口宽度和形状均可定制，这些切口可根据需要用作主切口和次切口。弧形（ARC）切开可用于矫正最多 3.0D 的散光，在某些情况下可替代昂贵的散光矫正型人工晶状体。Lin 等的研究使用 FEMTO LDV Z8 制作弧形切口，结果角膜散光显著下降，并且 3 个月时 ±0.5D 和 ±1.0D 散光的术眼百分比显著下降。Schwarzenbach 等人的研究显示，术后 1 年，前角膜屈光力和总角膜散光显著降低，而后角膜曲率没有明显变化。矢量散光分析表明，散光在 1 个月、3 个月和 1 年时稳定，且角膜波前高阶像差在所有随访期间均显著改善。研究得出结论，飞秒弧形角膜切开是一种有效且稳定的方法，可减少角膜散光，同时保持角膜光学质量。因为飞秒激光角膜松解切口的效果可能会消退，所以稳定性是另一个非常重要的发现。低脉冲能量激光切口对角膜组织的较小愈合反应和可忽略的附带损伤通过防止再生过程（组织损伤自然发生的反应）来支持治疗的稳定性。本研究对切口深度的评估结果表明非常精确：平均角膜切割深度相当于角膜总深度的 79.49%，而计划深度为 80%。

4. 儿童白内障手术 FEMTO LDV Z8 是迄今唯一获欧盟 CE 认证的批准用于儿童白内障治疗的眼科飞秒激光设备。FEMTO LDV Z8 曾应用于包括 12 名永存原始玻璃体增生症（PHPV）综合征患者的病例系列，成功实现了后囊切开术，飞秒激光的使用减少了眼内操作的次数，从而降低了并发症的风险，并缩短了儿童患者的手术和麻醉时间。迄今为止发表的飞秒激光先天性白内障手术数量最多的临床研究，使用了 FEMTO LDV Z8 飞秒激光，包括 33 名儿童白内障患者的 51 只术眼。这项研究证明了术中和长期安全性，因而显著提高了视力。

（陈心怡 姚克）

参考文献

[1] MAYER W J, KLAPROTH O K, OSTOVIC M, et al. Cell death and ultrastructural morphology of femtosecond laser-assisted anterior capsulotomy. Investigative ophthalmology & visual science, 2014, 55 (2): 893-898.

[2] TOTO L, CALIENNO R, CURCIO C, et al. Induced inflammation and apoptosis in femtosecond laser-assisted capsulotomies and manual capsulorhexes: An immunohistochemical study. Journal of refractive surgery (Thorofare, NJ: 1995), 2015, 31 (5): 290-294.

[3] FRIEDMAN N J, PALANKER D V, SCHUELE G, et al. Femtosecond laser capsulotomy. Journal of cataract and refractive surgery, 2011, 37 (7): 1189-1198.

[4] MIRSHAHI A S A, LATZ C, PONTO K A. Perioperative pupil size in low-energy femtosecond laser-assisted cataract surgery. PLoS One, 2021, 16 (5): e0251549.

[5] MIRSHAHI A, PONTO K A. Changes in pupil area during low-energy femtosecond laser-assisted cataract surgery. J Ophthalmic Vis Res, 2019, 14 (3): 251-256.

[6] BALA C, XIA Y, MEADES K. Electron microscopy of laser capsulotomy edge: Interplatform comparison. Journal of cataract and refractive surgery, 2014, 40 (8): 1382-1389.

[7] WILLIAMS G P, GEORGE B L, WONG Y R, et al. The effects of a low-energy, high frequency liquid optic interface femtosecond laser system on lens capsulotomy. Scientific reports, 2016, 6: 24352.

[8] RIEMEY J, LATZ C, MIRSHAHI A. Intraoperative complications of cataract surgery using a low-energy femtosecond laser: Results from a real-world high-volume setting. PloS one, 2022, 17 (12): e0279023.

[9] KOLB C M, SHAJARI M, MATHYS L, et al. Comparison of femtosecond laser-assisted cataract surgery and conventional cataract surgery: A meta-analysis and systematic review. Journal of cataract and refractive surgery, 2020, 46 (8): 1075-1085.

[10] VERDINA T, PEPPOLONI C, BARBIERI L, et al. Long-term evaluation of capsulotomy shape and posterior capsule opacification after low-energy bimanual femtosecond laser-assisted cataract surgery. Journal of Ophthalmology, 2020, 2020: 6431314.

[11] SCHROETER A, KROPP M, CVEJIC Z, et al. Comparison of femtosecond laser-assisted and ultrasound-assisted cataract surgery with focus on endothelial analysis. Sensors (Basel, Switzerland), 2021, 21 (3): 996.

[12] LIN H-Y, CHEN S, CHUANG Y-J, et al. Effectiveness of reducing corneal astigmatism after combined high-frequency LDV Z8 femtosecond laser-assisted phacoemulsification and arcuate keratotomy. Frontiers in Cell and Developmental Biology, 2022, 10: 1036469.

[13] SCHWARZENBACHER L, SCHARTMULLER D, ROGGLA V, et al. One-year results of arcuate keratotomy in patients with low to moderate corneal astigmatism using a low-pulse-energy femtosecond laser. American Journal of Ophthalmology, 2021, 224: 53-65.

[14] TERESHCHENKO A V, TRIFANENKOVA I G, VLADIMIROVICH V M. Femtosecond laser-assisted anterior and posterior capsulotomies in children with persistent hyperplastic primary vitreous. Journal of Cataract and Refractive Surgery, 2020, 46(4): 497-502.

[15] TRIFANENKOVA I G, TERESHCHENKO A V, ISAEV S V. Femtosecond laser-assisted anterior capsulotomy in children undergoing cataract surgery: A large case series. BMJ Open Ophthalmology, 2022, 7(1): e000945.

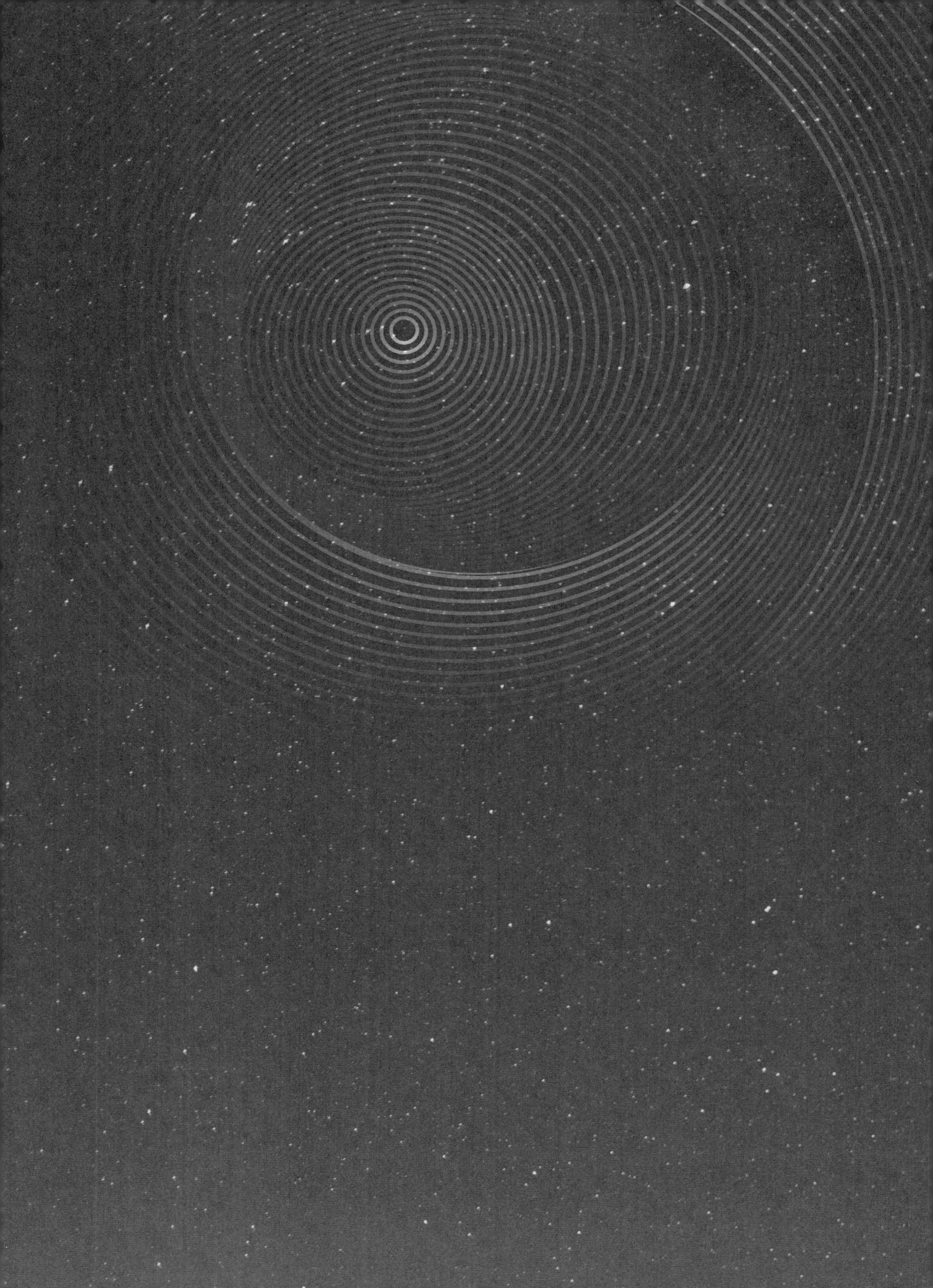